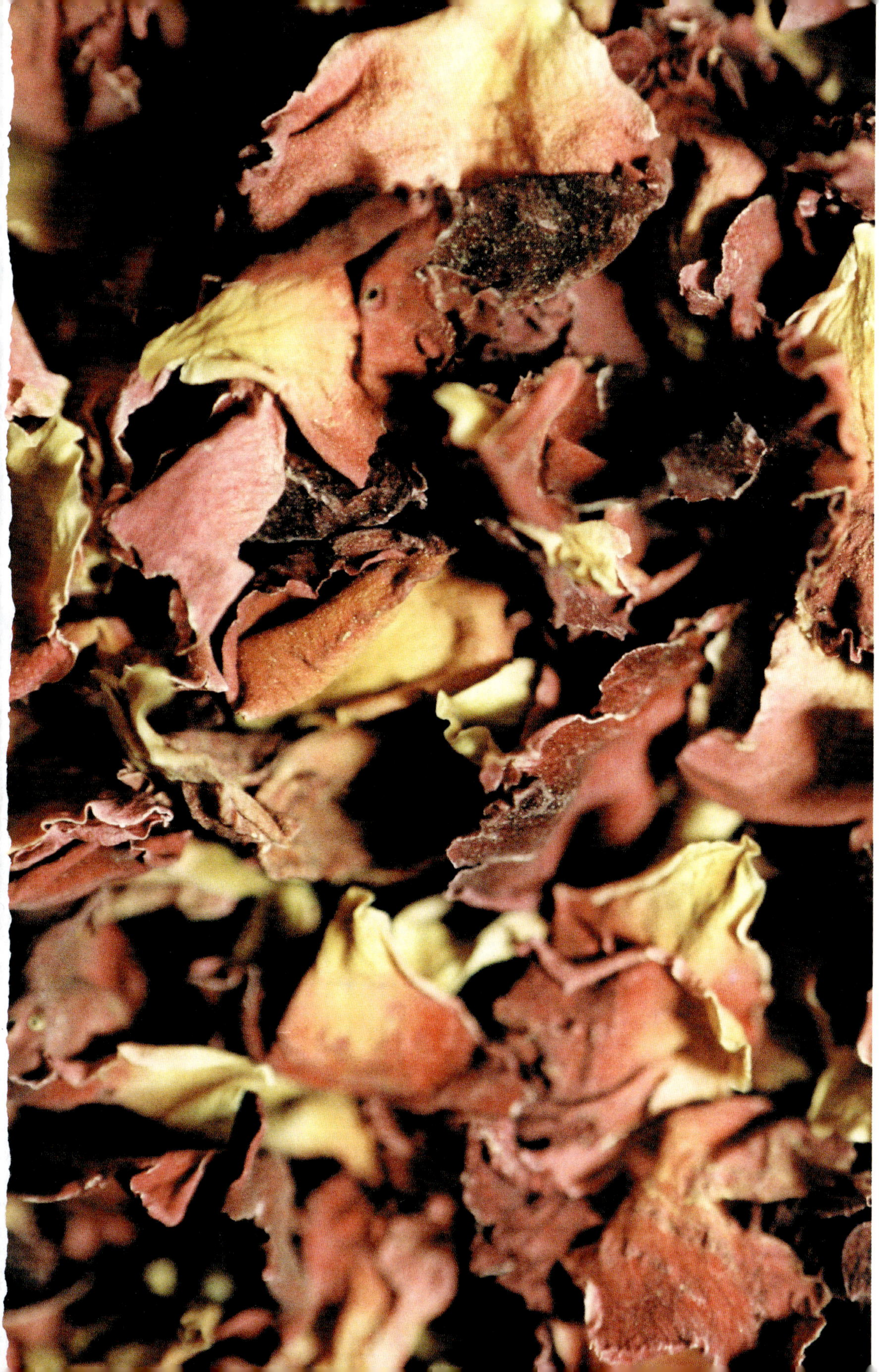

Britta Blumencron, Klaus Zellhofer
Handbuch der Sanften Medizin

Britta Blumencron, Klaus Zellhofer

Handbuch der Sanften Medizin

Alternative Wege zu Gesundheit und Wohlbefinden

facultas

Wir danken

Apotheke zur Kaiserkrone
A-1070 Wien, Mariahilfer Straße 110, Tel.: 01/526 26 46
Mo–Fr 8–18, Sa 8–12

Wiener Schule für Traditionelle Chinesische Medizin
Wiener Schule für Osteopathie
Primar Helmut Nissel
Primar Herbert Brand
Susanne Peroutka für ihre Kochrezepte

für Foodstyling und Zubereitung der Chinesischen Gerichte:
Rätus Wetter, Küchenchef im EXPEDIT
A-1010, Wiesingerstrasse 6/Ecke Bibergasse
Mo–Fr 12–24, Sa u. So 18–24

Kurhotel Knappenhof in Reichenau an der Rax

Dr. Wolfgang Ortner

Emily & Pancho Perle

Rösi für dessen Rückenansicht

Bibliografische Information Der Deutschen Bibliothek

Die Deutsche Bibliothek verzeichnet diese Publikation in
der Deutschen Nationalbibliografie; detaillierte bibliografische
Daten sind im Internet über http://dnb.ddb.de abrufbar.

Idee: headroom – Medien und Kommunikation
Umschlaggestaltung und grafische Konzeption: d-licious
Grafische Gestaltung: Katja Geis-Burgert
Umschlagfotos: Gina Baschant
Fotos: Karin Großauer, Maria Rank
Fotos S. 121 und 129: mit freundlicher Genehmigung von Dr. Helmuth Barth
Lektorat: Verena Hauser
Druck: Holzhausen, Wien
Printed in Austria
ISBN 3-85076-614-4

Inhaltsverzeichnis

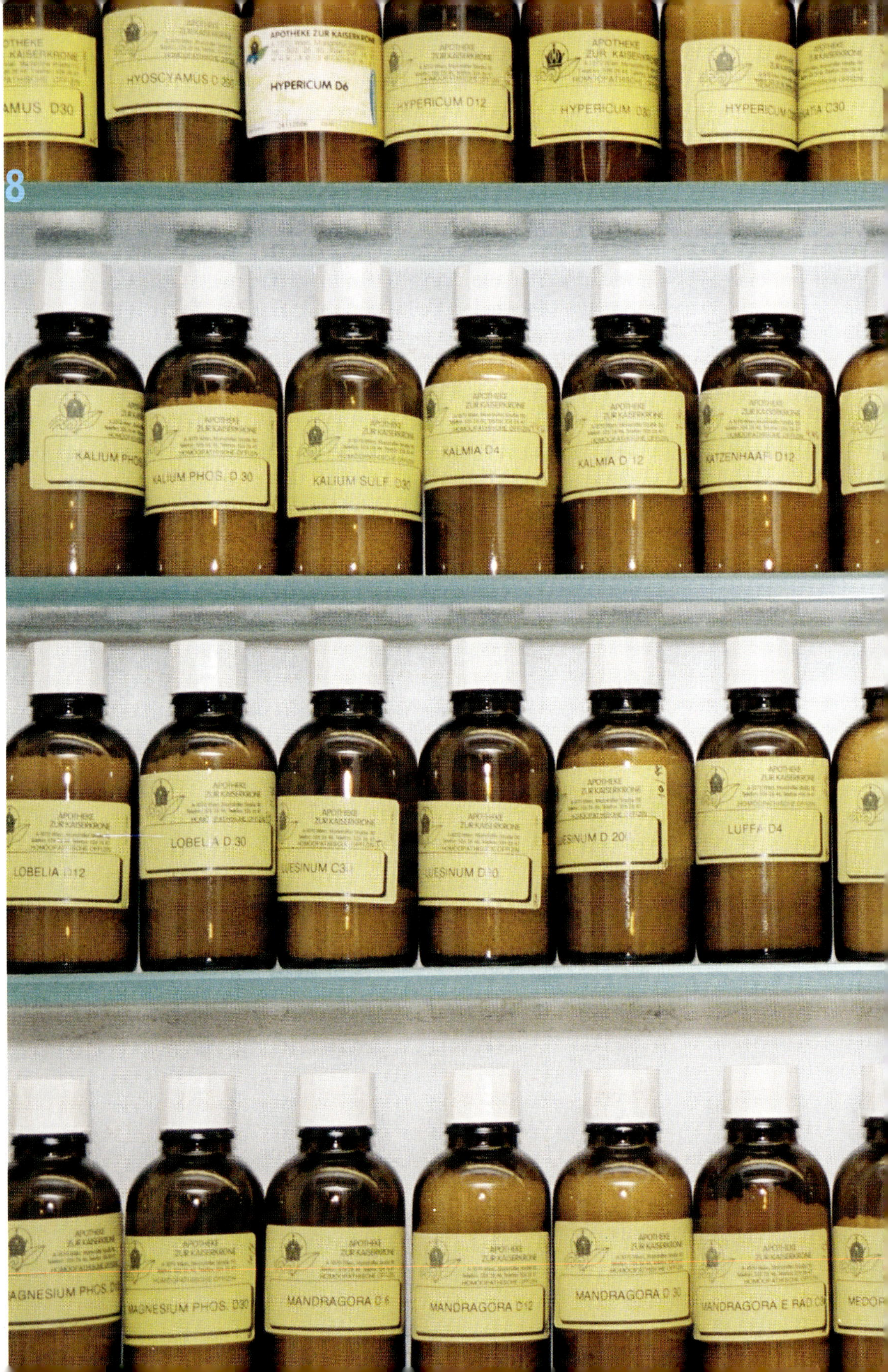
HYOSCYAMUS D 200
APOTHEKE ZUR KAISERKRONE
HYPERICUM D6
HYPERICUM D12
HYPERICUM D30
KALIUM PHOS. D 30
KALIUM SULF. D30
KALMIA D4
KALMIA D 12
KATZENHAAR D12
LOBELIA D 30
LUFFA D4
MAGNESIUM PHOS. D30
MANDRAGORA D 6
MANDRAGORA D12
MANDRAGORA D 30

Vorwort

**Homöopathie, Bioresonanz, Pflanzentherapie, Irisdiagnostik, Akupunktur, Ausleitung von Giftstoffen ...
in diesem Sammelsurium von Begriffen verliert sich ein Patient, wenn er bei einem Leiden Hilfe in der Alternativ- oder Komplementärmedizin sucht.**

Aber nicht nur Sie als interessierter Patient sind verwirrt: Eine Umfrage zeigte, dass ein Großteil der Ärzte gleichfalls heillos überfordert ist, wenn ein Patient ihn nach den Möglichkeiten alternativer Behandlungsformen fragt. Bisher gibt es in Österreich – anders als in Deutschland – während des Medizinstudiums keine verpflichtende Vorlesung über Alternativmedizin. Wenn sich ein Arzt also nicht privat eingehend mit diesem Thema beschäftigt oder eine aufwendige, kostspielige Zusatzausbildung absolviert, wird auf Anfrage eines Patienten bestenfalls mit „Auf dem Gebiet kenn ich mich nicht aus“ oder schlechtestenfalls mit „Das ist alles Scharlatanerie“ geantwortet werden.

Wir wollen Klarheit in dieses Wirrwarr von Therapieformen bringen, die Spreu vom Weizen trennen und jedem Interessierten einen Leitfaden an die Hand geben, der über die gängigsten alternativen und komplementären Heilmethoden aufklärt.
Sie werden in unserem Buch Listen über seriöse Heilmethoden finden, die entweder von der Ärztekammer bereits anerkannt wurden oder die durch wissenschaftliche Studien ihre positive Wirkung belegt haben.

Sie werden auch Listen über angebliche Heilmethoden finden, die in den esoterischen Bereich gehören und eher von Wunderheilern angeboten werden als von seriösen Alternativmedizinern.
Wir werden Ihnen die bewährtesten Heilmethoden ausführlich vorstellen: von der Geschichte der Begründung einer Methode über den theoretischen Überbau bis hin zum wissenschaftlichen Nachweis der Wirksamkeit. Und selbstverständlich geben wir Ratschläge zur Selbstbehandlung, klären darüber auf, wann ein Arzt aufgesucht werden sollte, informieren Sie anhand von Checklisten darüber, worauf Sie bei einem Arztbesuch achten sollten und wie Sie einen gutausgebildeten Alternativmediziner von einem Kollegen mit wenig Erfahrung, aber hohen Honorarforderungen unterscheiden lernen.

Alternative und komplementäre Heilmethoden finden zunehmend Eingang in Spitäler und sogar in Universitätskliniken. Auch Schulmediziner anerkennen zunehmend den Nutzen anderer Heilmethoden, besonders in jenen Bereichen, wo die Schulmedizin an Grenzen stößt, wie bei der Schmerzbehandlung oder bei der Behandlung von immer wiederkehrenden vaginalen Infekten.

An der Abteilung für fetomaternale Medizin der Wiener Universtitätsfrauenklinik werden sowohl die Akupunktur als auch die Homöopathie eingesetzt und beforscht. Ähnliche Projekte existieren auch an deutschen Universitätskliniken (Von Hauner'sches Kinderspital in München, Univ.-Klinik Heidelberg, um nur zwei zu nennen).

Das vorliegende Buch ist in enger Kooperation zwischen fachkundigen Journalisten und Ärzten entstanden, die ihrer fundierten schulmedizinischen Ausbildung ein ebenso gründliches Studium einer alternativen Heilmethode hinzugefügt haben.

Es ist uns wichtig zu betonen, dass die Alternativmedizin von Ärzten und nicht von Laien durchgeführt werden soll. Gesundheit und Krankheit sind komplexe Systeme, deren Betreuung einer fundierten Ausbildung bedarf. Um zu verstehen, wann alternative Methoden angebracht sind und wann schulmedizinische Schritte – möglicherweise mit der Unterstützung von Komplementärmedizin – unternommen werden müssen, um das Fortschreiten einer Krankheit zu verhindern, ist eine schulmedizinische und eine alternativmedizinische Schulung notwendig. Nur ein Arzt, der beide Methoden erlernt hat, kann auch entscheiden, wann welche Methode angewandt werden soll.

Es hat sich als sehr brauchbar erwiesen, am Beginn einer alternativmedizinischen Therapie zwischen Arzt und Patient einen Zeitrahmen zu definieren, innerhalb dessen eine eindeutige Verbesserung des Krankheitsbildes erwartet werden sollte. Einerseits erlaubt diese Zeitspanne dem Alternativmediziner zu beobachten, wie sich das Krankheitsgeschehen unter seiner Therapie entwickelt, andererseits ermöglicht es dem Patienten, bei Fehlschlägen der alternativen Methode rechtzeitig auf schulmedizinische Methoden umzusteigen, um möglichst wenig kostbare Zeit zu verlieren. Bei bestimmten Erkrankungen ist dieser Zeitfaktor besonders wichtig: Es wäre von Seiten des Alternativmediziners unlauter, eine 42-jährige Patientin mit ausgeprägtem Kinderwunsch jahrelang mit alternativen Methoden hinzuhalten, ohne dass sich eine Schwangerschaft einstellt. Hier hat die Patientin aus biologischen Gründen nur mehr

eine gewisse Zeitspanne zur Verfügung, um schwanger zu werden, und diese Zeit darf nicht durch langwierige Behandlungen ohne entsprechenden Erfolg prolongiert werden. Ein zeitlicher Vertrag zwischen Arzt und Patient schafft Klarheit auf beiden Seiten und fördert dadurch das Vertrauen zwischen Hilfesuchendem und Arzt.
Wir hoffen, Sie beim Lesen unterhaltsam und spannend durch den Dschungel der Alternativ- und Komplementärmedizin zu führen, um Ihnen am Ende der Reise einen Überblick verschafft zu haben. Dieser sollte es Ihnen möglich machen, die für Sie beste Heilmethode auszuwählen, ohne das Gefühl zu haben, sich zwischen Alternativ- und Schulmedizin entscheiden zu müssen.

Die Wahrheit liegt wohl – wie meist im Leben – in einem Kompromiss: Die Schulmedizin ist allen alternativen Heilformen in der Diagnosestellung überlegen. Die Alternativmedizin erlaubt einen sanften und – bei fachkundiger Anwendung – nebenwirkungsarmen Behandlungszugang. Warum sollte man nicht das Gute beider medizinischen Richtungen herausfiltern und im Sinne einer verantwortungsvollen Komplementärmedizin synergistisch nützen?
Zum Abschluss möchte ich noch betonen, dass nahezu alle alternativmedizinischen Methoden einigen limitierenden Faktoren unterliegen: Zum einen sind die Grenzen der alternativen Heilung dort erreicht, wo Krankheit Organe oder Organsysteme schwer in ihrer Funktion eingeschränkt oder zerstört hat. Zum anderen liegt der Heilerfolg in der Erfahrung und im Wissen des behandelnden Arztes. Ein verantwortungsvoller Alternativmediziner wird Sie bei Therapieversagen nicht jahrelang wiederbestellen, sondern offen zugeben, dass ihn dieser Fall überfordert und Ihnen anbieten von einem erfahreneren Kollegen begutachtet oder sogar weiter betreut zu werden.

Viel Vergnügen beim Lesen!

Dr. med. Micha Bitschnau
Homöopathin

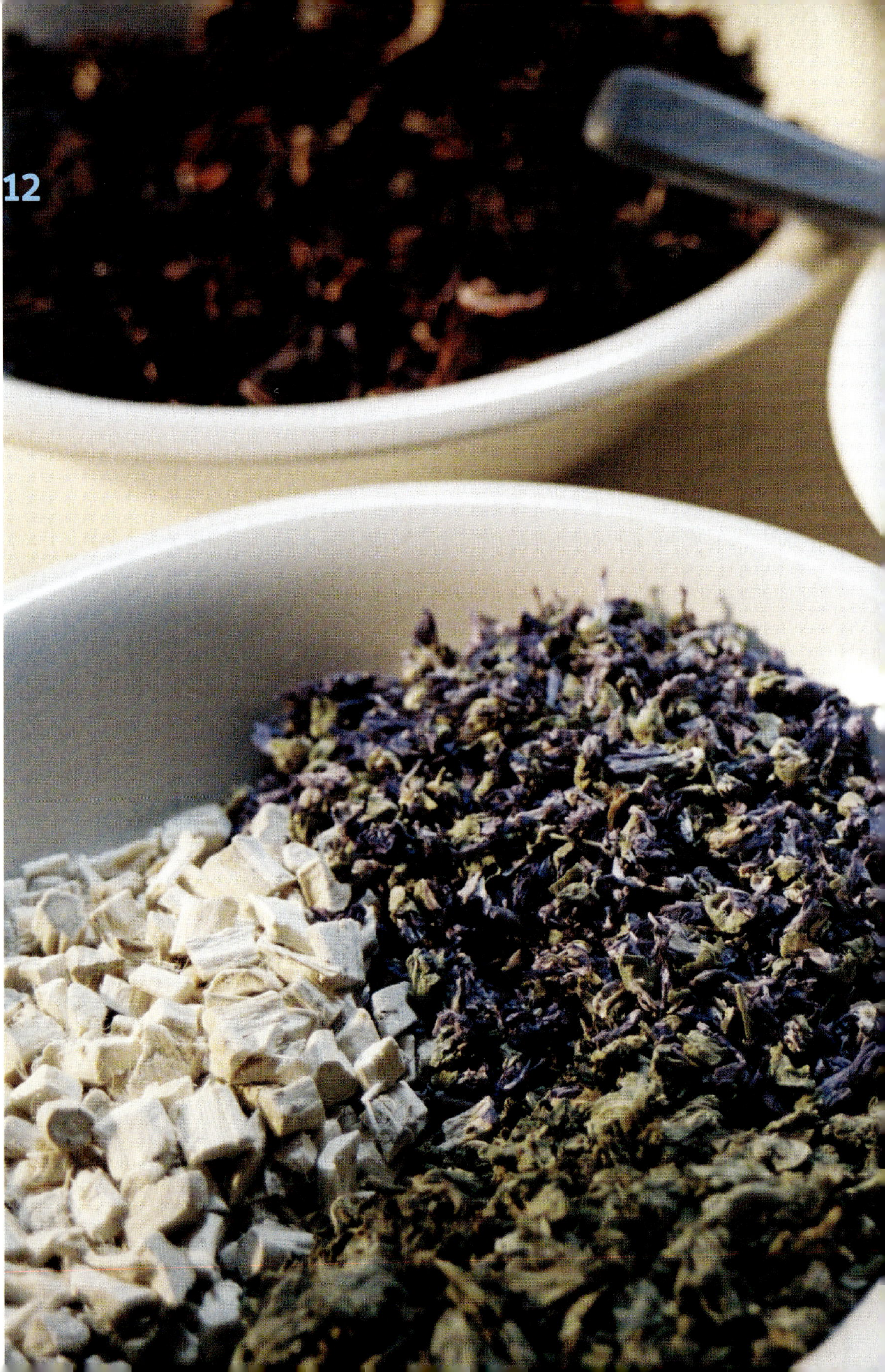

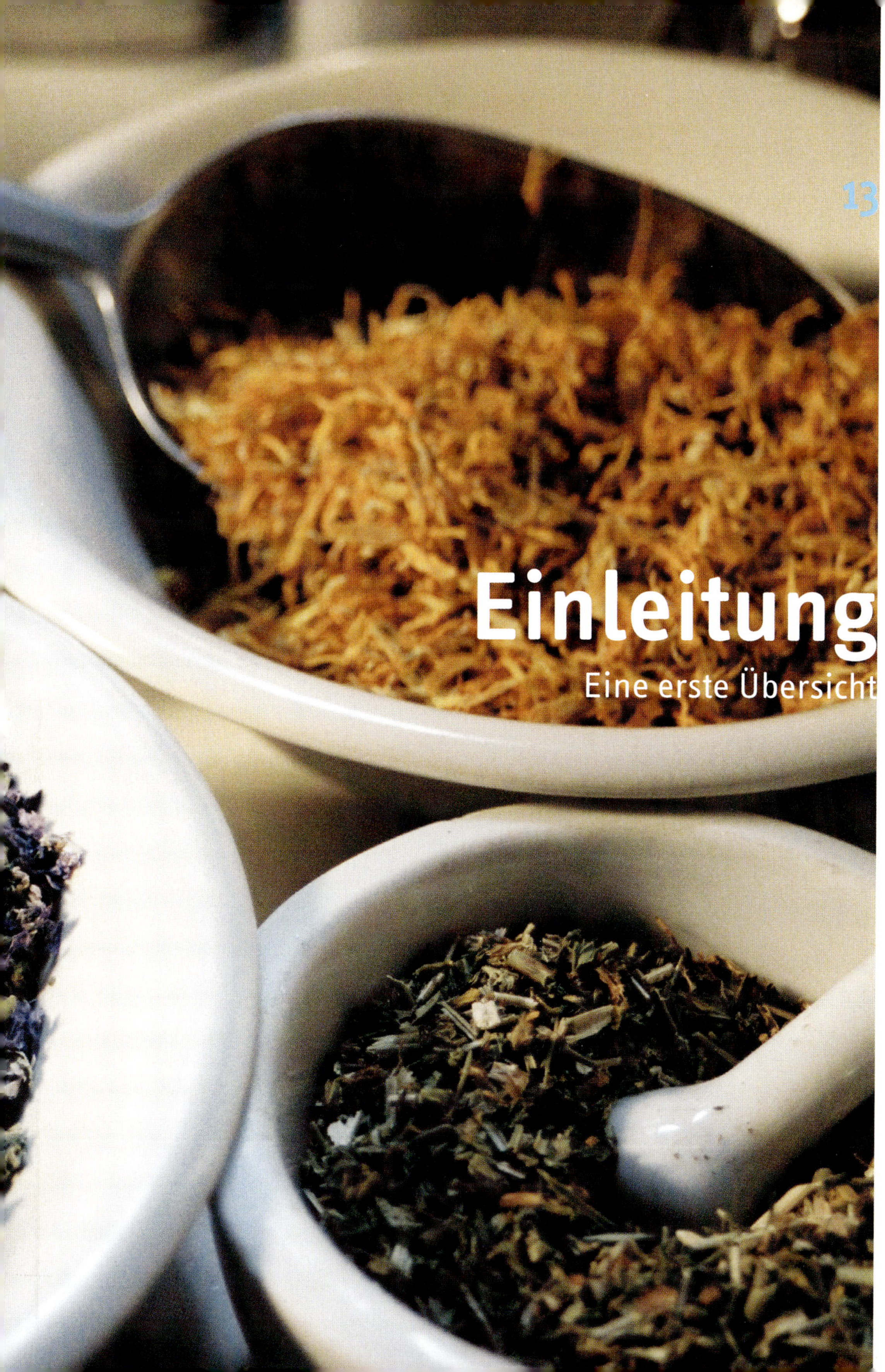

Einleitung

Eine erste Übersicht

Einleitung

In der einen Hälfte des Lebens opfern wir unsere Gesundheit, um Geld zu erwerben. In der anderen Hälfte opfern wir Geld, um die Gesundheit wiederzuerlangen.

Voltaire (1694–1778)

Eine erste Übersicht

Ein Ärztin am renommierten Wiener Allgemeinen Krankenhaus (AKH) erzählte uns im Zuge unserer Recherchen eine überraschende Geschichte: Immer mehr Patientinnen und Patienten stellen neuerdings dieselbe Frage: „Gibt es eigentlich Alternativen zur Schulmedizin?" Man würde glauben, dass Patienten, die sich in die Obhut des führenden österreichischen Spitals begeben, keinen Zweifel an der richtigen Behandlung haben. Jedoch, so erzählte uns ein anderer Arzt: „Immer mehr Patienten informieren sich neuerdings vor der schulmedizinischen Behandlung im Internet über Alternativmethoden – was sie meist noch mehr verwirrt."

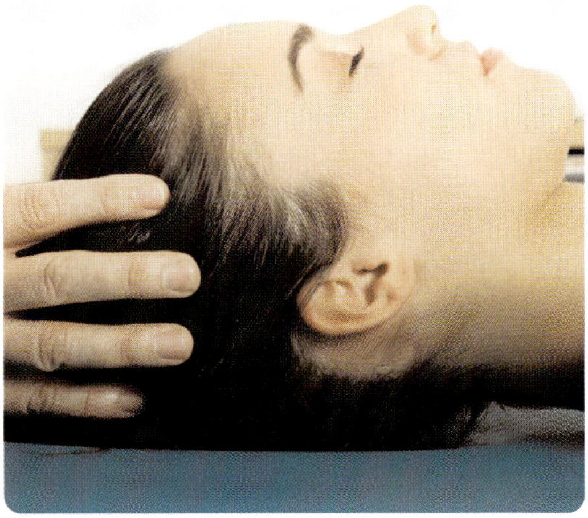

Osteopathische Untersuchung

Tatsächlich boomt der Markt für die so genannte alternative Medizin seit geraumer Zeit. Allein in Österreich werden an die 80 alternative Heilmethoden angeboten. Darunter so exotische „Heilverfahren" wie Eigenurin-Therapie, Irisdiagnostik oder Pendeln – die Grenzen zwischen seriösen Methoden und Scharlatanerie sind fließend. Sogar die offizielle Standesvertretung der Mediziner, die Österreichische Ärztekammer, steht bei dieser Entwicklung vor einem Dilemma. In einigen Länderkammern gibt es bereits so genannte „schwarze Listen" jener Methoden, die von Ärzten nicht mehr angewandt werden dürfen – obwohl in Österreich die Therapiefreiheit gilt. Darunter befinden sich unter anderem Methoden wie die Bachblütentherapie, die Bioresonanz und die Magnetfeldtherapie.

Vielen Lesern ist wahrscheinlich noch jene berührende Geschichte des Mädchens Olivia in Erinnerung, das von seinen Eltern zur Behandlung eines gefährlich großen Tumors an der Niere zu einem selbsternannten deutschen Wunderheiler gebracht wurde und dessen Fall in Österreich eine Diskussion über die Möglichkeiten und Grenzen der Alternativmedizin auslöste.

Von folgenden Methoden würden wir Ihnen beim derzeitigen Stand der wissenschaftlichen Erfahrungswerte auf jeden Fall abraten:

- **Aura-Heilung: Diese Methode verspricht Ihnen eine Heilung mittels Licht und Farbe.**
- **Baunscheidtieren: Mit einer mit einem Stachel besetzten Rolle werden bestimmte Hautstellen gereizt und mit einer ätzenden Flüssigkeit verletzt. Es bilden sich Eiterpusteln, über die angeblich krank machende Substanzen aus dem Körper ausgeleitet werden.**
- **Edelsteinmedizin: Mittels Auflegen von Edelsteinen sollen Energiezentren des Körpers harmonisiert werden.**
- **Eigenurin-Therapie: Anhänger glauben, dass das Trinken des eigenen Urins den Körper gesund hält. Die Wirkung ist bis heute nicht nachgewiesen; außerdem ist es nicht besonders schmackhaft.**
- **Haaranalyse: Die Haare werden auf ausreichende Mineralien und Spurenelemente im Körper hin analysiert.**
- **Irisdiagnostik: Aus der Beschaffenheit der Iris wird auf die Gesundheit geschlossen.**
- **Pendeln: Mit einem Lot werden magische Rituale ausgeführt, die Krankheitsherde aufspüren sollen.**
- **Schamanismus: Geht von der Existenz von Verstorbenen aus. Krankheiten werden als Konflikte des Menschen mit den großen Lebensmächten angesehen.**
- **Wünschelrute: Rutengänger behaupten, mit Wünschelruten krank machende Energiefelder feststellen zu können.**

Im Gegensatz dazu werden in diesem Buch folgende wirksame Heilverfahren umfassend beschrieben: die Homöopathie, Akupunktur, die Traditionelle Chinesische Medizin mit ihrem wichtigen Standbein der Ernährungslehre, die F.X. Mayr-Medizin, Osteopathie, Manuelle Medizin, die Neuraltherapie und die anthroposophische Medizin.

Das Geschäft mit der Gesundheit

Die Suche nach der ewigen Gesundheit ist mittlerweile ein profitables Geschäft mit der Gutgläubigkeit von Patienten geworden. Seriöse Schätzungen gehen davon aus, dass der Markt für alternative Heilmethoden allein in Österreich 290 Millionen Euro ausmacht. Laut Auskunft der Wiener Ärztekammer würden etwa 46% der Bevölkerung in den österreichischen Städten komplementäre medizinische Methoden akzeptieren; am Land, wo die Großmutter dem Enkelkind bei Fieber immer noch das beliebte Hausmittel „Essigpatscherl" statt dem obligaten Aspirin verpasst, ist sogar jeder Zweite von alternativer Medizin überzeugt. In Deutschland wenden nach einer aktuellen Studie bereits 73% der Bevölkerung Naturheilmethoden an. 45% der Deutschen sind laut einer Studie des Allensbach-Institutes aus dem Jahr 2001 überzeugt, dass die Ärzte die Möglichkeiten alternativer Medizin zu wenig nutzen.

Gewünscht wird allgemein eine schonendere Behandlung mit weniger Nebenwirkungen. Die Bevölkerung hat eine ausgeprägte Neigung zu alternativen Heilverfahren und Naturheilmitteln. 83% reagieren auf den Begriff Naturheilkunde mit spontaner Sympathie, 67% derjenigen, die Erfahrungen mit Naturheilkunde und alternativen Heilverfahren haben, wünschen sich mehr Ärzte, die sich damit auskennen. Und in der Schweiz lassen sich bereits 50% aller Allergiker mit Bioresonanztherapie behandeln. Vor allem die neuen Kommunikationstechnologien wie das Internet tragen zur Begriffsverwirrung bei. Im weltweiten Web schwirren Begriffe wie „sanfte Medizin", „natürliche Medizin", „ganzheitliche Medizin" und „Alternativmedizin" herum. Auf dubiosen Homepages und auf Teleshopping-Kanälen bieten Firmen vermeintlich heilende Wundermittel an – vom chinesischen Wunderpilz bis zum Allergiemittel gegen Hausstaubmilben. Viele Menschen fühlen sich von der Fülle der Angebote überfordert.
Das Ergebnis dieser Entwicklung: Der Patient steht dem schulmedizinischen Angebot zwar kritisch gegenüber, ver-

liert aber gleichzeitig ob der Fülle alternativer Methoden den Überblick. In einem eigenen Kapitel finden Sie einen Wegweiser zu seriösen und unseriösen Angeboten im Internet (Seite 169).

Die Begriffsverwirrung

Wir verwenden in diesem Buch die Begriffe *sanfte Medizin, Ganzheitsmedizin* und *Komplementärmedizin.* Aus folgendem Grund: *Sanfte Medizin* steht für Heilmethoden, die auf Medikamente mit schweren Nebenwirkungen zur Gänze verzichten und schwere Eingriffe in den Körper vermeiden. Wir sind natürlich keine Träumer, die meinen, dass schwere Erkrankungen wie Krebs oder notwendige chirurgische Eingriffe ohne schulmedizinische Techniken zu heilen wären. Die hier angeführten Methoden werden von den praktizierenden Ärzten nicht als Konkurrenz zur klassischen Medizin gesehen. Nur in seltenen Fällen schließen einander sanfte Medizin und Schulmedizin tatsächlich aus, daher der Namen *Komplementärmedizin.*

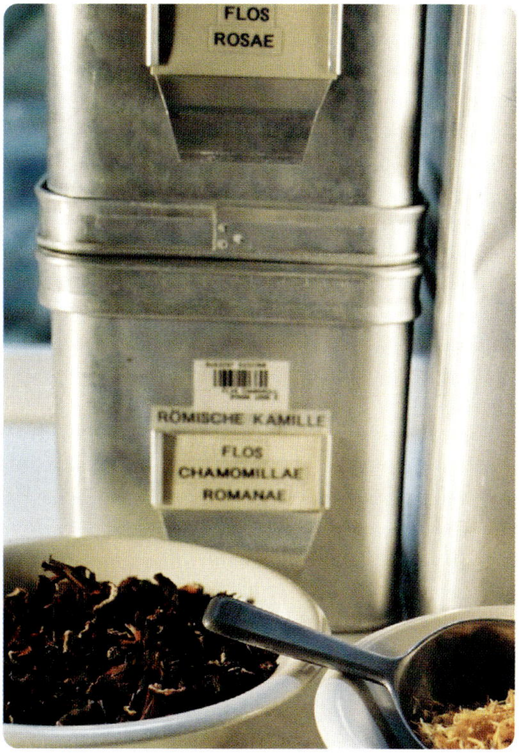

Chinesische Kräuter: Der Boom ist nicht mehr aufzuhalten

Alle in diesem Buch beschriebenen Methoden haben der Schulmedizin eines voraus: Sie betrachten den Menschen als Ganzes (daher der Begriff *Ganzheitsmedizin*) und geben sich nicht mit der Behandlung von Kopfschmerzen oder eines chronischen Durchfalles allein zufrieden. Vielmehr trachten die von uns in diesem Buch vorgestellten Therapieformen danach, die dahinter liegenden Ursachen für jene Krankheiten herauszufinden, die den modernen Menschen heute plagen. Egal ob Homöopathie, Akupunktur oder Osteopathie: All diesen Methoden ist die intensive Auseinandersetzung mit dem Patienten gemein. Er wird individuell untersucht und behandelt. Sollten Sie einen Ganzheitsmediziner aufsuchen, werden sie oft überrascht feststellen, dass der Therapeut Sie nicht unbedingt dort behandelt, wo Sie die Schmerzen verspüren. Ein Osteopath wird beispielsweise bei Schmerzen in der rechten Schulter erst mal die Funktion der Leber untersuchen. Der Vorteil einer erfolgreichen alternativmedizinischen Behandlung: Sie sind im besten Falle nicht nur kurzfristig von Schmerzen geheilt, wie bei einer klassischen medizinischen Behandlung, sondern dauerhaft von Ihrem langjährigen Leiden befreit.

Wir stellen die jeweilige Methode in ihrem eigenen Selbstverständnis dar und versuchen, das zugrunde liegende Welt- und Menschenbild einzubeziehen, um so eine möglichst wertneutrale Beschreibung zu bieten, die es dem Leser ermöglichen soll, sich von der beschriebenen Methode ein eigenes Bild zu machen. Ob der Leser der Methode schließlich sein Vertrauen schenken will oder nicht, sei ihm überlassen.

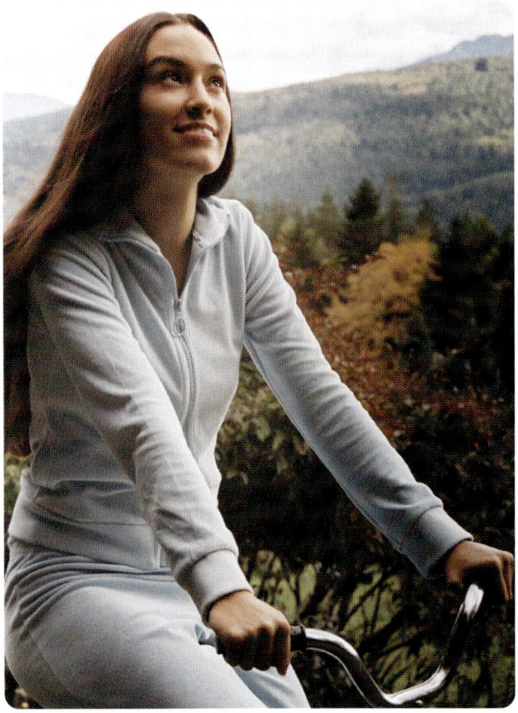

Fitness ist für eine gesunde Lebensweise wichtig

Kosten-Nutzen-Rechnung

Jeder Patient, der zum ersten Mal einen Komplementärmediziner konsultiert, wird die Vor- und Nachteile dieses Schrittes abwägen: Die Behandlung ist – seien wir ehrlich – teuer und wird von den meisten Krankenkassen nicht ersetzt. Im Durchschnitt kostet eine Behandlung zwischen 50 und 100 Euro, die sich aber bei näherem Hinsehen durchaus rechnen können: Richtige Ernährung ersetzt auf Dauer die teuren Vitaminpräparate, eine präventive Behandlung beim traditionell chinesischen Mediziner oder ein alljährlicher Kuraufenthalt in einer F.X. Mayr-Klinik ersparen Ihnen die teuren Begleiterscheinungen einer Krankheit.

Eine Überlegung, die auch Gesundheitspolitikern, die bis heute diesen Methoden eher skeptisch gegenüberstehen, ins Stammbuch geschrieben sei. Noch dazu, wo Studien belegen, dass es zu zwei Drittel unsere Lebensgewohnheiten sind, die Krankheiten verursachen können. Alle 8 der in diesem Buch beschriebenen Heilverfahren konzentrieren sich – über eine Heilung bereits bestehender Gesundheitsprobleme hinaus – auf die Vorbeugung von Krankheiten.

Der durchschnittliche Patient hat die so genannte „3-Minuten-Medizin“, die meist nur aus der Abgabe des Krankenscheins und dem Kurzgespräch mit dem Arzt besteht, mehr als satt. Gehen Sie hingegen zu einem Komplementärmediziner, dann werden Sie vielleicht im ersten Moment erstaunt sein, wie viele Details er von Ihnen wissen will: von Ihrem Tagesablauf, Ihrem Arbeitsleid bis hin zu Ihrem Stuhlgang. Die Komplementärmediziner nennen dieses Erstgespräch im Fachjargon Anamnese, also die Aufzeichnung einer detaillierten Krankengeschichte, die bis zur Ihrer Kindheit zurückreichen kann. Sie ist das Fundament für eine individuelle Behandlung, die den Patienten nicht als austauschbare Nummer im Gesundheitsrad sieht, sondern als Individuum mit einzigartiger Persönlichkeit, Lebensgeschichte und daher auch individueller Krankheit.

Der kritische Patient

Nach vielen ausführlichen Gesprächen mit Ärzten, Gesundheitsexperten und Wissenschaftern haben wir uns entschlossen, dieses Buch zu verfassen. Wir wenden uns darin an den kritischen Patienten: Ihm wollen wir einen Überblick über die gängigsten Methoden bieten. Dabei haben wir uns entschieden, jene Heilverfahren und Ärzte darzustellen, die folgendem Anspruch gerecht werden: Jene Ärzte, die von uns beschriebene Heilverfahren praktizieren, sind schulmedizinisch ausgebildete Ärzte, haben nachweislich eine fundierte, international anerkannte Ausbildung auf ihrem alternativ- oder komplementärmedizinischen Fachgebiet genossen oder besitzen ein Spezialdiplom der Österreichischen Ärztekammer für die jeweilig praktizierte Methode. Bei jenen Ärzten, die noch nicht über ein spezielles Diplom verfügen, wie Therapeuten der Traditionellen Chinesischen Medizin (TCM) und der Osteopathie, haben wir uns überzeugt, dass sich der Ausbildungsstandard auf einem hohen Niveau befindet. Somit ist eine standardisierte wie auch fundierte Ausbildung gewährleistet. Ein Beispiel: Die Ausbildung zum homöopathischen Arzt dauert mindestens 3 Jahre, das entspricht 350 Unterrichtsstunden, davon 200 Stunden Theorie und 150 Stunden Praxis. Die wesentlichen Inhalte sind: die

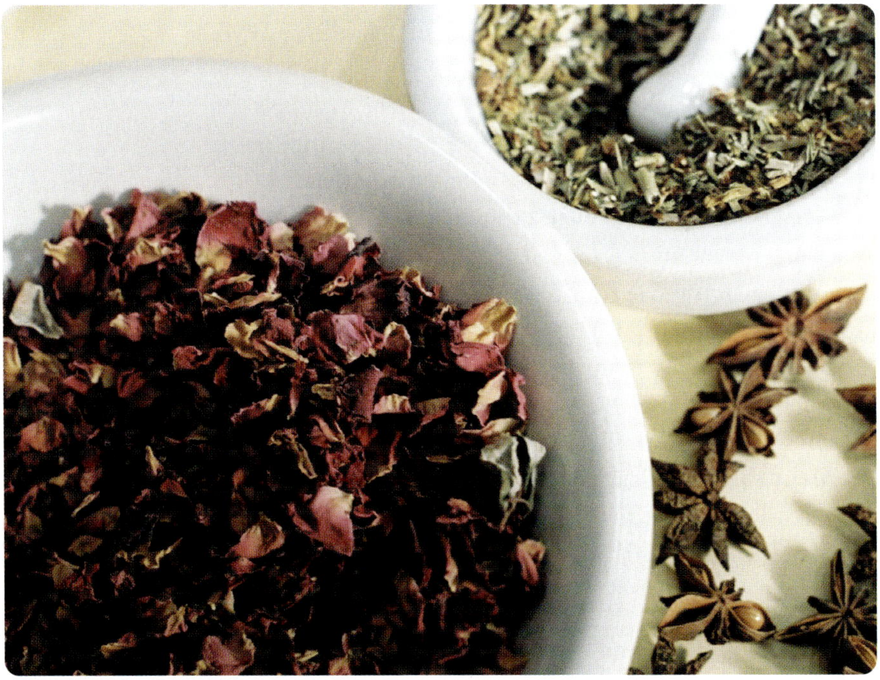

In der Traditionellen Chinesischen Medizin gibt es 500 Kräuter

Grundlagen, die Möglichkeiten und die Grenzen der Homöopathie. Der Lehrplan der Ausbildung in Traditioneller Chinesischer Medizin (TCM) an der Wiener Schule für TCM umfasst 547 Stunden und erstreckt sich ebenfalls über 3 Jahre.
Somit versuchen wir auszuschließen, dass Sie bei der Suche nach Heilung auf einen Mediziner treffen, der seine Ausbildung in einem Schnellsiedekurs übers Wochenende erlangt hat.

Der richtige Arzt

Leider kann man als Patient nicht davon ausgehen, dass jeder Therapeut eine fundierte Ausbildung hat. In der Alternativmedizin-Szene ist es durchaus möglich, daß Sie an einen wenig seriösen Mediziner oder gar an einen Scharlatan geraten.

Daher bieten wir Ihnen eine kurze Checklist, woran Sie einen seriösen komplementärmedizinischen Arzt erkennen können:

- Der Arzt verfügt über ein Spezialdiplom der Österreichischen Ärztekammer, einer Landesärztekammer oder einer international anerkannten Ausbildungsorganisation eines anderen Landes und hat dies auch ausgeschildert.
- Vor der Behandlung sollte zumindest ein 30-minütiges bis 1-stündiges Gespräch mit ausführlicher (körperlicher) Untersuchung stattfinden. Ein guter Arzt fragt beispielsweise nach den Lebensumständen des Patienten wie Arbeits- und Familiensituation, aber auch nach der Ernährung.
- Der Arzt erklärt Ihnen die Methode, die er anwenden wird, und bespricht sie mit Ihnen ausführlich. Es muss immer Zeit für die Beantwortung von kritischen Patientenfragen sein. Eine Behauptung wie „das ist zu kompliziert, das können Sie nicht verstehen" ist unzulässig, da jeder Arzt die Heilmethode, die er verwendet, so gut verstanden haben muss, dass er sie einem Kind erklären kann. Danach legt der Arzt nicht nur die für Sie adäquate Behandlung fest, sondern er erforscht mit Ihnen gemeinsam auch die seelisch-geistigen Ursachen Ihrer Beschwerden.
- Danach wird der Arzt gemeinsam mit Ihnen eine entsprechende Therapie ausarbeiten und Ihnen auch die Vor- und Nachteile der Therapie erklären – unter Einbeziehung der schulmedizinischen Möglichkeiten.
- Der Arzt wird danach fragen, ob Sie schon in Behandlung sind, welche Medikamente Sie einnehmen und wird – wenn nötig – seine Behandlung darauf abstimmen.
- Er wird Ihnen die möglichen Kosten der Behandlung im Vorhinein bekannt geben und Sie auf die Möglichkeit der Abrechnung durch die entsprechende Krankenkasse hinweisen.

ACHTUNG !

Seien Sie skeptisch, wenn
- Ihnen der Arzt oder Therapeut gleich beim ersten Gespräch sofortige Heilung verspricht;
- Schulmedizin völlig abgelehnt wird;
- Sie über die Kosten im Unklaren gelassen werden;
- der Arzt über keine entsprechenden in- oder ausländischen Diplome verfügt.

Das Buch

Was Sie von diesem Buch erwarten können: Erstmals werden jene Methoden ausführlich untersucht und auf den Prüfstand gestellt, die laut einer aktuellen Studie der Mehrheit der Österreicher bekannt sind und bereits von 2766 Ärzten in Österreich angeboten werden.

Sie erhalten Anleitungen, welche Methode für welche Beschwerden am besten geeignet ist. Plus: Sie finden in diesem Buch die Adressen und Telefonnummern all jener österreichischen Ärzte, die diese Heilverfahren anwenden, geordnet nach dem Wohnort. So können Sie schnell herausfinden, wo in Ihrer Nähe z.B. der nächste homöopathische Kinderarzt praktiziert. Oder Sie suchen einen Neuraltherapeuten: In Vorarlberg etwa gibt es 5 praktizierende Neuraltherapeuten.

Des Weiteren haben wir für Sie in diesem Buch eine komplementärmedizinische Haus- und Reiseapotheke zusammengestellt, mit der Sie kleine Wehwehchen bequem und rasch zu Hause selbst behandeln können.

Zum Wohlbefinden zählt natürlich auch die richtige Ernährung. Wir haben 10 Menüs speziell für Menschen mit wenig Zeit ausgewählt und außerdem einen Ernährungplan entworfen, der es auch Einsteigern leicht macht, etwas für ihren Körper zu tun und sich gesund zu ernähren.

Gerade die richtige Ernährung spielt in der Komplementärmedizin eine wichtige Rolle. Mit gesunder Küche können Sie nicht zuletzt sogar Krankheiten besiegen.

Frauen und Kinder

Auch heute noch – Emanzipation hin, Emanzipation her – ist die Frau die Organisatorin der Familiengesundheit: Sie geht mit ihrem Kind zum Arzt und erinnert ihren Partner an den nächsten Gesundheitscheck.

Ihre eigene Gesundheit stellt sie dabei oft in den Hintergrund. Die Doppelbelastung von Job und Kind lassen hierfür keine Zeit. Wir haben nach unseren zahlreichen Recherchegesprächen für dieses Handbuch versucht, einen Schwerpunkt auf den Bereich Frauen und Kinder zu legen. So haben wir herausgefunden, dass Frauen Homöopathie, Akupunktur, Traditionelle Chinesische Medizin und Osteopathie als besonders wohltuend und hilfreich empfinden. Unseren Müttern wurden bei prämenstruellen Beschwerden und im Wechsel undifferenziert Hormone verschrieben, die den Körper schwer belasten. Die Frau von Heute aber hat die Wahl: Sie kann über die für sie beste Behandlungsmethode entscheiden. Eine genaue

Kenntnis der am Markt angebotenen Heiltechniken ist dabei Voraussetzung. Wir bieten Ihnen diese. Ein Beispiel: Wussten Sie, dass Schwangere den Geburtsvorgang mit Akupunktur um ein Drittel verkürzen können? Das und vieles mehr lesen Sie ab Seite 159.

Nicht jede Therapie ist auch kindgerecht. Denken Sie beispielsweise nur an die Akupunktur-Nadeln. Wie bekomme ich mein Kind dazu, sich trotzdem akupunktieren zu lassen? Und: Welche Methode ist bei welchen typischen Kinderkrankheiten besonders empfehlenswert? Dieser und vielen anderen wichtigen Fragen haben wir uns ebenfalls ausführlich gewidmet. Auf Urlaubsreisen, die mit Klima- und Diätveränderungen einhergehen, sind es häufig die Kinder, die aufgrund ihres noch wenig stabilen Abwehrsystems erkranken. Vom klassischen Reisedurchfall bis zum Bienenstich oder der Seekrankheit hilft die kleine Haus- und Reiseapotheke, die Sie kompakt immer bei sich tragen können (Seite 50–53).

Erstmals liegt Ihnen damit ein Guide vor, der nicht nur alle seriösen Heilverfahren der Komplementärmedizin in Österreich ausführlich beschreibt, sondern vor allem ein praktischer Ratgeber für Interessierte sein soll.

Die Kurzübersicht

Welche Methode bei welchen Beschwerden am besten hilft.

Homöopathie

- **akute Erkrankungen wie grippaler Infekt oder Schnupfen, aber auch chronische Krankheiten wie Haarausfall mit psychischem Hintergrund; „Zivilisationskrankheiten“ wie chronische Kopfschmerzen, Allergien oder Asthma; Kinderkrankheiten**

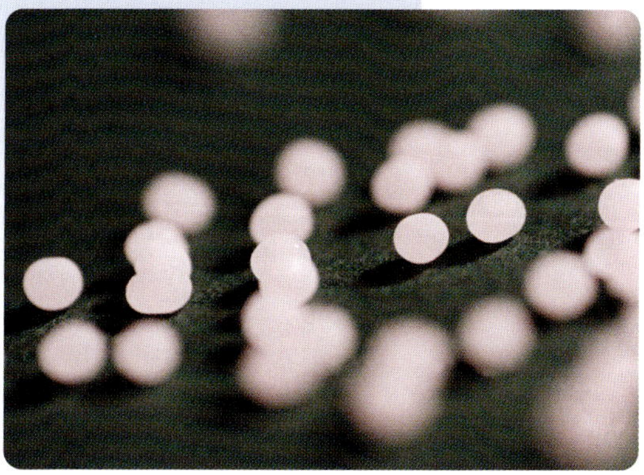

Homöopathische Globuli

Akupunktur

- wichtige Methode bei der Behandlung von Schmerzen: Von der Migräne bis zum stechenden Knie – mittels Akupunktur bekämpft man den Schmerz erfolgreich; Allergien; Asthma; Atemwegserkrankungen; Migräne; Kopfschmerzen; Übergewicht; Nikotinsucht. Die Weltgesundheitsorganisation empfiehlt Akupunktur auch bei Gastritis (akuter und chronischer), Gallenkolik, Impotenz, Schlafstörungen und Harninkontinenz

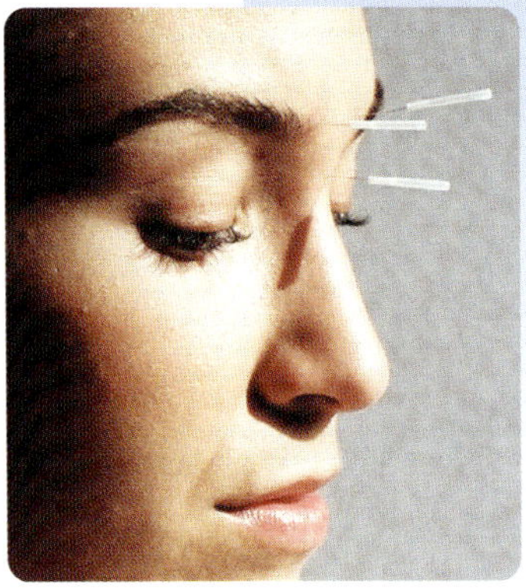

Akupunkturpunkte im Bereich des Kopfes

Traditionelle Chinesische Medizin (TCM)

- besondere Erfolge bei der Behandlung von Frauen und Kindern; gynäkologische Probleme: von Regelschmerzen bis zu den Wechseljahrbeschwerden; Halsentzündungen; Ohrentzündungen; Verdauungsproblemen; Kreislaufbeschwerden

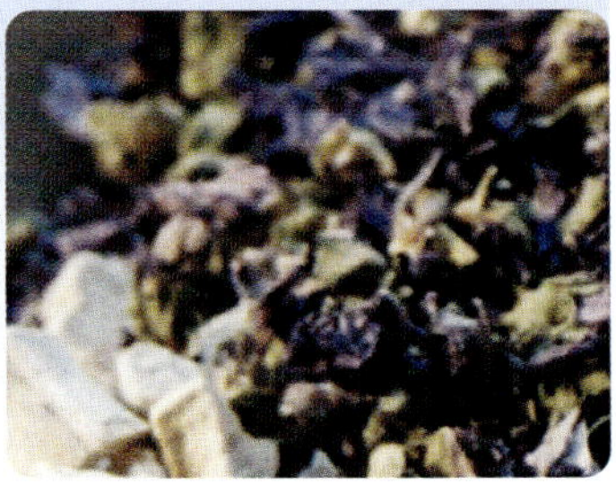

Kräutermischungen

F.X. Mayr

- alle Arten von Erkrankungen im Magen-Darm-Bereich: ständige Verstopfung und Durchfall, Blähungen und Kolitis, Gastritis, Magengeschwüre und Zwölffingerdarmgeschwüre; Übersäuerungen (das bekannte „Sodbrennen"); Lebererkrankungen; Übergewicht; Bluthochdruck und Blutniederdruck; Arthrosen; Gicht; Nieren- und Blasenleiden

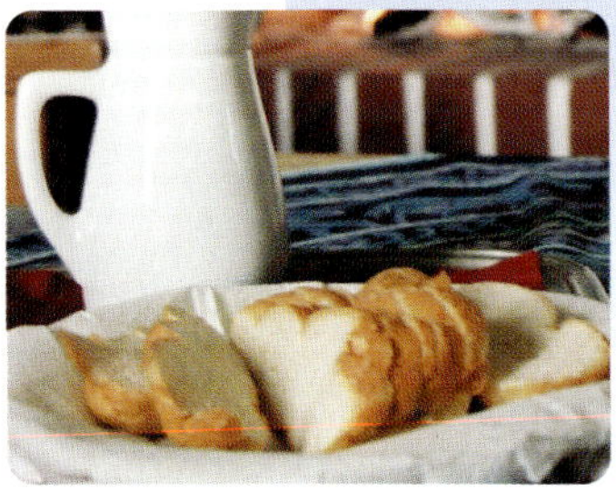

Die typische „Mayr-Semmel"

Osteopathie

- alle Beeinträchtigungen im Bereich der Wirbelsäule und bei Gelenkbeschwerden: Hexenschuss, Peitschenschlagsyndrom, akute Nackensteife; Schwindelattacken, wenn die Ursache in einer verspannten Nackenmuskulatur liegt; Atembeschwerden; Kopfschmerzen; prämenstruelle Beschwerden; Unfruchtbarkeit

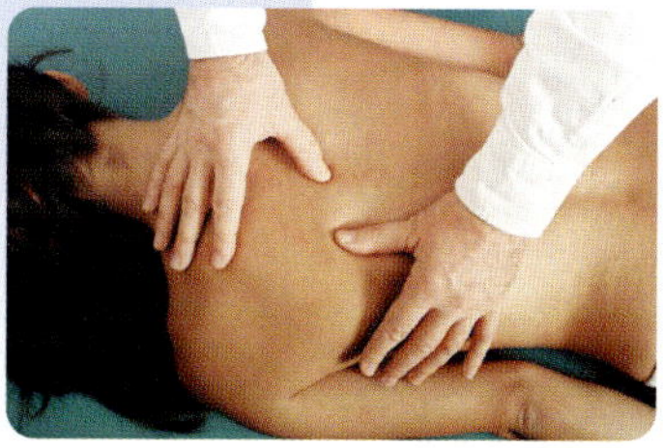

Heilen mit den Händen

Neuraltherapie

- chronische Erkrankungen, die trotz anderer zahlreicher Behandlungsversuche immer wiederkehren; alle Beeinträchtigungen des Bewegungsapparates: Ischialgie, Lumbago, Halswirbelsäulen-Syndrom, schmerzhafte Schultergelenke, krankhafte Hüftgelenke, Tennisarm; Ohrenbeschwerden; Kopfschmerzen; Migräne; Reizblase

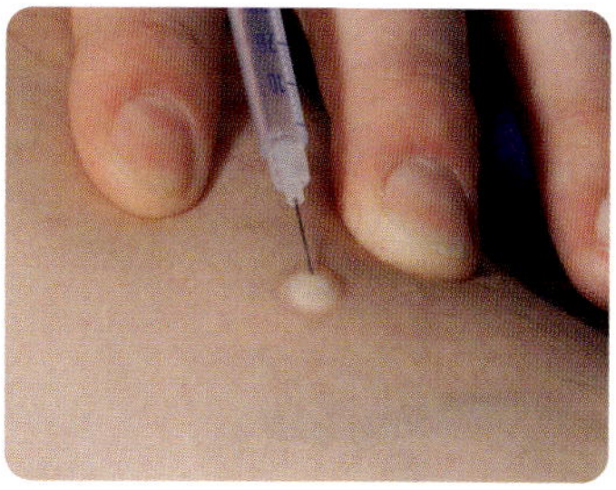

Eine Quaddel

Anthroposophische Medizin

- chronische Verdauungsstörungen; rheumatische Leiden; Hautprobleme; psychische Erkrankungen (für sie wurden eigene Therapieformen entwickelt); akute Erkrankungen wie grippaler Infekt oder Husten

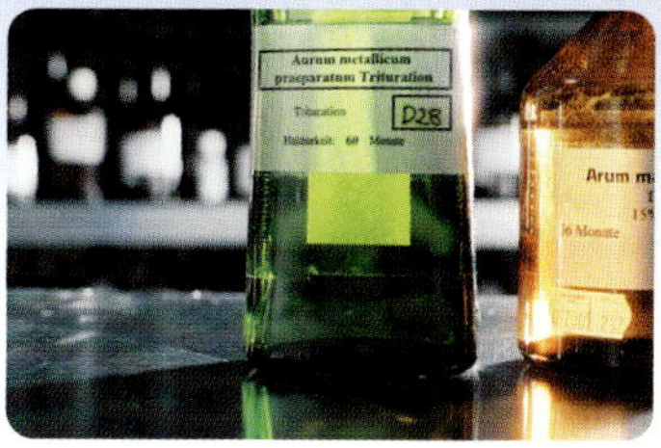

Anthroposophische Arzneien

Manuelle Medizin

- Schmerzen nach längerem Stehen und Sitzen oder ausgelöst durch das typische „Verreißen“; Knieschmerzen beim Bergabgehen; alle Rücken-, Gelenk- und Muskelschmerzen; Beschwerden, die durch Fehlbelastungen, Unfälle oder Krankheiten entstehen

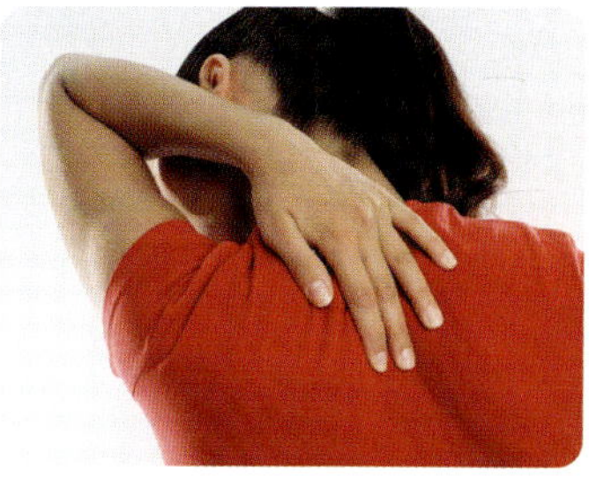

Ein „verrissener“ Rücken

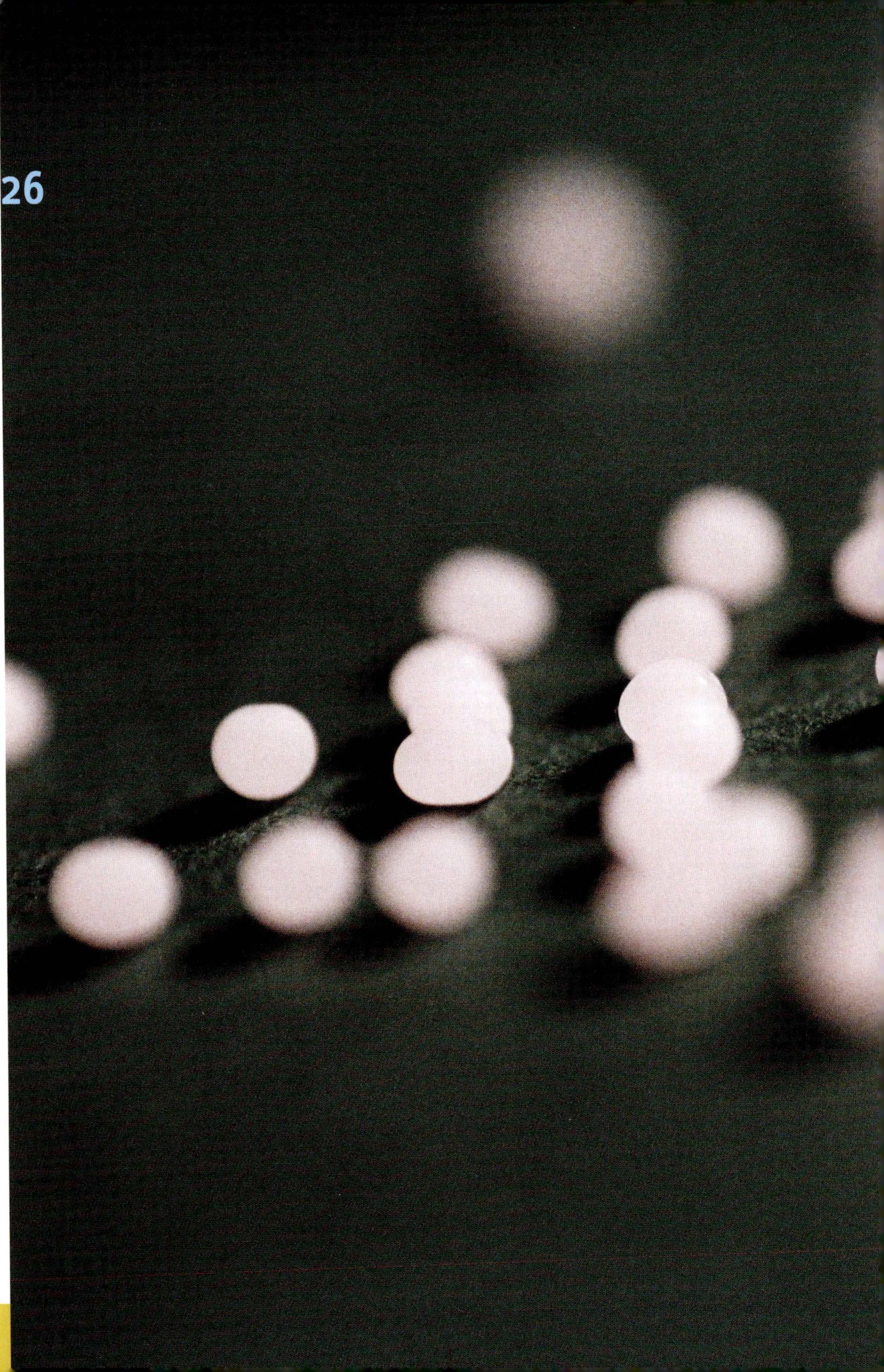

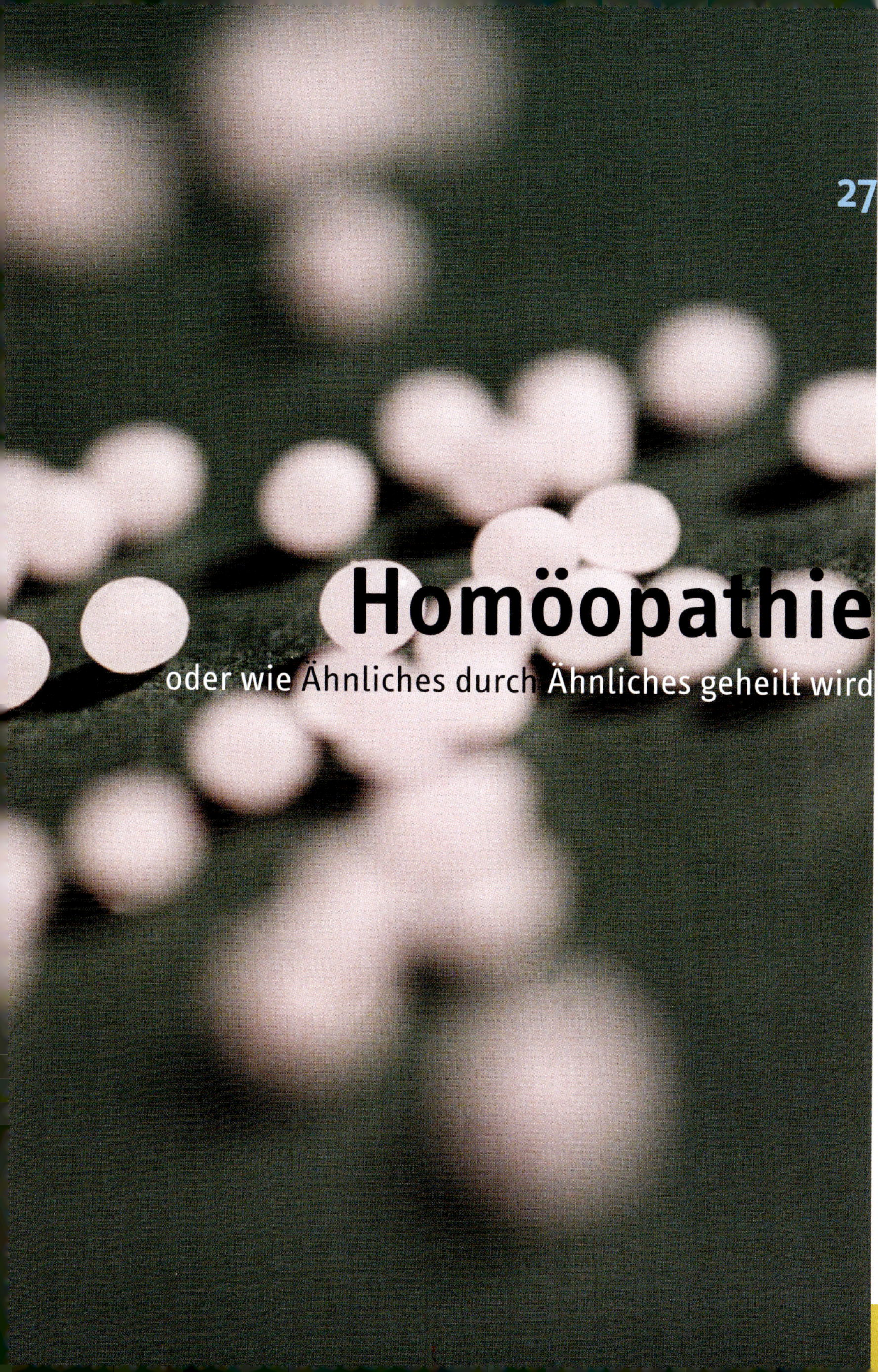

Homöopathie

oder wie Ähnliches durch Ähnliches geheilt wird

Homöopathie oder

Die Homöopathie ist eine Heilkunst, die durch das Prinzip „similia similibus curentur“ – „Ähnliches soll durch Ähnliches geheilt werden“ – wirkt. Seit dem 18. Jahrhundert hilft diese Behandlungsform bei chronischen und akuten Krankheiten. Der Homöopath betrachtet den Patienten in seiner Gesamtheit: Nicht nur welche körperlichen Symptome er zeigt, sondern auch welche Ängste er hat, wie es um seine seelische Befindlichkeit steht und was ihn glücklich machen würde.

1. Was ist Homöopathie?

Samuel Hahnemann (1755–1843), ein Universalgelehrter und Arzt seiner Zeit, kehrte der Medizin nach einigen Praxisjahren frustriert den Rücken: Aderlass, Brech- und Abführmittel galten bei nahezu jedem Leiden als goldener Standard der Therapie. Hahnemann musste zusehen, wie Patienten dank dieser medizinischen Interventionen jämmerlich verbluteten, austrockneten, verdursteten und kränker statt gesünder wurden.

Entsetzt wendete sich der Arzt Hahnemann vom medizinischen Beruf ab und zog sich in die Studierstube zurück, um sämtliche bis zu jener Zeit publizierten chemischen und pharmazeutischen Werke ins Deutsche zu übersetzen.

2. Kurze Geschichte der Homöopathie

Auf welchen Prinzipien beruht die Heilmethode der Homöopathie, die von Laien häufig mit „Pflanzentherapie“ verwechselt wird?

Ein scheinbar unbedeutender Hinweis in einem alten englischen Arzneibuch über das Arzneimittel Chinarinde, die bei einer unbeabsichtigten Vergiftung zu Symptomen ähnlich einer Malaria (Wechselfieber) führte, brachte Hahnemann auf die Idee, die Wirkung der Arznei Chinarinde an sich selbst zu erproben. Damals war die Malaria in den ausgedehnten Sumpfgebieten Nordeuropas keine Seltenheit und die Chinarinde war das einzig bekannte Mittel, um die Fieberschübe in Schach zu halten.

wie Ähnliches durch Ähnliches geheilt wird

Bei diesem Selbstversuch stellte Hahnemann erstaunt fest, dass diese Arznei an ihm – dem Gesunden – tatsächlich Symptome von Fieber und Schüttelfrostschüben erzeugte, die dem Wechselfieber sehr ähnlich waren. Setzte er die Einnahme des Mittels ab, verschwand auch das Fieber nach einigen Stunden.

Mit dieser Erkenntnis definierte Hahnemann das erste Prinzip der Homöopathie:
„Similia similibus curentur" oder „Ähnliches soll durch Ähnliches geheilt werden!"

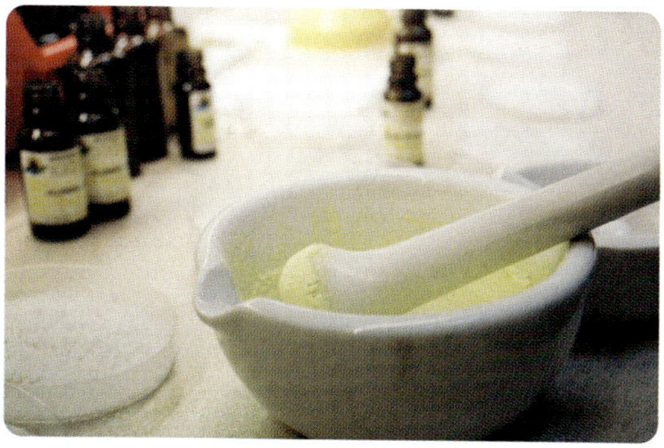

Homöopathische Mittel in der Wiener Kaiserapotheke

Diese Erkenntnis ließ den Wissenschaftler Hahnemann nicht mehr ruhen. Jahrelang erprobte er dieses Prinzip mittels einer Vielzahl der im 18. Jahrhundert in Verwendung stehenden Arzneimittel an seiner elfköpfigen Kinderschar und an freiwilligen gesunden Versuchspersonen. Die Arzneimittelprüfung, also die Versuche an Gesunden, wurde zum zweiten Prinzip der Homöopathie.

Da bei einem dieser Arzneimittelversuche ein Kind Hahnemanns an den Vergiftungssymptomen beinahe gestorben wäre, begann er die Ursubstanzen unter heftigen Schüttelschlägen der Arzneifläschchen immer weiter zu verdünnen. Dabei musste er erkennen, dass die Wirkung der Arznei mit jedem Verdünnungs- und Verschüttelungsschritt zu- und nicht – wie nach rein chemischen Gesichtspunkten zu erwarten – abnahm. So war der Grundstein für das dritte Prinzip der Homöopathie gelegt – die Potenzierung: Je höher potenziert (verdünnt und verschüttelt) eine Arznei wird, desto ausgeprägter ist ihre Heilwirkung.

Es waren die Hebammen und Mütter, die die Homöopathie nach der Erfindung des Antibiotikums und der Zurückdrängung aller alternativmedizinischen Therapien durch die Pharmaindustrie am Leben erhielten. Von der Jahrhundertwende bis in die 70er-Jahre gab es kaum homöopathisch praktizierende Ärzte. Es galt als reaktionär und unmodern, homöopathisch zu behandeln. Erst als der Glaube an die Allmacht der Schulmedizin langsam zerfiel, als die Ärzte erkannten, dass sie mit der Schulmedizin oft an die Grenzen der Heilungsmöglichkeiten gerieten und von Patientenseite wieder natürlichere, nebenwirkungsärmere Heilmethoden gefordert wurden, lernten auch Ärzte wieder die altbewährte Heilkunst der Homöopathie. Eine ungebrochene Tradition der homöopathischen Lehre gab es seit Mitte des 19. Jahrhunderts in England, wo bis zum heutigen Tage ein/e Homöopath/in Leibarzt der königlichen Familie ist. In England gibt es auch heute noch homöopathische Spitäler, die dem öffentlichen Gesundheitswesen angeschlossen sind und daher „auf Krankenschein" von den Patienten aufgesucht werden können.

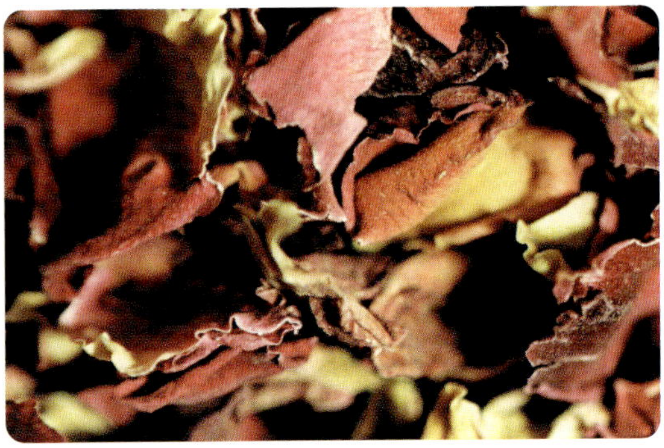

Homöopathische Heilmittel werden auch aus Kräutern hergestellt

Wenig bekannt ist, dass es um die Jahrhundertwende in Wien ebenfalls noch eine Reihe rein homöopathisch geführter Spitäler gab, die sich in den schweren Cholera- und Grippeepidemien des 19. Jahrhunderts besondere Verdienste erwarben.

3. Wie wirkt die Homöopathie?

Der Homöopathie wird vorgeworfen, dass in homöopathischen Arzneien keine Spur mehr von der ursprünglichen Wirksubstanz enthalten sei; das stimmt ab einer gewissen Potenzierungsstufe. Dem Experimentalphysiker Dr. Karl Kratky ist es jedoch gelungen, in spektakulären Versuchen nachzuweisen, dass Substanzen beim Schütteln Spuren im Wasser hinterlassen, die auch nach längerer Zeit noch messbar sind. Für ihn gilt es als erwiesen, dass Informationen der Ursubstanz durch Schütteln auf die Moleküle der Trägersubstanz (Wasser oder Alkohol) übertragbar sind.

4. Wissenschaftlicher Nachweis der Wirksamkeit von Homöopathie

Dr. Christian Endler vom Ludwig Boltzmann Institut zeigte in einer Versuchsreihe, in der Kaulquappen mit homöopathisch aufbereitetem Thyroxin (einem Schilddrüsenhormon) gefüttert wurden, dass dies zu einer 15 %-igen Wachstumsverzögerung der Tiere führte. Für diese Forschergruppe gilt es als erwiesen, dass homöopathische Arzneien wirken.

Das Council for Research des Royal London Homoeopathic Hospital und die Robert-Bosch-Stiftung in Freiburg sammeln alle publizierten Studien und Forschungsarbeiten zum Thema Homöopathie. Und deren gibt es – entgegen der gängigen Meinung – eine Menge.

Die Homöopathie wird seit Ende des 2. Weltkrieges intensiv beforscht. Es existiert eine Fülle von wissenschaftlichen Studien, von denen der Großteil allerdings unter ungünstigen Bedingungen durchgeführt werden musste (wenig Geld, kaum Angliederung an universitäre Einrichtungen). Der „Lancet“, eines der weltweit renommiertesten medizinischen Fachjournale, brachte allerdings 1997 eine Metaanalyse einer Forschergruppe aus München heraus, in der die wissenschaftlich besten Homöopathiestudien beurteilt wurden. Diese Metaanalyse zeigte, dass Homöopathie wirkungsvoll ist.

Ein großes Problem, mit dem die Schulmedizin kämpft, ist die Unfruchtbarkeit bei Männern und Frauen. Hierzu hat die Universitätsklinik Heidelberg eine Reihe von Studien durchgeführt, die zeigten, dass sowohl die Fruchtbarkeit von Frauen als auch die von Männern durch konstitutionelle homöopathische Behandlung wiederhergestellt werden kann. Dabei konnte auch erhoben werden, dass homöopathisch behandelte Patienten nicht nur wieder fruchtbar wurden, sondern dass ihre anderen chronischen Erkrankungen wie Migräne, Zyklusstörungen, Asthma und dergleichen als positiver Nebeneffekt der Homöopathie ebenfalls geheilt wurden. Diese Forschergruppe konnte zeigen, dass die Homöopathie gegenüber der Hormontherapie bei Unfruchtbarkeit mehrere Vorteile hat: Sie ist gleich wirkungsvoll, heilt aber zudem vorbestehende chronische Krankheiten automatisch mit und kostet im Vergleich zur schulmedizinischen Behandlung weniger als ein Zehntel.

ACHTUNG

Viele Ärzte bieten Homöopathie an, ohne sie von den Grundprinzipien auf studiert zu haben. Die Heilerfolge sind dann nur mäßig.

Die Wissenschaft konnte bislang aber noch nicht eindeutig klären, wie die Wirkung homöopathischer Arzneien zustande kommt. Die Forschung auf dem Gebiet der Experimentalphysik – in deren Bereich die Wirksamkeit homöopathischer Substanzen zu fallen scheint – wird fortgesetzt.

5. Wo hilft die Homöopathie am besten?

Homöopathie ist laut Samuel Hahnemann eine **Heil*kunst***: Um sie so zu erlernen, dass man auch zur Heilung lang bestehender, chronischer Krankheiten fähig ist, bedarf es einer sehr langen, intensiven Ausbildung und vieler Erfahrungen.

Hier eine Checklist, woran man einen gut ausgebildeten, erfahrenen homöopathischen Arzt erkennen kann:

- Fragen Sie nach, wo der Arzt seine homöopathische Ausbildung gemacht hat. Einige gute Ausbildungsangebote in Europa seien hier genannt:
  - Diplom der ÄKH (Ärztegesellschaft für klassische Homöopathie)
  - Diplom der ÖGHM (Österreichische Gesellschaft für Homöopathische Medizin)
  - Ärztefortbildung für klassische Homöopathie in Augsburg/Deutschland (Dreimonatskurs)
  - Ausbildung der Studenteninitiative Homöopathie an der medizinischen Fakultät in Wien
  - Ausbildung am Royal Homoeopathic Hospital London oder Glasgow in England
  - Ausbildung im Homöopathiezentrum Hechtel von Alfred Geukens
  - Ausbildung bei Dr. Dario Spinedi in Italien
- Je mehr verschiedene Ausbildungsorte ein Arzt besucht hat und je mehr erfahrene Homöopathen er als Lehrer hatte, umso besser ist er.
- Fragen Sie nach, welche anderen alternativen Metho-

den der Arzt neben der Homöopathie anbietet: Sowohl die Homöopathie, als auch die Akupunktur oder die Traditionelle Chinesische Medizin sind so umfassende Wissens- und Studiengebiete, dass man sich als Arzt ein Leben lang weiterbilden muss, um die Methode zu beherrschen. Bietet ein Arzt fünf verschiedene Methoden an, beherrscht er vermutlich jede nur oberflächlich.

- Setzen Sie sich gemeinsam mit dem Homöopathen einen zeitlichen Rahmen, in dem Sie eine eindeutige Besserung ihres Leidens erwarten. Falls z.B. bei einer chronischen Krankheit nach einem Jahr noch keinerlei Besserung sichtbar ist, sollte der behandelnde Arzt Sie einem erfahreneren Kollegen vorstellen, denn sonst bezahlen Sie Arztbesuche, die Ihnen nicht wirklich helfen!
- Nur die Verordnung von Einzelmitteln gewährt Ihnen, klassisch homöopathisch behandelt zu werden. Verordnet Ihnen ein Arzt Mischungen aus verschiedenen Arzneimitteln (Komplexmittel) oder die gleichzeitige Einnahme verschiedener Arzneimittel, so bekommen Sie keine klassisch homöopathische Therapie.
- Jeder gute Homöopath verlangt von Ihnen eine schulmedizinische Abklärung ihres Grundleidens. Es muss eine klare Diagnose für Ihre Erkrankung vorliegen. Im Laufe der Behandlung müssen sich Ihre diagnostischen Parameter wie Blutbild, Entzündungsfaktoren, Schilddrüsen- oder Leberwerte, EEG, EKG, etc. verbessern. Ist dies nicht der Fall, werden Sie homöopathisch nicht ausreichend behandelt!
- Falls Sie unter Dauermedikation stehen sollten Sie niemals die Medikation schlagartig absetzen. Jeder verantwortungsbewusste Homöopath wird Sie homöopathisch behandeln; mit zunehmender Stabilisierung Ihrer Grundkrankheit jedoch wird er Ihnen empfehlen, unter fachärztlicher Kontrolle eine langsame Reduktion Ihrer Dauermedikation durchzuführen.
- Die Homöopathie ist eine Heilmethode, die bei allen Leiden – seien sie chronisch oder akut – angewandt werden kann, solange noch keine Organzerstörung stattgefunden hat. Kann ein Organ seine Funktion nicht mehr aufrecht erhalten und ist durch eine schwere

Tipp

TIPP AM RANDE

Tiefe Potenzen (bis zu D20), Q- oder LM-Potenzen werden zur häufigen, regelmäßigen Einnahme innerhalb eines definierten Zeitraumes verschrieben. Hochpotenzen (ab C12 oder C30) werden in der klassischen Homöopathie als einmalige Gaben innerhalb von vielen Wochen verordnet.

ACHTUNG !

Falls Sie unter Dauermedikation stehen (Antidepressiva, Antiepileptika, Schilddrüsenhormone, Cortison, usw.), sollten Sie niemals die Medikation schlagartig absetzen, sondern eine langsame Reduktion Ihrer Dauermedikation durchführen.

Krankheit die Energie des Körpers stark vermindert, so kann homöopathisch keine Heilung, sondern nur noch eine symptomatische Linderung des Leidens erwartet werden. Sogar für Sterbende ist Homöopathie als Begleittherapie wirkungsvoll.

ACHTUNG !

Die Homöopathie ist eine Heilmethode, die nur angewandt werden kann, solange noch keine Organe zerstört wurden. In diesem Fall bewirkt Homöopathie jedoch eine symptomatische Linderung des Leidens.

Ein Beispiel

Ein 15-jähriger Bub mit einer angeborenen Blutgerinnungsstörung wurde durch verseuchte Blutkonserven mit HIV infiziert. Einige Jahre später erkrankte das Kind an AIDS. Es wurde im Krankenhaus im Endstadium betreut. In der Nacht bekam der Bub Blutungen aus der Nase, dem Magen, dem Darm, die trotz massiver Gaben von Gerinnungsfaktoren und Blutkonserven nicht zu stoppen waren. Er erhielt daraufhin von der Homöopathin Lachesis C30. Die Blutungen hörten binnen Minuten auf. Es war völlig klar, dass dies Anzeichen des nahen Todes waren. Das Kind entwickelte panische Angst, hielt sich in der Nacht wach, weil es fürchtete im Schlaf zu sterben, und verlangte immer nach einer Krankenschwester bei sich im Zimmer. Die Homöopathin verschrieb ihm daraufhin Arsenicum album C30. Die Angst verschwand und einige Tage später verstarb der Bub angstfrei und friedlich ohne Todeskampf.

6. Welche Behandlungsmethoden gibt es?

Grundsätzlich gilt es zwei Behandlungsformen zu unterscheiden:

Konstitutionelle Behandlung

Die konstitutionelle Behandlung beginnt mit einem 1–2-stündigen Anamnesegespräch, in dem der Arzt penibel die körperliche, seelische und psychische Befindlichkeit des Patienten sowie die Familienanamnese erhebt. Für den Homöopathen ist alles wichtig, was den Patienten betrifft: Welche Ängste der Patient hat, worunter er psychisch leidet, was ihn glücklich machen würde, welche Lokalisation und Qualität der Schmerz hat, wann die Beschwerden auftreten, bei welcher Temperatur sich der Patient unwohl/wohl fühlt, was er gerne isst, was gar nicht, ob er viel Durst hat und dergleichen mehr.

Kommt z.B. ein Patient wegen immer wiederkehrender Blasenentzündungen, so wird der klassisch behandelnde Homöopath versuchen, die der Krankheit zugrundeliegende Abwehrschwäche durch eine konstitutionelle Behandlung mit einer Hochpotenz (einmalige Gabe) zu beheben. Dabei muss diejenige Arznei gefunden werden, die dem gesamten Symptomkomplex des Patienten am ähnlichsten ist. Um aus den ca. 2000 homöopathischen Mitteln dieses „Similium" zu finden, benützt der Arzt ein Repertorium (Symptomesammlung) und eine Arzneimittellehre (Bücher mit genauer Darstellung, welche Arzneien welche Symptome an gesunden Menschen ausgelöst haben). Manche Homöopathen arbeiten heutzutage auch mit homöopathischen Computerprogrammen, die eine große Zeitersparnis darstellen können.

Ca. 5 Wochen nach der Erstanamnese wird der Patient wiederbestellt, um zu überprüfen, ob der Heilungsverlauf im Sinne der „Hering'schen Regel" richtig verläuft. Diese Regel besagt, dass der Heilungsprozess von innen nach außen geht, d.h. von lebenswichtigen Organen weg auf weniger bedrohliche Organe (z.B. Asthma hört auf, Hautausschläge kommen hervor) und von oben nach unten (z.B. rheumatische Beschwerden der Schulter wandern den Körper entlang hinunter bis in die Fingerspitzen oder Zehen, bevor sie verschwinden). Des Weiteren besagt die Regel, dass die Krankheit in umgekehrter Reihenfolge des Entstehens abheilt. Ein Beispiel: Neurodermitis als Säugling; dann Unterdrückung durch Cortison; daraufhin bekommt das Kind immer wiederkehrend heftige Erkältungen mit lang anhaltendem Husten; Behandlungen immer wieder mit Antibiotika; nach einiger Zeit Lebensmittelallergien auf Milch, Südfrüchte; Stauballergie mit der Entstehung von allergischem Asthma; dagegen wieder Cortison und Desensibilisierung. Im Zuge einer homöopathischen Behandlung vergeht zuerst das Asthma und die Lebensmittelallergie taucht wieder auf; danach vergeht diese und die Infekte werden akuter; ist diese kurze Phase überwunden, beginnt die Haut wieder zu reagieren, wobei der Hautausschlag typischerweise von oben den Körper entlangwandert, bis er ganz weg ist und der Patient dauerhaft und auf allen Gesundheitsebenen geheilt ist.

Tipp

TIPP AM RANDE

Bei der konstitutionellen Behandlung gilt als Faustregel: Je länger die Krankheit besteht, umso längere Zeit braucht sie um völlig auszuheilen.

Akutbehandlung

Die Akutbehandlung ist wesentlich einfacher. Es gibt eine Reihe von Erkrankungen, die bei jedem Patienten gleich ablaufen (in Klammern: die homöopathischen Heilmittel):

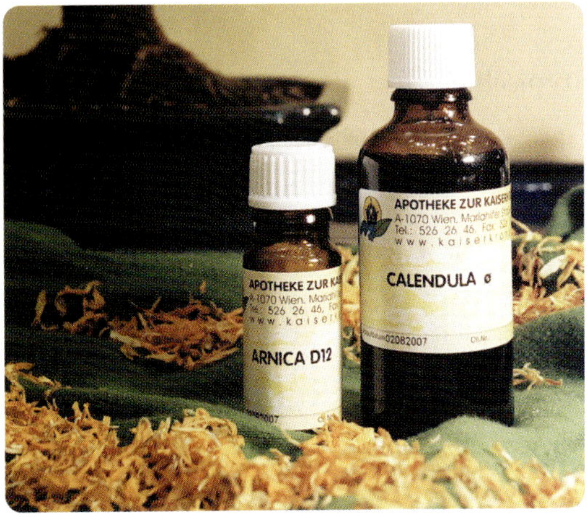

Homöopathische Mittel Arnica und Calendula

- Muskelkater nach körperlicher Überanstrengung (Arnica)
- Verbrennung durch Hautkontakt mit einem heißen Gegenstand (Cantharis)
- Hexenschuss nach unachtsamer Streckbewegung nach oben (Rhus toxicodendron)
- zorniges Schreien von Säuglingen mit Koliken (Chamomilla)
- Zahnungsprobleme (Calcium carbonicum)
- Sturz mit blauen Flecken (Arnica)

Diese Beispiele zeigen, dass man gewisse Arzneimittel bei bestimmten Indikationen ohne eine ausführliche Anamnese einnehmen kann. Meistens werden sie helfen, falls nicht, muss ein homöopathischer Arzt aufgesucht werden.

Diese einfachen, stereotypen Verschreibungen können auch durch Laien erfolgen, dabei gilt allerdings, um unangenehmen Nebenwirkungen zu vermeiden:

- Niemals eine höhere Potenz als D12
- Niemals eine häufigere Gabe als 3-mal täglich
- Niemals über längeren Zeitraum als 1 Woche

Dass homöopathische Arzneimittel nicht ungefährlich sind, beweist folgender Fall, der von dem Wiener Gerichtsmediziner und Homöopathen Christian Reiter bearbeitet und später publiziert wurde:

Eine junge Frau und ihre Tochter erkrankten an akutem Brechdurchfall. Die Patientin sah in ihren Büchern nach und beschloss, Arsenicum album in einer sehr niederen Potenz einzunehmen. Bei ihrer Tochter heilte der Brechdurchfall unter Arsenicum rasch aus, und sie bekam keine weitere Medikation. Da bei der Patientin der Durchfall anhielt, steigerte sie die Einnahmehäufigkeit, wodurch sie homöopathische Prüfsymptome (Nebenwirkungen) des Arzneimittels Arsenicum album entwickelte. Zum Durchfall kamen die für das Arzneimittel typischen Lähmungserscheinungen, Zahnfleischbluten, Herzbeschwerden, massive Ängste, körperliche Unruhe. All diese Symptome fand die Patientin in ihrem Buch für Arsenicum als typisch beschrieben und nahm daher noch häufiger Arsenicum ein, was schließlich zu ihrem Tod im Krankenhaus führte, wohin sie wegen ihrer Lähmungssymptome eingeliefert worden war. Professor Reiter – der zugezogene Gerichtsmediziner – stand zunächst vor einem Rätsel. Hier war eine Patientin an allen klassischen Erscheinungen einer Arsenvergiftung gestorben, ohne dass entsprechende Mengen Arsens in ihrem Körper gefunden werden konnten. Den einzigen Hinweis fand er, als im Hause der Verstorbenen viele leere Fläschchen des homöopathischen Mittels Arsenicum album gefunden wurden. Daraufhin begann sich Reiter in die Materie der homöopathischen Behandlung einzulesen und kam zu dem Schluss, dass die Patientin durch Einnahme des falschen homöopathischen Mittels in viel zu häufigen Gaben und über einen viel zu langen Zeitraum zu Tode gekommen sein dürfte.

7. Welchen Vorteil hat die Homöopathie?

Die Homöopathie ist eine ganzheitliche Heilmethode, die nicht nur auf eine Linderung oder eine Behandlung eines akuten Krankheitsgeschehens abzielt, sondern den Anspruch erhebt umfassend und dauerhaft zu heilen. Konsultiert ein Patient den Arzt wegen Migräne, so werden automatisch auch sein Fußpilz und seine Depression mitbehandelt. Der Homöopath wird erst dann wirklich zufrieden sein, wenn der Patient körperlich, seelisch und psychisch frei von pathologischen Symptomen ist.

Tipp

TIPP AM RANDE

In der klassischen Homöopathie gibt es wenige Vorschriften bezüglich der Lebensführung. Vermeiden Sie, in krank machender Umgebung (extremer Lärm, extreme Luftverschmutzung, feuchte Wände, kein Licht, unhygienische Sanitäranlagen) zu leben oder zu arbeiten.

In der klassischen Homöopathie gibt es wenige Vorschriften bezüglich der Lebensführung: Vermeiden Sie, in krank machender Umgebung (extremer Lärm, extreme Luftverschmutzung, feuchte Wände, kein Licht, unhygienische Sanitäranlagen und dergleichen) zu leben oder zu arbeiten! Und verzichten Sie einige Tage nach Einnahme einer

Tipp

TIPP AM RANDE

Verzichten Sie einige Tage nach Einnahme einer Hochpotenz auf Kaffee und starke Gerüche wie Kampfer, Pfefferminze und Zitrone.

!

ACHTUNG

Kinder sollten keine Tropfen bekommen, da diese meist Alkohol enthalten.

Hochpotenz auf Kaffee und starke Gerüche wie Kampfer, Pfefferminze, Zitrone und ätherische Öle! Der klassische Homöopath macht niemals Ernährungsvorschriften, da die Art der Ernährung – ob jemand fettes Essen liebt oder sich ausschließlich von mageren Dingen ernährt – wichtige Symptome für die Arzneimittelfindung liefert.

Ein weiterer Vorteil der Homöopathie ist die Arzneieinnahme. Im Allgemeinen werden Globuli (mit der Arznei getränkte Milchzuckerkügelchen) verabreicht, die besonders von Kindern wegen des süßen Geschmacks geliebt werden. Andere Darreichungsformen sind Tropfen (alkoholisch), Tabletten oder in seltenen Fällen subkutane Injektionen. Auf Wunsch sind jedoch Globuli immer ausreichend. Der Patient muss weder gestochen werden noch sonst einen körperlichen Schmerz ertragen.

8. Zwei Beispiele aus der Praxis

Beispiel 1

Ein 3-jähriger, sehr aufgeweckter Bub kommt wegen Epilepsie seit einigen Monaten zur Homöopathin. Er wurde neurologisch begutachtet. Die Mutter – selbst Pharmazeutin – hat große Angst vor den Nebenwirkungen der Medikamente und es wird vereinbart, einige Wochen hindurch eine Heilung der Epilepsie durch konstitutionelle homöopathische Therapie zu versuchen. Sollte sich das EEG nicht verbessern und die Anfälle an Häufigkeit oder Intensität zunehmen, würde umgehend mit einer schulmedizinischen Behandlung fortgesetzt.

Laut Homöopathie führt die Unterdrückung von Symptomen wie Husten, Schnupfen, Durchfall, Schweiß etc. zu einer Verschlimmerung des Krankheitsbildes. Das heißt: Jeder Organismus hat eine bestimmte Bandbreite an Erkrankungen, die sich im Laufe eines Lebens entwickeln können. Wird ein harmloses Symptom unterdrückt, springt die Krankheit auf eine zur Lebenserhaltung bedeutendere Schicht, sie nimmt an Schwere zu. Im vorliegenden Fall führte die Unterdrückung einer Verkühlung und eines an sich ungefährlichen, aber lästigen Hustens zum Auftreten eines neurologischen Symptoms: Epilepsie, die äußerst bedrohlich ist.

Die Anamnese ergab ferner: Sehr lebhafter, fröhlicher, glücklicher, extrem kommunikativer Bub mit sehr schneller Auffassung; ausgezeichnetes Gedächtnis (kennt alle Automarken); Plaudertasche; lacht viel; geht auf alle Menschen offen zu.

Schlägt manchmal seinen Bären, damit dieser weint; kann aggressiv sein; egoistisch; wenn er unzufrieden ist, raunzt er und ist lästig; hyperaktiv; fordernd.

Angst vor Spinnen, Fliegen, Schlangen; schreit in der Nacht auf, will aber nicht bei den Eltern im Bett schlafen, sondern in seinem Gitterbett, da fühlt er sich geborgen; braucht Licht zum Schlafen.
Macht alles kaputt; malt alles an – auch die Wände; zerschneidet Gegenstände.
Verlangt nach Eiscreme, purem Zucker, geräuchertem Speck, Schinken; will nur stark gewürzte Speisen wie Hühnerhaut essen; extremer Durst auf ganz kalte Getränke.
Der Bub erhielt das Homöopathikum Tuberkulinum Koch C30 als Einmalgabe.

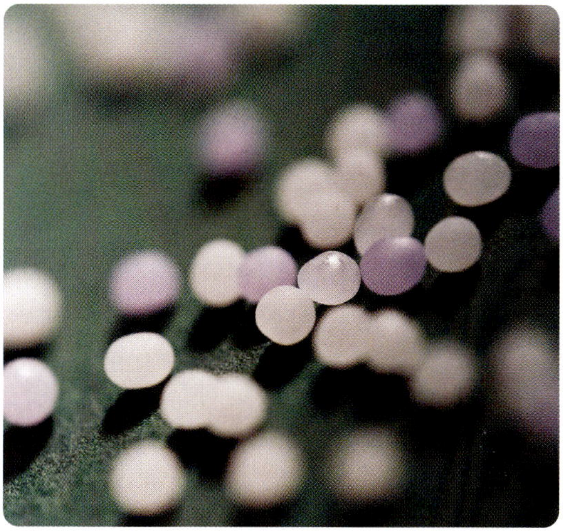

Die häufigste Verabreichungsform sind Globuli

Daraufhin hatte er fünf Wochen keinen epileptischen Anfall. Dann trat wieder ein Grand-Mal-Anfall (schwerer epileptischer Anfall) auf. Er wachte in der Nacht auf, drehte das Licht an und spielte. Dann bekam er Fieber und begann zu husten (was die Homöopathin besonders freute, da dies ein sicherer Hinweis dafür ist, dass sich die Krankheit wieder von der gefährlicheren Epilepsie zum ungefährlichen Husten hin verschiebt – nach der Hering'schen Regel die korrekte Richtung der Heilung). Von da an war er mehrere Wochen dauernd verkühlt und verschnupft, so wie vor der Epilepsieerkrankung, danach musste er in einem Hustenanfall heftigst große Mengen glasigen Schleimes erbrechen, ebenfalls ein Symptom aus Babytagen.

Der Patient ist in diesen Wochen nach der Arzneimitteleinnahme sehr aggressiv, vor allem gegen kleinere Kinder; er tritt nach dem Hund und sagt, dass er alle Hunde totschießen will; er isst phasenweise fast nichts.

Derzeit: Seit nahezu einem Jahr ist kein epileptischer Anfall mehr aufgetreten, der Husten und die dauernden Erkältungen sind von alleine vergangen, kommen aber in der kalten Jahreszeit wieder. Eine neurologische Kontrolluntersuchung ergab – zum Erstaunen des behandelnden Neurologen – ein vollkommen unauffälliges EEG. Das Kind entwickelt sich gut weiter und ist gesundheitlich stabil.

Tipp

EXPERTENTIPP

„Achten Sie darauf, dass Sie Kindern keine homöopathische Tropfen verabreichen, weil diese Alkohol enthalten. Auch Tabletten sind für viele Kinder zu groß und können zu Schwierigkeiten beim Schlucken führen. Daher sollten Kinder nur Globuli bekommen."

Dieser Fall zeigt deutlich die Vorgangsweise der klassischen Homöopathie. Zunächst wird nach der Ursache der Erkrankung gesucht: Diese lag in der Unterdrückung der dauernden Verkühlungen und des lästigen Hustens. Das Kind zeigte viele der im Arzneimittelbild Tuberkulinum beschriebenen Charakteristika. Da dieses Mittel offenbar das Similium, also das auf die Gesamtheit der Symptome des kleinen Buben passendste Arzneimittel ist, konnte eine einmalige Gabe von 5 Globuli das Kind heilen. Allerdings – wie es die „Hering'sche Regel" beschreibt – müssen die alten Symptome (Husten, Erkältungen) wieder auftreten, bevor die Epilepsie wirklich verschwindet. Da das Kind in der kalten Jahreszeit immer noch an Husten leidet, d.h. eine gewisse Abwehrschwäche noch vorhanden ist, kann der Patient noch nicht als geheilt bezeichnet werden. Das Kind bleibt weiter unter homöopathischer Kontrolle.

Beispiel 2

Ein 25-jähriger Mann plant eine Reise in die Mongolei, er will trampen. 2 Tage vor der Abreise verbrennt er sich die ganze Handfläche, da er unbedacht eine heiße Auflaufform aus dem Ofen heben wollte. Innerhalb von 15 Minuten hebt sich die gesamte Haut der Handfläche in Form einer großen Brandblase ab.

Er sucht verzweifelt die Homöopathin auf, da ihm klar ist, dass er wegen der Infektionsgefahr mit einer derartigen Verletzung keine Reise zu den in Jurten lebenden Nomaden unternehmen kann. Die Homöopathin trägt ihm ohne weitere Befragung auf, Cantharis C30 in einer Plastikschüssel aufzulösen und die Hand öfter am Tag 10–15 Minuten darin zu baden. Zusätzlich verabreichte sie ihm eine Einmalgabe Cantharis C30, 5 Globuli auf die Zunge.

Während des ersten Handbades verstärken sich die Schmerzen kurzfristig, was einer homöopathischen Erstverschlimmerung entspricht und ein Hinweis auf das gute Ansprechen der homöopathischen Arznei ist. Danach löst sich der Schmerz bald auf und am nächsten Tag ist die Brandblase verschwunden. Die Haut ist intakt, löst sich nicht einmal ab und die Hand kann auf der Reise problemlos eingesetzt werden.

9. Die Grenzen der Homöopathie

Homöopathie ist eine Möglichkeit, viele chronische und akute Leiden, die von der Schulmedizin oft nur durch unterdrückende Medikamente (Cortison) in Schach gehalten werden, zu heilen, vorausgesetzt dass noch keine irreversiblen Organschädigungen aufgetreten sind: Der Körper muss von sich aus noch genug „Lebensenergie" haben, um den Selbstheilungsprozess zu aktivieren und die Gesundung zu Ende bringen zu können.

Einem gut ausgebildeten homöopathischen Arzt wird es fast immer gelingen, seine Patienten bei ungefährlichen, plötzlich auftretenden Erkrankungen wie Grippe, Mittelohrentzündungen und Ähnlichem mit homöopathischen Mitteln zu heilen.

Ein guter Homöopath muss jedoch bei bestimmten Erkrankungen auf Antibiotika zurückgreifen. Das Verschreiben eines Antibiotikums spricht für ein hohes Verantwortungsgefühl, da der Homöopath damit eingesteht, dass er in der homöopathischen Behandlung überfordert ist.

Tipp

TIPP AM RANDE

Heben Sie sich die Honorarnoten der homöopathischen Ärzte auf. Für die Steuererklärung sind medizinische Behandlungen ein Abschreibposten.

10. Was zahlt die Krankenversicherung?

Die Kosten für eine etwa 2-stündige Erstbehandlung bei chronischen Krankheiten liegen bei rund 145 Euro. Die Gebietskrankenkassen refundieren auf Antrag etwa ein Zehntel der Behandlungssumme. Viele Privatversicherungen decken homöopathische Methoden mittlerweile ab.

Extra: Die Schüßler-Salze

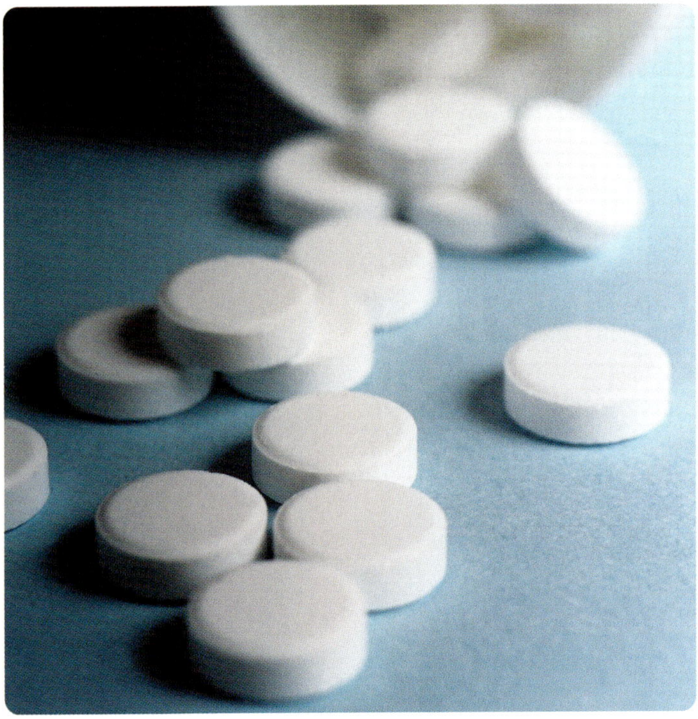

1. Was sind Schüßler-Salze?

Der deutsche homöopathische Arzt Wilhelm Heinrich Schüßler erforschte Mitte des 19. Jahrhunderts die Bedeutung von Mineralstoffen für den menschlichen Körper und entwickelte eine eigene Heilweise, die heute nach ihm benannt ist. Sie beruht auf der Erkenntnis, dass jede Zelle unseres Organismus Mineralstoffe enthält. Der Mangel an einem oder mehreren Mineralien führt zu einer körperlichen Störung, also zu einer Krankheit.

Schüssler-Salze geben dem Körper die notwendigen Mineralstoffe zurück

2. Wie wirken Schüßler-Salze?

Das Prinzip: Mineralstoffe gelten als Basis des organischen Lebens – jede Zelle braucht Mineralstoffe. Mineralstoffe sind daher im menschlichen Körper an jedem Vorgang, vor allem an Stoffwechselprozessen, beteiligt. Das heißt: Sowohl ein Mangel als auch ein Übermaß an Mineralstoffen führt zu Störungen im Zellaufbau und in den Abläufen des menschlichen Organismus.

ACHTUNG !
Bei starken Beschwerden sollten Sie den Arzt konsultieren.

Schüßler konnte in seinen Forschungen 12 Mineralsalze und 12 weitere Ergänzungsmittel bestimmten Organfunktionen zuordnen. Die Mineralstoffe werden wie niedrigpotente homöopathische Arzneien verdünnt und verschüttelt, und können so durch winzige Öffnungen in die Zellwand eindringen.

Erfahrene homöopathische Ärzte, aber auch Apotheker verordnen bzw. empfehlen Ihnen auf Anfrage das richtige Schüßler-Salz in der erforderlichen Dosierung. In vielen österreichischen Apotheken liegen Prospekte auf, die das jeweilige Mineralsalz und ihre Wirkungsweise beschreiben.

So wie homöopathische Akutmittel können auch Schüßler-Salze durchaus von Laien eigenverantwortlich eingenommen werden. Bei immer wiederkehrenden und lang anhaltenden Beschwerden oder wenn sich keine Besserung einstellt, muss jedoch ein (homöopathischer) Arzt aufgesucht werden.

Folgende Regeln sollten Sie bei der Einnahme von Schüßler-Salzen beachten:

- **Schüßler-Salze sind niedrig potenzierte homöopathische Arzneimittel. Daher muss bei zu häufiger und zu langer Einnahme mit Nebenwirkungen gerechnet werden. Die Einnahme sollte 7 Tage nicht überschreiten. Falls dann die Beschwerden noch anhalten oder sich neue Beschwerden hinzugesellen, ist ein homöopathischer Arzt aufzusuchen.**
- **Vorsicht bei allen Schüßler-Salzen, die Jod („jodatum") im Namen enthalten. Die Arzneien sind so wenig verdünnt, dass Jodmoleküle in den Tabletten vorliegen. Bei bestimmten Schilddrüsenerkrankungen kann dies zu einer gefährlichen Verschlimmerung der Grunderkrankung führen.**

ACHTUNG !
Bei zu häufiger und zu langer Einnahme von Schüßler-Salzen muss mit Nebenwirkungen gerechnet werden.

ACHTUNG !
Bei bestimmten Schilddrüsenerkrankungen können jodhältige Schüssler-Salze zu einer gefährlichen Verschlimmerung der Grunderkrankung führen.

Die folgende Übersicht soll Ihnen zeigen, welche Mineralstoffe Sie für den Hausgebrauch einsetzen können:

Nummer 1

Calcium fluoratum (Flussspat):
Dient zur Erhaltung des Stütz- und Bindegewebes.
Wird eingesetzt:
Bei Krampfadern, Hämorriden, Neigung zu Zahnkaries und bei Haltungsschwächen.

Nummer 2

Calcium phosphoricum (Kalziumphosphat):
Wird für die Blutbildung, für den Eiweiß- und Zellaufbau benötigt und dient zur Regeneration nach Krankheiten.
Wird eingesetzt:
Bei schlecht heilenden Knochenbrüchen, zur Beschleunigung der Heilung von Knochenbrüchen und zur Unterstützung bei Rachitis.

Nummer 3

Ferrum phosphoricum (Eisenphosphat):
Ist das Hauptmittel für Entzündungen und beeinflusst gleichzeitig die Stimulation der Blutbildung.
Wird eingesetzt:
Bei Blutarmut, mangelnder Durchblutung mit rheumatischen Beschwerden, Konzentrationsstörungen, Blutwallung bei Erregung, Eisenmangel.

Nummer 4

Kalium chloratum (Kaliumchlorid):
Fördert die Entgiftung des Organismus und ist ein Hauptmittel für Entzündungen im zweitem, d.h. fortgeschrittenen Stadium.
Wird eingesetzt:
Bei Bronchitis, Mumps, Stockschnupfen, Mittelohrentzündungen, Sehnenscheidenentzündungen und Entzündungen der Mundschleimhaut.

Nummer 5

Kalium phosphoricum (Kaliumphosphat):
Ist das wichtigste Salz für den Aufbau der Zellen. Es dient zur Verhütung von Gewebsschwund und -zerfall. Zudem hat es einen positiven Einfluss auf das vegetative Nervensystem.
Wird eingesetzt:
Bei allgemeinen Erschöpfungszuständen, geistigen und körperlichen Schwächezuständen, Nerven- und Gedächtnisschwächen und bei hoher Erregbarkeit.

Nummer 6
Kalium sulfuricum (Kaliumsulfat):
Ist das Hauptmittel im dritten Entzündungsstadium (also bei eitrig-schleimigen Sekretionen) und dient zur Regeneration; des Weiteren gilt es als Mittel für die Leberzellen.
Wird eingesetzt:
Bei chronisch eitrigen Schleimhautkatarrhen und zur Förderung von Ausscheidungs- und Entgiftungsvorgängen.

Nummer 7
Magnesium phosphoricum (Magnesiumphosphat):
Setzt Erregbarkeit herab und gilt als Krampf- und Schmerzmittel.
Wird eingesetzt:
Bei Schlafstörungen, Migräne, Engegefühl in der Herzgegend, Blähungen, krampfartiger Verstopfung, zur Vorbeugung von Thrombosen.

Nummer 8
Natrium chloratum (Natriumchlorid, Kochsalz):
Es bildet und bindet im Körper den Schleimstoff und ist damit am Aufbau der Schleimhäute beteiligt.
Wird eingesetzt:
Bei Schnupfen, Empfindlichkeit gegen Kälte und Luftzug, kalten Händen und Füßen.

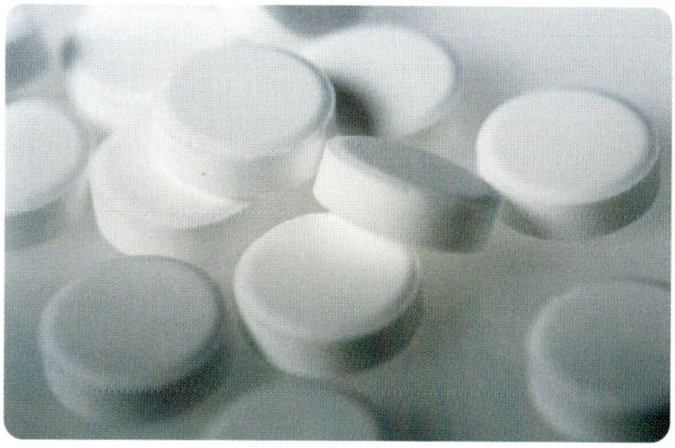

Typische Darreichungsform der Schüßler-Salze

Nummer 9
Natrium phosphoricum (Natriumphosphat):
Ist das Hauptmittel für die Regulierung des Harnsäurehaushaltes, regt die Stoffwechselausscheidung an und mindert die Bereitschaft für Entzündungen.
Wird eingesetzt:
Bei Nierenentzündung, Gelbsucht und Rheuma.

Nummer 10
Natrium sulfuricum (Natriumsulfat, Glaubersalz):
Löst überschüssiges Wasser aus dem Körper und schwemmt Stoffwechselzwischenprodukte aus: Dadurch wirkt es gewebe- und blutreinigend; regt die Lebertätigkeit an.
Wird eingesetzt:
Bei Fettleibigkeit und funktionellen Leber- und Gallestörungen.

ACHTUNG
Manche Mittel können bei regelmäßiger Einnahme zu Vergiftungen mit tödlichem Ausgang führen!

Nummer 11
Silicea (Kieselsäure):
Wirkt auf Knochen, Bindegewebe und Nervenfasern und verbessert deren Widerstandsfähigkeit.
Wird eingesetzt: Bei Neigung zu chronischen Eiterungen, Furunkeln, Fisteln, Abszessen, bei schlechter Wundheilung und bei Wachstumsstörungen der Haare und Nägel.

Nummer 12
Calcium sulfuricum (Kalziumsulfat):
Löst Eiterungen und lässt gestaute Flüssigkeiten ablaufen.
Wird eingesetzt: Bei chronischen Eiterungen, Rheuma, Gicht und Stockschnupfen.

In der Folge wurden 12 weitere Mineralstoffe entwickelt, die heute eingesetzt werden und in Apotheken rezeptfrei zu erwerben sind:

Nummer 13
Kalium arsenicosum:
Bei schwer zu beeinflussenden Hautleiden mit heftigem Jucken, bei Schwächezuständen, Abmagerung und wässrigen Durchfällen.

Nummer 14
Kalium bromatum:
Wirkt als Beruhigungsmittel bei Erregungszuständen, bei Schlaflosigkeit, nervösen Sehstörungen und Drüsenstörungen (vor allem der Schilddrüse).

Nummer 15
Kalium jodatum:
Bei erhöhtem Blutdruck und rheumatischen Gelenkschwellungen.

Nummer 16
Lithium chloratum:
Bei chronischen Gelenksversteifungen und Katarrhen.

Nummer 17
Manganum sulfuricum:
Wird meist in Verbindung mit Ferrum phosphoricum verabreicht. Wirkt bei Ermüdungszuständen und Nervenschwäche.

Nummer 18
Calcium sulfuratum:
Bei Erschöpfungszuständen mit Gewichtsverlust.

Nummer 19
Cuprum arsenicosum:
Bei Magen-Darm-Beschwerden und Muskelkrämpfen.

Nummer 20
Kalium aluminium sulfuricum:
Bei Schwindelgefühlen und Erschöpfungszuständen.

Nummer 21
Zincum chloratum:
Bei Schlaflosigkeit, Nervenschwäche und Menstruationsbeschwerden.

Nummer 22
Calcium carbonicum:
Gegen Erschöpfungszustände, bei chronischem Schleimhautkatarrh der Augen und bei Lymphknotenschwellungen.

Tipp

TIPP AM RANDE

Calcium carbonicum wird häufig zur Behandlung von Kindern eingesetzt!

Nummer 23
Natrium bicarbonicum:
Bei trägem Stoffwechsel mit ungenügender Entschlackung.

Nummer 24
Arsenum jodatum:
Bei Heuschnupfen, nässenden Ekzemen, jugendlicher Akne und Asthma.

3. Die richtige Dosierung

In akuten Fällen nehmen Sie alle 3–5 Minuten 1–2 Tabletten, in chronischen Fällen 3–6 Tabletten täglich.
Die Einnahme sollte eine halbe Stunde vor den Mahlzeiten erfolgen. Um eine vorbeugende Wirkung zu erzielen, nehmen Sie 1 Pastille alle 2 Stunden.

Tipp

TIPP AM RANDE
Um eine präzise Wirkung zu erzielen, sollten Sie sich an die richtige Dosierung „heranarbeiten".

Um eine präzise Wirkung zu erzielen, sollten Sie sich an die richtige Dosierung „heranarbeiten": Wenn Sie eine höhere Wirkung bei einer stärkeren bzw. schwächeren Dosierung verspüren, dann sollten Sie die Tabletten in dieser Dosierung einnehmen.

4. Die richtige Einnahme

ACHTUNG !
Nehmen Sie die Mittel immer nur so lange ein, bis eine positive oder negative Wirkung auftritt – dann sofortiger Einnahmestopp!

Vorsicht bei der Einnahme: Nehmen Sie die Mittel immer nur so lange ein, bis eine positive oder negative Wirkung auftritt – dann sofortiger Einnahmestopp! Ohne ärztliche Verschreibung sollten Arzneimittel nie länger als maximal 1–2 Wochen eingenommen werden!

ACHTUNG !
Diabetiker sollten die Mineralstoffe in Wasser auflösen.

Der Herstellung der Schüßler-Salze liegen die Regeln der Homöopathie zugrunde: Die Schüßler-Salze werden verrieben, verdünnt und verschüttelt („potenziert") und zu Tabletten gepresst.

ACHTUNG !
Die Tabletten dürfen nicht mit Metall in Berührung kommen.

Die Tabletten sollen einzeln im Mund zergehen, d.h. nicht zerbissen und nicht geschluckt werden. So können die feinstverteilten Wirkstoffe bereits durch die Mundschleimhaut aufgenommen werden und schneller in die Blutbahn gelangen.

Diabetiker sollten die Mineralstoffe in Wasser auflösen. Zunächst Wasser in ein Glas geben und dann die Tabletten hineinleeren. Nicht umrühren! Die Lösung mit einem Plastik-Teelöffel (nie Metall!) einnehmen.

Wenn Sie die Tabletten in Wasser auflösen, trinken Sie schluckweise und behalten Sie jeden Schluck möglichst lange im Mund. Die Tabletten dürfen nicht mit Metall in Berührung kommen.

Tipp

TIPP AM RANDE
Wenn Sie die Tabletten in Wasser auflösen, trinken Sie schluckweise und behalten Sie jeden Schluck möglichst lange im Mund.

5. Zwei Beispiele aus der Praxis

Beispiel 1

Ein Schnupfen entsteht nach Schüßler durch einen Mangel an Natrium chloratum (Kochsalz), welches für den Aufbau von Schleimstoff zuständig ist. Bei einem Mangel nehmen die Schleimhäute den Schleimstoff nicht mehr auf. Wird also dieser Mangel ausgeglichen, verschwindet der Schnupfen.

Einnahme:
Eine Tablette Natrium chloratum alle 3–10 Minuten. Wenn Sie eine erste Wirkung spüren, dann genügt eine viertel- bis halbstündige Einnahme.

ACHTUNG !
Die Tabletten sollen einzeln im Mund zergehen, d.h. nicht zerbissen und nicht geschluckt werden.

Beispiel 2

Sie kennen das Gefühl rund um die schönste Zeit des Jahres – Weihnachten. Sie müssen für die Liebsten Geschenke einkaufen, im Büro jagt eine Feier die andere und Sie dürfen ja nicht vergessen, allen Verwandten eine Weihnachtskarte zu schicken. Das führt zu Überforderung. Eine Mischung aus Mineralstoffen, die stärkend wirken, kann Ihnen in dieser Situation helfen.

Einnahme:
20 Stück Kalium phosphoricum (ist gut für die Nerven), 10 Stück Silicea (verbessert die Widerstandsfähigkeit), 7 Stück Kalium jodatum (senkt den Blutdruck) und 7 Stück Calcium carbonicum (wirkt bei Erschöpfungszuständen). Die Tabletten werden herausgezählt, gemischt und durcheinander eingenommen. Bei starker Erschöpfung eine Tablette alle 3–10 Minuten einnehmen, dann jede viertel bis halbe Stunde.

Extra: Kleine Reise-

Die Freude an einer Reise kann durch viele Umstände verdorben werden. Wir haben daher eine kleine komplementärmedizinische Reiseapotheke zusammengestellt.

Aufregung vor der Reise

homöopathisch:

- hastig, Terminangst, blass im Gesicht: *Argentum nitricum D12*

Einnahme: nach Bedarf 5 Globuli bis die Wirkung eintritt

- zittrig aufgeregt, rot im Gesicht: *Gelsemium D12*

Einnahme: nach Bedarf 5 Globuli bis die Wirkung eintritt

Insektenstich

homöopathisch:

- bei Stichen aller Art: *Apis D30*

Einnahme: nach Bedarf 5 Globuli bis die Wirkung eintritt

anthroposophisch:

Combudoron-Gelee (auch bei Sonnenbrand)

Reisekrankheit

homöopathisch:

- Schwindel, Erbrechen, kalter Schweiß; für Eisenbahn- und Schiffsfahrten: *Tabacum D30*

Einnahme: 1 mal 5 Globuli

- Übelkeit, Würgen im Hals; für Autofahrten: *Arsenicum album D30*

Einnahme: 1 mal 5 Globuli

anthroposophisch: *Nausyn-Tropfen*

und Notfallapotheke

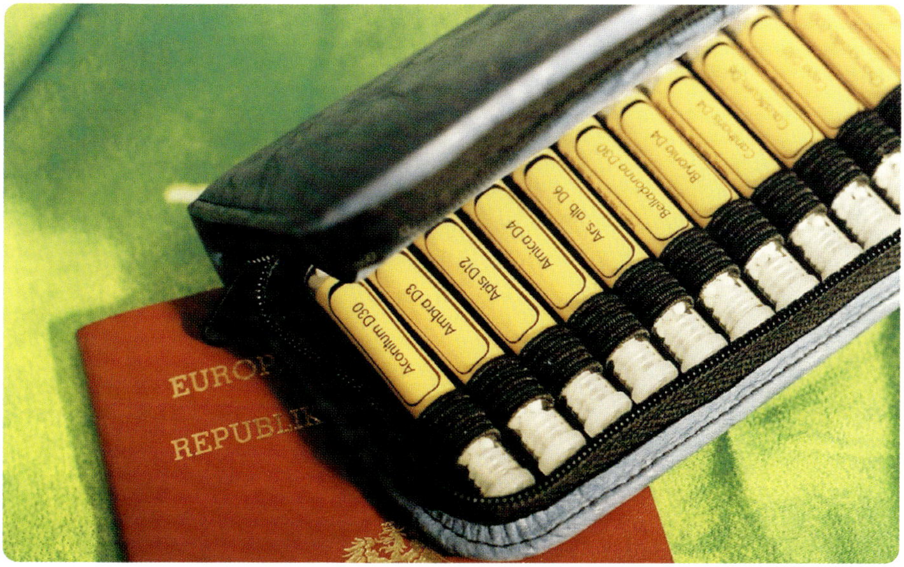

Praktische homoöpathische Reiseapotheke

Sommergrippe

homöopathisch:

- wenn es heiß ist, nach einem kalten Bad oder nach zu kühlen Abenden:
  Antimonium crudum D12

  Einnahme: anfangs stündlich 5 Globuli, dann täglich 1 mal 5 Globuli
- bei trockener Hitze, Kopfschmerzen, trockenem Husten, viel Durst:
  Bryonia D4

  Einnahme: anfangs stündlich 5 Globuli, später 3 mal täglich 5 Globuli

Sonnenallergie

homöopathisch:

- Vorbeugend:
  Natrium muriatricum D30

  Einnahme:
  1 mal 5 Globuli täglich

Sonnenbrand

homöopathisch:

- Rötung, Hitze, Verlangen nach Wärme:
  Belladonna D30

Einnahme: 1 mal 5 Globuli

- wenn sich Brandblasen öffnen:
  Calendula D4

Einnahme: anfangs alle 2 Stunden 5 Globuli, später 3 mal 5 Globuli täglich

anthroposophisch:

Combudoron-Gelee (auch bei Insektenstichen)

Sonnenstich

homöopathisch:

- trockenes Fieber, stechender Kopfschmerz:
  Apis D30

Einnahme: 1 mal 5 Globuli, dann nach Bedarf 5 Globuli bis die Wirkung eintritt

- hochrotes Gesicht und unerträglicher Kopfschmerz:
  Glonium D30

Einnahme: 1 mal 5 Globuli, dann nach Bedarf 5 Globuli bis die Wirkung eintritt

- kalter Schweiß, Frost, Angst und Unruhe:
  Arsenicum album D12

Einnahme: anfangs 5 Globuli stündlich, später 5 Globuli 2 mal täglich

Verletzungen

homöopathisch:

- Wunden und Verletzungen jeder Art:
  Arnica D12

Einnahme: anfangs 5 Globuli bis die Wirkung eintritt, später 3 mal täglich 5 Globuli

Weitere Tipps

- Wenn Sie zu Hause ständig Medikamente nehmen, sollten Sie diese auf einer Reise nicht vergessen.
- Erkundigen Sie sich vor der Abreise ins Urlaubs- bzw. Reiseland nach den dort geltenden Einfuhrbestimmungen für Medikamente.

Zusätzlich sollen in einer Reiseapotheke niemals fehlen

- Pinzette, Schere und Fieberthermometer
- Dreieckstuch, Kompressen, Pflaster
- Desinfektionsmittel für Haut und Wunden

Tipp

TIPP AM RANDE

Wenn Sie nach einer längeren Reise im Hotelzimmer entspannen wollen, dann machen Sie sich einen Johanniskraut-Tee (wirkt schlafförderd und antidepressiv) oder einen Tee aus Baldrianwurzel (schlafförderd und angstlösend).

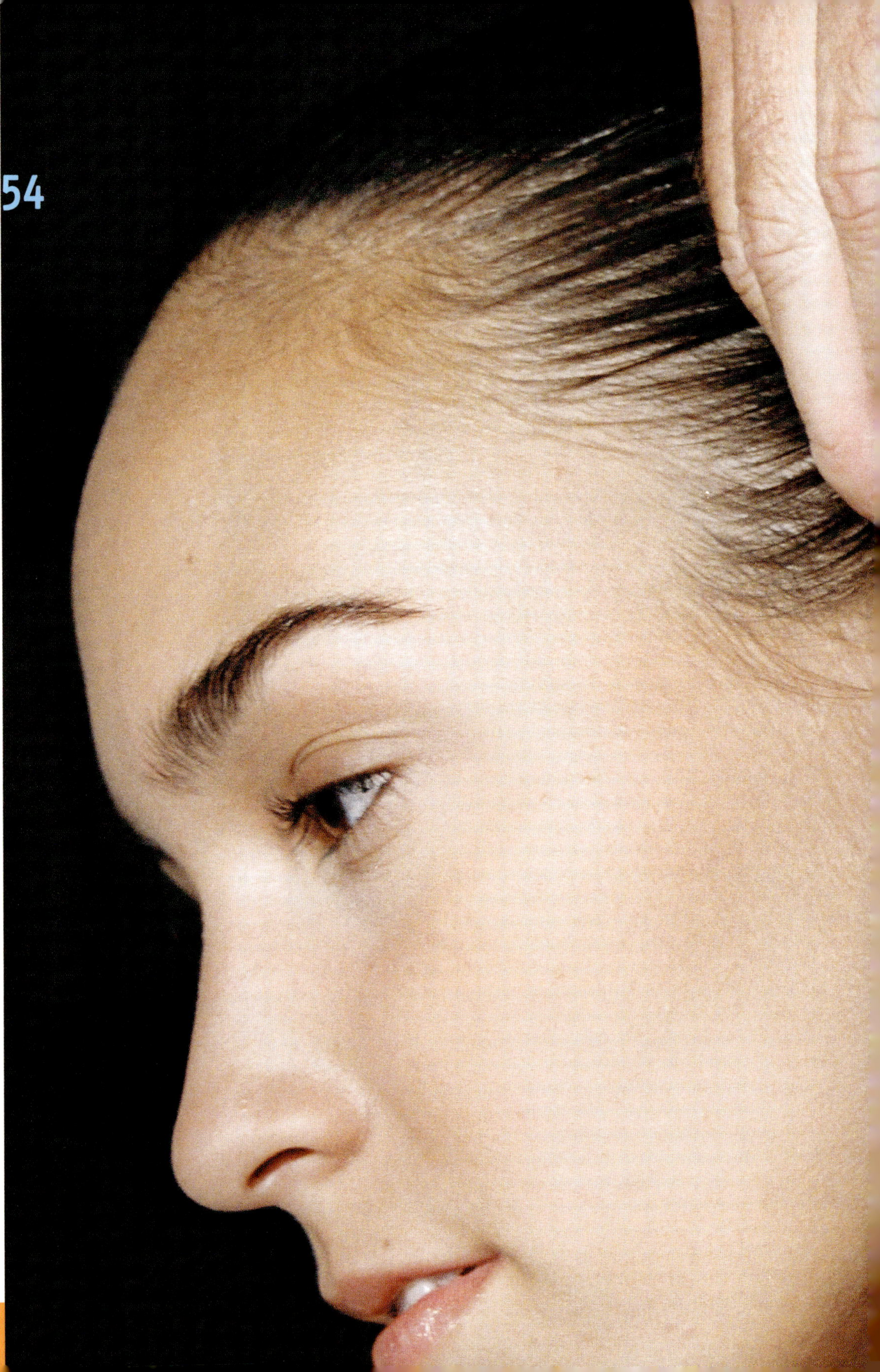

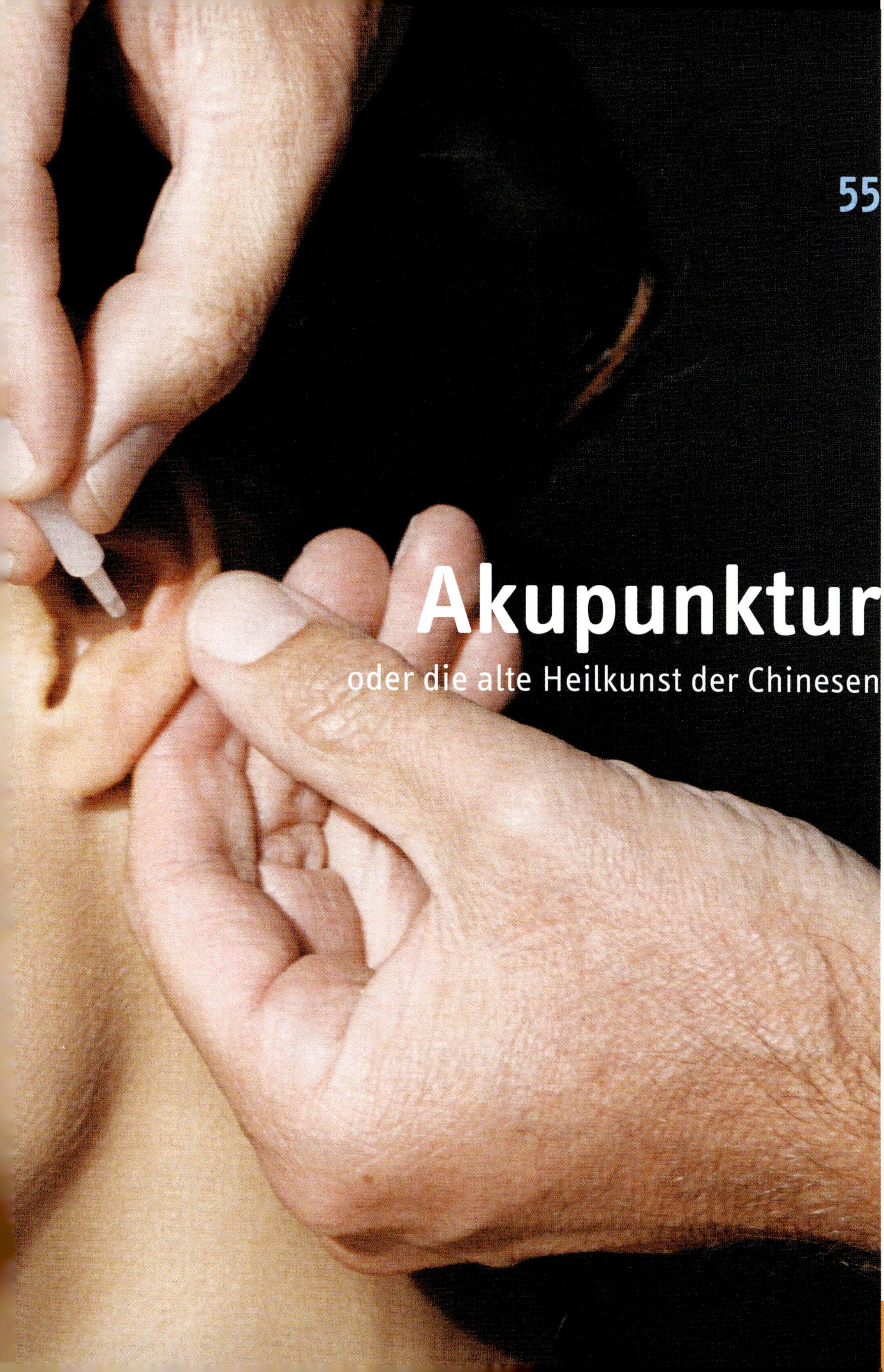

Akupunktur

oder die alte Heilkunst der Chinesen

Akupunktur oder

Die Reizung von Akupunkturpunkten ist die älteste und am weitesten verbreitete Heilmethode der Welt. Im alten China wurden die Ärzte nur dann bezahlt, wenn ihr Patient nicht krank wurde. Ziel dieser asiatischen Heilkunst ist es, das innere Gleichgewicht in unserem Körper – in der chinesischen Kultur Yin und Yang genannt – wiederherzustellen, damit unsere Lebensenergie Qi fließen kann. Die Weltgesundheitsorganisation WHO empfiehlt die Akupunktur bei 49 Krankheiten.

Tipp

TIPP AM RANDE

Bestehen Sie darauf, dass Ihr Arzt bei jeder Behandlung neue Nadeln verwendet (Gefahr der Übertragung von Infektionskrankheiten).

1. Was ist Akupunktur?

Akupunktur ist eine Methode aus der Traditionellen Chinesischen Medizin, mittels derer ein Informationsreiz gesetzt wird, den der Körper verarbeitet. Es existieren Aufzeichnungen über die Akupunkturbehandlung im alten China, die 2500 Jahre alt sind. Der Begriff Akupunktur kommt aus dem Lateinischen und setzt sich aus den beiden Worten „acus“ (Nadel) und „pungere“ (stechen) zusammen. Die wörtliche Übersetzung lautet daher: „Mit der Nadel stechen“. Gleich vorweg: Das Einstechen der Nadel in die Haut verursacht nur einen geringen, kurz andauernden Schmerz. In den meisten Fällen stellt sich sogleich ein Wärmegefühl ein, das die Gliedmaßen durchströmt – ein Indiz dafür, dass der Akupunkturpunkt richtig getroffen wurde. Eines der wichtigsten Anwendungsgebiete der Akupunktur ist die Schmerzbehandlung. Hierfür gilt: Trifft der Arzt jenen Punkt, der Ihr Leiden ursächlich zu verantworten hat, können Sie im ersten Moment einen Schmerz verspüren.

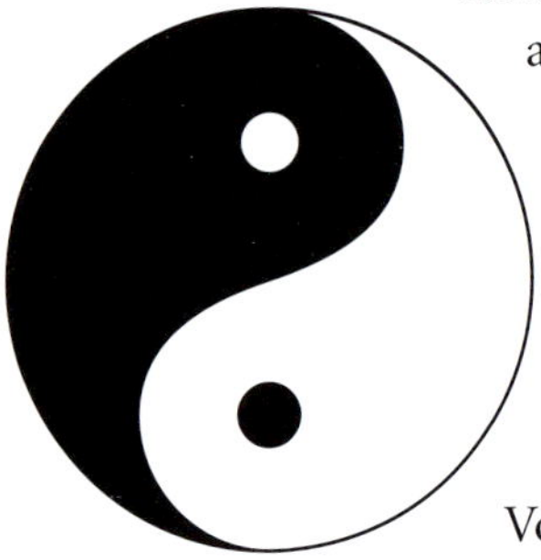

Die chinesischen Ärzte verstehen den Menschen als Abbild natürlicher Harmonie, aufgespannt zwischen den Polen Yin und Yang: Himmel und Erde. Alle Erscheinungen und Vorgänge der Erde und des Universums sind auf eben dieses Gegensatzpaar zurückzuführen, wobei Yin die Eigenschaften weiblich, kalt, dunkel und passiv verkörpert und Yang für das Männliche, Helle, Warme und Aktive steht.

die alte Heilkunst der Chinesen

Das energetische Potential wiederum, das den Menschen durchströmt, wird Qi genannt. Yin und Yang bilden also gemeinsam unsere Lebensenergie Qi. Qi zirkuliert rhythmisch in den 14 Leitbahnen des Körpers, den so genannten Meridianen. Sie überziehen den gesamten Körper wie ein Netz und bilden dabei eine exakte Struktur. Da die Meridiane nach traditioneller chinesischer Lehre mit den inneren Organen in Verbindung stehen, tragen sie auch die entsprechenden Namen. So spricht man vom Herzmeridian, Blasenmeridian oder dem Magenmeridian. Über die Meridiane kann der Therapeut auch auf weit entfernte Areale im Körper einwirken, denn immerhin liegen auf ihnen 361 Akupunkturpunkte.

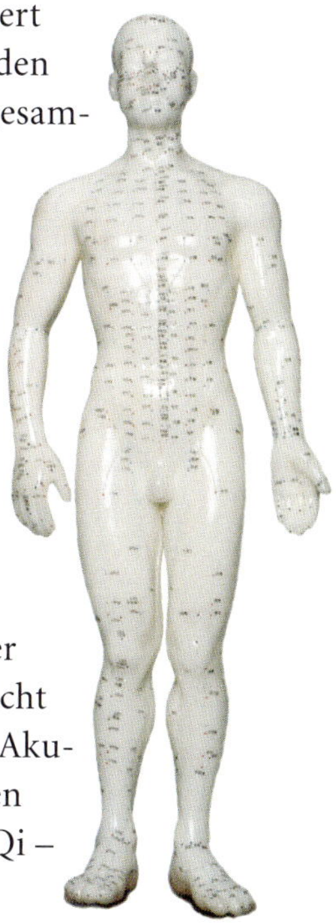

Im chinesischen Sinn sprechen wir von einer Krankheit, wenn unser Körper in Ungleichgewicht ist, Yin und Yang also disharmonieren. Ziel der Akupunktur ist es daher, das Gleichgewicht zwischen Yin und Yang wiederherzustellen, damit unser Qi – unsere Lebensenergie – wieder fließen kann.

2. Kurze Geschichte der Akupunktur

Die Reizung von Akupunkturpunkten ist die älteste und am weitesten verbreitete Heilmethode der Welt. Bereits vor mehr als 2500 Jahren wurden in China auf diese Art Erkrankungen wirkungsvoll und ohne Nebenwirkungen behandelt. Anfang des vorigen Jahrhunderts machten französische Ärzte erste Erfahrungen mit der Akupunktur, erst Mitte der 50er-Jahre hielt sie Einzug in Österreich. Im März 1972 folgt dann die Sensation: Ein Ärzteteam um den Wiener Arzt Johannes Bischko operiert die 35-jährige Hausfrau Elfriede Schebesta ohne herkömmliche Narkose an den Mandeln. Indem Bischko die Akupunkturpunkte

Dickdarm 4 und Lunge 11 sticht, stellt er die Patientin völlig schmerzfrei.

Inzwischen bieten mehr als 1.300 niedergelassene österreichische Ärzte Akupunktur in ihren Praxen an. Die Ärztekammer verleiht hierfür ein Spezialdiplom; die Ausbildung zum Akupunkteur umfasst zumeist 120 Kursstunden. An den Universitäten Wien, Graz und Innsbruck werden eigene Lehrveranstaltungen zu Akupunktur und Traditioneller Chinesischer Medizin angeboten.

3. Wie wirkt die Akupunktur?

Ist der Reiz einmal gesetzt, gibt es eine ganze Reihe von Wirkmechanismen: über unsere Nervenbahnen; über so genannte Neurohormone, also Botenstoffe; über unsere Durchblutung und nicht zuletzt über die Muskulatur.

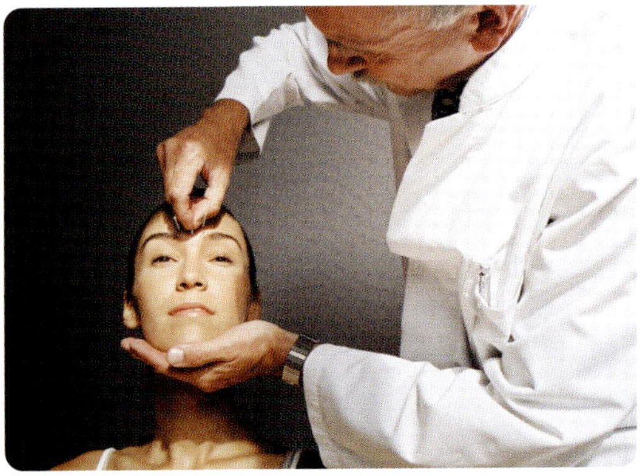

Mit dem Setzen einer Nadel wird Energie zugeführt oder abgezogen

Mit dem Setzen einer Nadel wird entweder Energie zugeführt oder abgezogen. Ein Übermaß an Lebensenergie drückt sich in einem Yang-Zustand aus. Dessen Symptome sind: hoher Blutdruck; akuter, stechender Schmerz; Rötung; innere Unruhe; Hitzewallungen; Nervosität. Bei einem Yin-Zustand hingegen leidet der Patient unter: Müdigkeit; schwachem Kreislauf; kalten Händen und Füßen; Antriebslosigkeit, die sogar in Depression umschlagen kann. In all diesen Fällen versucht der Therapeut nun die blockierte Qi-Energie wieder zum Fließen zu bringen. Wichtig dabei ist, dass der Therapeut einen Reiz setzt, den der Körper auch als solchen erkennt. Bei einer richtigen „Nadelung" empfindet der Patient ein Gefühl der Wärme und Schwere, in der chinesischen Medizin spricht man in diesem Fall vom „Ankommen des Qi".

Der Beschwerdeort gibt Auskunft über den Energiefluss in einem bestimmten Meridian. Über die Leitbahn des Funktionsbereiches „Lunge" lassen sich etwa Erkrankungen des Lungenbereiches, aber auch Erkältungs- und Entzündungserkrankungen im Kopf- und Rachenbereich behandeln. Zusätzlich können auch andere Störungen, die im Bereich des Lungenmeridians liegen, behandelt werden.

Was bedeutet: Das gesamte Wirkspektrum einer Leitbahn reicht sehr weit.

Ein Beispiel

Kopfschmerzen, die stets an der Schläfe auftreten, weisen auf eine Energieblockade im Gallenmeridian hin. Stirnkopfschmerzen hingegen lassen eher darauf schließen, dass etwas mit dem Magenmeridian nicht stimmt. An diesem Beispiel erkennt man bereits: Die Akupunktur beruht auf einer ganzheitlichen Sichtweise unseres Körpers.

Der Wiener Arzt Georg König stellt folgende Faustregel auf: „Akupunktur ist die richtige Reizart (Punktmassage oder Laser-Reizung), die richtige Reizstärke (ein zu schwacher Reiz wirkt nicht, ein zu starker führt oft zu einer Verschlimmerungsreaktion) und der richtige Reizort (lokal an der Schmerzstelle oder abschnittsweise an den Meridiansystemen), also eine lokal ansetzende Reiztherapie über besonders empfindliche Stellen."

Die vom Therapeuten in der Behandlung gesetzten Impulse wirken auf verschiedenen Ebenen des Zentralnervensystems und bewirken eine veränderte Schmerzverarbeitung. Je weniger Nadeln gesetzt werden, umso besser. Ein erfahrener Therapeut kommt manchmal sogar mit einer einzigen Nadel aus.

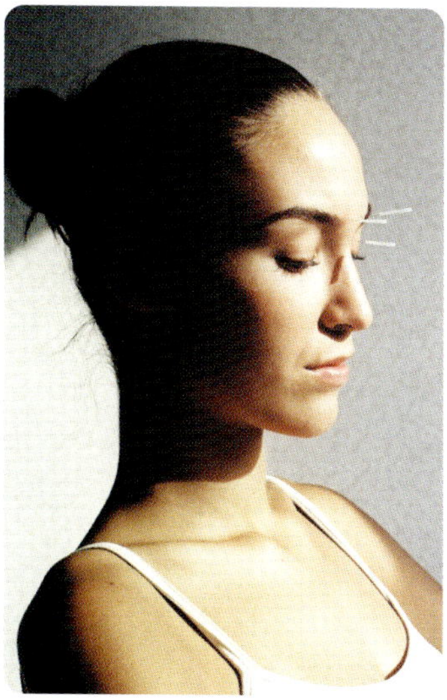

Der Einstich der haarfeinen Nadeln ist kaum wahrnehmbar

Im Zuge der Behandlung werden zusätzlich die körpereigenen Abwehrkräfte verbessert und gestärkt. Wissenschaftliche Beobachtungen haben gezeigt, dass Patienten, die sich aufgrund einer chronischen Erkrankung in regelmäßiger Akupunkturtherapie befinden, in der Regel viel weniger anfällig für Grippeviren und Infekte sind als der Rest der Bevölkerung.

ACHTUNG !
Es sollten nie mehr als zehn Nadeln pro Behandlung gesetzt werden.

4. Wissenschaftlicher Nachweis der Wirksamkeit von Akupunktur

Im Jahr 1986 erkannte der Oberste Sanitätsrat die Akupunktur als medizinische Methode an. Knapp zehn Jahre später, 1995, publizierte die Weltgesundheitsorganisation WHO eine Liste mit 49 Krankheiten, für die die Akupunkturtherapie als medizinische Methode empfohlen wird.

Problematisch sind jedoch die von der klassischen Schulmedizin verlangten Doppelblindstudien, also der wissenschaftliche Nachweis der Wirksamkeit in einer statistisch relevanten Zahl von Fällen. Denn da die Akupunkturtherapie von Mensch zu Mensch und Situation zu Situation verschieden wirkt, sind Studien dieser Art kaum durchführbar. Wir befinden uns in einem medizinischen Bereich, der auf Feinheiten großen Wert legt. Bei der Akupunktur handelt es sich um eine hochindividualisierte Methode. So kann es passieren, dass der Patient an einem Tag die Nadelstärke als angenehm empfindet, bei der darauffolgenden Behandlung jedoch sogar einen Schmerz verspürt.

Das Studienmaterial ist erschöpfend. Die bisher umfangreichste Feldstudie wurde 1997 an der Albert-Ludwigs-Universität in Freiburg durchgeführt. Dabei testete das Ärzteteam 2000 Patienten. 84,1 Prozent gaben nach Abschluss der Behandlung an, keine oder sehr viel weniger Schmerzen zu haben als davor.

Die Existenz der Meridiane konnte bisher nicht bestätigt werden. Jedoch weisen Akupunkturpunkte einen geringeren Hautwiderstand auf als andere Punkte.
In den USA wurde zuletzt eine Reihe von Untersuchungen in der Suchtgifttherapie durchgeführt. Die teils überraschend positiven Ergebnisse veranlassten die Behörden, in bestimmten US-Haftanstalten eigene Akupunkturprogramme für Süchtige vorzuschreiben.

Tipp

TIPP AM RANDE

Wenn nach vier bis fünf Behandlungen keine deutliche Besserung eintritt, sollte der Patient sein Geld lieber sparen.

5. Wo hilft die Akupunktur am besten?

Akupunktur ist eine wichtige Methode bei der Behandlung von Schmerzen, wobei sie zwischen Akutschmerz und chronischem Schmerz unterscheidet. Von der Migräne bis zum stechenden Knie: Mittels Akupunktur verschwindet bereits nach wenigen Behandlungen der Schmerz oder es kommt zumindest zu einem spürbaren Wohlbefinden.

Der Grundsatz der Akupunktur lautet: Sie wirkt dort, wo etwas „gestört“ ist, weniger, wo etwas bereits „zerstört“ ist (Gewebe, Organ). Je kürzer die Erkrankung besteht, umso leichter erzielt der Arzt einen Therapieerfolg.

Keinen Unterschied macht die Akupunktur zwischen den Geschlechtern – sie wirkt bei Mann und Frau gleichermaßen. Die Weltgesundheitsorganisation empfiehlt Akupunktur bei **49 Erkrankungen:** vor allem bei Allergien, Asthma, gewöhnlicher Erkältung, Gastritis (akuter und chronischer), Gallenkolik, Impotenz, Kopfschmerzen, Schmerzen allgemein, Schlafstörungen und Harninkontinenz, um nur einige Leiden zu nennen.

Tipp

TIPP AM RANDE

In den österreichischen Arztpraxen trifft man auf überproportional viele Akupunkturpatienten, die gegen zwei Laster ankämpfen: Rauchen und Übergewicht. In beiden Fällen hat sich die Akupunktur in jüngster Zeit einen Ruf gemacht. Allerdings: Der Patient muss vom Laster loskommen wollen, sonst helfen auch noch so viele Nadeln im Ohr nichts. Oder wie Primar Helmut Nissel, Ärztlicher Direktor des Kaiserin-Elisabeth-Spitals in Wien, formuliert: „Ich kann den Leuten helfen, aber ihren Willen kann ich mit der Akupunktur nicht beeinflussen." Im Grunde eine beruhigende Erkenntnis.

Besonders erfolgversprechend ist die Akupunktur bei der Behandlung von Kindern und **Schwangeren.** So sind Kinder leider immer häufiger von Allergien und Atemwegserkrankungen betroffen, bei denen die Akupunktur oft rasch und zuverlässig helfen kann. Allerdings ist es ratsam, Kinder ob ihrer Angst vor Spritzen nicht zu nadeln. Bei Kindern greifen routinierte Akupunkteure zur Laserbehandlung. Des Weiteren hilft Akupunktur Schwangeren beim Geburtsvorgang, der laut Untersuchungen dadurch um ein Drittel verkürzt werden kann.
Näheres dazu finden Sie im Kapitel „Sanfte Medizin für Frauen und Kinder", Abschnitt „Akupunktur".

6. Welche Behandlungsmethoden gibt es?

Es gibt zwei Methoden, wie behandelt wird: mittels Nadeln oder Laserstrahl.

Die Lasertherapie

Die Lasertherapie wird vor allem bei Kindern eingesetzt, um ihnen die Angst vor der Behandlung zu nehmen. Statt der Nadel setzt hier ein Laserstift punktgenaue Reize. Lasern ist quasi die sanftere Art zu akupunktieren, die Behandlung mit dem Laserstrahl ist völlig schmerzfrei. Dabei kommt ein Helium-Neon-Lasergerät zum Einsatz. Bei Erwachsenen beträgt die Bestrahlungsdauer ca. 20 Sekunden pro Punkt, bei Kindern 5–10 Sekunden.

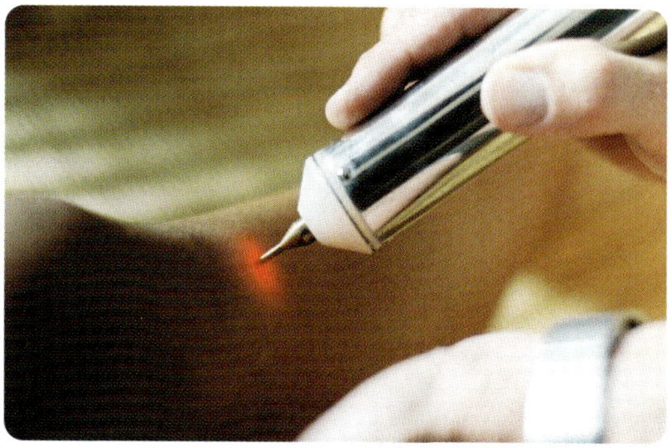

Bei Kindern kommt der schmerzfreie Laser zum Einsatz

An dieser Stelle sollten sämtliche Leser mit Nadelphobie beruhigt werden. Wer jemals schon eine Akupunkturnadel in der Hand hatte, weiß, dass diese so dünn ist wie ein Haar. Eine Stecknadel ist gewissermaßen ein Prügel dagegen.

Aurikulomedizin

Die Akupunktur kennt zwei Körperteile, die im Kleinen den gesamten Körper widerspiegeln: das Ohr und die Fußsohle.

Die so genannte „Aurikulomedizin" (nach dem lateinischen Wort „auricula", das Ohr) geht davon aus, dass das Ohr ein Abbild des gesamten Menschen darstellt. Im Kursprogramm für diplomierte Akupunkteure ist die Ohrakupunktur ein Pflichtfach.

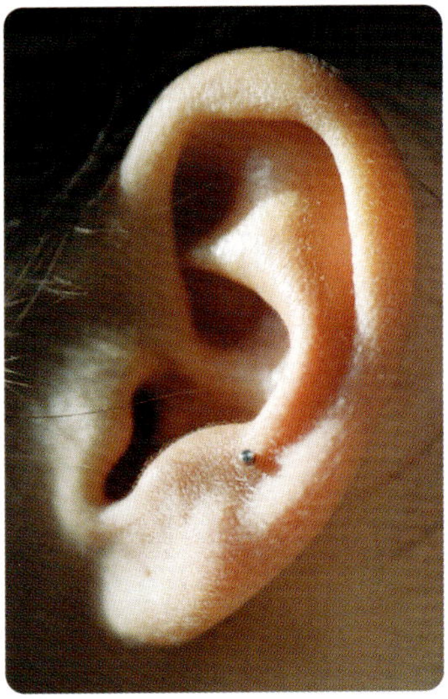

Die Dauernadel im Ohr hilft besonders bei Nikotinentwöhnung

Die bekannten Darstellungen Buddhas zeigen diesen mit übertrieben großen Ohrläppchen, ein Hinweis auf seine große Weisheit. Dem Tragen von Goldschmuck im Ohrläppchen – im sogenannte „Augenpunkt" – wurde seit jeher eine Besserung der Sehfähigkeit zugeschrieben. Auch heute noch tragen beispielsweise die Wiener Fiaker ihr „Flinserl" in eben diesem Augenpunkt.

In den 50er-Jahren erkannte der französische Arzt Paul Nogier, dass sich am Ohr Punkte für alle Körperteile, für alle Eingeweide, ja auch für psychische Stimmungen finden. Von diesen Zonen aus ist es möglich, körperliche und geistig-seelische Probleme zu behandeln.

Besonders erfolgversprechend ist die Ohrakupunktur bei Allergien, Asthma und in der Suchtgifttherapie. Die Behandlung erfolgt zumeist mit Gold- und Silbernadeln, weil diese effektiver sind. Der Therapeut setzt maximal acht Nadeln und belässt sie ca. 20 Minuten im Ohr des Patienten. Bei Rauchern und in der Suchtgifttherapie werden häufig 2 mm lange Dauernadeln verwendet, die bis zu einer Woche im Ohrpunkt verbleiben.

Moxibustion

Eine weitere Möglichkeit zur Stimulation von Akupunkturpunkten ist die Moxibustion. Dabei werden auf so genannten „Moxa-Nadeln" kleine Beifußkraut-Kegel befestigt und diese knapp über dem Körper zum Glimmen gebracht – ähnlich einer Kräuterzigarre. Durch das glimmende Beifußkraut wird ein zusätzlicher Wärmereiz gesetzt, der mehrere Minuten andauert, bis der Kegel abgebrannt ist. Das so genannte „Moxen" kommt zum Einsatz, wenn der Therapeut einen Yang-Leere-Zustand, sprich einen Energiemangel, feststellt. Dies ist in der chinesischen Medizin bei Wind-, Kälte- und Nässe-Disharmonien der Fall: Meistens fühlt sich der Körper dann schwach und der gesamte Organismus muss gestärkt werden. Laut chinesischer Medizin muss dem Körper mehr Yang zugeführt werden. Yang steht für Wärme und Helligkeit – und die Moxibustion schenkt solche.

Akupressur

Auch Sie haben zweifelsohne schon einmal Akupressur an sich selbst angewandt, ohne dass es Ihnen bewusst war: Der spontane Griff an die Nasenwurzel, wenn man müde ist oder die Augen weh tun? Den Bauch reiben, wenn man verspannt ist und es zwickt?

Akupressur ist im Grunde genommen nichts anderes, als bestimmte Druckpunkte bei gewissen Beschwerden zu massieren. Im Gegensatz zur Akupunktur, die von einem ausgebildeten Therapeuten durchgeführt wird, kann Akupressur von jedem Menschen an sich selbst angewandt werden: Sachkundig ausgeführt, kann mit dieser besonderen Massagetechnik zahlreichen Schmerzzuständen tatsächlich der Kampf angesagt werden. Vorausgesetzt, Sie kennen die entsprechenden Punkte. Die Funktionsweise der Akupressur ist identisch mit jener der Akupunktur; bei der Akupressur handelt es sich jedoch um die sanftere Methode.

Durch Massieren und Drücken (Pressur) an bestimmten Körperpunkten und entlang der Meridiane wird das gestörte Gleichgewicht zwischen Yin und Yang wiederhergestellt. Die Selbstmassage regt den Meridiankreislauf an und beseitigt auf diese Weise oft rasch eine Blockade. Die Wirkung hängt von der Druckintensität ab.

In Asien ist die Akupressur weit verbreitet und dient dort vor allem der Krankheitsvorbeugung.

Im Gegensatz zur Akupunktur, die 361 Reizpunkte kennt, kommt die Akupressur mit wenigen Druckpunkten aus. Somit erlaubt sie auch eine Selbstbehandlung bei Alltagsbeschwerden (siehe Kasten Seite 65–67). Wir zeigen Ihnen im Folgenden die wichtigsten Akupressurpunkte.

Die 10 wichtigsten Akupressurpunkte

Wenn Sie sich nur ein bisschen mit der Akupressur beschäftigen, haben Sie in Kürze die Druckpunkte griffbereit und ertasten vielleicht sogar eine Hautvertiefung direkt am nur wenige Millimeter breiten Durchmesser des Druckpunktes. Wenn die exakte Beschreibung des Punktes im ersten Augenblick etwas kompliziert klingt – folgender Tipp: Horchen Sie genau auf Ihren Körper. Wenn Sie bei der richtigen Stelle angelangt sind, spüren Sie den Punkt. Dieses Areal ist druckempfindlicher als das umliegende.

Akupressur kann man bei folgenden Beschwerden anwenden:

- Kopfschmerzen bei Wetterfühligkeit
- Menstruationsbeschwerden
- Verstopfung
- Zahnschmerzen
- Schnupfen
- Nervosität

Tipp

TIPP AM RANDE

Wärmen Sie vor der Akupressurbehandlung Ihre Hände und nehmen Sie während der Selbstmassage auf einem Sessel Platz. Es ist sinnvoll, zusätzlich ein Massageöl zu verwenden, weil es den Reibewiderstand auf der Haut verringert.

Zudem kann man mit der Selbstmassage einiger Punkte seine eigenen Abwehrkräfte steigern – überzeugte Anwender behaupten jedenfalls, dass sie dadurch viel weniger krankheitsanfällig seien.
Gehen Sie wie folgt vor: Kreisen Sie entweder mit der Kuppe des Zeige- oder Mittelfingers bzw. des Daumens im Uhrzeigersinn ein bis zwei Minuten lang am Punkt. Oder aktivieren Sie den Energiefluss in den Meridianen durch Klopfen, Drücken, Zwicken oder Schieben der jeweiligen Stelle.

Bedenken Sie aber, dass die Druckmassage nie schmerzhaft sein darf, sondern ein wohliges Gefühl hervorrufen soll. Ein gewisses Druckgefühl ist jedoch normal. Mit Ausnahme des Zwickens und Knetens sind die Griffe zart und leicht anzuwenden. Im Bereich der Muskeln massieren Sie stärker, im Gesichtsbereich vorsichtiger.

Wer den Energiefluss insgesamt harmonisieren will, muss umdenken: Eine kräftige Druckmassage wirkt beruhigend, während eine sanfte Massage den Energiefluss eher anregt.

ACHTUNG !

Akupressur nicht bei Entzündungen und im Bereich von Krampfadern, frischen Verletzungen und vernarbten Stellen anwenden!

Name der Druckpunkte, ihre Lage und ihre Wirkung

Erleuchtetes Meer

Ganz knapp unter dem Innenknöchel.
Bei Energieschwäche und Schlaflosigkeit; stärkt die Vitalkraft; hilft bei Wechselbeschwerden.

Meer der Energie

2 Fingerbreit unterhalb des Nabels.
Beachten Sie bitte dabei folgende Regel:
Je beleibter, umso tiefer liegt der Punkt.

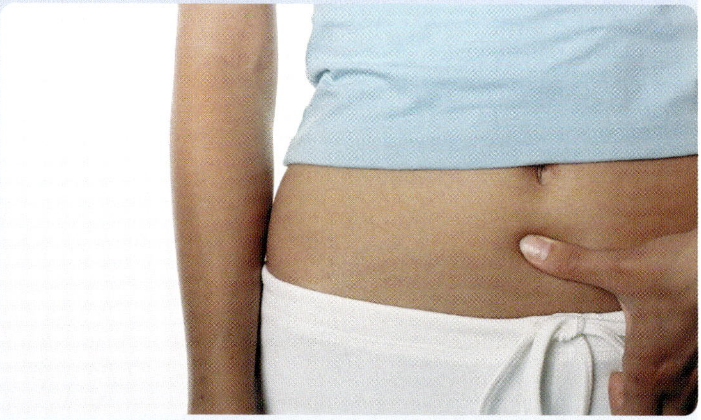

Bei Nervosität, psychischer Anspannung und Kreislaufproblemen.

Mittlerer Kanal

Auf der Mittellinie des Rumpfes, 3 Fingerbreit oberhalb des Nabels.
Die Verdauung wird gefördert sowie die Aufnahme und Verteilung der Nahrungsmittel verbessert.

Himmelsäule

Am Hinterkopf, 1 Fingerbreit links und rechts von der Einbuchtung, auf der Höhe des Haaransatzes.
Bei Kopfweh, Nackensteifheit, Schmerzzuständen im Hals sowie Heiserkeit.

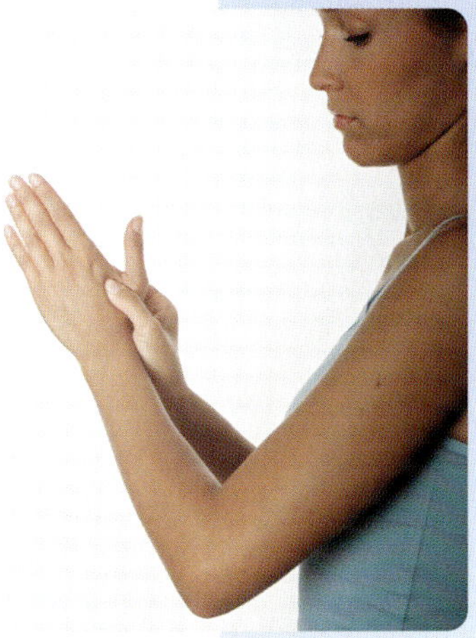

Geschlossenes Tal

Auf der fleischigen Handaußenseite, wo Daumen und Zeigefinger ein V bilden.
Wichtiger Akupressurpunkt, der sehr oft verwendet wird. Seine Wirkung übt er vornehmlich im Bereich des Gesichtes aus: Zahnschmerzen, Schnupfen, ein unangenehmes Druckgefühl im Kopf bei Fieber, aber auch Gelenksschmerzen im Arm lassen sich über diesen Punkt günstig beeinflussen. Hat eine stark schmerzlindernde Wirkung.

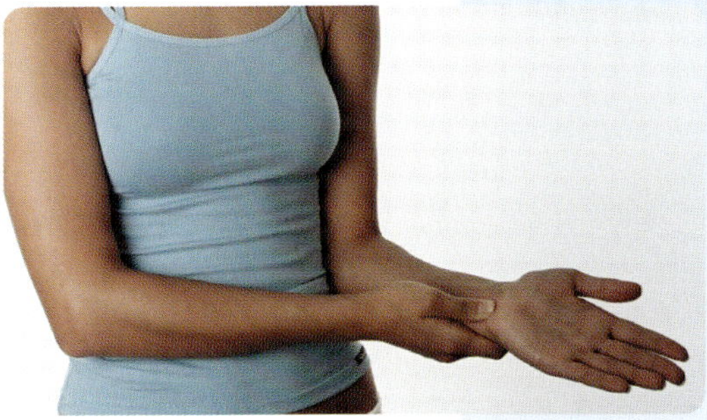

Tor des Geistes

An der Innenseite des Handgelenkes, ganz außen bei der Sehne (Verlängerung des kleinen Fingers).
Bei Aufregung, Einschlafstörungen; wirkt insgesamt sehr beruhigend.

Gebogener Graben

Winkeln Sie den Arm ganz an. Am äußeren Ende der Beugefalte, die dabei entsteht, gegen den Ellenbogen hin, liegt der Punkt.
Bei Schwächezuständen, Infektanfälligkeit und Hautleiden; hat eine immunstimulierende Wirkung.

Tor zum Leben

Unter dem Dornfortsatz des 2. Lendenwirbels (gehen Sie zuerst zum 4. Lendenwirbeldornfortsatz, der in Höhe des oberen Beckenrandes liegt; von dort 2 Knochenvorsprünge nach oben zählen).
Hilft bei Sexualstörungen und Kreuzschmerzen.

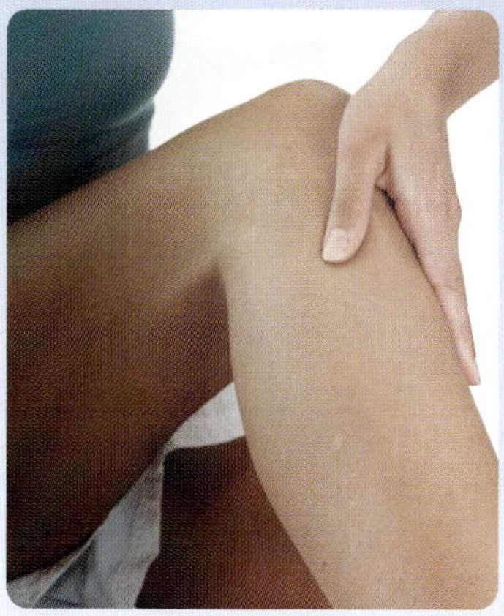

Göttlicher Gleichmut
Legen Sie Ihre Handfläche auf die Kniescheibe, den Mittelfinger auf das Schienbein, den kleinen Finger auf das Wadenbein: Dort, wo der 4. Finger hinzeigt, liegt exakt der Punkt.
Bei Verdauungsstörungen und allgemeinem Schwächezustand; wichtiger Stoffwechselpunkt.

Yang-Teich
Zwischen 4. und 5. Finger (Mittelhandknochen und Wurzel).
In der chinesischen Medizin ein beliebter Punkt gegen Kopfschmerzen.

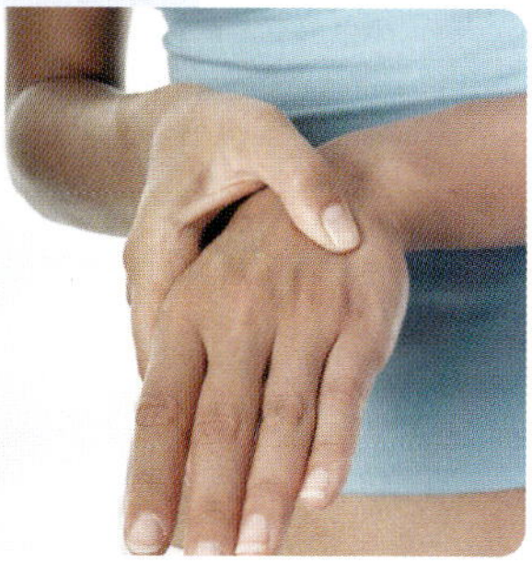

7. Welchen Vorteil hat die Akupunktur?

Helmut Nissel, Ärztlicher Direktor am Kaiserin-Elisabeth-Spital, führt seit bald 30 Jahren Therapien mittels Akupunktur durch. Nissel benennt den größten Vorteil des Akupunktur wie folgt: „Sie legt auf Feinheiten großen Wert." Wobei auch bei der Akupunktur der Grundsatz gilt: Je kürzer die Erkrankung, umso leichter ist sie zu behandeln. Der Wiener Arzt Georg König ist wiederum überzeugt: „Die körpereigene Regulation wiederherzustellen ist besser und billiger, als laufend Symptome zu bekämpfen. Diese Vorgangsweise wird auch vom Patienten immer mehr gewünscht. Dadurch kann Ihr Gesundheitszustand für Monate und Jahre gebessert werden. Vorbeugen ist bekanntlich besser und billiger als Heilen."

Bei richtiger Anwendung bringt die Akupunktur so gut wie keine Nebenwirkungen mit sich. Bei der Behandlung von Kindern und Schwangeren hat sie sich unter anderem auch deshalb sehr bewährt.

8. Zwei Beispiele aus der Praxis

Beispiel 1

Ein 3-jähriges Kleinkind leidet an einer massiven Erkrankung der oberen Atemwege (einem sinubronchialen Syndrom), einer Erkrankung, die durch einen Infekt der oberen Atemwege häufig einen gefährlichen Bronchitisanfall auslöst. Trotz seines jungen Alters landet das Kind nach solchen Anfällen mehrmals auf der Intensivstation. Der Akupunktur-Therapeut stellt fest, dass es sich bei dieser Erkrankung um eine Regulationsstörung handelt und somit geholfen werden kann. Bereits nach drei Behandlungen bleibt der bronchiale Anfall aus. Bei der Behandlung werden Akupunkturpunkte im Bereich der Außenhand und der Stirn gereizt. Im Folgenden wird die Einnahme von hochdosiertem Cortison beendet. Nach Abschluss der Behandlung gilt das Kind als geheilt, dem Arzt wird auch ein Jahr nach der Behandlung von keinem Rückfall berichtet.

Beispiel 2

Ein Beispiel aus der täglichen Akupunkturpraxis: Bei Migränepatienten diagnostiziert die chinesische Medizin einen Stau von Qi in den Meridianen seitlich am Kopf (Gallenblasen-Meridian und der in der chinesischen Medizin so genannte „3-fache Erwärmer"). Meist führt eine Kombination von äußeren belastenden Faktoren, wie Stress im Beruf, und einem inneren emotionalen Ungleichgewicht zu dieser Funktionsstörung. Oft ist dann ein kleiner Anlass, wie ein Wetterwechsel, der Auslöser für eine fürchterliche Migräneattacke. Der Schmerz wird wie ein Überdruck im Kopf wahrgenommen. Erstes Ziel der Akupunktur ist es nun, diesen Überdruck aus dem Kopf abzuleiten. Dies geschieht durch Nadelsetzen, oft fern vom Kopf, am seitlichen Unterarm oder am Fußrücken. Nachdem der akute Schmerz aufgehört hat – zumeist passiert dies sofort – muss nun auch die innere Harmonie wiederhergestellt werden. Ansonsten bleibt es nur bei der akuten Schmerzbeseitigung. Diese Regulation erfolgt im Fall der Migräneattacke über den Funktionskreis Leber/Gallenblase. Der dauerhafte Erfolg der Behandlung hängt wesentlich vom zweiten Therapieteil ab. Doch ver-

Tipp

EXPERTENTIPP

„Akupunktur wirkt besonders dort, wo etwas gestört ist, weniger, wo etwas zerstört ist."

gessen Sie nicht: Nach fünf Behandlungen muss eine deutliche Besserung des Allgemeinzustandes eingetreten sein. Wenn nicht, könnten Sie eine andere alternativmedizinische Methode versuchen: zum Beispiel aus der Traditionellen Chinesischen Medizin, der Osteopathie oder in schweren Fällen der Neuraltherapie.

9. Die Grenzen der Akupunktur

Der Leitsatz Nissels zeigt deutlich die Grenzen der Akupunktur auf: Ist ein Organ oder Gewebe einmal zerstört, kann Akupunktur nichts mehr bewirken. Bei der Tumorbehandlung wird sie daher sinnlos sein, ebenso bei einer eitrigen Gallenblase; ein Bandscheibenvorfall gehört ebenfalls schulmedizinisch behandelt.

Ansonsten aber sind die Gefahren bei sachgemäßer Anwendung sehr gering.

ACHTUNG !
Menschen mit einem schwachen Kreislauf sollten darauf achten, dass sie während der Behandlung flach liegen und danach ganz langsam wieder aufstehen.

Zuletzt sei allerdings noch erwähnt, dass in Einzelfällen Menschen auf den Reiz durch die Nadel sehr stark reagieren. Doch einen Versuch sollte es zumindest wert sein.

10. Was zahlt die Krankenversicherung?

So individuell wie die Behandlung selbst, so individuell ist auch die Honorargestaltung der Therapeuten. Die Kosten pro Behandlung variieren zwischen 40 und 100 Euro, wobei man bei ersterer eher von einer Fließband-Therapie ausgehen kann. Denn für eine seriöse Behandlung benötigt ein Arzt einen Raum, ein ausführliches Erstgespräch, Nadeln und die Behandlungszeit selbst. Alles in allem vergehen bei solch einer Erstbehandlung locker 40 Minuten – entsprechend ist dann der Preis.
Die Krankenkassen übernehmen in der Regel keine Kosten für eine Akupunkturbehandlung, einige private Versicherungen schon.

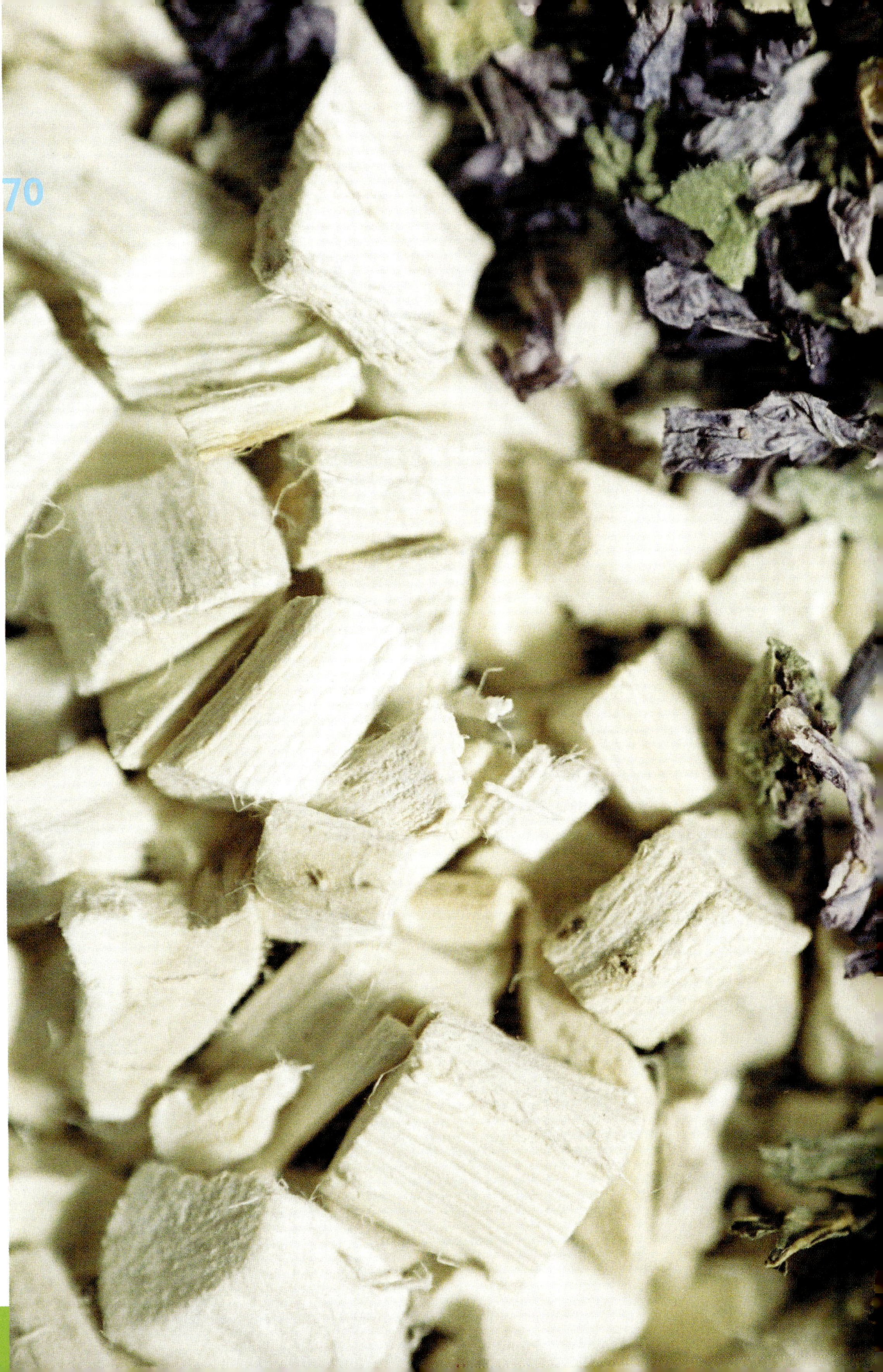

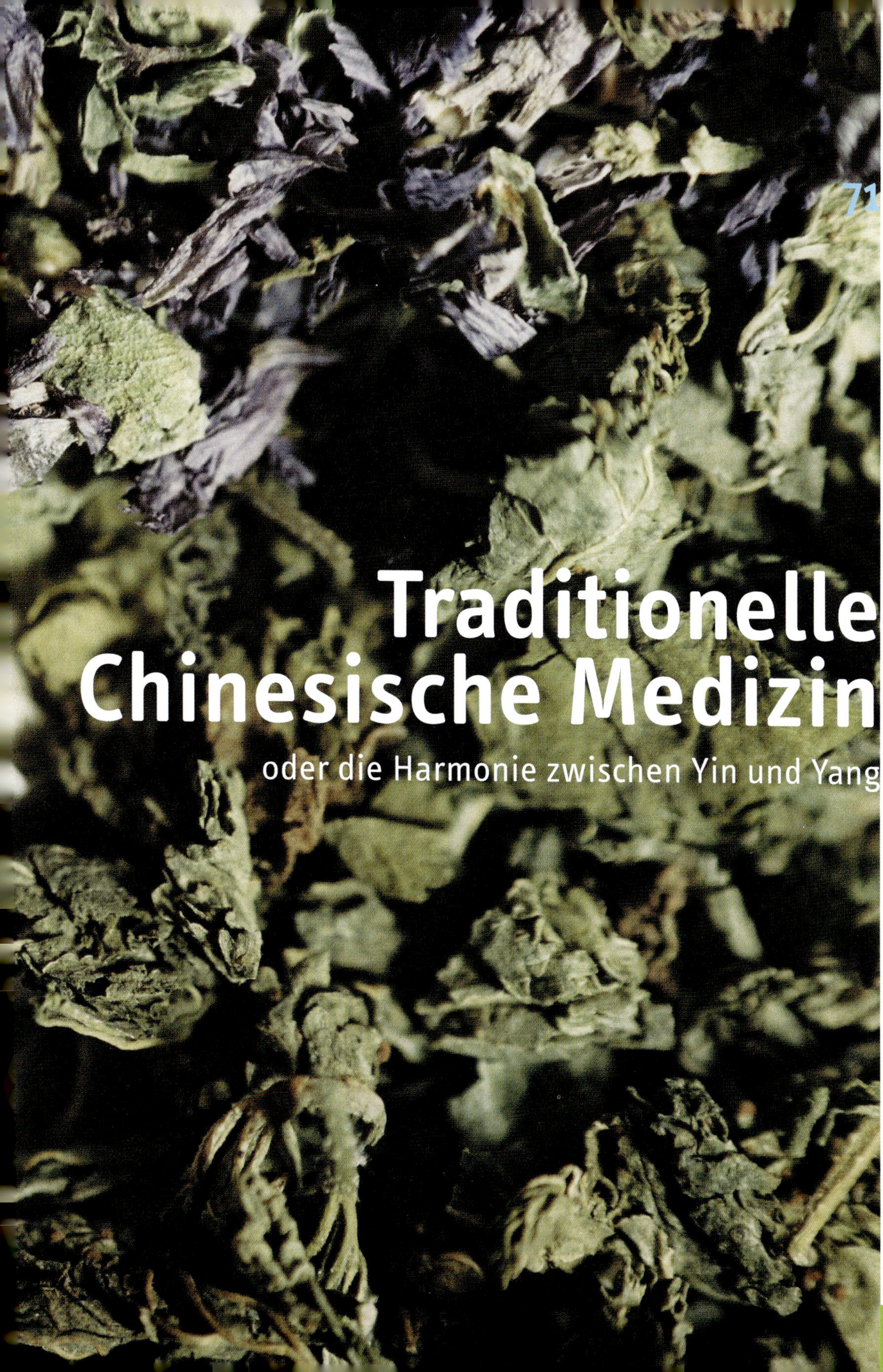

Traditionelle Chinesische Medizin

oder die Harmonie zwischen Yin und Yang

Traditionelle Chinesische Medizin

Das Wissen dieser fernöstlichen Heilalternative ist mehr als 2000 Jahre alt. Mittels Puls- und Zungendiagnostik kann ein chinesischer Arzt zu einem frühen Zeitpunkt Ungleichgewichte im Körper feststellen, noch bevor Krankheitssymptome auftauchen. Ziel ist es, den inneren Harmoniezustand wiederherzustellen. Bei der Behandlung werden vorwiegend Kräuter verwendet, die der Patient als Tee trinkt. Die richtige Ernährung spielt eine wichtige Rolle.

1. Was ist Traditionelle Chinesische Medizin?

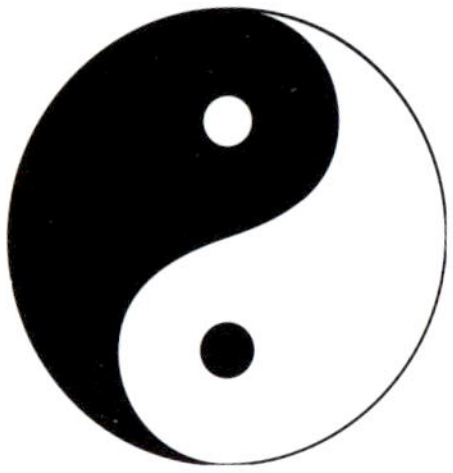

Die Traditionelle Chinesische Medizin (TCM) ist eng mit der Kulturgeschichte Chinas verbunden. Sie enthält Elemente des Konfuzianismus, Buddhismus und Taoismus. Das Standardwerk dieser Heilkunst wurde 300 v. Chr. verfasst und nennt sich „Huang Di Nei Jing". Übersetzt heißt dies so viel wie „Kanon der inneren Medizin vom gelben Kaiser". Diese jahrtausendealten Schriften enthalten medizinische Grundlagen, die heute noch verwendet werden. In China wurden Ärzte nur dann bezahlt, wenn der Patient gesund wurde und blieb. Dass diese Haltung der westlichen Medizin fremd ist, erklärt sich aus den konträren Herangehensweisen westlicher bzw. chinesischer Medizin an den Menschen.

Im Gegensatz zur symptomorientierten Medizin im westlichen Kulturraum ist das typische Merkmal der chinesischen Medizin ihre ganzheitliche Betrachtungsweise. Nach traditioneller chinesischer Philosophie wirkt in allem das Wechselspiel von „Yin" und „Yang". Zusammen macht dieses Gegensatzpaar die Lebensenergie des Menschen („Qi") aus. Krankheit äußert sich in einem Ungleichgewicht zwischen diesen beiden Polen.

Der Schwerpunkt der TCM liegt vor allem auf der Diagnostik. Die Bilder, die im Zuge der Diagnose erstellt werden, sprengen oftmals unseren herkömmlichen Sprachgebrauch. Zur Illustration nehmen wir das Beispiel einer Erkältung im Anfangsstadium: In der Traditionellen Chinesi-

oder die Harmonie zwischen Yin und Yang

schen Medizin entspricht sie der „Attacke von Wind/Kälte". Diese ist wiederum unterteilt in insgesamt 15 verschiedene Hustenarten, wie z.B. „Windfeuchte", „Windtrockenheit" und „Windhitze". Jede der Hustenarten entspricht einem anderen Bild und benötigt zur Heilung andere Kräuter. Es ist daher wenig verwunderlich, dass in China die Ausbildung zum traditionellen Arzt mindestens neun Jahre dauert. Mittlerweile sind auch die westlichen Ärzte, die in ihren Praxen TCM anbieten, zumeist darin gut ausgebildet. Bisher gibt es in Österreich jedoch nur ganz wenige Ärzte, die auch tatsächlich 30 verschiedene Pulsarten ertasten können.

Nicht zur Verwirrung, sondern um die Phantasie und Fülle dieser Heilkunst darzustellen, sei am Beispiel Husten weiter ausgeführt: Hat sich der Husten bereits in die Lunge eingeschlichen, wird er in der chinesischen Medizin „Hitzeschleim" genannt. Dieser unterscheidet sich vom „Kälteschleim" und von der „Feuchtigkeit". Der Vorteil dieser Herangehensweise: Durch die exakte Diagnostik lassen sich der Zustand des Patienten und die notwendige Therapie genau aufeinander abstimmen.

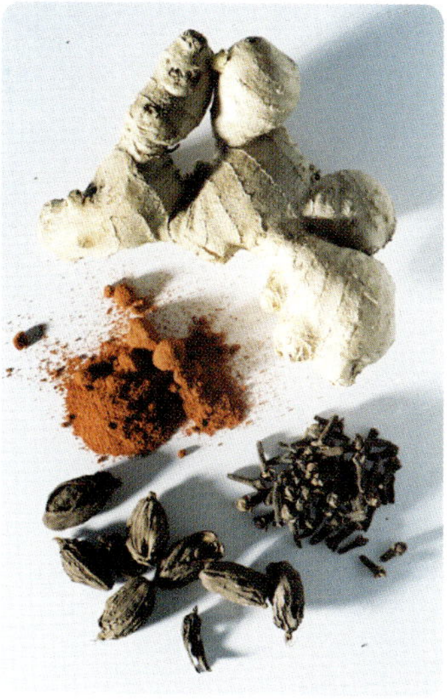

Küchenkräuter sind wichtig

Aufgrund der exakten Diagnostik zeigt die Traditionelle Chinesische Medizin auch viel früher als die westliche Medizin Ungleichgewichte, so genannte Disharmoniemuster, im Körper an. Vor allem bei chronischen Krankheiten zeigt sie der westlichen Medizin neue Wege auf. Ziel der chinesischen Medizin ist es, den Harmoniezustand im Körper wiederherzustellen. Alles in ihm soll ausgeglichen sein, sodass der Patient ein tiefes körperliches und seelisches Wohlsein verspürt. Dazu aber muss der chinesische Therapeut erkennen, wo der Körper gestützt werden muss.

Tipp

TIPP AM RANDE

Eine kurze Frage nach dem TCM-Diplom des behandelnden Arztes lohnt sich.

2. Kurze Geschichte der Traditionellen Chinesischen Medizin

Die ältesten erhaltenen Aufzeichnungen über die Traditionelle Chinesische Medizin stammen bereits aus der „Periode der streitenden Reiche", rund 300 Jahre v. Chr. Auch heute noch zählt das Werk „Huang Di Nei Jing" – „Kanon der inneren Medizin vom gelben Kaiser" – zu einem der wissensreichsten Schulbücher für angehende chinesische Mediziner. Chinesische Ärzte wurden einst nur von ihren gesunden Patienten finanziert. Bei Krankheit wurde die Bezahlung sofort eingestellt, Geld gab es erst wieder, wenn der Patient gesundet war.

In China war diese Form der traditionellen Medizin bis zu Beginn dieses Jahrhunderts die einzige medizinische Versorgung, bis sie verboten und durch westliche Medizin ersetzt wurde. Erst Mitte der 50er-Jahre erlebte sie dann eine neue Hochblüte.

In Europa waren die Kenntnisse über chinesische Medizin anfangs lediglich auf die Akupunktur beschränkt. Erst in den letzten Jahren entdeckten immer mehr westliche Ärzte diese Heilkunst aus dem Reich der Mitte. Seither boomt die chinesische Medizin auch im Westen. In Österreich soll die Ausbildung für Traditionelle Chinesische Medizin demnächst anerkannt werden und mit einem Spezialdiplom der Ärztekammer abschließen. Institutionen, die bereits TCM lehren, sind u.a. die „Wiener Schule für Traditionelle Chinesische Medizin" oder die TCM-Akademie des Wiener Arztes Andreas Bayer. Insgesamt gibt es mehr als 100 Ärzte in ganz Österreich, die Traditionelle Chinesische Medizin in ihren Praxen anbieten. Der Konsument sollte sich dabei aber bewusst sein, dass die Qualität der Behandlung ob der fehlenden Ausbildungskriterien oft sehr unterschiedlich ist.

3. Wie wirkt die Traditionelle Chinesische Medizin?

In der chinesischen Medizin ist eine Trennung von Körper, Seele und Geist undenkbar. Der Mensch wird stets als Einheit gesehen und dementsprechend behandelt. Alle Organe sind den beiden Polen Yin und Yang zugeordnet und stehen dadurch miteinander in Beziehung. Das Yin-Yang-System wird ergänzt durch die Lehre der 5 Elemente: Wasser,

Feuer, Erde, Holz und Metall. Ihnen sind die Organe zugeordnet. Die Niere wird dem Element Wasser, das Herz dem Feuer, das gesamte Organsystem „Mitte" (z.B. der Magen) der Erde, die Leber dem Element Holz und die Lunge schließlich dem Element Metall zugeordnet. Diese Einteilung bezieht sich auf das gesamte Organsystem. So zählt zum Beispiel zum Organ Lunge auch der gesamte Atmungsapparat mit Bronchien, Atemwegen und Nase.
Bei der Behandlung wird nicht nach einem besonderen Gegenmittel gesucht. Vielmehr soll der Körper durch Kräuterarzneien und – falls nötig – durch eine Kombination mit anderen therapeutischen Maßnahmen, wie zum Beispiel Akupunktur, wieder in den Zustand der Harmonie versetzt und somit die Heilung erzielt werden.
So kann es freilich sein, dass ein chinesischer Arzt nicht das kranke Organ selbst, sondern ein ganz anderes behandelt. Ein Beispiel: Bei Neurodermitis nimmt der Therapeut an, dass das Yin-Yang-Verhältnis im Organsystem Lunge und Dickdarm gestört ist und deshalb der Energiefluss zur Haut nicht funktioniert. Er behandelt deshalb Lunge und Dickdarm, um dadurch die gestörte Hautfunktion zu regulieren.

Tipp

TIPP AM RANDE

Seien Sie allerdings vor einem Besuch beim chinesischen Arzt gut vorbereitet: Er will (fast) alles wissen – wie Sie schlafen, wie Ihre Energie ist und wie Ihr Stuhl aussieht.

Diese für unsere Maßstäbe ungewöhnliche Behandlungsart resultiert aus der Diagnose – sie ist die eigentliche Stärke der chinesischen Medizin. Die Frage, die es dabei zu klären gilt, lautet: Was ist im gesamten Körper los? Eine Diagnose erfolgt also von Kopf bis Fuß und das im wahrsten Sinne des Wortes. Denn wenn einen Patienten, der eigentlich wegen Migränekopfweh kommt, ständig der große Zeh drückt, wird dies auch beim Gespräch mit dem behandelnden chinesischen Arzt hinterfragt.

Dem chinesischen Arzt stehen zwei wichtige Methoden zur Verfügung, Ungleichgewichte im Körper zu finden: die Puls- und die Zungendiagnostik.

Pulsdiagnostik

Die Pulsdiagnostik unterscheidet 28 klassische Pulsarten. Wie komplex diese Diagnostikart ist, deutet bereits ein Pulsname an, der sich im Klassiker der Pulsdiagnostik findet, im Buch „Li Shi Zhen“ aus dem 16. Jahrhundert: „Der raue Puls fühlt sich an wie eine kranke Seidenraupe, die ein Maulbeerblatt frisst.“ – Mit einem Wort: Die Pulsdiagnose ist kein leichtes Unterfangen.

Dass bei den Patienten außerdem häufig Mischformen dieser 28 Pulsarten auftreten, bedeutet für den chinesischen Arzt ein lebenslanges Lernen.

Die TCM unterscheidet unter anderem folgende Pulsqualitäten:

- schlüpfrig wie eine Schlange: deutet darauf hin, dass sich im Körper Feuchtigkeit und Schleim staut;
- dünn wie eine Angelschnur: das ist der Blutmangelpuls;
- der leere Puls: Hinweis auf Qi-Mangel – der Körper leidet unter Energiemangel;
- oberflächlich: diese Pulsqualität ist nur an der Oberfläche zu spüren. Sie kann auf eine akute Erkrankung hindeuten, etwa auf einen grippalen Infekt, der noch nicht ausgebrochen ist;
- tief: prinzipiell eine positive Pulsqualität;
- seitenförmig wie ein Strick: ist ein normaler Puls. In Kombination mit anderen (jeder Mensch vereinigt viele Pulsqualitäten in sich) kann der seitenförmige Puls allerdings auf eine Qi-Stagnation, also eine Energiestagnation, im Körper hinweisen.
- rau: deutet auf einen Energiestau hin, oft liegt bereits ein Materienstau vor. Der raue Puls ist ein Zeichen dafür, dass im Körper ein Tumorgeschehen vorliegt und bereits Myome vorhanden sind.

Zungendiagnostik.

Viel einfacher für den chinesischen Arzt ist hingegen die Zungendiagnostik.

Dabei beurteilt der Therapeut den Zungenkörper und dessen Größe:

- rot: zuviel Hitze im Körper;
- bläulich: zuviel Kälte im Körper;

- blass-rot: ideal, Sie haben eine gesunde Zunge!
- klein und schmal: der Körper ist ausgetrocknet;
- zu groß und am Rande ausgefranst: Heutzutage leiden viele Menschen unter einer schlechten Verdauung, oftmals ohne es zu wissen. Der Körper kann die Nahrung nicht mehr gut verbrennen, im gesamten Körper bilden sich Schlackeprodukte und Feuchtigkeit, auch in der Zunge. Sie wird groß und drückt auf die Zähne, welche ihren Abdruck im äußeren Zungenrand hinterlassen. Fast 60 Prozent der Bevölkerung haben eine aufgedunsene Zunge und somit Verdauungsprobleme.

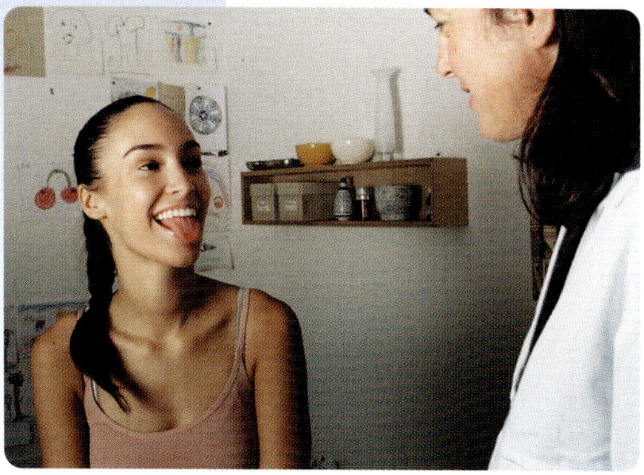

Die Zungendiagnostik ist wesentlicher Bestandteil der Erstdiagnose

Der Zungenbelag wiederum soll dünn und weiß sein. Gar keinen zu haben, mag optisch vielleicht gut aussehen, ist medizinisch gesehen aber nicht gut. Ist der Zungenbelag zu dünn, liegt ein Yin-Mangel (Energiemangel) vor. Zu dicker Zungenbelag heißt, dass sich im Körper Feuchtigkeit und Schlackeprodukte angesammelt haben.

Zu guter Letzt untersucht der chinesische Arzt noch die beiden Venen auf der Zungenunterseite. Sind sie zum Beispiel gestaut, kann ein noch nicht entdecktes Herzproblem vorliegen.

Abschließend sei bemerkt: Mit ihren speziellen Diagnostikmethoden gelingt es der chinesischen Medizin viel früher als der westlichen Schulmedizin, Disharmonien im Körper zu finden.

4. Wissenschaftlicher Nachweis der Wirksamkeit von Traditioneller Chinesischer Medizin

In der Traditionellen Chinesischen Medizin werden etwa 500 verschiedene Substanzen verwendet, die zumeist als Tee verabreicht werden. Die Arzneien sind mineralischen, pflanzlichen oder tierischen Ursprungs. Inzwischen sind die Inhaltsstoffe vieler Arzneipflanzen analysiert. Die Kenntnisse über ihre Wirkungsweise sind aber noch lückenhaft.

In Österreich sind 350 gängige Kräuter am Markt, deren Import zentral geregelt ist. Es kommt jedoch leider immer wieder vor, dass Kräuterladungen mit Schwermetallen belastet sind. In den Niederlanden tauchten vor Jahren äußerst effektive Arzneikräuter am Markt auf, die, wie sich nach einiger Zeit herausstellte, mit Cortison versetzt waren.

Tipp

TIPP AM RANDE
Von einer Selbstbehandlung mit chinesischen Arzneikräutern ist abzuraten.

Hierzulande gibt es Arzneikräuter nur in bestimmten Apotheken (siehe Serviceteil ab Seite 113) und ausschließlich gegen Verschreibung, da es sich teils um äußerst wirksame Inhaltsstoffe handelt.

Aus den genannten Gründen sollten Sie Ihre Kräuter nur über die Apotheke beziehen.

Doppelblindstudien existieren bis heute keine, da es sich bei der TCM um eine höchst individuelle Therapie handelt. In China, das andere Messkriterien als unsere obligatorischen Doppelblindstudien vorschreibt, existiert eine Reihe von Untersuchungen mit einer Erfolgsquote von bis zu 90%.

5. Wo hilft die Traditionelle Chinesische Medizin am besten?

Die chinesischen Arzneimittel helfen bei einer Vielzahl von Krankheiten; besondere Erfolge erzielt man bei der Behandlung von Frauen und Kindern. Ausführliches finden Sie dazu im Abschnitt „Frauen & Kinder" auf Seite 156.

Bei folgenden Beschwerden ist eine Einnahme von Kräutern zu empfehlen:

- Gynäkologische Probleme: von Regelschmerzen bis zu den Wechseljahrbeschwerden
- Halsentzündungen
- Ohrenentzündungen
- Verdauungsprobleme
- Kreislaufbeschwerden
- Kopfschmerzen
- Verspannungen

In 80 % der Fälle wird die Einnahme von Kräutern wahrscheinlich ausreichen und eine deutliche Linderung bis hin zum Verschwinden der Beschwerden bewirken. Bei 20 % wird es ratsam sein, die chinesische Kräutertherapie mit einer anderen Therapieform zu kombinieren, etwa mit der Akupunktur.

Zur Selbstkontrolle, ob die chinesische Heilkunst bei Ihnen auch wirklich anspricht, sollten Sie trotzdem in sich hineinhorchen. Denn durch die passenden Therapie fühlen Sie sich nach einiger Zeit rundum besser. Dann sind beispielsweise nicht nur die Kopfschmerzen verschwunden, derentwegen Sie zum chinesischen Mediziner gingen, sondern Sie fühlen sich insgesamt gut und Ihre Energie fließt.

Tipp

EXPERTENTIPP

„Es gibt kein ‚normales Kopfweh'. Schmerz ist immer Ausdruck einer Stauung im Körper."

Vor einer Selbstbehandlung mit Kräuterarzneien ist aber dringend abzuraten, denn eine falsche Rezeptur kann gefährlich sein. Vergessen Sie bei den chinesischen Arzneien das Motto „hilft's nix, schadt's nix". Die Behandlung ist, wie eingangs beschrieben, individuell und jede Rezeptur in den meisten Fällen genau für den Patienten zurechtgemixt. Jedes Kraut wirkt auf seine eigene Art und Weise.

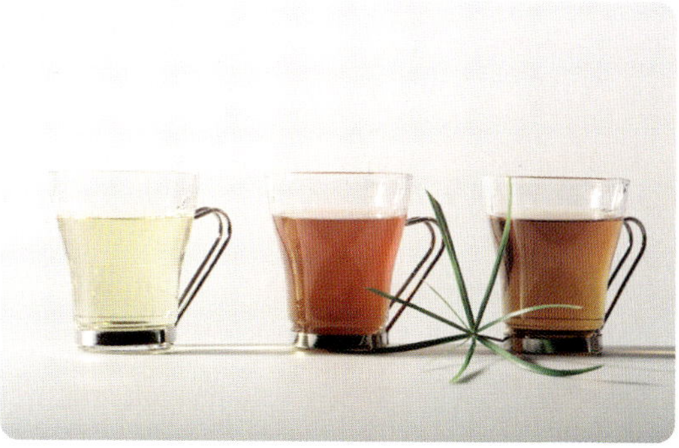

Chinesische Arzneien werden als Tees getrunken

Empfehlenswert ist eine Selbstbehandlung im Zusammenhang mit der richtigen Ernährung. Dieser Satz erinnert Sie vielleicht an die Ermahnungen Ihrer Großmutter, doch so viel steht fest: Jeder hat die Möglichkeit, sich richtig zu ernähren. Sie können sich damit sehr viel ersparen, nämlich Krankheiten, Behandlungszeiten und – nicht unwichtig – Geld. Denn wenn einmal die Harmonie in unserem Körper für längere Zeit gestört ist, bringt auch die beste Ernährung nichts mehr. Mit der richtigen Ernährung kann jeder einfach und effizient Krankheiten vorbeugen.

ACHTUNG !

Man kann keine generelle Auskunft über die Wirkweise von Kräutern geben, weil ein und dieselbe Arznei bei jedem Patienten unterschiedlich wirken kann. Da die Wirkweise von der Konstitution des Patienten abhängig ist, kann es sogar zur gegenteiligen Wirkung kommen.

6. Welche Behandlungsmethoden gibt es?

Die Traditionelle Chinesische Medizin besteht aus fünf Säulen, deren bekannteste im Westen sicherlich die Akupunktur ist (siehe dazu auch das Kapitel Akupunktur ab Seite 56).

Daneben gibt es aber noch, wie eingangs schon ausführlich beschrieben, die Arzneimitteltherapie, also die Heilkunst mit chinesischen Kräutern, die Ernährungslehre nach den 5 Elementen und Tuina, eine Form der physikalischen Therapie, die Erkenntnisse aus der Schmerztherapie, Chiro- und Bewegungstherapie in sich vereint. Diese Form der Massage wird in China auch für die Behandlung von Krankheiten eingesetzt. Schließlich gibt es noch Qi Gong, eine chinesische Bewegungstherapie. Die Wurzeln von Qi Gong finden sich in der taoistisch-buddhistischen Lehre. Qi Gong besteht im Wesentlichen aus geistig-körperlichen Bewegungsübungen.

Tipp

TIPP AM RANDE

In unserer westlichen Nahrungskette gibt es drei leider schon fast zum Bestandteil unserer Ernährung zählende Vorgänge, die Nahrungsmittel energetisch tot machen: Mikrowelle, Tiefkühler und Denaturation (zur Denaturation gehören Fixmix-Gerichte, Geschmacksverstärker, Fertigprodukte und chemische Konservierungsmittel). Ansonsten kommt es bei der Wirkweise von Nahrungsmitteln allein auf die einzelne Person und ihre Konstitution an.

Die Ernährung nach den 5 Elementen

Aus unserer Nahrung kommt Energie. Das Prinzip der chinesischen Diätetik nach den 5 Elementen (Wasser, Feuer, Metall, Erde und Holz) lautet daher: Je energiereicher unsere Nahrung, umso mehr Qi – sprich Energie – wird dem Menschen zugeführt. All das, was die chinesische Kräutermedizin bewirken kann, schaffen auch Nahrungsmittel: Jedes Nahrungsmittel besitzt in abgeschwächter Form bestimmte Eigenschaften eines sanften Therapeutikums. Die Wiener Ernährungsberaterin Susanne Peroutka formuliert etwa: „Sie können sich mit Essen umbringen." Ein massiver Bluthochdruck zum Beispiel kann durch mehrere Jahre schlechter Ernährung verursacht werden. Vielleicht nicht so radikal, aber ebenso eine Tat-

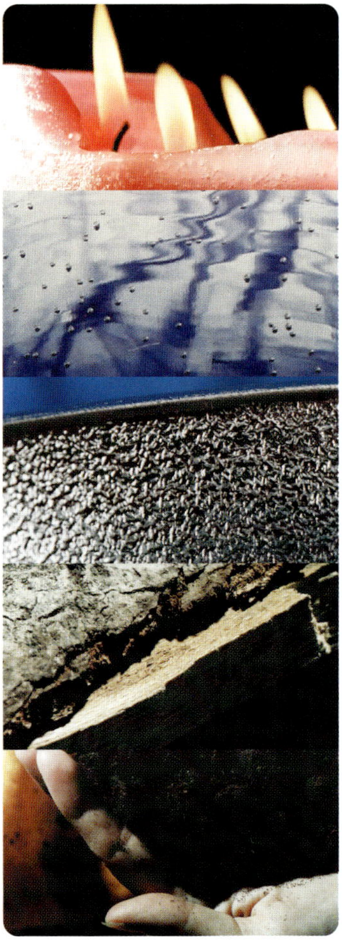

sache: Mit der falschen Ernährung kann man sich Ungleichgewichte (Disharmonien) richtiggehend anessen. **Prinzipiell gibt es aber kein gutes oder schlechtes Nahrungsmittel an sich.**

Mit einer gesunden Ernährung entstehen viele Ungleichgewichte im Körper erst gar nicht oder man kann sie zumindest ausgleichen. Leicht verdauliche Nahrung harmonisiert unseren Körper. Wer auf seine Ernährung achtet, kann damit die Stimmung massiv beeinflussen. Frische Zutaten wirken sich positiv auf unser Gemüt aus, andere hingegen verschleimen den Körper. Nach der chinesischen Medizin schwächen Nahrungsmittel, die für Feuchtigkeit und Schleim im Körper verantwortlich sind, den Funktionskreis Milz. Durch die Verschleimung grübelt der Mensch. Was die geschwächte Milz produziert, wird in der Lunge gespeichert: Die falsche Ernährung äußert sich daraufhin in einer – viele glauben grundlosen – Traurigkeit.

Tipp

TIPP AM RANDE

Was sich negativ auf die Stimmung auswirkt: Käsebrot, Marmeladebrot, Honigbrot, Südfrüchte wie etwa Banane (mit vier Ausnahmen: Ananas, Kiwi, Mango und Papaya), Rohkost und Milchprodukte. Wobei Sie anhand dieser Auflistung bereits erkennen: Erst das Zuviel verursacht ein Ungleichgewicht in unserem Körper. Niemand bekommt nach dem Verzehr eines leckeren Käsebrots einen Traurigkeitsanflug!

Wenn dieses Kapitel Ihr Interesse für die chinesische Ernährungsphilosophie weckt, soll Ihnen vorweg allerdings eines gesagt sein: Übertreiben Sie nicht! Das gesündeste Essen nützt nichts, wenn Ihnen die Lust am Essen vergeht. Fleischliebhaber müssen deshalb nicht ihre Vorliebe über Bord werfen, es reicht schon auf die Qualität (Biofleisch) zu achten und die Menge zu reduzieren. Essen soll Freude machen! Wer glaubt, wie ein Asket leben zu müssen, wirft dieses Ernährungsprinzip entweder nach zehn Tagen wieder über Bord oder hat nach jedem Glas Wein oder Stück Schokolade ein schlechtes Gewissen.
Deshalb: Sinnvoll einsetzen, aber nicht übertreiben.

Tipp

TIPP AM RANDE

Keine Dogmen aufstellen. Sinnvoll einsetzen, aber nicht übertreiben.

Bevor wir nun zu einer Zutatenliste übergehen und aufzählen, was in keiner Küche fehlen sollte, sei zum Zwecke des besseren Verständnisses der chinesischen Diätetik noch erklärt, wie Nahrung wirkt. Nach der chinesischen Ernährungslehre werden die Nahrungsmittel nach dem Vorbild der Arzneien eingeteilt: Es wird ihnen also eine thermische Wirkung zugeschrieben und sie werden den einzelnen Meridianen (energetischen Leitbahnen im Körper) zugeordnet. Ein Beispiel: In der Kräutertherapie kommen auch klassische Küchengewürze wie Gewürznelken, Ingwer, Kardamom oder Cayennepfeffer zum Einsatz.

Die chinesische Ernährungslehre unterscheidet zwischen heißen und kalten Nahrungsmitteln. Als kalte Nahrungsmittel gelten Gurke, Sauermilch, Joghurt, Milch, Kuhkäse, Rohkost, Banane und etliche Tees, darunter auch der grüne Tee. Joghurt und Gurke sind überhaupt sehr kalt. Sie bewirken ein Überhandnehmen der inneren Kälte und Energiemangel. Menschen, die darunter leiden, müssen häufig urinieren, fühlen sich matt, der Stuhl ist weich und sie neigen zu Magenschmerzen: alles klassische Kältezeichen.

Als heiß hingegen gelten: Rindfleisch, Lammfleisch, Kardamom, Alkohol. In der chinesischen Küche werden kalte Speisen beispielsweise mit Kardamom ausgeglichen. Wir hingegen im westlichen Kulturraum haben uns angewöhnt, viel zu extrem zu essen – also zu kalt oder zu heiß und leider viel zu einseitig. Das sollte man vermeiden. Die beste Küche ist eine neutrale Küche, die Nahrung sollte leicht verwertbar sein.

WAS SIE VERMEIDEN SOLLTEN:

- kein Frühstück
- unregelmäßiges Essen
- kalte Speisen und Getränke
- zu viele Milchprodukte
- salzige, fette Wurst
- rohes Gemüse
- rohes Obst und Südfrüchte
- weißen Zucker

ZU EMPFEHLEN SIND:

- warmes, selbstgemachtes Kompott
- Misosuppe
- Reismilch, Sojamilch
- biologischer Ziegen- oder Schafkäse
- dünne Scheiben geräuchertes Fleisch
- gekochtes Gemüse
- Kompotte
- Rohrzucker, Ursüße, Gerstenmalz

Tipp

TIPP AM RANDE

Die Speisen sollen Raumtemperatur haben: nicht zu heiß, nicht zu kalt.

Deshalb stellen wir Ihnen nun eine Liste jener Nahrungsmittel zusammen, die zur Grundausstattung einer gesunden Ernährung nach den 5 Elementen gehören, die neutral sind und zu jedem Menschen passen. Wer mittels Ernährung spezielle Disharmoniemuster (Krankheiten) behandeln will, sollte zu einem Ernährungsberater gehen (siehe Adressenverzeichnis ab Seite 173).

Die Grundausstattung

Zum Grundstock einer gesunden Küche zählen einheimische Nahrungsmittel, die saisonal angeboten werden.

Wichtig: Nur biologische Zutaten verwenden; mittlerweile bieten auch immer mehr Supermärkte natürliche Produkte an.

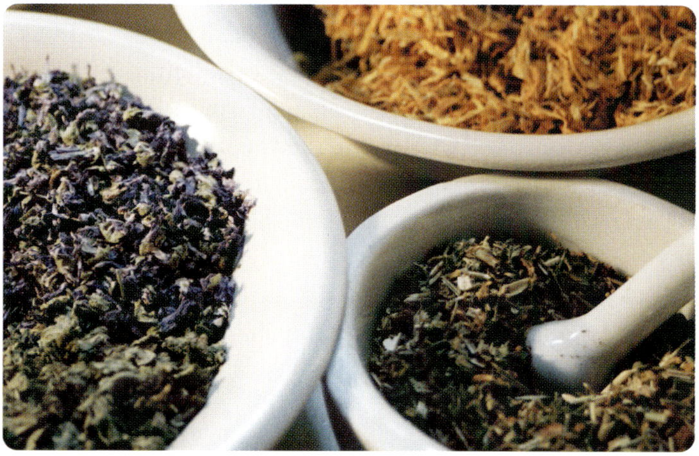

Die Kräutermischungen werden individuell für den Patienten ausgewählt

- Hirse: sie ist eher verdaulich als Dinkel
- Reis
- Gerste
- Polenta
- Quinoa: Das „heilige Korn“ der Inkas ist in unserer Küche leicht zu handhaben. Dieses vollwertige Getreide ist ein guter Calciumlieferant und außerdem basenbildend. (In der chinesischen Ernährung ist das Getreide ganz wichtig. Jeder sollte mindestens drei Sorten Getreide zu Hause haben.)
- Hülsenfrüchte: Linsen, Kichererbsen, Bohnen etc. sind vor allem für Vegetarier wichtig, weil sie ein guter Eiweißlieferant sind und viele Mineralien besitzen.
- Gewürze, am besten getrocknet aus dem Bioladen: Basilikum, Majoran, Thymian, Dille, Oregano, Salbei, Rosmarin, Liebstöckel (sehr starkes Gewürz), Schnittlauch und Petersilie. Ingwer sollten Sie ebenfalls immer zu Hause haben, er zaubert einen fein-asiatischen Geschmack in Ihre Speisen.
- Samen (Sesam), Nüsse (Walnüsse, Kürbiskerne, Sonnenblumen)
- ein gutes Öl: kaltgepresst und 1. Pressung
- Essig guter Qualität
- Gemüse und Obst nach Saison

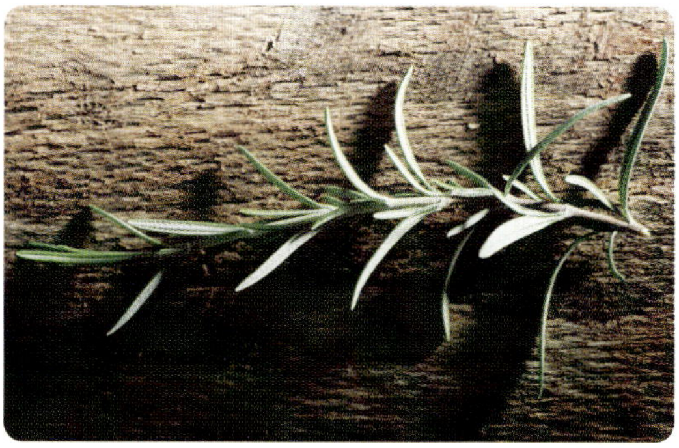

Rosmarinzweig

Tipp

TIPP AM RANDE

Diese Rezepte sind auch für Leute mit Stressberuf geeignet

Tipp

TIPP AM RANDE

Planen Sie am besten am Wochenende Ihre Arbeitswoche voraus. Wann komme ich früher nach Hause? Wann esse ich auswärts? Was kann ich vorkochen und wann hab ich dafür Zeit?

Tipp

TIPP AM RANDE

Für das Kochen selbst gibt es zwei Faustregeln.
Regel Nr. 1: Getreide muss lange gekocht werden, Gemüse je nach Bedarf. Beide müssen zumindest solange kochen, bis sie zu duften beginnen.
Regel Nr. 2 lautet: „In der Früh essen wie ein Kaiser, zu Mittag wie ein Edelmann und am Abend wie ein Bettler."

Mit dieser Grundausstattung kann man ein Gericht schnell zubereiten, ohne dass es langweilig schmeckt. Wir haben dabei das Augenmerk vor allem auf „schnell" gerichtet, damit auch Leute mit einem Stressberuf (die mittags keine Küche haben, wo sie den Gemüseeintopf zustellen, und die abends vielleicht noch spät heimkommen) etwas für ihr Wohlbefinden tun können.

Zugegeben, dafür braucht es schon eine gute Logistik, aber die hat man rasch entwickelt. So ist es sinnvoll, am Vorabend vorzukochen, einen Teil zu essen und den anderen tags darauf in einem Glas- oder Plastikbehälter ins Büro mitzunehmen.

Mit der Zeit werden Sie auch merken: Nachdem Sie sich einmal eine Grundausstattung angeschafft haben, ist die gesunde Ernährung auch preiswert. Harmonisch leben muss nicht teuer sein.

Jetzt einige praktische Kochrezepte für Leute mit wenig Zeit.

Das Minutengericht

Quinoa kurz waschen,
1 Teil Quinoa mit *2 Teilen Wasser* zum Kochen bringen.
2 Karotten würfeln und dazugeben,
ebenso *Gewürze* aus der Grundausstattungsliste, die Ihrer Meinung nach dazu passen.
Salzen und mit frischer *Dille* und *Petersilie* anrichten, dazu einen Schuss *Walnussöl.*

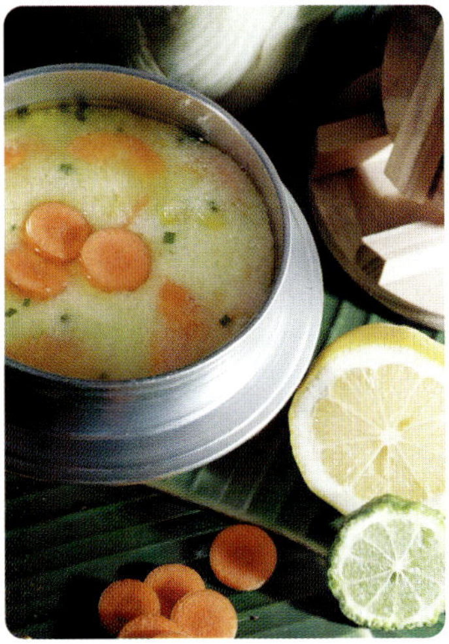

Eine spartanische, aber energiereiche Mahlzeit, die obendrein schmeckt.

Probieren Sie auch einmal Quinoa mit einer reifen Avocado.

Gemüse & Reis/Reissalat

Reis kochen.
In einem Wok oder in einer Pfanne *Öl* erwärmen,
2 mittelgroße Zucchini und
je nach Belieben *Frühlingszwiebel* schneiden.
Etwas *Ingwer* darüber streuen (2-mal reiben),
Gewürze dazugeben
(Basilikum, Oregano, Thymian, Salbei)
und „al dente" andünsten; salzen.

Die Hälfte wegnehmen und für den nächsten Tag aufheben, unter den anderen Teil ein *rohes Ei* mischen, nochmals kurz dünsten. Die Menge unter den gekochten Reis heben. Finito!

Die übrig gebliebene Hälfte in ein Glas geben und mit ins Büro nehmen. Am nächsten Tag können Sie den Gemüsereis mit Essig und Öl marinieren und als Salat essen.

Tipp

TIPP AM RANDE

Probieren Sie einfach beim Kochen verschiedene Kombinationen aus. Einzige Regel: Keine heimischen Gewürzen mit exotischen mischen. Am besten durchprobieren, was einem am besten schmeckt.

Tipp

TIPP AM RANDE

Das Getreide immer zuerst auf den Herd stellen.

Die Reissuppe

Für Leute, die sich matt fühlen, ist dies eine ideale Speise:
1 Teil braunen Reis
mit *10 Teilen Wasser* 3 Stunden köcheln lassen,
etwas salzen.

Die fertige Reissuppe hält im Kühlschrank 3 bis 4 Tage. Sie können sich jeden Tag einen Teil abschöpfen und aufwärmen: mal als Suppe (*Gewürze, Öl* oder ein *Stück Butter* dazu) oder süß (mit *Trockenfrüchten* und *Birnen-* oder *Apfelmus* vermischen).

Rote Linsensuppe

2 EL Olivenöl,
6 EL Linsen,
1 Knoblauchzehe,
1 TL geriebenen Ingwer,
3 Frühlingszwiebel geschnitten,
1/2 TL Hizikialten (erhältlich im Bioladen),
1 EL Zitronensaft,
3/4 l warmes Wasser,
Petersilie,

Tipp

TIPP AM RANDE

Linsen immer so lange abwechselnd heiß und kalt waschen, bis sie nicht mehr schäumen. Ansonsten große Blähungsgefahr!

1 Prise Paprikapulver,
Salz,
1 TL Kreuzkümmel,
1 Messerspitze Kardamom,
1 Messerspitze Zimt,
etwas *Pfeilwurzelmehl* zum Andicken.
10–15 Minuten anköcheln, zuletzt mit *Salz, Zitrone* und *Petersilie* abschmecken.

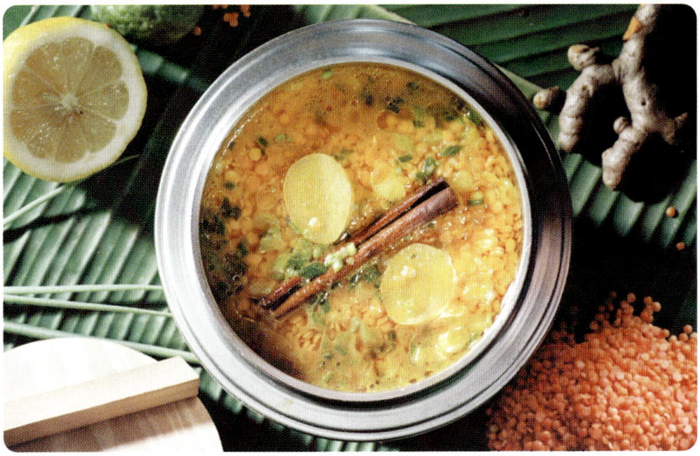

Dieses Gericht stärkt vor allem die Nieren-Energie.

Das Frühstück

Wenn Sie den ganzen Tag arbeiten und unregelmäßig essen, ist das Frühstück von zentraler Bedeutung für Ihr Wohlbefinden.

Vergessen Sie das morgendliche Müsli mit Früchten und Joghurt frisch aus dem Kühlschrank. Ihr Verdauungsfeuer ist dahin, bevor Sie den letzten Bissen genommen haben. Anstatt Energie zu geben, wie vielfach geglaubt wird, raubt dieses Frühstück Ihnen Qi, Ihre Lebensenergie, ohne die Sie sich unausgeglichen fühlen.
Bereiten Sie stattdessen morgens lieber einen Getreidebrei.

Tipp

EXPERTENTIPP

„Trinken Sie jeden Morgen auf nüchternen Magen ein Glas abgekochtes warmes Wasser. Nehmen Sie das Frühstück erst danach ein.
Neigen Sie zu häufigen Verkühlungen, fügen Sie dem Wasser 3 Kardamomkapseln hinzu."

Getreidebrei

Aus *Hirseflocken,*
Reisflocken oder mit *Grieß.*
Obst oder *Trockenfrüchte* (am Abend zuvor einweichen!)
in Wasser zum Köcheln bringen,

Flocken dazu,
evtl. etwas *Zimt,*
Vanille und
Fruchtsüße
– und ein *Stück Butter.*
Fertig!

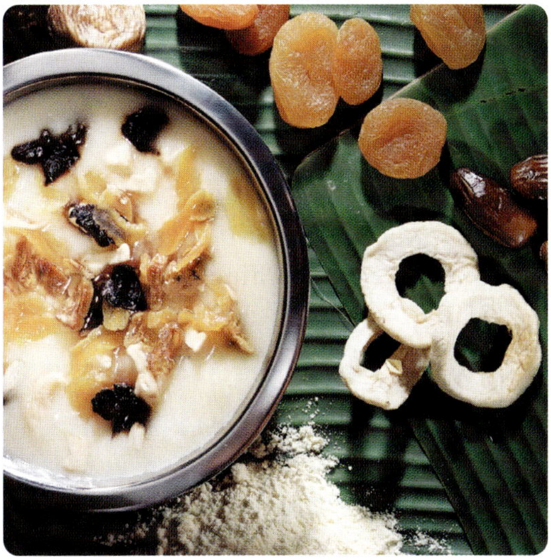

Verzichten Sie beim Obst aber auf Südfrüchte, sie zählen zu den kalten Nahrungsmitteln. Ausnahmen sind: *Ananas, Kiwi, Papaya* und *Mango.*

Bulgur

Nicht jedermanns Sache, aber probierenswert: ein pikantes Frühstück am Morgen.
Öl,
klein geschnittenes *Wurzelwerk,*
klein geschnittene *Zwiebel rösten,*
2 Tassen Wasser,
1 Tasse Bulgur unterrühren;
eine Prise *Kurkuma,*
eine fein geschnittene *Karotte* dazu;
10 Minuten aufkochen und quellen lassen.
Mit *Pfeffer, Salz* und *Zitrone* abschmecken.

Abendessen

Ein schönes Abendessen zählt zu den Highlights von so manchem Tag. Wir wünschen einen fröhlichen Abend und Guten Appetit!

Das Einzige, woran Sie denken sollten: Nichts schwer Verdauliches bestellen. Beim Italiener wählen Sie am besten Antipasti, Suppe und Fisch.

Denn eines wollen wir mit diesem Buch nicht: Ihnen die Freude am Essen nehmen. Im Gegenteil: Das Ausprobieren von neuen Dingen soll Ihnen Spaß machen, schließlich geht es um Ihr Wohlbefinden.

Tipp

TIPP AM RANDE

Wie die Ernährungsberaterin sagt:
„Man sollte es sich wert sein, auf die Nahrung zu achten. Diese Zeit sollte man sich nehmen, immerhin geht es ja um einen selbst."

Tuina-Massage

Die älteste Therapieform am Menschen ist die Massage. Die Massagetechnik, die für die Behandlung von Krankheiten in China eingesetzt wird, heißt Tuina. Tuina geht weit über andere Massagetechniken hinaus, weil sie sich nicht allein auf die Behandlung der Symptome beschränkt. Der Therapeut geht vielmehr unmittelbar auf die Ursachen des jeweiligen Leidens ein. Tuina basiert auf der theoretischen Grundlage der Akupunktur. Sie ist quasi eine Akupunktur mit den Fingern, darf jedoch nicht mit Akupressur verwechselt werden (siehe auch Seite 63). Akupressur wird vor allem zur Linderung und Beruhigung von Schmerzen eingesetzt.

Was Tuina grundlegend von den westlichen Massagetechniken unterscheidet, ist die eingehende Diagnose vor der Behandlung. Wie in der Kräutertherapie begutachtet der Arzt zuvor sorgfältig Puls und Zunge. Die chinesische Massage selbst regt den Meridiankreislauf an und beseitigt auf diese Weise oft rasch eine Blockade.

Tuina empfiehlt sich bei allen Beschwerden am Bewegungsapparat. Sie wird daher gerne in der Sportmedizin verwendet.

Tipp

TIPP AM RANDE

Es ist allerdings wichtig, die Technik und die eigenen Akupunkturpunkte genau zu kennen, sonst macht Tuina wenig Sinn.

Bei sachkundiger Anwendung ist Tuina äußerst wirksam. Oft wird Tuina mit anderen Behandlungsmethoden wie zum Beispiel Akupunktur kombiniert.

ACHTUNG !

Bei Weichteilverletzungen und chronischen orthopädischen Erkrankungen sollte Tuina nicht angewandt werden.

In der Regel umfasst eine Therapie zehn Behandlungen. Da Tuina eine sehr aufwendige Technik ist, wird eine Therapie dementsprechend teuer sein. Beim ersten Besuch findet zumeist das Erstgespräch mit der Diagnose statt. Danach erst folgt die Behandlung. Für das Erstgespräch müssen Sie um die 80–100 Euro kalkulieren, die jeweilige Behandlung, die rund eine Stunde dauert, kostet dann pro Sitzung ca. 40–60 Euro (kombiniert mit Akupunktur).

Tipp

TIPP AM RANDE

Die große Stärke der TCM liegt in ihrer Fähigkeit, den Körper zu kräftigen.

Qi Gong

Die Heilgymnastik mit Qi Gong ist ein wesentlicher Bestandteil der Traditionellen Chinesischen Medizin. Als Basis für Qi Gong gelten geistig-körperliche Übungen, die aus der taoistisch-buddhistischen Lehre stammen. Mit ihrer Mischung aus Atem-, Bewegungs- und Meditationsübungen harmonisiert Qi Gong den Fluss unserer Lebenskraft Qi und damit die Verbindung von Körper, Geist und Seele. Qi Gong findet mit seinen fließenden Bewegungen auch in der westlichen Welt immer mehr Anhänger. So ist diese Technik unter Profi-Skifahrern sehr beliebt. Denn mit einer Reihe von einfachen Bewegungsabläufen, verbunden mit Atem- und Entspannungsübungen, harmonisiert Qi Gong den Energiefluss im Körper.

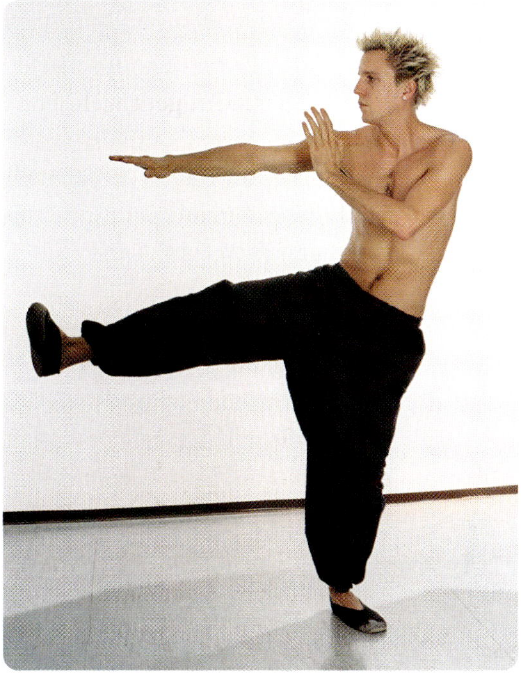

Dabei haben die einzelnen Bewegungsabläufe so wohlklingende Namen wie „der Kranich".

Qi Gong-Übungen stärken den Organismus und sind sehr wohltuend für das Allgemeinbefinden.

Wichtige Balance- und Kräftigungsübungen

7. Welchen Vorteil hat die Traditionelle Chinesische Medizin?

Die chinesische Heilkunst fußt auf einer umfassenden Behandlung und kann viel früher als die herkömmliche Schulmedizin Disharmoniemuster im Körper erkennen. Ihre große Stärke liegt daher in der Vorbeugung.

Wenn eine Behandlung mit chinesischen Kräutern erfolgreich ist, sind nicht nur die Beschwerden, derentwegen man zum Arzt gegangen ist, verschwunden. Der Patient fühlt sich insgesamt gut und mit sich selbst in Harmonie, weil seine Lebensenergie wieder fließt.

Tipp

TIPP AM RANDE

Die Traditionelle Chinesische Medizin ist für die Prävention gut geeignet, weil man innere Ungleichgewichte feststellen kann, schon bevor Krankheitssymptome auftauchen.

8. Zwei Beispiele aus der Praxis

Beispiel 1

Eine Frau Anfang 30 wendet sich an die „Wiener Schule für Traditionelle Chinesische Medizin". Seit Teenagertagen leide sie an heftigen Regelschmerzen in Verbindung mit starken Blutungen, sodass sie vor jeder Menstruation Angst bekäme. Sechsmal schon musste sie zur Curetage, weil die Blutungen nicht zu stillen waren, zudem wurden ihr in weiteren Operationen Eierstockzysten und Verwachsungen entfernt.

Die chinesische Diagnose lautet: Qi- und Blutstagnation in Verbindung mit Hitze, vor allem im Unterleib. Die Frau bekommt eine chinesische Kräutermischung verschrieben, die Blut und Energie bewegen und die Hitze im Körper kühlen soll. Es tritt eine sofortige Besserung ein. In weiterer Folge nimmt die Patientin tonisierende Kräuter ein, um ihre Energie im Körper zu stärken. Die zeitlichen Abstände zwischen den Behandlungen werden immer länger, nach einem Jahr ist die Patientin beschwerdefrei.

Beispiel 2

Ein 3-jähriger Bub leidet häufig an schlimmen Mittelohrentzündungen. Die Schmerzen sind groß, zur Behandlung verschreibt der Arzt jedes Mal ein Antibiotikum. Die chinesische Ärztin indes verschreibt dem Kind Kräuter, welche die „innere Hitze", so der entsprechende Ausdruck in der chinesischen Medizin, kühlen. Trotz Antibiotikabehandlung blieb eine Resthitze im Kind bestehen – der Grund, warum die Mittelohrentzündung jedes Mal aufs Neue aufflammte.

Die chinesische Ärztin wählte indes hitzekühlende Kräuter, die auch eine antibiotische Wirkung haben, etwa das chinesische Geißblatt. Bereits am nächsten Tag fühlte sich der Bub sichtlich besser. Nach der Therapie bekam der kleine Patient nochmals eine Ohrenentzündung, diesmal war sie weniger schmerzhaft. Heute ist er beschwerdefrei.

9. Die Grenzen der Traditionellen Chinesischen Medizin

Die chinesische Heilkunst wird, wie übrigens alle komplementärmedizinischen Behandlungsformen, von verantwortungsvollen Ärzten in bestimmten Bereichen mit der klassischen Schulmedizin kombiniert. So gesehen gibt es bei der TCM keine Grenzen, der behandelnde Arzt muss aber unbedingt wissen, wann andere Mittel einzusetzen sind. Wenn etwa bereits eine organische Krankheit vorliegt, wird ein verantwortungsvoller Arzt zu schulmedizinischen Mitteln greifen. Die chinesische Heilkunst bietet sich in diesem Fall als sinnvolle Ergänzung an, denn auf das allgemeine Wohlbefinden des Patienten wird der Schulmediziner wahrscheinlich wenig Rücksicht nehmen. Dementsprechend geschwächt wird sich der Patient fühlen.

Tatsächlich gibt es aber Krankheiten, die von einer Kräuterunverträglichkeit begleitet werden. Bei Chemotherapiepatienten verursachen manche Kräuter etwa eine so große Übelkeit, dass sie nicht eingenommen werden können.

10. Was zahlt die Krankenversicherung?

Die Krankenkassen übernehmen keine Kosten, einige Privatversicherungen hingegen schon. Der Erstbesuch mit ausführlicher Diagnose (Puls und Zunge) und Rezept (chinesische Arzneien gibt es nur gegen Verschreibung!) dauert in der Regel 1,5 Stunden. Die Kosten hierfür liegen zwischen 80 und 120 Euro. Der Folgebesuch kostet meistens nur die Hälfte.

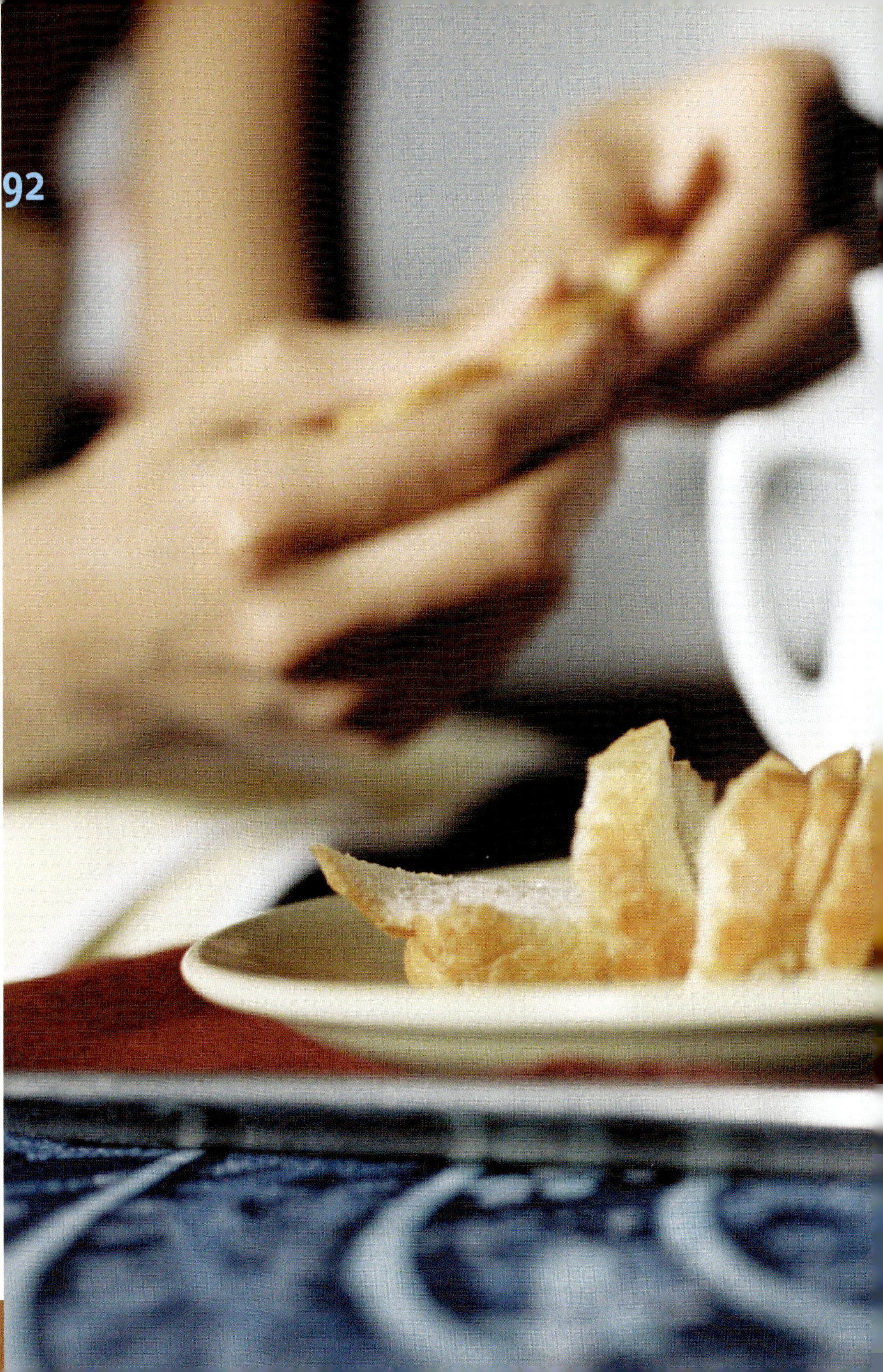

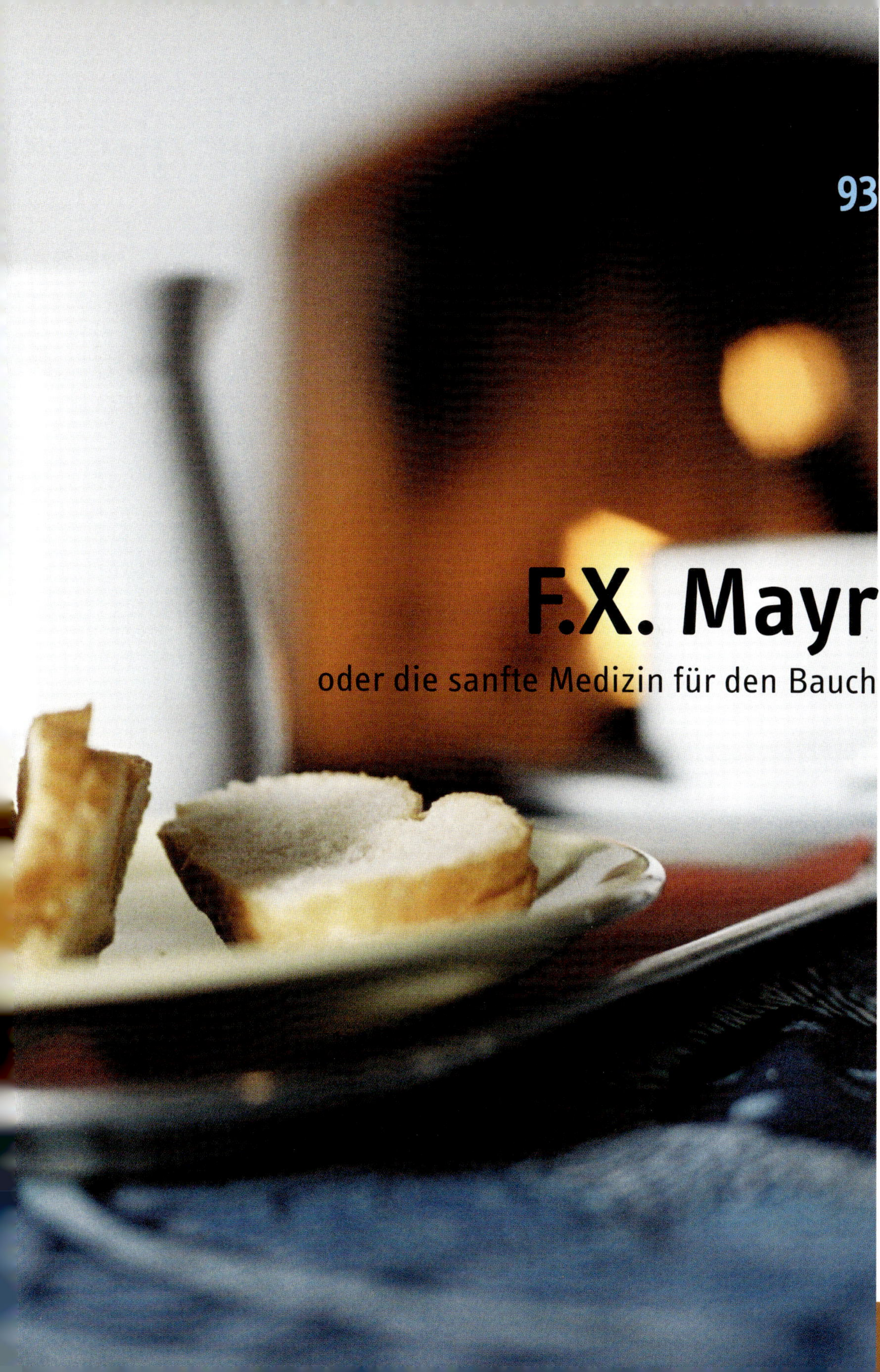

F.X. Mayr

oder die sanfte Medizin für den Bauch

F.X. Mayr oder die

Chronische Verdauungsstörungen sind heute die modernen Zivilisationskrankheiten Nummer Eins. Der österreichische Kurarzt Franz Xaver Mayr entdeckte vor 100 Jahren, dass es vor allem die giftigen Stoffe im Darm sind, „die den Menschen krank, vorzeitig alt und hässlich machen". Die F.X. Mayr-Medizin ist eine Form des Heilfastens, bei der nicht der schnelle Erfolg auf der Waage zählt, sondern die gründliche Entschlackung des Körpers.

1. Was ist Medizin nach F.X. Mayr?

Alles Übel geht vom Bauch aus. So könnte man salopp die Erkenntnisse der Medizin nach F.X. Mayr zusammenfassen. Chronische Ernährungs-, Verdauungs- und Stoffwechselschäden sind heute die modernen Zivilisationskrankheiten Nummer Eins. Mayr beobachtete, dass bei Menschen, die ständig an Verdauungsstörungen leiden, oft in weiterer Folge chronische Kopfschmerzen und Rheumatismus bis hin zu Depressionen auftreten.

Darmkrebs ist weltweit bereits die zweithäufigste Krebsart; ein Fünftel der Erwachsenen leidet an regelmäßiger Verstopfung. Diese Zahlen erklären die Bedeutsamkeit einer Therapieform, die den Darm als Ausgangspunkt vieler Krankheitsgeschehen betrachtet.
Der österreichische Arzt Franz Xaver Mayr (1875–1965) forschte am Beginn des 19. Jahrhunderts über die Zusammenhänge von bekannten Krankheiten und fand dabei heraus, dass viele Zivilisationskrankheiten mit Funktionsstörungen des Darmes und mit Störungen des Stoffwechsels zusammenhängen. Die Mayr'sche Theorie geht davon aus, dass bei einem gestörten Verdauungsapparat die Nahrung nicht mehr korrekt vom Körper aufgenommen wird und es zu unerwünschten Gärungsvorgängen im Darm kommt. Die dabei entstehenden Giftstoffe werden dann nicht mehr wie üblich abgebaut und ausgeschieden, sondern im ganzen Körper „abgelagert".

Das führt zu Abgeschlagenheit, Übermüdung und Unlustgefühlen. „Die Gifte im Darm sind es, die den Menschen krank, vorzeitig alt und hässlich machen", fasst Mayr zusammen. Diese langsame Vergiftung des Körpers beein-

sanfte Medizin für den Bauch

trächtigt letztendlich den ganzen Körper und führt in einem Teufelskreis wiederum zu einer blockierten Verdauung, die den Aufbau von weiteren krankmachenden Keimen, Pilzen und Bakterien im Darm fördert. Ein Kreislauf, der auf Dauer krank macht.

Durch die Fehlfunktion des Darms kommt es laut F.X. Mayr auch äußerlich zu einer Veränderung der Bauchform und des Brustraumes. Anhand dieser Veränderungen können geschulte F.X. Mayr-Ärzte Fehlentwicklungen frühzeitig feststellen und Diagnosen stellen.

Franz Xaver Mayr und seine Schüler haben in den vergangenen Jahrzehnten Ernährungsfehler des Menschen aufgelistet, die zu vielen Erkrankungen führen. Bis heute haben sie ihre Gültigkeit behalten:

- **Der Mensch isst zu schnell und kaut zu wenig: Die meisten Menschen schlucken ihre Speisen, ohne sie vorher im Mund langsam zu zerkauen und dabei gründlich einzuspeicheln. Im Speichel befinden sich wichtige Enzyme, die die Aufgabe hätten, die Nahrungsmittel vorzuverdauen. So wird die gesamte Verdauungsarbeit tieferliegenden Darmabschnitten und Organen wie der Leber zugemutet.**
- **Der Mensch isst zu oft: Gerade heute nehmen die so genannten Zwischenmahlzeiten überhand – sei es die Wurstsemmel zwischendurch im Büro oder der kleine Snack am Abend beim After-Work-Chilling mit Kollegen. Dadurch wird der Verdauungstrakt überfordert. Noch bevor ein Verdauungsvorgang abgeschlossen ist, rückt schon die nächste Portion Nahrungsbrei nach.**
- **Der Mensch isst zu viel: Dadurch verlieren wir auf Dauer unser natürliches Sättigungsgefühl, jenen biologischen Mechanismus, der den Menschen davor warnt,**

Tipp

TIPP AM RANDE

Nehmen Sie sich Zeit zum Essen. Kauen Sie jeden Bissen gründlich und verzichten Sie auf kleine Zwischenmahlzeiten!

Tipp

TIPP AM RANDE

Nehmen Sie nach 18 Uhr keine festen Speisen mehr zu sich!

sich bis zu einem unangenehmen Völlegefühl und Blähungen zu überessen.

- Der Mensch isst viel zu ungesund: Immer noch zählen das Wiener Schnitzel oder die Garnierung mit fetten Pommes frites zu den Lieblingsspeisen der Österreicher. Aber auch alternative Ernährungsarten wie Rohkost oder Vollkornbrot müssen nicht immer die Verdauung fördern (siehe auch Ernährung in der Traditionellen Chinesischen Medizin ab Seite 80.)
- Der Mensch isst zu viele Speisen, die säurebildend sind: Das Prinzip der Verdauung basiert auf dem richtigen Ausgleich zwischen Säuren und Basen. Viele Nahrungsmittel wie Fleisch, Fisch, Eier, Käse, Topfen, Hülsenfrüchte, Süßigkeiten aber auch Getränke wie Kaffee oder Alkohol liefern Säuren und bringen – in zu großen Mengen genossen – das natürliche Gleichgewicht der Verdauung durcheinander.
- Der Mensch isst zu spät am Abend: Der Lebensrhythmus des durchschnittlichen Menschen hat sich in den vergangenen Jahrzehnten dem natürlichen Arbeitsrhythmus der Verdauungsorgane entgegengesetzt entwickelt
- Der Mensch ignoriert seine biologische Uhr. Die Organe des Menschen, die für die Verdauung zuständig sind, nehmen ihre „Arbeit“ um zwei Uhr früh auf und erreichen ihre Höchstleistung am späten Vormittag, um ab Mittag wieder in ihrer Leistungsfähigkeit nachzulassen. Der Mensch nimmt hingegen meist nach Arbeitsschluss noch eine große Mahlzeit ein. Zu dem Zeitpunkt hat die Verdauung ihren Leistungstiefpunkt erreicht und braucht daher ungleich länger, die Nahrung zu verarbeiten.
- Der Mensch trinkt zu wenig: Durch regelmäßiges Trinken wird die Ausscheidung organischer Giftstoffe (Toxine) über die Niere gefördert, die regelmäßig durch die Ernährung – und weitere Einwirkungen der Außenwelt auf den Menschen – aufgenommen werden.
- Heutzutage ist Fasten nicht sehr populär: Bereits die alten Ägypter, aber vor allem die orientalischen Kulturen wie auch die katholische Religion (Fastenzeit) kannten das regelmäßige Fasten, welches zur Schonung und

zur Erholung der Verdauungsorgane sowie zur Mobilisierung von Schlackstoffen beiträgt.
- **Der Mensch macht zu wenig Bewegung: Regelmäßiger Sport oder andere Aktivitäten regen die Tätigkeit der Verdauungsorgane an.**

2. Kurze Geschichte der F.X. Mayr-Medizin

Bereits die Araber wussten, dass „im Darm Tod und Leben sitzen". Diese Erkenntnisse griff der im steirischen Gröbming geborene Arzt Franz Xaver Mayr auf und begann, den Zusammenhang zwischen der Verdauung und der Gesundheit des Menschen zu erforschen. In Mayrs Forschungen kristallisierten sich schon sehr bald Ergebnisse über Diagnostik und Therapie von Verdauungs- und Stoffwechselerkrankungen heraus. Der junge Arzt stellte bereits 1906 fest, dass, um den Verdauungstrakt zu säubern, in der Früh ein halber bis ganzer Liter frischen Quellwassers getrunken werden muss. Er versuchte bereits Anfang des vergangenen Jahrhunderts, mit Massagen die geblähten Därme der gesättigten Gesellschaft des Fin de Siècle zur Verdauung anzuregen.

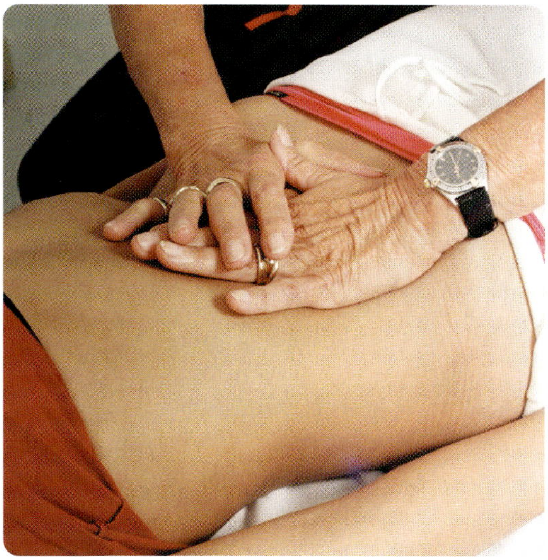

Erfahrene F.X. Mayr-Ärzte erkennen einen kranken Darm beim Betasten

Bald war seine Behandlungsmethode in ganz Europa bekannt. Mayr verstand seine Heiltherapie aber nicht als bloße Diät zum Abnehmen. Berühmt ist deshalb bis heute jene Anekdote vom Besuch des französischen Baron de Rothschild, der Mayr 1909 in seiner Ordination in Karlsbad (heute Tschechien) aufsuchte. Mayr bat den Baron, der ihm gerade eröffnet hatte, dass er 16 Kilo abnehmen wollte, ans Fenster zu treten und erklärte: „Der Kaufmann da unten arbeitet in Pfunden, ich aber arbeite in Gesundheit." Weitere berühmte Patienten Mayrs waren der Autopionier Henry Ford oder der deutsche Bundeskanzler Konrad Adenauer. Mayr selbst erklärte die Wirkung seines Heilverfahrens mit einem Baum: Der Darm sei das Wurzelsystem, das den Stamm, die Zweige und die Blätter mit Nahrung versorgt. Kappt man die Wurzeln, dann stirbt auch der Rest.

3. Wie wirkt die F.X. Mayr-Kur?

Etwa 80 % aller Zellen, die Abwehrstoffe produzieren, haben ihren Sitz in der Darmwand bzw. um sie herum. Für ein gut funktionierendes Immunsystem ist eine intakte Darmflora unerlässlich. Der Darm mit seinen Zotten hat eine Gesamtfläche von rund 500 m², das ist die größte einheitliche Fläche des Menschen. 80% des Immunsystems sitzen dort.

Durch die Entschlackung wird die Darmtätigkeit angeregt. Um den Darm von rückgestauten Inhaltstoffen zu reinigen, sind einige wenige Tage jedoch nicht ausreichend.

Ein Abführmittel kann den Darm ebenfalls dazu zwingen, sich zu entleeren. Er wird jedoch dadurch nicht leistungsfähiger. Erst eine ganzheitliche und längere Reinigung kann seine Durchblutung und seine Verdauungsfähigkeit auf schonende Weise wieder anregen.

Ein Beispiel

Bei der Mayr-Kur wird oft eine Milch-Semmel-Diät verordnet. Jeder Bissen der Semmel wird bis zu 30 Mal gekaut und eingespeichelt. Das hat folgenden Effekt: Nach einer gewissen Zeit schmeckt die Semmel im Mund süß – die Stärkemoleküle wurden in Zuckermoleküle umgewandelt und die im Speichel enthaltenen Enzyme haben ihre Arbeit aufgenommen. Das Prinzip dahinter: Je größer die Oberfläche der Nahrung durch Zerkauen gemacht wird, desto effektiver können die Verdauungssäfte die Speisen zerlegen. Gleichzeitig werden durch die Kaubewegung Signale an den Darm abgegeben, sich auf die Verdauung vorzubereiten. Erst dann darf geschluckt werden.

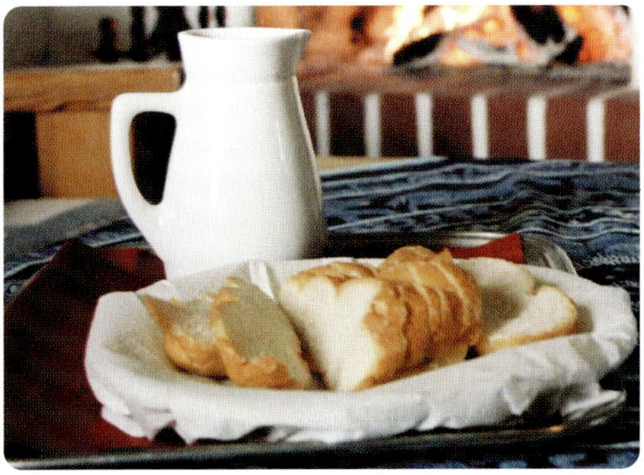

Ein typisches F.X. Mayr-Menü: Milch und Semmeln

4. Wissenschaftlicher Nachweis der Wirksamkeit der F.X. Mayr-Kur

Da keine Studien die Wirksamkeit der Therapie nach F.X. Mayr belegen, hat die Schulmedizin diese noch nicht anerkannt. Ähnlich wie beim Heilfasten ist die Wirksamkeit unter vielen Ärzten unbestritten, aber wegen des mangelnden Interesses der universitären Medizin gibt es derzeit keine groß angelegten Studien. Jedoch beschäftigt sich heute ein Zweig der Medizin, die Chronobiologie, mit den Rhythmen der menschlichen Prozesse wie beispielsweise der Verdauung.

ACHTUNG !

Die F.X. Mayr-Kur ist keine herkömmliche Diät zum Abnehmen. Sie basiert auf einem ganzheitlichen Konzept, das den gesamten Organismus heilen kann. Man kann es am besten als „Heilfasten" bezeichnen. Auch Menschen mit „Normalgewicht" können krank sein. Das Ziel ist nicht der schnelle Erfolg auf der Waage, sondern die gründliche Entschlackung des Körpers.

5. Wo hilft eine F.X. Mayr-Kur am besten?

Eine F.X. Mayr-Kur hilft prinzipiell bei allen Arten von Erkrankungen im Magen-Darm-Bereich. Von einem gestörten Verdauungsapparat gehen aber auch viele andere Fehlentwicklungen im Körper aus, sodass neben dem gesamten Darmkomplex auch andere Störungen behandelt werden können:

- ständige Verstopfung und Durchfall
- Blähungen und Kolitis
- Gastritis, Magengeschwüre und Geschwüre des Zwölffingerdarms
- Übersäuerungen, das bekannte „Sodbrennen"
- Lebererkrankungen
- Übergewicht
- Pilzbefall (Candida-Infektion des Darmes)
- Bluthochdruck und Niederdruck
- Migräne
- Arthrosen, Gicht
- Hautleiden (Neurodermitis, Schuppenflechte, Akne, chronische Ekzeme)
- Nieren- und Blasenleiden
- Rheuma
- Zuckerkrankheit (Typ zwei)
- ernährungsbedingte Kreuzschmerzen

Tipp

TIPP AM RANDE

Da sich die F.X. Mayr-Medizin als ganzheitliche Medizin versteht, setzt sie auch bei der Regeneration und bei der Vorbeugung vorzeitigen Alterns, Stress- und Erschöpfungszuständen an.

Jüngere Erfahrungsberichte haben gezeigt, dass die Mayr-Kuren vor allem beim so genannten metabolischen Syndrom (=Kombination von Fettleibigkeit, Bluthochdruck, erhöhten Blutfetten und erhöhter Harnsäure) besonders erfolgreich sind.

Tipp

TIPP AM RANDE

Die Idealdauer einer Kur beträgt drei bis vier Wochen. Eine intensive Kurz-Kur kann – mit disziplinierter Vor- und Nachkur zu Hause – ab einer Woche wirkungsvoll sein.

6. Welche Behandlungsmethoden gibt es?

Erschrecken Sie nicht, wenn ein F.X. Mayr-Arzt zur Erstbehandlung neben seinem Stethoskop und einem Blutdruckmesser auch ein Maßband zum Messen des Bauchumfanges mitbringt. Ein geschulter Mayr-Arzt kann anhand der Haut, der Gesichtsfarbe, der Haare, der Nägel, der Zunge und vor allem anhand des Bauches die Erkrankungen des Verdauungsapparates feststellen. Dünne und brüchige Haare lassen beispielsweise auf eine Störung durch Schadstoffe schließen. Mayr entwickelte eine Typologie der verschiedenen Bauchformen, die sich durch einen vergrößerten oder verkleinerten Darm ergeben:

- Der **Hungerbauch**
  wenn sich der Darm durch schlechte Nahrungsmittel oder eine Virusinfektion zusammenzieht.
- Der **Kahnbauch**
  die Bauchdecke ist durch eine Fehlentwicklung hart und gespannt.
- Der **entzündliche Kotbauch**
  entsteht durch den übermäßigen Verzehr tierischer Produkte wie Fleisch, Fisch, Eier oder Milch.
- Der **Gasbauch**
  entsteht beim übermäßigen Verzehr pflanzlicher Kost, weil es zur Gärung und Ausbildung von Gasen kommt.
- Der **Gaskotbauch**
  eine Kombination aus Gas- und Kotbauch.

Tipp

TIPP AM RANDE

Bei Milch- oder Weizenunverträglichkeit kann Ihnen ein F.X. Mayr-Arzt auch eine Reisdiät ausarbeiten. Da viele Menschen heute unter einer Unverträglichkeit von Kuhmilch und dem in Semmeln enthaltenen Weißmehl leiden, bieten viele Kurzentren in Österreich Dinkel- oder Roggensemmeln an.

Gleichzeitig wird ein F.X. Mayr-Arzt auch Ihre Lebens- und vor allem Ihre Essgewohnheiten unter die Lupe nehmen. „Treiben Sie regelmäßig Sport? Wie und wann nehmen Sie ihre Mahlzeiten ein? Wann gehen Sie schlafen?" werden die Fragen an Sie lauten.

Nach dem ausführlichen Erstgespräch wird der Arzt nun eine individuell auf Sie zugeschnittene Kur vor Ort oder eine ambulante Behandlung ausarbeiten, bei der Sie zwar 3-mal wöchentlich zum Arzt gehen müssen, die Behandlung aber zu Hause fortsetzen können. Bei der Mayr-Therapie kommen **3 Heilprinzipien** zur Anwendung:

Die Schonung

Dabei wird das Verdauungssystem zur Entlastung, Erholung und Regeneration angeregt: Je nach Diagnose wird Ihnen der Arzt eine Fastendiät, eine Diät mit Milch und getrockneten Semmeln oder eine Sonderform anbieten. Es können anstelle der Kuhmilch auch Sauermilcharten, Joghurt, Schafmilchjoghurt, Sojamilch und Mandelmilch getrunken werden.

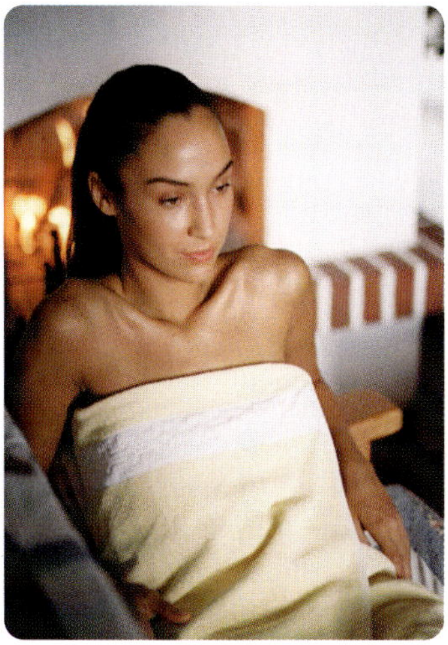

Entspannung zählt zu den wichtigsten Elementen einer Mayr-Kur

Die Säuberung

Dabei wird die Reinigung, Entschlackung und Entsäuerung des Darms angeregt, was sich auf den gesamten Organismus auswirkt – eine Art „Großputz" von innen. Der Patient nimmt täglich Bitter- oder Karlsbader Salze zusammen mit Flüssigkeit in Form von Wasser, Mineralwasser oder Kräutertees zu sich. Dieses Bitterwasser durchschwemmt den gesamten Verdauungstrakt und reißt Nahrungsrückstände, die an der Darmwand kleben, mit sich.
Das Bitterwasser reinigt auf 2-fache Weise: zum einen den Darm selbst, zum anderen den ganzen Körper über die schnelle, verstärkte Ausscheidung der abgelagerten Schlackenstoffe.

Daneben wird der Ausscheidungsprozess durch Bewegung, Sauna oder Dampfbad gefördert. Parallel massiert der Arzt den Bauch des Patienten mit einer bestimmten Technik, um ebenfalls die Verdauung anzuregen.

Tipp

TIPP AM RANDE

Wenn Sie das Bittersalz nicht vertragen, dann können Sie den Geschmack mit ein paar Tropfen Zitronensaft oder Basensalz „verfeinern".

ACHTUNG !

In der ersten Behandlungs- oder Kurwoche können beim Patienten Reaktionen wie Kopfschmerzen, Müdigkeit, Schlafstörungen, Kreislaufschwäche, Verdauungsbeschwerden bis zu Depressionen auftreten – die Mayr-Ärzte nennen dies „Rückvergiftung". Der Grund: Durch die Umstellung der Ernährung werden Toxine – organische Giftstoffe – freigesetzt, die der Körper oft nicht rasch genug ausscheiden kann.

Die Schulung

Sie dient dem Training der mangelhaften Funktion von Körperorganen. Dazu zählen ein spezielles Kau- und Esstraining und die langsame Umstellung auf eine gesunde Ernährungs- und Lebensweise. Auch in dieser Behandlungsphase wird der speziell ausgebildete F.X. Mayr-Arzt durch die händische Bauchbehandlung die Verdauung aktivieren. Besonderes Augenmerk wird dabei auf die Entstauung der Leber, der Bauchspeicheldrüse, der Darmdrüsen und auf die Belebung von Blut- und Lymphzirkulation gelegt.

Der Arzt führt mit dem Patienten bestimmte Bauch-Atemübungen durch, damit dieser die richtige Atmung erlernt. Wie bei anderen ganzheitlichen Heilverfahren setzt auch die F.X. Mayr-Medizin darauf, dass der Patient sein Schicksal selbst in die Hand nimmt und anhand einer ausführlichen Schulung die Eigeninitiative zur Heilung ergreift.

Tipp

TIPP AM RANDE

Um einen optimalen Kurerfolg zu erreichen, sollten Sie bereits eine Woche vor Kurantritt mit einer Vorkur daheim beginnen. Trinken Sie morgens eine halbe Stunde vor dem Frühstück ein Viertel Liter abgekochtes, lauwarmes Wasser, in dem Sie zuvor einen gestrichenen Teelöffel Bittersalz aufgelöst haben. Bittersalz erhalten Sie in jeder Apotheke. Essen Sie vor Kurantritt wenig frisches Obst und Gemüse und verzichten Sie auf das Abendessen oder reduzieren Sie es auf ein Minimum.

Tipps zur richtigen Ernährung:

- Zu viel Essen überlastet die Verdauungsorgane und fördert die vorzeitige Alterung.
- Der Abstand zwischen den Hauptmahlzeiten sollte mindestens 5 Stunden betragen.
- Die Mahlzeiten sollen gut gekaut werden, damit sich das natürliche Sättigungsgefühl wieder einstellt.
- Hören Sie zu essen auf, wenn Sie das erste Sättigungsgefühl spüren.
- Legen Sie nur kleine Bissen auf Löffel und Gabel.
- Nehmen Sie keine Zwischenmahlzeiten ein.
- Essen Sie prinzipiell wenig Rohkost und vermeiden Sie Rohkost und Obst nach 16 Uhr.
- Nehmen Sie nach 18 Uhr keine feste Nahrung zu sich.
- Trinken Sie über den Tag verteilt 3–4 Liter Flüssigkeit.

Tipp

TIPP AM RANDE

Viele Kurzentren bieten auch weniger strenge Mayr-Kur-Varianten an: von der „erweiterten Milchdiät“ mit Topfen, Ziegenkäse und Basensuppen bis zur „milden Ableitungsdiät“, bei der naturbelassene Lebensmittel für die Darmregulierung sorgen sollen.

Tipp

EXPERTENTIPP

„An Kräutertee kann man sich gewöhnen: Anserine entkrampft, Schafgarbe tonisiert Venen, Käsepappel kräftigt die Magenschleimhaut, Calmus reguliert den Magensaft, Melisse stärkt die Nerven, Fenchel entbläht, Weißdorn regt den Kreislauf an, Zinnkraut strafft das Gewebe und ist gut für Nägel und Haar.“

Die Bewegung

Der Kurtourismus ist heute zu einem boomenden Wirtschaftszweig geworden. Was liegt daher näher, als eine medizinische Behandlung wie die F.X. Mayr-Kur mit einem ausgiebigen Kuraufenthalt samt Bewegungstherapie zu vereinbaren. Viele Kurhotels bieten neben der F.X. Mayr-Kur auch andere Freizeitaktivitäten wie Golf, meditatives Wandern oder Unterwasser-Gymnastik an.

Tipp

TIPP AM RANDE

Die Massagen der F.X. Mayr-Kur sind mit allen anderen Massagearten vereinbar.

Wie sieht also eine typische Behandlung in einem Mayr-Kurzentrum aus?

Nach einer ausführlichen Anamnese mit Erstuntersuchung wird der Arzt für Sie einen individuellen Diätplan erstellen. Zudem wird er 3-mal wöchentlich eine händische Bauchbehandlung durchführen und Ihnen 3-mal wöchentlich eine Wärmepackung verabreichen. 2-mal in der Woche sollten Sie Gesundheitsgymnastik machen. Nach einer Woche werden Sie einer Zwischenuntersuchung unterzogen, um etwaige Umstellungen der Diät entscheiden zu können. Am Ende werden dann nochmals ausführliche Labortests wie beispielsweise eine Harnanalyse durchgeführt.

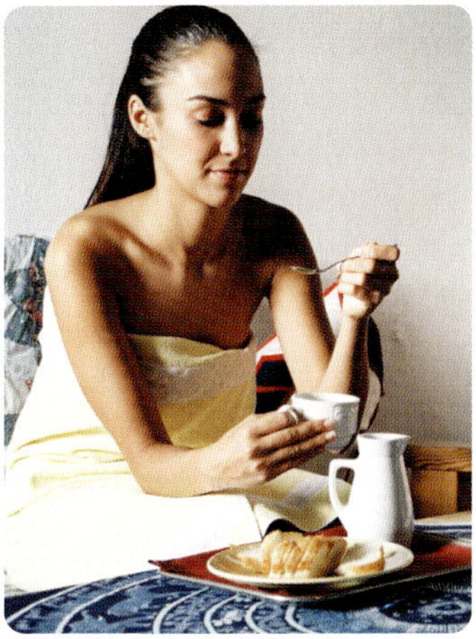

Bei der Mayr-Kur wird die Milch gelöffelt

Die ambulanten Mayr-Kuren

haben den Vorteil, dass sie in den Arbeits- und Berufsalltag integriert werden können. Das Programm ist ähnlich: Neben einer strengen Diät und den regelmäßigen händischen Bauchmassagen wird der Mayr-Arzt mit Ihnen ebenfalls Zusatzmaßnahmen wie ausreichende und regelmäßige Flüssigkeitszufuhr, das Einhalten der Pausen zwischen den Mahlzeiten und die richtige Atemschulung vereinbaren. In jüngster Zeit entwickelten Mayr-Ärzte kombinierte ambulante und stationäre Therapieprogramme.

Heute haben Mayr-Ärzte den drei Heilungsprinzipien Schonung, Säuberung und Schulung noch ein viertes hinzugefügt: die Substitution. Durch die Anforderungen des modernen Berufsalltages leiden viele Menschen an einem Mangel an Vitaminen, Mi-

ACHTUNG !

Machen Sie eine Diät immer unter ärztlicher Aufsicht. Bei herkömmlichen Diäten, die beispielsweise in Illustrierten angeboten werden, kann es sehr bald zum so genannten „Jojo-Effekt“ kommen. Da der Stoffwechsel während der Diät auf Sparflamme kocht, nimmt man nach der Diät noch mehr zu. Infolge des kurzfristigen Anstiegs der Harnsäure kann beispielsweise leicht ein Gichtanfall ausgelöst werden.

neralstoffen oder Spurenelementen, die neuerdings während einer Mayr-Therapie dem Patienten bei Bedarf verabreicht werden.

Tipp

TIPP AM RANDE
Einmal im Jahr wird eine Mayr-Kur aus Gründen der Gesundheitsvorsorge empfohlen.

7. Welchen Vorteil hat die Medizin nach F.X. Mayr?

Die F.X. Mayr-Kur kann viele Störungen des Allgemeinbefindens beseitigen, die klinisch nicht als Krankheit definiert und diagnostizierbar sind, wie Schmerzen, Müdigkeit, Nervosität, Neigung zu Kopfschmerzen, Reizbarkeit, Schlafstörungen und Stressfolgen.

!

ACHTUNG
Eine Mayr-Kur kann zwar regelmäßig absolviert werden, ist aber zeitlich begrenzt und nicht als Ernährungsprogramm geeignet.

Die Mayr-Medizin versteht sich im Gegensatz zur Schulmedizin nicht als Notfallmedizin, sondern als vorbeugende Maßnahme, die dem Menschen hilft, den Heilungsprozess selbstständig zu entwickeln. Wegen der rein natürlichen Behandlung sind fast keine Nebenwirkungen zu befürchten.

8. Zwei Beispiele aus der Praxis

Beispiel 1

Eine 40-jährige Marketing-Managerin fühlt sich abgekämpft und müde. Sie leidet täglich unter Verstopfung und unter Gewichtsproblemen.

Tipp

TIPP AM RANDE
Die Behandlung nach F.X. Mayr kann auch mit homöopathischen Heilmitteln oder mit Akupunktur kombiniert werden.

Sie geht zu einem F.X. Mayr-Arzt, der ihr einen 3-wöchigen Kuraufenthalt verschreibt. Zuerst arbeitet er nach einer ausführlichen Anamnese eine Diät aus. Die wichtigste Regel lautet dabei: Trinken, Trinken und nochmals Trinken – aber nicht zu den Mahlzeiten, sondern über den Tag verteilt. Bis zur 4 Liter stilles Mineralwasser und verschiedene Teemischungen soll die Kurende täglich aufnehmen. Feste Nahrung wird während der Behandlung weitestgehend vermieden.

!

ACHTUNG
Lymphdrainagen dürfen nur von speziell ausgebildeten Therapeuten durchgeführt werden. Nie bei Tumorgeschehen anwenden!

Parallel dazu gönnt sich die Patientin medizinische Bäder, lässt sich den Bauch massieren, macht Krankengymnastik und bekommt eine Lymphdrainage, eine bestimmte Massageform, bei der der Lymphfluss gebessert werden soll.

Beispiel 2

Ein 50-jähriger Journalist ist seit 20 Jahren Kettenraucher und fühlt sich abgekämpft und erschöpft. Er will mit dem Rauchen aufhören und auch den beruflichen Stress abbauen.

Er konsultiert eine F.X. Mayr-Ärztin, die ihm folgendes Therapieprogramm verschreibt: Eine strikte 3-wöchige F.X. Mayr-Kur, die sich auf Semmeln und Milch beschränkt, daneben verschiedene Kräutertees. Wichtig ist vor allem die Bewegung und die Ablenkung während der Rauchentwöhnung. Daher verordnet die Ärztin lange Spaziergänge und nach der ersten Woche regelmäßige Entspannung im Dampfbad und in der Sauna. Damit die Nikotin-Entzugserscheinungen abgemildert werden, soll der Patient ein Nikotinpflaster tragen.

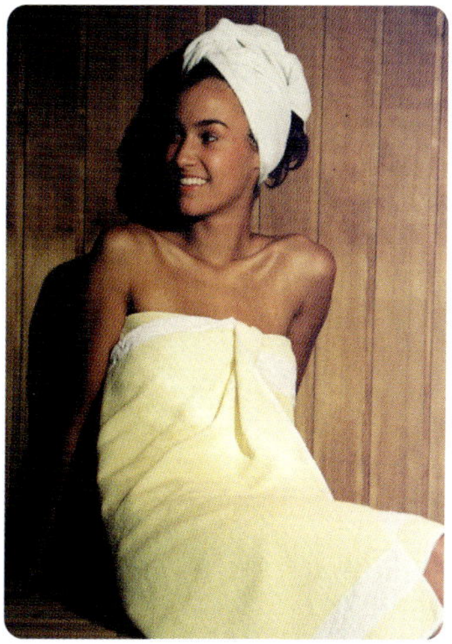

Der regelmäßige Gang in die Sauna entgiftet den Körper

9. Die Grenzen der F.X. Mayr-Medizin

Bei multipler Sklerose, Krebs, Herzinfarkt, Schilddrüsen-Überfunktion, schweren Infektionskrankheiten und Geisteskrankheiten kann eine Mayr-Kur nicht helfen. Umstritten ist, ob Mayr-Kuren bei Essstörungen wie Bulimie oder Magersucht eine günstige Wirkung zeigen.

10. Was zahlt die Krankenversicherung?

Die Therapie soll – wenn möglich – mindestens 3 Wochen dauern, um zu garantieren, dass der Patient nicht mehr in seine alten Essmuster zurückfällt. Sie kann ambulant oder in Form eines Kuraufenthaltes durchgeführt werden. Durchschnittliche Kosten pro Woche: 300–700 Euro. Die Gebietskrankenkassen zahlen jedoch leider nichts.

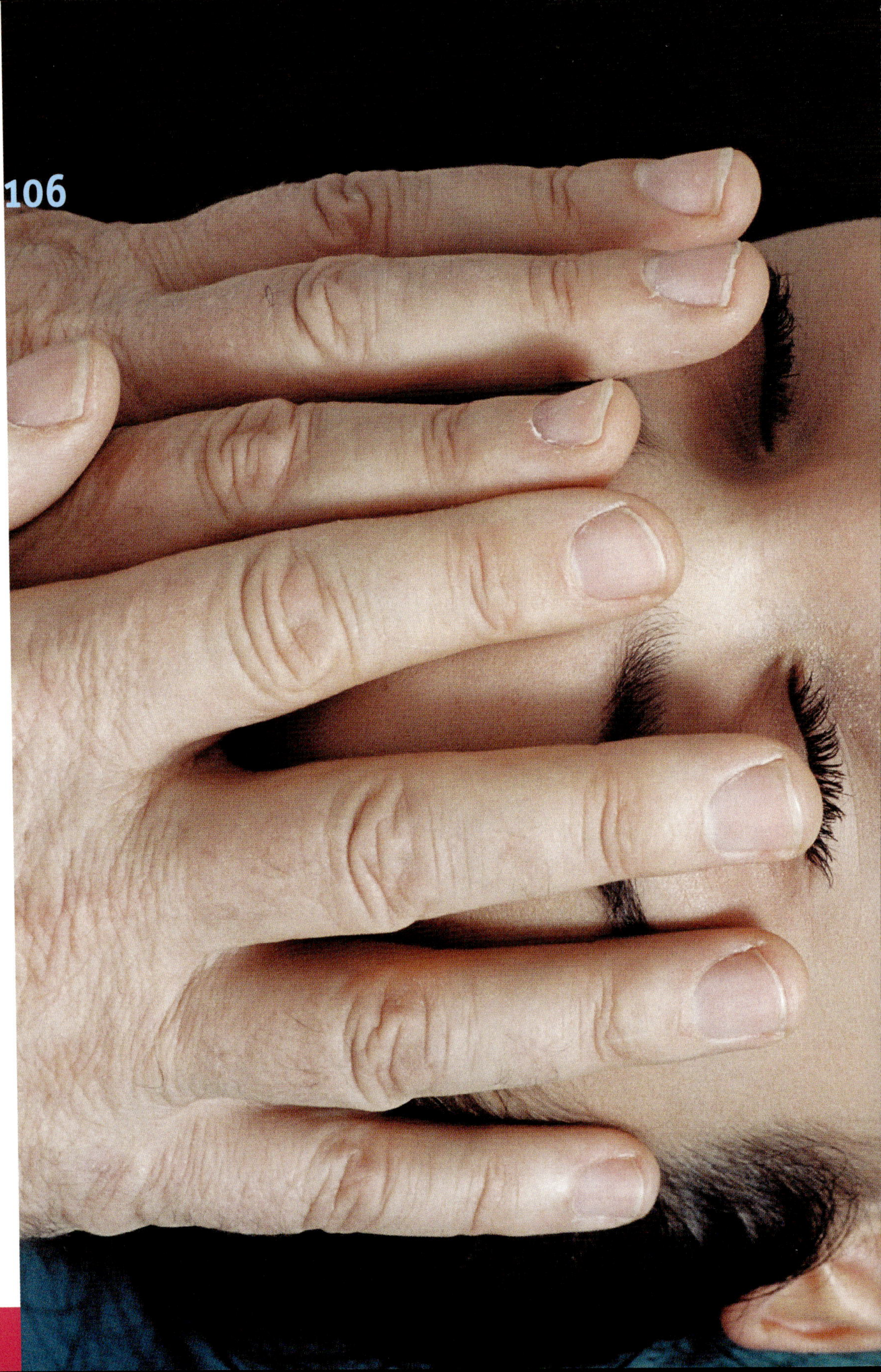

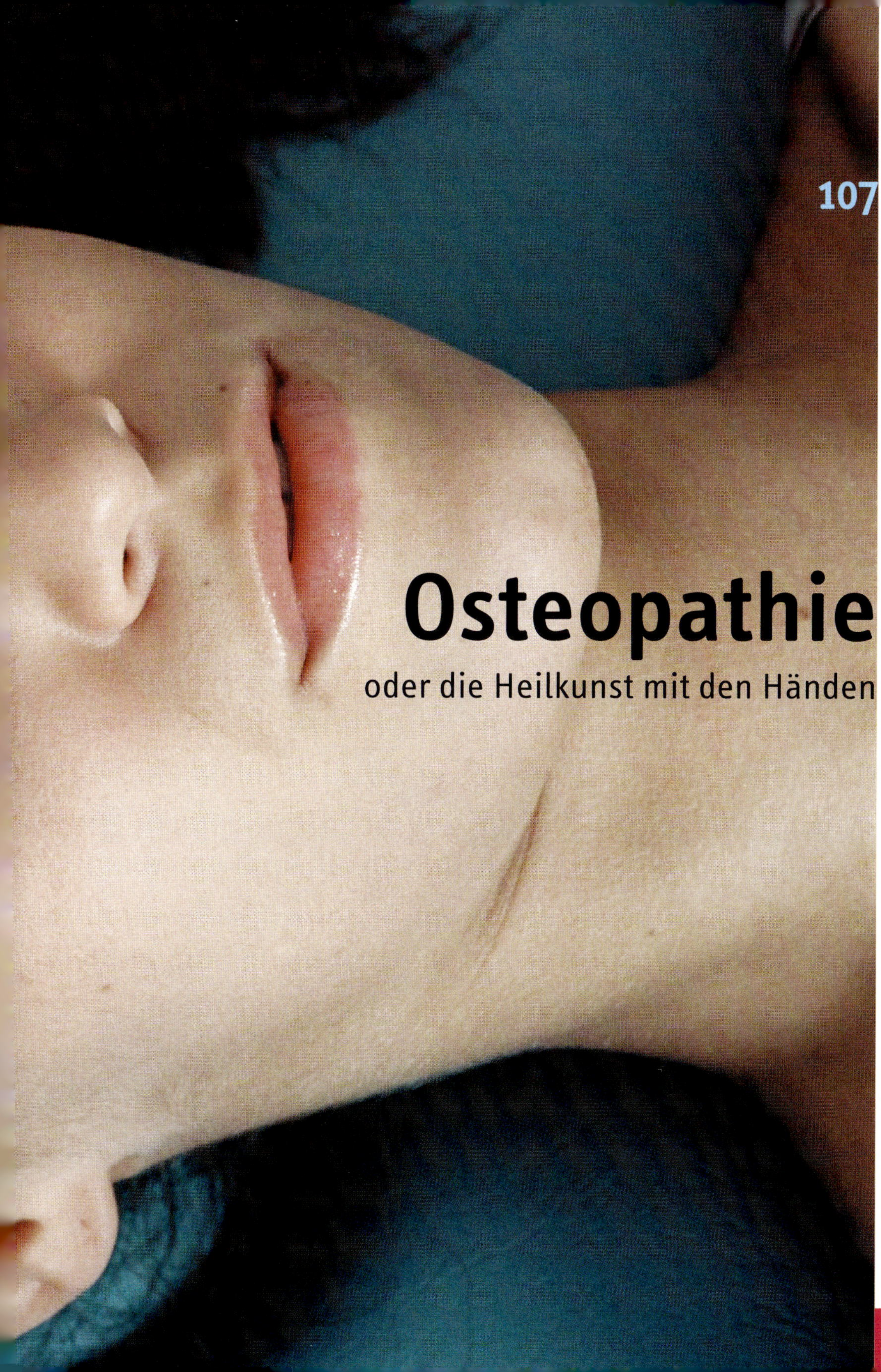

Osteopathie

oder die Heilkunst mit den Händen

Osteopathie oder

„Leben ist Bewegung" lautet das oberste Prinzip der Osteopathie. Der Therapeut heilt dabei allein mit seinen Händen, indem er sich in die Beschaffenheit der verschiedenen Gewebe im Körper einfühlt und nachforscht, wo die eigentliche Ursache für den Schmerz liegt. Der Patient nimmt diese Behandlungsmethode als sehr angenehm wahr. Osteopathie kann oftmals die Einnahme von Tabletten ersetzen.

1. Was ist Osteopathie?

In der Osteopathie werden Krankheiten am Bewegungsapparat und Funktionsstörungen im Körper im wahrsten Sinne des Wortes „behandelt" – nur mit Hilfe der Hände.

„Leben ist Bewegung", so lautet das oberste Prinzip der Osteopathie, einer jungen Heilkunst, die ein amerikanischer Arzt Mitte des vorigen Jahrhunderts entwickelte. Aus dem Lateinischen übersetzt heißt Osteopathie soviel wie „über die Knochen Leiden heilen". Die Osteopathie war lange Zeit umstritten, doch mittlerweile haben medizinisch eingesetzte Infrarotkameras und der Ultraschall gezeigt, was Osteopathen davor nur fühlen konnten: Unsere Organe, Muskeln, Gewebe, ja selbst die Knochen, sie alle haben eine innere Beweglichkeit. Sie ist Voraussetzung dafür, dass alle Vorgänge im Körper problemlos ablaufen können. Jede Einschränkung der Beweglichkeit führt – nach dieser Auffassung – über kurz oder lang zu mitunter schweren Leiden. Die Behandlung durch den Osteopathen setzt daher am ganzen Körper an: an den Knochen, den Gelenken, den Muskeln, den Flüssigkeitssystemen, an den Faszien, die unsere inneren Organe und Muskeln einem festmaschigen Netz gleich umschließen, und nicht zuletzt am craniosacralen System des Schädels.

Tipp

TIPP AM RANDE

Überall dort, wo die innere Beweglichkeit der Knochen, Muskeln oder Organe eingeschränkt ist, versucht der Osteopath diese wiederherzustellen. Die Osteopathie trachtet, nicht nur den Schmerz selbst zu behandeln, sondern dessen Ursache. Oft liegt diese weit vom Schmerzort entfernt.

Ausgehend von der Mechanik unseres Körpers, ist es das Ziel der Osteopathie, herauszufinden, wo genau im Körper die Beweglichkeit eingeschränkt ist, um diese wiederherzustellen. Der Osteopath heilt allein mit seinen Händen, indem er sich in die Beschaffenheit der verschiedenen Gewebe im Körper einfühlt und nach der Ursache

die Heilkunst mit den Händen

für die Beeinträchtigung forscht. Bei der Behandlung selbst stehen dem Osteopathen mehrere Techniken zur Verfügung. Schließlich kann die Verspannung beim Patienten so massiv sein, dass es scheint, als würde der Therapeut auf Holz klopfen. Ein geschulter Osteopath wird daher je nach Verspannungsgrad unterschiedliche Griffe anwenden.

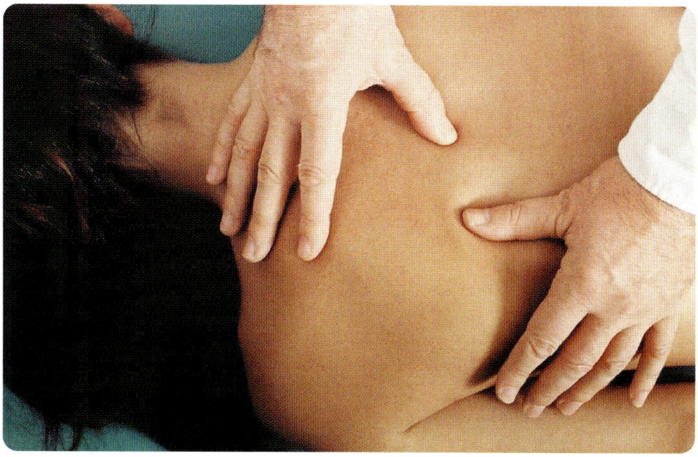

Der Osteopath ertastet Spannungen im Körper

Während die Manuelle Medizin (siehe Seite 146) direkt auf der Ebene der Gelenke arbeitet und dabei vor allem die Wirbelsäule ins Zentrum der Behandlung rückt, geht es bei der Osteopathie um den gesamten Körper.
Wie ein Detektiv ertastet ein Osteopath dabei die Spannungen im Gewebe und folgt ihnen. Zumeist wandern die Verspannungen weiter entlang des festmaschigen Fasziennetzes, das man sich wie ein zweites inneres Skelett vorstellen kann. So tastet der Osteopath sich beispielsweise von der schmerzenden rechten Schulter weiter hinab, folgt den Spannungen wie einem roten Faden und landet schließlich bei der Ursache für die schmerzende Schulter: bei der Leber. Dort setzt schließlich die Therapie an. So stellt der Osteopath zum Beispiel mit seinen Händen die Eigenbeweglichkeit der Leber wieder her. Der Patient nimmt die Behandlung entweder nicht oder als sehr angenehm wahr.

Tipp

TIPP AM RANDE

Schmerzen in der rechten Schulter können ihre Ursache in einer beeinträchtigten Leberfunktion haben.

Diese Fähigkeit des Ertastens einer Krankheitsursache und des Hineinspürens in den Körper eines Patienten braucht allerdings sehr viel Erfahrung. So dauert an der „Wiener Schule für Osteopathie" die Ausbildung für Ärzte und Physiotherapeuten sechs Jahre.

Da es für die Osteopathie noch kein einheitliches Ausbildungsdiplom gibt, sollten Sie schon im Vorfeld den Ausbildungsstand des Osteopathen abklären. Derzeit wird die Osteopathie mehrheitlich von Physiotherapeuten angeboten, sie soll demnächst aber auch von der Ärztekammer als komplementärmedizinische Methode anerkannt werden. Das würde zumindest eine einheitliche Ausbildung garantieren. In den USA hingegen wird „osteopathy" bereits als eigenes Studienfach an den medizinischen Fakultäten der Universitäten gelehrt.

ACHTUNG !
Erkundigen Sie sich nach dem Ausbildungsstand des Therapeuten, bevor Sie sich einen Termin geben lassen.

2. Kurze Geschichte der Osteopathie

Schon im Altertum verrichteten die sogenannten „Gliedersetzer" und „Ziehleute" ihr Handwerk. Bei dieser Ursprungsform der Manuellen Medizin ging es mitunter recht brutal zu. Schon damals war bekannt, dass bestimmte Handgriffe an der Wirbelsäule Wirkungen auf den Körper haben können. Allein das Wie war fragwürdig.

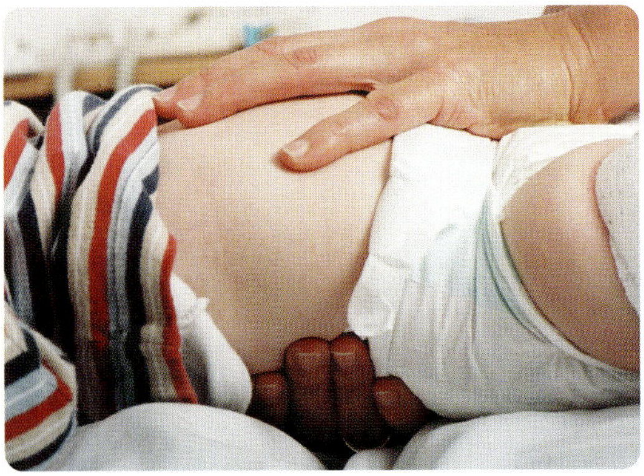

Die Osteopathie hat große Erfolge bei der Behandlung von Kleinkindern

Ende des 19. Jahrhunderts beschäftigte sich der amerikanische Arzt Andrew Taylor Still (1828–1912) eingehend mit der Anatomie des menschlichen Körpers. Still war von einem tragischen Schicksal getrieben: Drei seiner Kinder starben im Zuge einer Meningoenzephalitis-Epidemie, die gerade die USA erfasst hatte und Still stand vor den Grenzen seiner schulmedizinischen Ausbildung. Im Zuge seiner Studien erkannte Still alsbald, dass eine Disharmonie in der Körpermechanik sowohl die betroffene Gewebsstruktur selbst als auch die Funktion der inneren Organe beeinträchtigt. Lockert man hingegen mit Hilfe der Hände diese verspannten oder blockierten Stellen, vergehen nicht nur die lokalen Beschwerden – auch entfernt liegende Funktionsstörungen können erfolgreich behandelt werden. Still konzentrierte sich in seinen Arbeiten vor allem auf die Durchblutung, die es zu fördern gilt. Seine These: Ist die Durchblutung unterbrochen, kommt es zu einer Beeinträchtigung im Gewebe selbst.

3. Wie wirkt die Osteopathie?

Für die Osteopathen bilden Knochen, Muskeln und Sehnen zusammen mit den inneren Organen ein eigenes dynamisches Netzwerk. Dieses Netz wird durch die bereits oben erwähnten Faszien zusammengehalten. Faszien sind Hüllen aus festem Bindegewebe – ähnlich einem flexiblen Skelett. Dieses Bindegewebe-Skelett hat in einem gesunden Körper nun die Aufgabe, alle Teile in einer harmonischen Bewegung zusammenzuhalten. Durch eine Verletzung, Verspannung oder eine Krankheit wird diese innere Harmonie aber empfindlich gestört. Doch laut Osteopathie ist gerade die Beweglichkeit der inneren Organe für unser Wohlbefinden von immenser Bedeutung. So kann beispielsweise eine nicht korrekt verheilte Operationsnarbe im Bauchbereich, wo Gewebsschichten miteinander verklebt sind, Verdauungsstörungen verursachen.

Ein Beispiel

Wussten Sie, dass sich beim Ein- und Ausatmen unsere Nieren jedes Mal um bis zu 3 Zentimeter heben bzw. senken? Wenn nun aber oben ein Druck über dem Zwerchfell entsteht, können sich die Nieren nicht mehr ungehindert heben und senken. Irgendwann tritt dann eine Beeinträchtigung dieses Organs ein.

ACHTUNG !

Beim Ein- und Ausatmen heben und senken sich unsere Nieren jedes Mal 3 Zentimeter. Werden sie – beispielsweise durch eine Operationsnarbe – daran gehindert, kommt es zu einer Funktionsstörung der Nieren.

Auch unsere Körperflüssigkeiten müssen ungehindert fließen können: Das gilt für unsere Durchblutung, die Lymphflüssigkeit und den Liquor, jene Flüssigkeit, die unser Gehirn und unser Rückenmark umfließt.

Am Beginn jeder osteopathischen Behandlung steht die Abklärung der Krankengeschichte, also die Anamnese. Dabei gilt es gemeinsam mit dem Therapeuten folgende drei Fragen zu klären:

- Was war zu Beginn des Schmerzes?
- Wann ist das Problem zum ersten Mal aufgetreten?
- Tritt der Schmerz ständig oder nur manchmal auf?

Als nächster Schritt folgt die **Palpation,** das Ertasten von Verspannungen. Dies soll anhand eines Beispiels demonstriert werden: Ein Graphiker kommt mit einem schweren Taubheitsgefühl im linken Arm zum Osteopathen. Mal sei der Arm wie taub, dann spüre er ein unangenehmes Prickeln, berichtet der Patient. Nach dem Abklärungsgespräch tastet sich der Therapeut über die Nervenbahnen hinauf und fühlt das, was im umgangssprachlichen Gebrauch als „eingeklemmter Nerv" bekannt ist: einen Druck auf die Nerven, verursacht durch die 1. Rippe. Diese liegt hinter dem Schlüsselbein und wird von der Nackenmuskulatur ständig hochgezogen. Doch da die Natur an dieser Stelle keine Bewegung geplant hat, ist auch kein Platz dafür da und es entsteht ein konstanter Druck. In der klassischen Schulmedizin wird deshalb nicht selten kuzerhand die 1. Rippe entfernt. Im Falle des Graphikers waren vier manuelle Behandlungen beim Osteopathen ausreichend, damit der Mann beschwerdefrei war. Die Nerven in diesem Areal wurden wieder beweglich, gewissermaßen „frei" gemacht.

Tipp

TIPP AM RANDE

Wenn Sie sich die Antworten auf die drei Fragen, die der Osteopath während der Anamnese stellt, schon zu Hause überlegen, ersparen Sie sich Behandlungszeit und -kosten beim Therapeuten.

!

ACHTUNG

Den „eingeklemmten Nerv" gibt es nicht. Was man umgangssprachlich als solchen bezeichnet, ist nichts anderes als ein Druck auf die Nerven oder das Nervenzentrum.

4. Wissenschaftlicher Nachweis der Wirksamkeit von Osteopathie

In den USA wurde 1999 eine Studie mit dem Titel „Comparison of Osteopathic Spinal Manipulation" über Manipulationen bei Rückenschmerzen mit insgesamt 1193 Probanden durchgeführt. Eine Gruppe wurde mit osteopathischen Therapietechniken behandelt, die andere Kontrollgruppe unterzog das amerikanische Ärzteteam einer physikalischen Behandlung samt Infusionen. Das Ergebnis: Bei jenen Patienten, die osteopathisch behandelt wurden, sank die Medikamenteneinnahme signifikant:
entzündungshemmende Medikamente: 24,3% zu 54,3%
muskelentspannende Medikamente: 6,3% zu 25,1%
(jeweils im Vergleich zur Kontrollgruppe, die einer herkömmlichen Behandlung unterzogen wurde).

Tipp

TIPP AM RANDE

Die Osteopathie hat ihre Wirkung vor allem im präventiven Bereich, weil sie die Selbstheilungskräfte im Körper anregt.

In der Anatomie ist schon lange bekannt, dass Faszien (eine Schicht aus Bindegewebe) den ganzen Körper, einzelne Organe, Muskeln und Muskelfasern einhüllen. Nicht belegt werden konnte bisher aber die osteopathische Vorstellung, dass diese Faszien ein eng verflochtenes Netz bilden, das alle Teile des Körpers miteinander verbindet. Ebenfalls nicht bewiesen ist die Theorie, dass Bewegungsbeeinträchtigungen im Fasziennetz zu schweren Krankheiten führen.

5. Wo hilft die Osteopathie am besten?

Obwohl die Osteopathie zu den sanften Therapietechniken zählt, ist sie bei vielen schmerzhaften Beschwerden sehr gut indiziert. So raten wir, bei allen Beeinträchtigungen im Bereich der Wirbelsäule und bei Gelenksbeschwerden einen Osteopathen aufzusuchen, bevor Sie Tabletten schlucken oder sich Infusionen verschreiben lassen.

Tipp

TIPP AM RANDE

Die Osteopathie hilft besonders bei allen Beeinträchtigungen der Wirbelsäule und bei Gelenksbeschwerden.

Bei folgenden Leiden hat sich die Osteopathie bisher bewährt:

- Akute Probleme an der Wirbelsäule: vor allem bei Hexenschuss, Peitschenschlagsyndrom und akuter Nackensteife.
- Akute Beschwerden des Bewegungsapparates: bei Verstauchungen, Zerrungen oder Verrenkungen.
- Schwindel: Häufig haben Schwindelattacken ihre Ursache in einer verspannten Nackenmuskulatur.
- Gehörsturz
- Verdauungsprobleme: Viele Menschen leiden unter Verdauungsproblemen, ohne zu wissen, was die Ursachen hierfür sind. Nicht selten nämlich bewirken laut Osteopathie Verspannungen in der Wirbelsäule, die über die Faszien ausstrahlen, eine schlechte Verdauung. Selbst eine „zwickende" Narbe in der Bauchregion kann ein Grund für die Verdauungsprobleme sein. Auch wenn Sie die Narbe nicht spüren: Es genügt, dass unter Ihrer Operationsnarbe verschiedene Schichten von Gewebe verklebt sind.
- Atembeschwerden: Unsere zwölf Rippen schließen sich wie ein Korb um das Zwerchfell. Wenn sich das Zwerchfell senkt, dehnen sich die Rippen aus. Bei Menschen mit viel Stress ist diese natürliche Mechanik manchmal beeinträchtigt.
- Kopfschmerzen: Ständiges Kopfweh kann seine Ursache in einer verspannten Kaumuskulatur haben. Der Osteo-

path fühlt, ob das Kiefergelenk noch beweglich ist und wendet, wenn nötig, Korrekturtechniken an, um es wieder beweglich zu machen. Sind diese Verspannungen in der Kaumuskulatur bereits chronisch, wird er Ihnen wahrscheinlich zusätzlich einen Zahnarzttermin empfehlen.

- Eine sehr gute Indikation weist die Osteopathie bei der Behandlung von Kleinkindern auf. Vorreiter dieser Heilmethode fordern deshalb schon länger eine routinemäßige Behandlung von Neugeborenen.
- Neu ist hingegen die Erkenntnis, dass Osteopathie bei der Behandlung von Unfruchtbarkeit überraschende Erfolgsaussichten hat.

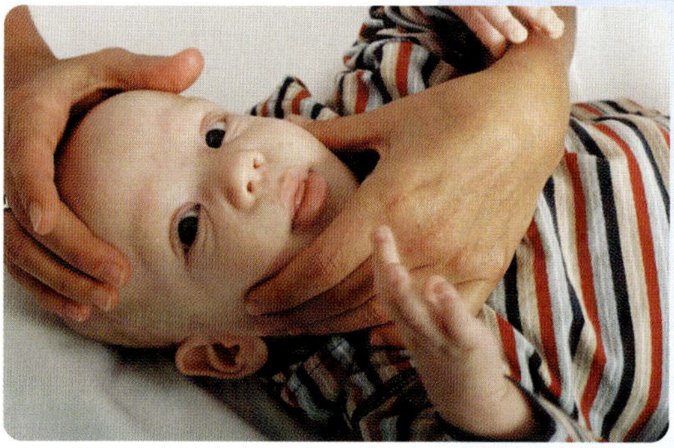

Laut Osteopathie sollen Babies bereits nach der Geburt untersucht werden

Im Kapitel „Frauen und Kinder“ ab Seite 156, finden Sie alles, was Sie über Osteopathie in diesem Zusammenhang wissen wollen oder sollten.

6. Welche Behandlungsmethoden gibt es?

Wie in Kapitel 1 ausführlich beschrieben, betrachtet die Osteopathie den Patienten in seiner Ganzheit von Körper, Seele und Geist: So wird es dem Therapeuten möglich, beispielsweise bei starken Schulterschmerzen eine beeinträchtigte Leberfunktion als eigentliche Ursache auszumachen. In der Osteopathie unterscheidet man drei Teilbereiche, wobei bei einer Behandlung immer möglichst alle in kombinierter Form zur Anwendung kommen sollen.

Die Strukturelle Osteopathie

Darunter versteht man die Arbeit an den Gelenken, Muskeln, Sehnen und Faszien. Für den Patienten fühlt sich diese Technik wie eine Massage an. Der Therapeut dehnt ein Gelenk oder bringt ein Gelenk in Spannung, um ihm sogleich einen so genannten „Puls“, einen kleinen Ruck, zu geben. Als „direkt“ wird eine Technik bezeichnet, wenn der Therapeut während der Behandlung in die Richtung der Bewegungseinschränkung arbeitet; als „indirekt“, wenn er gegen die Bewegungseinschränkung behandelt. Ziel ist es, die Beweglichkeit in der betroffenen Körperzone wiederherzustellen und Fehlstellungen zu korrigieren.

Viel häufiger werden Sie aber im Zuge einer Behandlung den Eindruck haben, als bliebe der Therapeut tatenlos, fast so, als würde er nur seine Hände auflegen und abwarten. Was in dieser Situation dann allerdings passiert, kann man am besten als „Dialog mit dem Körper" bezeichnen. Damit beschäftigen sich die folgenden Behandlungsmethoden:

Die Craniosacrale Osteopathie

Ein Schüler des Osteopathie-Erfinders Still, der Amerikaner William Sutherland, erkannte, dass der Schädel scheinbar nicht nur als Helm zum Schutz des Gehirns dient. Sutherland fand heraus, dass die Schädelknochen rhythmisch pulsieren, fast so, als würden sie atmen. Seither sprechen die Osteopathen auch von einer „primären Atmung", die freilich unabhängig ist von der herkömmlichen Atmung. In der Craniosacralen Osteopathie geht es um die Behandlung des gesamten Kopfbereiches des Patienten. Der Therapeut setzt sehr feine Pulsationen, die für Laien kaum wahrnehmbar sind. Er hält dabei den Kopf in seinen beiden Händen oder legt eine Hand auf, während die andere den Kopf stützt. Dabei tritt ein wohliges Gefühl ein, häufig schlafen die Patienten während der Behandlung auch ein. Mittels Mikrobewegungen an der Schädeldecke werden der Liquor, die Gehirnflüssigkeit, das zentrale und das autonome Nervensystem und die Schädelknochen selbst mobilisiert. Diese Methode sollte jedoch nur von sehr erfahrenen Therapeuten durchgeführt werden, da sie eine präzise Kenntnis der Schädelanatomie voraussetzt.

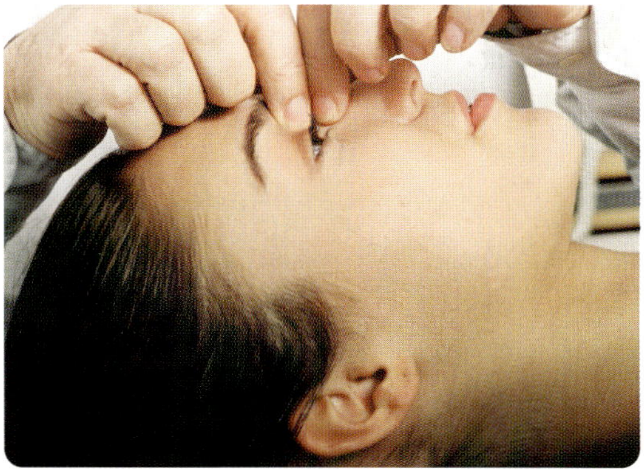

Bei der craniosacralen Therapie setzt der Therapeut feinste Pulsationen

Die Viscerale Osteopathie

Diese Behandlungsmethode kommt zum Einsatz, wenn die Funktion einzelner Organe gestört ist – wenn beispielsweise nach einer Lungenentzündung Verklebungen im Gewebe vorhanden sind. Der Therapeut arbeitet dann mittels visceralen Grifftechniken an der Beweglichkeit der Lunge und versucht, ihren Eigenrhythmus wiederherzustellen. Mit dieser Methode werden die inneren Organe, die dazugehörenden Gefäße sowie der gesamte Aufhängungsapparat der inneren Organe behandelt.

7. Welchen Vorteil hat die Osteopathie?

Tipp

TIPP AM RANDE

Diese Heilmethode ist im Gegensatz zur verwandten Chiropraktik sehr angenehm. Nicht selten schlafen die Patienten während der Behandlung ein.

Die Osteopathie hat gegenüber anderen Therapieformen einen entscheidenden Vorteil: Sie ist eine sehr angenehme Heilmethode. Anders als in der verwandten Manuellen Medizin wendet der Osteopath bei seinen Grifftechniken nur sehr geringe Kräfte an. Nicht selten schlafen die Patienten während der Behandlung ein.

Darüber hinaus ist die Osteopathie bis auf kurzfristige Reaktionen nahezu nebenwirkungsfrei – aber trotzdem effektiv: Die inneren Selbstheilungskräfte werden angeregt, unser „innerer Arzt“ nimmt sozusagen wieder seine Arbeit auf. Das spürt der Patient sehr bald, indem er sein harmonisches Gleichgewicht findet. Die Stärke der Osteopathie liegt daher in der Gesundheitsvorsorge.

8. Zwei Beispiele aus der Praxis

Beispiel 1

Ein 10-jähriges Mädchen kommt mit seiner Mutter zum Osteopathen. Vergangenen Winter hatte es gleich drei Mittelohrentzündungen hintereinander, die Nebenhöhlen sind extrem empfindlich, die Hörfähigkeit am rechten Ohr bereits beeinträchtigt. Der Therapeut wendet bei dem Kind die Strukturelle sowie die Craniosacrale Osteopathie-Methode an. Er behandelt das Mädchen am Nacken, um dort die Durchblutung anzuregen, und am Kopf, um die eustachische Röhre zu öffnen. Bereits nach zwei Behandlungen hört das Mädchen wieder zur Gänze.

Beispiel 2

Ein Baumeister Mitte 40 arbeitet viel am Computer und am Zeichenbrett. Mit einem akuten Ischiasproblem schleppt er sich zum Osteopathen. Sein Rücken ist wie gelähmt, der Schmerz strahlt in das rechte Bein, nur wenn er sich stark nach vorne beugt, erträgt der Mann die Schmerzen.

In Fällen wie diesen darf ein Osteopath nicht therapieren, bevor er nicht abgeklärt hat, ob es sich um einen Bandscheibenvorfall handelt und eine Behandlung durch den Osteopathen schaden könnte.

Im konkreten Fall ist ein Bandscheibenvorfall auszuschließen. Der Baumeister leidet unter einem massiv verspannten Hüftbeuger-Muskel, der direkt an den Bandscheiben zieht. Wegen der starken Schmerzen behandelt der Therapeut direkt, das heißt, er dehnt in Richtung der Fehlstellung des Hüftbeugers. Danach behandelt er die Lendenwirbelsäule. Der Baumeister kann die Praxis in einer geraden und schmerzfreien Haltung verlassen.

Tipp

EXPERTENTIPP

„Blockierungen des Bewegungsapparates entstehen nicht nur durch Unfälle oder Verletzungen, auch die tägliche Arbeitshaltung spielt eine große Rolle! Wenn Sie z.B. viel am Computer arbeiten, sollten Sie auf eine ergonomische Gestaltung Ihres Arbeitsplatzes achten: Der Bildschirm sollte gerade vor Ihnen stehen, die Bildschirmoberkante sollte sich in Augenhöhe befinden. Wenn Ihre Hände auf der Tastatur liegen, sollten die Arme im Ellenbogen einen Winkel von 90° bilden – so vermeiden Sie krampfhaft hochgezogene Schultern."

9. Die Grenzen der Osteopathie

Überall dort, wo bereits Gewebe (und nicht nur die Funktion) zerstört ist, soll Osteopathie nicht angewandt werden. Das ist beispielsweise der Fall

- bei hochentzündlichen Erkrankungen und
- bei Tumorgeschehen wie Krebs.

Ansonsten sind die Risiken bei dieser Therapieform als gering einzustufen.

Noch ein Beispiel in diesem Zusammenhang: Einen Knochenbruch kann ein Osteopath zwar nicht heilen, er kann jedoch verhindern, dass es durch Fehlbelastungen und Bewegungseinschränkungen zu Folgeschäden kommt.

ACHTUNG !

Nach drei Behandlungen beim Osteopathen sollten Sie eine deutliche Besserung spüren. Die zeitlichen Abstände zwischen den Behandlungen sind groß.

10. Was zahlt die Krankenversicherung?

Die Kassen übernehmen bis auf Ausnahmen keine Kosten. Eine Behandlung kostet zwischen 60 und 110 Euro.

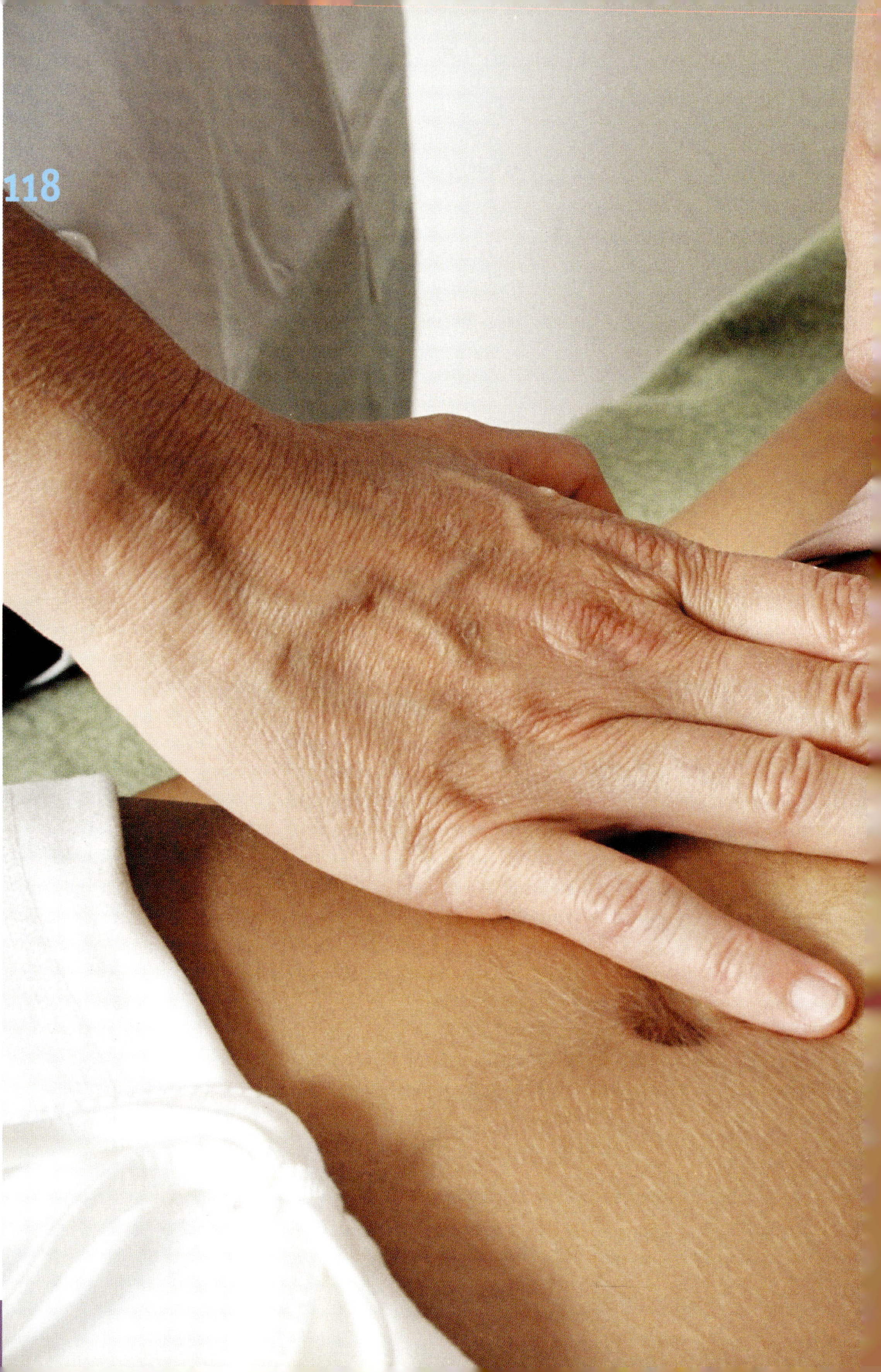

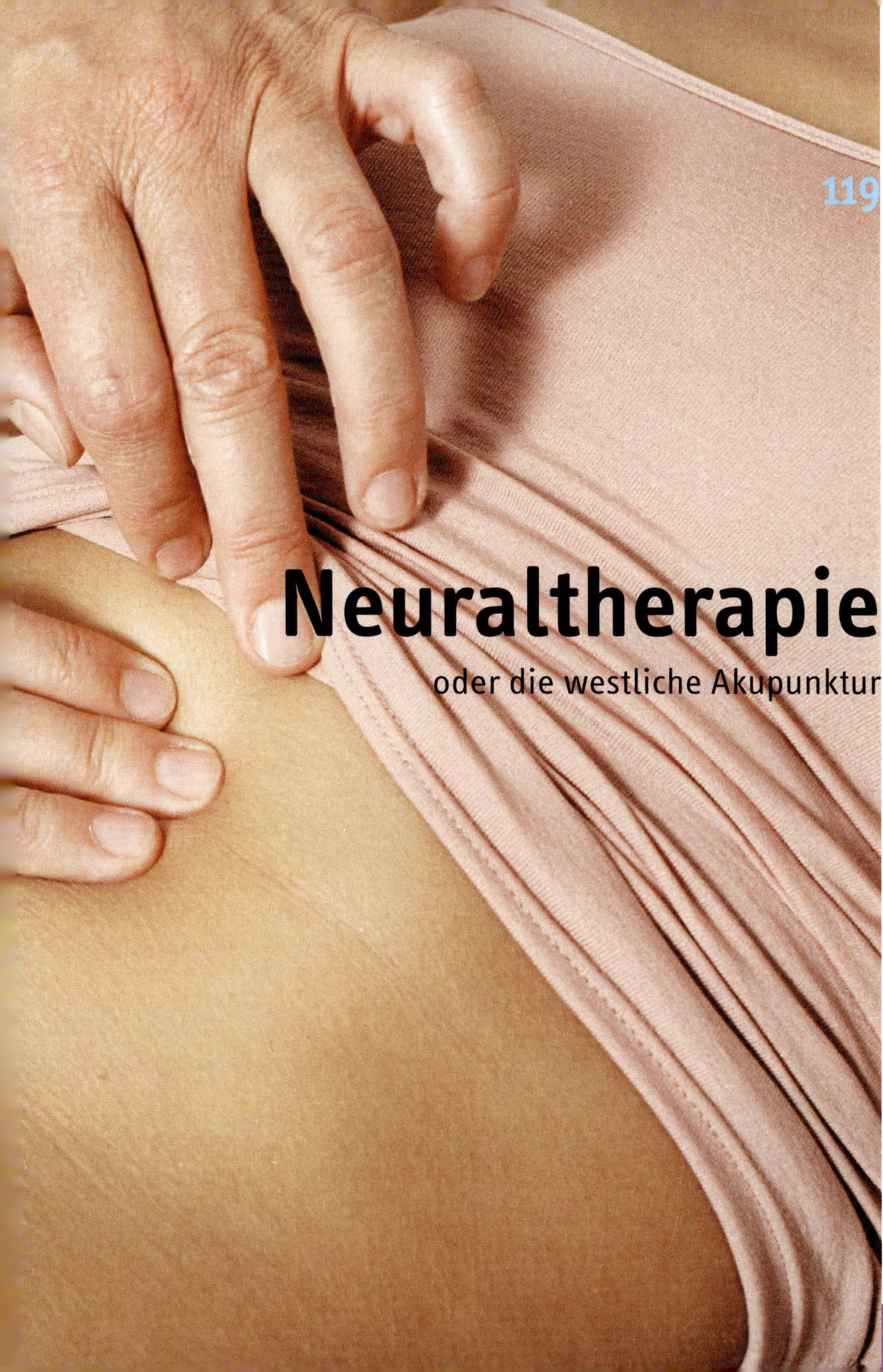

Neuraltherapie

oder die westliche Akupunktur

Neuraltherapie

Wer zum Neuraltherapeuten geht, hat meistens schon einen längeren Leidensweg hinter sich. Trotz zahlreicher Therapien, Unmengen an Tabletten, trotz gehörigen Zeitaufwandes und Geldes: Der Schmerz in der Schulter, im Genick, im Kreuz oder in einem anderen Körperteil will einfach nicht verschwinden. Wenn alle bekannten Methoden versagen, bringt eine gekonnte Neuraltherapie vielleicht doch noch Erfolg. Denn sie vermag als eine der wenigen Behandlungsformen chronische Schmerzen zu bekämpfen.

1. Was ist Neuraltherapie?

Tipp

TIPP AM RANDE

Die Neuraltherapie reguliert gestörte Funktionsabläufe im Körper. Wenn alle Methoden versagen, kann diese Heilmethode bei chronischen Schmerzen erfolgreich helfen. Die Neuraltherapie ist mit jeder anderen Methode kombinierbar.

Einer der wichtigsten Ausgangspunkte der Ganzheitsmedizin ist der Mechanismus der Körperregulation. Demzufolge handelt es sich auch bei der Neuraltherapie um ein **regulatives Verfahren**: Die Heilmethode sieht den Patienten ganzheitlich und versucht in der Behandlung, entgleiste Regelsysteme wieder in geordnete Bahnen zu bringen. Ist der Mensch gesund, reagiert sein Körper automatisch richtig. Bei Störungen kommt es aber zu einer so genannten „überschießenden" (z.B. Genickstarre bei Zugluft im Auto) oder trägen Reaktion (der Körper spricht nicht mehr angemessen auf äußere Reize wie Massage, andere physikalische Methoden und pflanzliche Heilmittel an). Die Voraussetzung für ein allgemeines Wohlbefinden ist demnach eine störungsfreie Vernetzung aller Organe, Muskeln, Nerven, des Bindegewebes und der Haut. Ist diese Vernetzung allerdings durch eine zurückliegende Krankheit, ein traumatisches Erlebnis, eine verborgene Entzündung oder Narben gestört, ist der Körper nicht mehr in der Lage, die verschiedenen Funktionen aufeinander abzustimmen. Dann treten Schmerzen auf, die häufig weit von der Störquelle entfernt liegen. Man spricht dann von einem sogenannten „Störfeld" oder „Herd"; dementsprechend auch der Name für diese Form der Neuraltherapie: **Herdstörfeldtherapie**. Während die Neuraltherapie in der konservativen Orthopädie und in der internen Medizin als Therapie gegen Rhythmusstörungen eingesetzt wird, hat die Herdstörfeldtherapie noch keinen Einzug in die klassischen Arztpraxen gefunden. Dabei ist das Prinzip ein-

oder die westliche Akupunktur

leuchtend. Ein Beispiel: Haben Sie Gallenbeschwerden, legen Sie sich einen Thermophor (Heizkissen, Wärmeflasche) auf die entsprechende Stelle. Die Haut steht in Verbindung mit dem jeweiligen Organ und die Wärme des Thermophors lindert daher den Schmerz ein wenig. Die Neuraltherapie verwendet nun keinen Thermophor, um bei diesem Bild zu bleiben, sondern setzt Quaddeln: Mittels oberflächlicher Injektion eines Lokalanästhetikums wird die Haut an der mit dem Schmerzpunkt verbundenen Stelle gereizt. Dazu bedient sich der Neuraltherapeut überlieferten Wissens. So ist bekannt, dass Muskeln „auswandern". Unser Zwerchfell ist beispielsweise entwicklungsgeschichtlich ein Abkömmling der Halsmuskulatur und steht daher mit ihr noch immer in Verbindung. Knapp unter dem Zwerchfell liegt die Gallenblase. Wenn die Gallenblase revoltiert, kommt es daher häufig zu Irritationen im Hals- und Schulterbereich; über die Nervenbahnen wird der Schmerz weitertransportiert. Hier liegt somit ein klassisches Herdstörfeldgeschehen vor.

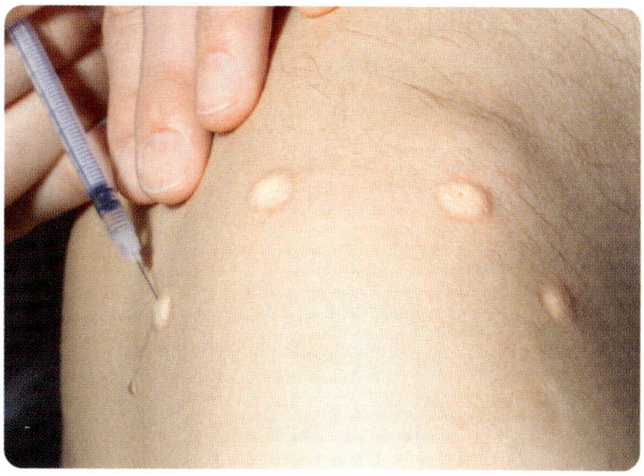

Die Quaddeln werden rund um das potenzielle Störfeld gesetzt

Bei Akutschmerzen, also etwa plötzlich auftretenden Kopfschmerzen, werden Sie nicht sofort den Neuraltherapeuten konsultieren. Wenn sich hingegen der Schmerz, gleich wo, verschlimmert und immer wiederkehrt, sind Sie bei dieser Methode gut aufgehoben. Der klassische Satz eines Patienten, der eine Neuraltherapie benötigt, lautet: „Jetzt wird meine Schulter schon seit vier Wochen behandelt und es rührt sich nichts." Die Neuraltherapie ist eine der wenigen Methoden, die gleich zwei Vorteile hat: Sie dient der Behandlung chronischer Schmerzen und sie lässt sich – im Unterschied etwa zur Homöopathie – mit jeder anderen

Methode, auch der klassischen Schulmedizin, kombinieren. Welche Bedeutung der Neuraltherapie zukommt, zeigt ein Blick in die Statistik: Die häufigsten Krankenstandsfälle resultieren aus einer Erkrankung des Stütz- und Bewegungsapparates.

Ziel der Neuraltherapie ist es, die Ursachen für eine Krankheit zu erkennen, um eine dauerhafte Besserung oder gar Heilung zu ermöglichen. In vielen Fällen wird die Einnahme von Medikamenten eine Symptomlinderung bewirken und auch zur Heilung beitragen. Doch nicht immer werden dadurch die Ursachen des Leidens beseitigt. In diesen Fällen bringt die medikamentöse Behandlung keine dauerhafte Besserung oder Heilung, sondern nur eine temporäre Unterdrückung der Symptome. Es kann sogar passieren, dass durch die ständige Tabletteneinnahme der gesamte Organismus zusätzlich belastet wird: Leber- und Nierenversagen können gefürchtete Folgen von langzeitigem Analgetikagebrauch sein. Die Neuraltherapie kann hier außerordentlich gut helfen. Sie ermöglicht dem Körper, entstandene Störungen zu regulieren und die körpereigenen Abwehrmechanismen zu stimulieren, sodass sie wieder richtig zu arbeiten beginnen. Damit leitet die Neuraltherapie einen Selbstheilungsprozess ein. So die Theorie.

Tipp

TIPP AM RANDE

Mit der Neuraltherapie lassen sich die Tabletteneinnahme und die damit verbundenen Nebenwirkungen stark reduzieren. Die Selbstheilungskräfte werden wieder angeregt.

Die Neuraltherapie wirkt über das Spritzen kleinster Mengen eines Lokalanästhetikums. Wie die Akupunktur setzt sie auf Nadeln und wird daher häufig als „westliche Akupunktur“ bezeichnet. Im Gegensatz zu den Nadeln der Akupunktur sind die Nadeln in der Neuraltherapie allerdings Injektionsnadeln, mit denen der Arzt ein Lokalanästhetikum in das Gewebe spritzt. Dieser Reiz bewirkt nun, dass die gestörte Stelle ruhig gestellt wird. Die betroffene Körperzone wird quasi auf Kur geschickt und kann für 30 Minuten bis zu einer Stunde ausruhen. Durch diese kurzfristige Entspannung vom Schmerz kommt der Selbstheilungsprozess in Gang, der Körper beginnt sich wieder selbst zu regulieren. Die Therapie unterstützt den Willen des Patienten zu gesunden.

Man darf sich keine Wunder erhoffen: Die Neuraltherapie kennt zwar das so genannte „Sekundenphänomen“ – das plötzliche Verschwinden des Schmerzes im Augenblick der Injektion -, es kommt aber selten vor. Eine Therapie ist meistens sehr zeitaufwendig und umfasst an die zehn Behandlungen. Die dazwischenliegenden Zeitintervalle sollten jedoch immer länger werden.

2. Kurze Geschichte der Neuraltherapie

Die Neuraltherapie ist untrennbar mit zwei Personen verbunden: Ferdinand und Walter Huneke. 1925 machten die Brüder Ferdinand und Walter eine eindrucksvolle Erfahrung. Ihre Schwester hatte soeben wieder eine ihrer unerträglichen Migräneanfälle und die Brüder, beide Ärzte, wollten helfen. Sie injizierten ein procainhältiges (betäubendes) Rheumamittel, erwischten dabei allerdings irrtümlich eine Vene und das Präparat gelangte unmittelbar in die Blutlaufbahn. Schlagartig verschwand der Migräneanfall der Schwester. Durch weitere Nachbehandlungen konnten die Brüder ihre Schwester dauerhaft heilen.
Es dauerte noch 15 Jahre, bis die Huneke-Brüder die nächste große Entdeckung machten. 1940 behandelte einer der Huneke-Brüder eine Patientin, die unter massiven Schulterschmerzen litt. Die Behandlung griff nicht, da fielt ihm eine signifikante Narbe am Unterschenkel der Frau auf. Huneke unterspritzte diese Narbe mit einem Lokalanästhetikum und siehe da: die Schulterschmerzen verschwanden schlagartig. Huneke war auf das so genannte „Sekundenphänomen" gestoßen. Damit stand aber auch fest, dass der Ort des ursächlichen Störfeldes und die Körperzone, wo der Patient die Schmerzen verspürt, oft weit auseinander liegen. Der Ausbreitungsweg verläuft vor allem über das Nerven- und das Muskelsystem.
Mittlerweile gehören bestimmte Methoden der Neuraltherapie zum fixen Bestandteil der Schulmedizin.

3. Wie wirkt die Neuraltherapie?

Die Neuraltherapie schaltet Störfelder, die weit weg vom aktuellen Schmerzgeschehen liegen können, vorübergehend aus. Dadurch normalisiert sich die Körperregulation und der Organismus kann sein verlorenes Gleichgewicht wieder finden. Die Regulation erfolgt dabei zumeist auf denselben energieführenden Leitbahnen, die in der Akupunktur Meridiane heißen.

Das Lokalanästhetikum selbst hat keinerlei medikamentöse Wirkung; häufig verwendet der Arzt Mengen, die unter einer betäubenden Wirkung liegen. Verwendet werden Procain oder Lidocain, beides entfernte Verwandte des Suchtmittels Kokain. Aber anders als beim Zahnarzt, wo das örtliche Betäubungsmittel eine gefäßzusammenziehende Substanz enthält, sind Procain und Lidocain frei von Zusätzen und von Cortison. Als Regel gilt: Die Wirkung der Neuraltherapie ist weder eine Frage der Nadellänge noch der Anästhetikum-Menge. Entscheidend für eine erfolgreiche Therapie ist vielmehr die Wahl des richtigen Ortes, weil das Neuraltherapeutikum seine Wirkung primär am Ort der Injektion entfaltet. Zum Vergleich: Ein Medikament gegen Kopfschmerzen wird geschluckt und sucht sich über die Blutbahnen seinen Weg zur schmerzenden Stelle. Das Neuraltherapeutikum hingegen muss direkt an jenem Ort, wo es wirken soll, gespritzt werden. Und mitunter ist dieser Ort nun einmal nicht identisch mit der schmerzenden Stelle.

Die Angst vor der Spritze ist übrigens unbegründet: Die Injektionen sind zumeist oberflächlich und der Krankheitsschmerz ist wahrscheinlich viel stärker.

Tipp

TIPP AM RANDE

Jede Stelle des Körpers kann zu einem Störfeld werden. Häufig stellen Mandeln, Zähne, Operationsnarben, Narben nach einer Verletzung und Organe des kleinen Beckens Störherde dar. Ein Störfeld bedeutet für den Körper stets einen Mehraufwand an Energie.

Wobei Sie wissen sollten: Laut Huneke kann jede Stelle des Körpers zu einem Störfeld werden. Und jeder von uns trägt Störfelder in sich: Sei es ein Zahn, dessen Entzündung nicht als solche erkannt wird; sei es eine Operationsnarbe; ja, sei es sogar unsere Geburt selbst, die so mancher, ohne es zu ahnen, als traumatisch erlebt hat. Der Wiener Hals-Nasen-Ohren-Arzt und Neurotherapeut Herbert Brand spricht gar von „einer tickenden Zeitbombe“. Brand: „Irgendwann geht es dann los.“ Nach Meinung der Neuraltherapeuten beruht etwa ein Drittel aller chronischen Erkrankungen auf Störherden im Körper.

In der Regel verursacht ein Störfeld zu Beginn kaum Beschwerden, der Patient schenkt ihm deshalb keine Beachtung.

Dem Fachmann stehen 3 „Werkzeuge“ zur Verfügung, wie er Störherde findet:

Die Anamnese

Das erste, was bei einer neuraltherapeutischen Behandlung passiert, ist die Anamnese, also das Erstellen der Krankengeschichte des Patienten. Hier ist Ihre Mitarbeit gefragt! Denn alles ist wichtig.

Sie sollten sich am besten schon zu Hause Antworten auf folgende Fragen überlegen:

- **Was geschah, bevor der Schmerz eintrat?**
- **Wo und wann wurde ich operiert?**
- **Welche Krankheitsmuster gibt es in meiner Familie?**
- **Gibt es über meine Geburt irgendetwas Berichtenswertes? Der Nabel ist bekanntlich die erste Narbe am Körper.**
- **Frauen, die schon geboren haben, sollten sich fragen, ob seit der Geburt irgendeine Veränderung in ihrem Körper vor sich ging.**

Diese Fragen sollten Sie sich stellen, wenn Schmerzen trotz verschiedener Behandlungen immer wieder kommen.

Die Inspektion

Nach der Anamnese folgt die Inspektion: Der Therapeut versucht, einen Gesamteindruck vom Patienten zu gewinnen. Er nimmt eine ausführliche klinische Untersuchung vor allem im Schulterbereich vor, wo er den Zustand sämtlicher Organe festzustellen vermag. Laut Neuraltherapie zählen übrigens auch unsere 32 Zähne zu den Organen. Für diese Untersuchung wird Sie der Arzt wahrscheinlich an ein Labor überweisen. Weiters werden untersucht: die Mandeln, die Nebenhöhlen, die Halswirbel.

Die Palpation

Sodann folgt der dritte und in der Neuraltherapie wichtigste Schritt: die Palpation. Darunter versteht man das Ertasten der einzelnen Zonen. Ist zum Beispiel ein kaputter Zahn für die Schmerzen verantwortlich, wird ein routinierter Therapeut diesen Störherd bereits auf der Haut an der betreffenden Stelle ertasten. Über den Weg des Betastens findet der Arzt schließlich zur Ursache der Krankheit, etwa zu den Mandeln.

4. Wissenschaftlicher Nachweis der Wirksamkeit der Neuraltherapie

Obwohl die Herdstörfeldtherapie bald 100 Jahre alt ist, fehlt der wissenschaftliche Nachweis ihrer Wirksamkeit. Bis heute hat der Oberste Sanitätsrat diese Methode nicht anerkannt. Die dafür erforderlichen Doppelblindstudien sind aufgrund der höchst individuellen Behandlungsform nicht möglich.

Man nimmt jedoch an, dass die Neuraltherapie einen Effekt auf die elektrische Ladung der Zellen hat: Normalerweise besitzen gesunde Zellen ein messbares elektrisches Spannungspotenzial über die Zellmembran hinweg von 80 Millivolt. Kranke Zellen weisen nach Meinung der Neuraltherapeuten im Unterschied zu gesunden Zellen ein geringeres Potenzial auf. Eine Injektion mit einem Neuraltherapeutikum gäbe demnach den Zellen den nötigen Impuls zur Selbstheilung und lade sie wieder auf.

5. Wo hilft die Neuraltherapie am besten?

Neuraltherapie kann jenen Menschen helfen, die – trotz verschiedener Behandlungen – schon lange unter immer wiederkehrenden Schmerzen leiden. Die Zielgruppe der Neuraltherapie sind demnach chronische Schmerzpatienten und nicht Patienten mit akuten Schmerzen. Wie eingangs beschrieben, lautet der typische Satz eines Patienten, der schließlich bei der Neuraltherapie landet: „Jetzt wird meine Schulter schon seit Wochen behandelt und es rührt sich nichts!"

Erfahrungen haben gezeigt, dass sich die Neuraltherapie besonders bei folgenden Krankheiten bewährt:
bei allen Beeinträchtigungen des Bewegungsapparates, wie

- **Ischialgie**
- **Lumbago**
- **Halswirbelsäulen-Syndrom**
- **schmerzhafte Schultergelenke**
- **krankhafte Hüftgelenke**
- **Tennisarm**

sowie

- **Ohrenbeschwerden**
- **Kopfschmerzen**
- **Migräne**
- **Reizblase**

Tatsächlich existiert in der Neuraltherapie das „Sekundenphänomen", welches die Huneke-Brüder 1940 entdeckt haben: die sofortige Schmerzfreiheit nach Erstinjektion. Der Wermutstropfen: Das Sekundenphänomen stellt sich eher selten ein. Rechnen Sie daher mit einer längeren Behandlungsdauer. Für die Dauer der Behandlung gibt es zwar keinen Richtwert, die zeitlichen Abstände zwischen den Behandlungen sollten aber immer größer werden.

In vielen Fällen wird es sinnvoll sein, eine physiotherapeutische Behandlung an die Neuraltherapie anzuschließen. Um es salopp zu formulieren: Mit einer Spritze allein wird man den Organismus nicht wieder in Bewegung bringen. Ein Beispiel: Wenn eine Schulter durch die Schmerzen schon so sehr beeinträchtigt ist, dass keine raumgreifende Bewegungsfreiheit mehr gegeben ist, dann macht eine anschließende Physiotherapie durchaus Sinn.

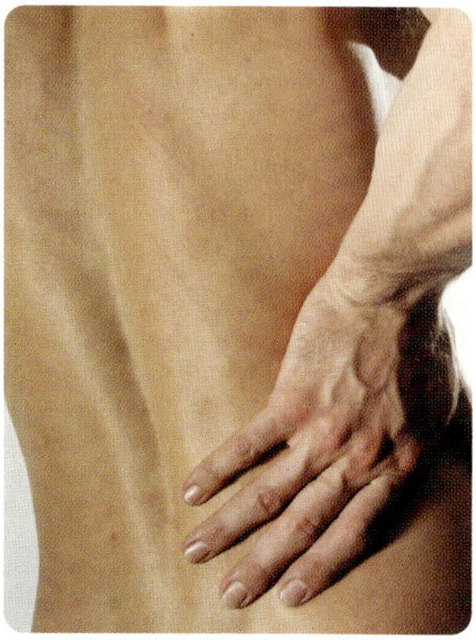

Hüftgelenkschmerzen sind durch die Neuraltherapie gut zu behandeln

Von den bisher vorgestellten Methoden ähnelt die Neuraltherapie am ehesten der Akupunktur. Tatsächlich liegen die Meridiane der Akupunktur fast exakt auf jenen Muskelfunktionsketten, auf die sich die Neuraltherapeuten konzentrieren. Aber auch die Osteopathie weist im Denkansatz Berührungspunkte mit der Neuraltherapie auf.

Tipp

TIPP AM RANDE

Wenn Sie sich nun ob der Fülle an Informationen, die wir Ihnen in diesem Buch bieten, fragen, welche Methode die richtige für Sie ist, lesen Sie in der Einleitung auf den Seiten 21–23 nach.

6. Welche Behandlungsmethoden gibt es?

Lokaltherapie

Wird direkt am Ort des Schmerzes behandelt, so spricht man von einer Lokaltherapie. Dabei werden zumeist so genannte „Quaddeln" gesetzt: Der Therapeut spritzt das Lokalanästhetikum direkt unter die Haut, wodurch eine kleine helle Hauterhebung entsteht, die wie ein Insektenstich aussieht – eben die Quaddel. Gequaddelt wird normalerweise im Bereich des Kopfes (z.B. bei Migräne), aber auch einem bestimmten Schema folgend um den Beschwerdeort herum. Muss tiefer ins Gewebe gestochen werden, spricht man von einer „Infiltration". Vor allem **Muskelverspannungen** lassen sich mittels Lokaltherapie rasch beseitigen.

Segmenttherapie

In der Neuraltherapie lässt sich der Körper in verschiedene Zonen unterteilen, die jeweils einem Abschnitt des Rückenmarks zugeordnet sind. Je nach Segment kann nun der Arzt das Lokalanästhetikum injizieren und so ein inneres Organ beeinflussen. Die Segmenttherapie ist die mit Abstand am häufigsten eingesetzte Therapieform der Neuraltherapie. Lokaltherapie und Segmenttherapie werden auch in der klassischen Schulmedizin eingesetzt.

Aufgrund des Injektionsortes – nämlich „Da, wo's weh tut" – wird die Segmenttherapie von Insidern auch scherzhaft „Dawos-Therapie" genannt. Sie hilft bei **Muskelverspannungen**, hat sich aber auch bei Beschwerden im Bereich der **inneren Organe** bewährt.

Tipp

TIPP AM RANDE

Die Neuraltherapie kann mit jeder anderen Methode kombiniert werden. In Kombination mit der Einnahme von Medikamenten, kann der Tablettenkonsum deutlich sinken.

Störfeldtherapie

Bringen Lokal- und Segmenttherapie nicht den gewünschten Erfolg, beginnt der Arzt mit der Störherdsuche. Dabei spritzt er das Lokalanästhetikum in verdächtige Zonen, wie Narben und Schmerzpunkte, oder in die Reizpunkte erkrankter Organe, um potenzielle Störfelder auszuschalten. Durch den Wegfall dieser ständigen Reizquellen, die dem Körper Energie entziehen, kann dieser wieder in Eigenregie arbeiten und sein Gleichgewicht finden.

Die Ursachen von Erkrankungen können vielfältig sein und befinden sich oft auch in anderen Körperzonen als das Symptom selbst. Es ist zum Beispiel durchaus möglich, dass Kopfschmerzen nicht im Kopfbereich behandelt werden, sondern im Bereich des Beckens. Oder dass Mandeln und Zähne eine Fehlregulation in der Rumpfgegend verursachen.

Während die ersten beiden Methoden (Lokal- und Segmenttherapie) zum fixen Bestandteil der klassischen Orthopädie und der inneren Medizin zählen, gehört die Störfeldtherapie zur Ganzheitsmedizin und ist bis heute nicht als schulmedizinische Methode anerkannt.

7. Welchen Vorteil hat die Neuraltherapie?

Der größte Vorteil der Neuraltherapie liegt sicherlich darin, dass sie mit jeder anderen Methode kombinierbar ist. Bei Krankheiten, die eine Einnahme von Medikamenten notwendig machen, stellt sich in Kombination mit der Neuraltherapie beim chronischen Schmerzpatienten folgender Effekt ein: Der Patient kommt mit der deutlich geringeren Tablettendosis aus als bisher. Dadurch reduzieren sich auch die Nebenwirkungen der Medikamente auf ein erträgliches Maß, der Patient fühlt sich dadurch insgesamt wohler. Zusätzlich fördert die Neuraltherapie die Selbstheilungskräfte Ihres Körpers.

Pro Behandlung werden insgesamt 2–5 ml des Mittels gespritzt, die der Therapeut je nach Beschwerdeort auf mehrere Einstiche mit jeweils 0,5–1 ml aufteilt. Diese Dosen sind – falls keine Allergie gegen die Substanzen vorliegt – nicht gesundheitsgefährdent. Für eine erfolgreiche Behandlung sind meistens fünf bis zehn Sitzungen notwendig, genau vorhersagen lässt sich die Dauer allerdings nicht.

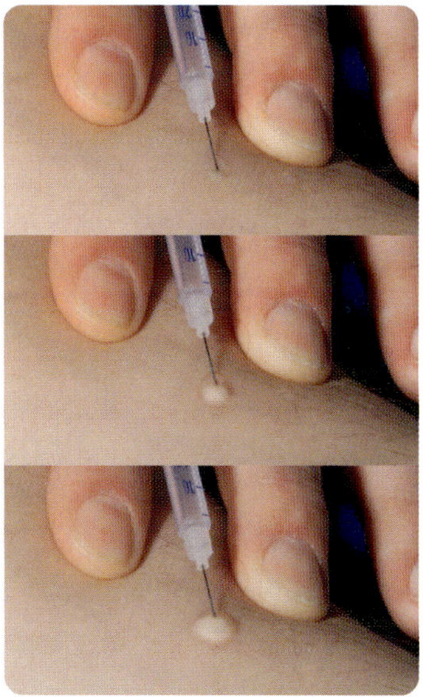

So werden die typischen Quaddeln gesetzt

Allgemein kann gesagt werden:
Wenn alle bekannten Methoden versagen, bringt eine gekonnte Neuraltherapie vielleicht doch noch Erfolg.

8. Zwei Beispiele aus der Praxis

Beispiel 1

Ein 45-jähriger Mann kommt mit starken Schmerzen in der linken Schulter zum Neuraltherapeuten. Seit Monaten kann er den Oberarm nicht mehr schmerzfrei vom Körper abheben. Diverse Behandlungsversuche hatten keine Erleichterung gebracht.

Zuerst versucht es der Neuraltherapeut mit einer Lokaltherapie direkt an der Schmerzstelle, also der linken Schulter: keine Reaktion. Nach eingehender Inspektion und Palpation (siehe Kapitel 3. „Wie wirkt die Neuraltherapie?") entdeckt der Arzt eine linke Restmandel. Das

Stückchen ist offenbar bei der Operation zurückgeblieben und hat sich im Laufe der Jahre – vom Patienten unbemerkt – chronisch entzündet. Der Therapeut spritzt 1 ml Lokalanästhetikum in das linke Mandelblatt und fordert gleichzeitig den Patienten auf, den Arm zu bewegen. Erfolgreich! Das Stück Restmandel lässt sich der Patient operativ entfernen, die Schulter ist weiterhin beschwerdefrei.

Beispiel 2

Eine 40-jährige Frau kommt zur Behandlung zum Wiener Neuraltherapeuten Herbert Brand. Sie klagt über Schmerzen im Genick und schier „unerträgliches" (so die Patientin) Zungenbrennen. Sie hat sich deshalb bereits etlichen Untersuchungen unterzogen, schulmedizinisch gesehen ist die Frau aber gesund.

In der neuraltherapeutischen Heilkunst hängt die Zunge freilich unmittelbar mit der Halswirbelsäule zusammen. Zudem fällt Brand auf, dass die Patientin hinkt. Nach einer Kinderlähmung ist die rechte Beinmuskulatur der Patientin lahm, weswegen sie bereits am Unterschenkel operiert wurde. Bei der Palpation (Untersuchungsschritt mit Betasten der Körperzone) bemerkt Brand, dass die Operationsnarbe eine auffällige Struktur aufweist und die Patientin zudem auf das Tasten empfindlich reagiert. Mit nur 0,5 ml Lokalanästhetikum infiltriert Brand den empfindlichen Narbenabschnitt und entlässt die Frau danach. Auf der Straße nimmt die Patientin auf einmal ein hörbares Knacksen im Genick wahr, gleichzeitig verschwindet auch das Zungenbrennen. Die Patientin kommt knapp zwei Monate später wieder und ist nach wie vor beschwerdefrei.

Tipp

EXPERTENTIPP

„Immer wiederkehrende oder therapieresistente Beschwerdebilder schreien nach einer Herdstörfeld-Suche."

9. Die Grenzen der Neuraltherapie

Wer sich für eine Neuraltherapie entschieden hat, muss mit keinen Komplikationen rechnen. Auch das injizierte Lokalanästhetikum ist in den verwendeten Dosen unschädlich.

Die Neuraltherapie ist aber keine Wunderheilmethode. Sie kann nur bei bestimmten Krankheiten erfolgreich eingesetzt werden.

Jene Krankheiten, wo auch die Neuraltherapie an ihre Grenzen stößt:

- Tumorgeschehen wie etwa Krebs
- Psychosen
- Erbkrankheiten
- Querschnittlähmung nach einem Unfall
- irreversible Schäden wie zum Beispiel Leberzirrhose oder Schrumpfniere oder Multiple Sklerose
- Parkinson

In welchen Fällen eine Neuraltherapie niemals angewendet werden darf:

- bei Überleitungsstörungen des Herzens
- bei Blutgerinnungsstörungen
- bei bestimmten Muskelerkrankungen

Als Leitsatz kann gelten:
Wenn sich der Körper bereits in einem ausgebrannten Zustand befindet, hilft auch die Neuraltherapie nichts. Das ist etwa bei einer geschrumpften Niere oder bei einer knöchernen Versteifung des Gelenkes der Fall, oder nach einer langen Cortisontherapie.

10. Was zahlt die Krankenversicherung?

Im Normalfall zahlen die Krankenkassen die Behandlung für eine Lokal- oder Segmenttherapie, weil diese zum fixen Repertoire der Schulmedizin zählen. Einige Neuraltherapeuten verrechnen daher nur die so genannte „Palpation", also den wichtigen Untersuchungsschritt des Ertastens. Die in diesem Buch umfassend beschriebene Herdstörfeldtherapie hingegen wird in der Regel von den Kassen nicht refundiert.

Für eine Erstordination muss der Patient mit 75 bis sogar 130 Euro rechnen.

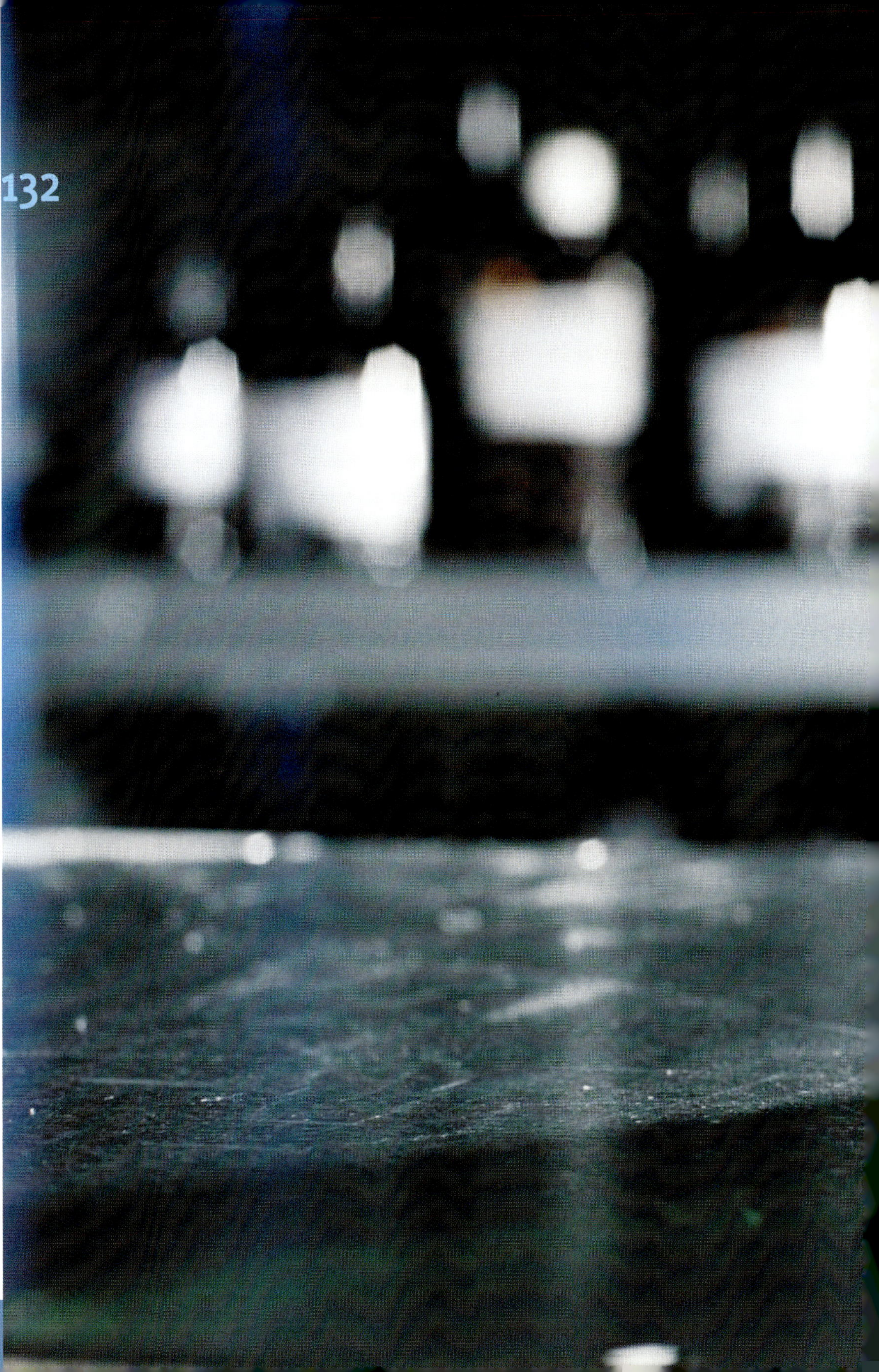

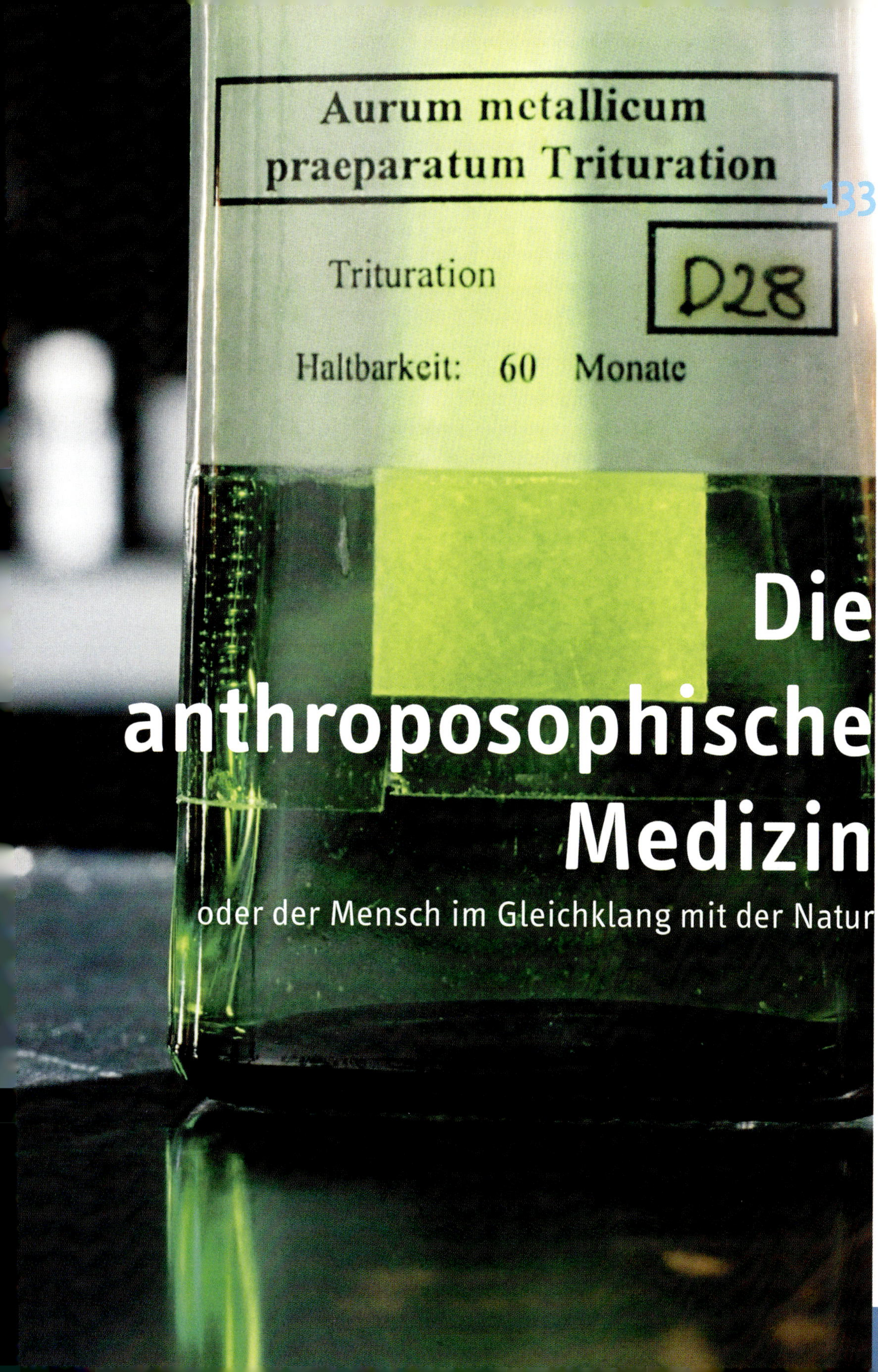

Die anthroposophische Medizin

oder der Mensch im Gleichklang mit der Natur

Die anthroposophische Medizin

Die anthroposophische Medizin vertritt das seit langer Zeit bekannte Prinzip, „medicus curat, natura sanat“, also der Arzt kuriert, die Natur heilt. In diesem Sinne wollen anthroposophische Mediziner dem Patienten helfen, seine Selbstheilungskräfte zu aktivieren. Substanzen, die aus dem Reich der Mineralien, Pflanzen und Tiere gewonnen werden, können beim Menschen heilende Prozesse auslösen. Die psychosomatischen Beschwerden stehen dabei im Mittelpunkt.

1. Was ist anthroposophische Medizin?

Die anthroposophische Medizin versteht sich als „komplementäre Medizin“, die sich der Erforschung der übersinnlichen Welt verschrieben hat, ohne auf die methodischen Grundlagen der Naturwissenschaft zu verzichteen. Schon früh hatte sich Rudolf Steiner in Zusammenarbeit mit seiner holländischen Weggefährtin und Ärztin Ita Wegman mit medizinischen Fragen auseinandergesetzt und er stellte klar: „Nicht um eine Opposition gegen die mit den anerkannten wissenschaftlichen Methoden der Gegenwart arbeitende Medizin handelt es sich. Diese wird von uns in ihren Prinzipien voll anerkannt.“ Die anthroposophische Medizin verficht das alte Prinzip „medicus curat, natura sanat“ („Der Arzt kuriert, die Natur heilt“). In diesem Sinne helfen anthroposophische Mediziner dem Patienten, aus sich heraus Selbstheilungskräfte zu entwickeln. Die Beschaffenheit anthroposophischer Arzneimittel zielt daher darauf ab, die Selbstregulation zu unterstützen und das Gleichgewicht beim Patienten herzustellen. Ein Beispiel: Eine klaffende Wunde heilt nicht nur, weil sie genäht wurde, sondern weil auch der Körper dazu beiträgt, dass sie wieder zusammenwächst. Diese Prinzipien finden sich gleichermaßen in der Naturheilkunde der Antike, bei Paracelsus im Mittelalter und in der Homöopathie der Neuzeit. Rudolf Steiner ließ sich von der über Jahrhunderte tradierten Naturlehre ebenso inspirieren wie von der klassischen

ACHTUNG !

Wenn Sie nun denken, dass Sie sich bei einer Behandlung durch einen anthroposophischen Arzt auch mit den Lehren von Rudolf Steiner auseinandersetzen müssen, dann liegen Sie falsch: Alle in Österreich ausgebildeten anthroposophischen Ärzte sind natürlich auch als Allgemeinmediziner/Fachärzte tätig, die Ihnen die Aspekte anthroposophischer Medizin bei Interesse gerne darlegen.

oder der Mensch im Gleichklang mit der Natur

Homöopathie oder von den schulmedizinischen Verfahren der ersten Hälfte des 20. Jahrhunderts. „Die Aufgabe der anthroposophischen Medizin ist es, Krankheiten zu vermeiden“, so der Wiener Kinderarzt Johannes Morovansky.

Nach Rudolf Steiners Anschauungen ist der Mensch durch vier „Wesensglieder“ geprägt: Der physische Leib als sichtbarer Körper, der ätherische Leib als Summe der Lebenskräfte, der astralische Leib als Summe der Seelentätigkeiten und die Ich-Organisation als Summe der geistigen Tätigkeit. Anthroposophische Ärzte sehen den Menschen in drei Systeme gegliedert: das Nerven-Sinnes-System, in dem die Vorgänge des Bewusstseins stattfinden, das Gliedmaßen-Stoffwechsel-System (Bewegungsapparat und Verdauung) und das rhythmische System (Herz-Kreislauf-System und Atmung). Nur wenn all diese drei Systeme und die „Wesensglieder“ im Einklang sind, fühlt sich der Mensch nach der anthroposophischen Lehre gesund.

Tipp

TIPP AM RANDE

Wenn Sie nicht sicher sind, ob Sie sich mit den anthroposophischen Lehren auseinandersetzen wollen, dann bitten Sie den Arzt einfach um ein Gespräch darüber.

2. Kurze Geschichte der anthroposophischen Medizin

Die anthroposophische Medizin wurde von Rudolf Steiner (1861–1925) entwickelt. Steiner wurde in Karljevec an der österreichisch-ungarischen Grenzen geboren. Er studierte in Wien Biologie, Chemie und Physik und ist heute durch die Gründung der so genannten Waldorf-Schulen oder Steiner-Schulen bekannt.

Bereits während seines Studiums setzte sich Steiner mit dem Übergewicht der naturwissenschaftlichen Lehren – auch in der Medizin – auseinander und kritisierte die Vernachlässigung des Geistigen in der Gesellschaft. Er entwickelte das anthroposophische Weltbild, das davon ausgeht, dass der Mensch nicht nur physisch existiert, sondern auch Produkt einer geistigen Welt ist. Anthroposophie leitet sich vom griechischen „anthropos“ (der Mensch) und „sophia“ (die Weisheit) ab. Steiner selbst bezeichnete die Anthroposophie als „wissenschaftliche Erforschung der geistigen Welt, welche die Einseitigkeiten einer bloßen Naturerkenntnis ebenso wie diejenigen der gewöhnlichen Mystik durchschaut und die, bevor sie den Versuch macht, in die übersinnliche Welt einzudringen, in der erkennenden Seele erst die im gewöhnlichen Bewusstsein und in der gewöhnlichen Wissenschaft noch nicht tätigen Kräfte entwickelt, welche ein solches Eindringen ermöglichen.“

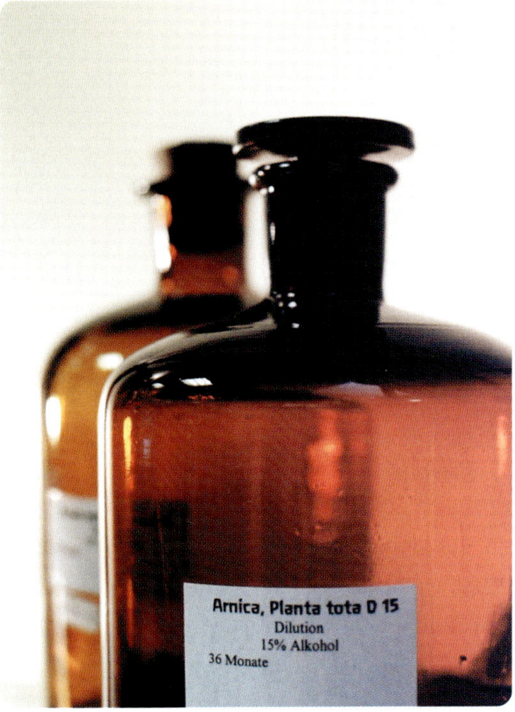

Anthroposophische Arzneien

Ab den 30er Jahren des vergangenen Jahrhunderts entwickelte sich im deutschsprachigen Raum eine große Anhängerschaft der anthroposophischen Medizin. In Österreich und Deutschland wurde jedoch während der Zeit des Nationalsozialismus jegliche Betätigung im anthroposophischen Sinne verboten, viele jüdische Ärzte, die Behandlungen nach der anthroposophischen Medizin durchführten, mussten emigrieren.

Heute ist die anthroposophische Heilmedizin und die Ausbildung entsprechender Ärzte in Österreich anerkannt; in Deutschland und in der Schweiz bestehen große Heilzentren und Spitäler, die sich an den Lehren Rudolf Steiners orientieren.

3. Wie wirkt die anthroposophische Medizin?

Die anthroposophische Medizin basiert auf dem anthroposophischen Weltbild, dass der Mensch als eine Abbildung der Natur mit dieser eng verbunden ist. Die Natur besteht aus dem Reich der Mineralien, Pflanzen und Tiere. Die aus ihnen gewonnenen Substanzen können beim Menschen heilende Funktionen ausüben und entsprechende Heilprozesse auslösen. Daher werden anthroposophische

Heilmittel aus mineralischen, pflanzlichen und tierischen Ausgangsstoffen hergestellt, auf verschiedenste Weise verarbeitet und kombiniert. In der anthroposophischen Medizin wird die Wirkung des Mondes und anderer Planeten, und auch der Stand der Sonne berücksichtigt.

Ein Beispiel: Die Leber ist ein Hauptorgan im menschlichen Körper, sie spielt bei allen wichtigen Lebensprozessen wie beim Eiweiß-, Fett- und Kohlehydratstoffwechsel eine zentrale Rolle. Nun hat die anthroposophische Medizin herausgefunden, dass es eine Pflanze gibt, die besonders gut auf die Leber wirkt: der Weinstock. Dieser benötigt jedoch die Blätter der Walderdbeere, um die Wirkung der Weinstock-Substanzen an den Körper weiterzugeben. Bei der Arzneimittelherstellung werden beide Blätter in Zusammenhang gebracht, damit sie in kombinierter Form die Tätigkeit der Leber wieder anregen.

4. Wissenschaftlicher Nachweis der Wirksamkeit von anthroposophischer Medizin

Da anthroposophische Mediziner davon ausgehen, dass jeder Mensch als Individuum in einem ständigen Austausch mit der Natur steht, gibt es keine wissenschaftlich-standardisierten Studien. In vielen Spitälern wenden Ärzte jedoch anthroposophisch erzeugte Arzneien mit gutem Erfolg an. In der Strahlentherapie-Abteilung des Wiener Kaiser Franz Josef-Spitals wird beispielsweise Patienten, die mit Strahlen gegen Turmorerkrankungen behandelt werden, anthroposophisch-medizinisch hergestellte Combudoron-Salbe verabreicht. Diese komplementärmedizinische Salbe hilft, die Nebenwirkungen der Strahlentherapie wie empfindliche Verletzungen der Haut zu mindern.
In der Schulmedizin umstritten ist die so genannte Mistel-Therapie: In der anthroposophischen Medizin ist die Mistel sicherlich das bekannteste Heilmittel. Die Mistel ist eigentlich ein Parasit, der auf und von Bäumen lebt. Rudolf Steiner ging daher dem „Ähnlichkeitsprinzip" folgend davon aus, dass man mit Parasiten wie der Mistel einen anderen Parasiten wie den Krebs bekämpfen kann. Man konnte zwar nachweisen, dass die in der Mistel enthaltenen Inhaltsstoffe, die Lektine, eine biologische Wirkung

ACHTUNG !
Ein verantwortungsvoller anthroposophischer Arzt wird vor jeder Behandlung und jeder Diagnose nach allen Regeln der schulmedizinischen Kunst vorgehen.

haben und das Immunsystem beeinflussen können, aber derzeit gibt es noch keine hieb- und stichfesten Belege, ob dieser Einfluss auf das Immunsystem die Lebenserwartung von Krebspatienten verlängert oder gar das Gegenteil bewirkt und bestimmte Arten von Tumorzellen zum Wachsen anregt.

5. Wo hilft die anthroposophische Medizin am besten?

Erfolge verzeichnet die anthroposophische Medizin bei chronischen Verdauungsstörungen, rheumatischen Leiden, Hautproblemen und psychischen Erkrankungen, für die eigene Therapieformen entwickelt wurden.

Aber auch bei akuten Erkrankungen wie grippalen Infekten oder Husten hat die anthroposophische Medizin aufgrund langer Erforschung von Naturheilverfahren Mittel zur Selbstbehandlung entwickelt.

6. Welche Behandlungsmethoden gibt es?

Die anthroposophische Medizin versteht sich selbst als allumfassende Methode, die im Sinne der Psychosomatik bei akuten, chronischen und psychischen Erkrankungen eingesetzt werden kann.

Das **Erstgespräch:** Am Beginn der Behandlung wird der anthroposophische Arzt mit Ihnen ein ausführliches Gespräch führen. Ein guter anthroposophischer Arzt wird eine Diagnose nicht nur aufgrund seiner Apparaturen erstellen, sondern auch aufgrund seines Einfühlungsvermögens und seiner Fähigkeit, die Individualität, das Schicksal und die Konstitution des Patienten zu erfassen. Ziel dieser so genannten **Konstitutionstherapie** ist es, die Systeme und die Wesensglieder des Menschen in einen Gleichklang zu bringen. Dieses Erstgespräch, so der Wiener Arzt Johann Moravansky, „ist eine sehr persönliche und individuelle Angelegenheit."

Die **Therapien:** Neben der medikamentösen Therapie spielen in der anthroposophischen Heilkunde auch künstlerische Therapien, Massagen, Heileurythmie, Gesprächstherapie und Biographiearbeit eine wichtige Rolle. In Österreich werden diese Therapien von hervorragend ausgebildeten Ärzten angeboten. Man unterscheidet:

Heileurythmie

Hier wird eine Fülle von differenzierten Bewegungsabläufen an den zu behandelnden Menschen – an seinen Erkrankungsprozess, seine körperliche Verfassung, seine seelische Konstitution und an das betroffene Organ – angepasst und entsprechend modifiziert. Das therapeutische Element des Rhythmus im inneren und äußeren Bewegungsablauf zeigt dabei besondere Wirksamkeit. Große Erfolge erzielt diese Therapie auch bei behinderten und pflegebedürftigen Menschen.

Rhythmische Massage

Hier werden besondere Griffe angewandt, die durch Binden und Lösen rhythmisch in den Behandlungsverlauf eingewoben werden. Diese Massage soll Ablagerungen und Stauungen in den Geweben berücksichtigen, Verspannungen in Muskeln und Bindegewebe lösen sowie Wärmeunterschiede im Körper regulieren.

Gesprächstherapie

Hier versucht der anthroposophische Therapeut den roten Faden in der individuellen Krankheitsgeschichte aufzuspüren und aus dieser Erkenntnis heraus Raum für neue Entwicklungen zu schaffen.

Künstlerische Therapie (therapeutisches Malen, Musiktherapie, plastisches Gestalten)

Hier soll der heilende Prozess durch die künstlerische Tätigkeit unter therapeutischer Begleitung vom Patienten selbst vollzogen werden. Die aktive Auseinandersetzung mit Farbe, Form, Klang, Sprache oder Bewegung soll den Patienten zum schöpferischen Umgang mit seinen Kräften und seiner Krankheit führen.

Biografiearbeit

In der Biografiearbeit werden Aspekte der Gesprächstherapie unter dem Gesichtspunkt des Lebenslaufes aufgegriffen und es wird versucht, neue Ausblicke auf das Lebensziel zu entwickeln.

Die **Selbstmedikation:** Erfahrene anthroposophische Pharmazeuten haben durch die Jahre hindurch viele Mittel entwickelt, die auch zu Hause für eine Selbstmedikation angewandt werden können. Diese sind mineralischer, pflanzlicher und tierischer Herkunft und werden auf Grundlage anthroposophischer Menschen- und Naturerkenntnis hergestellt. Firmen wie die deutsche Weleda (mit Außenstelle in Österreich) haben eigene große Pflanzgärten oder eigene Anbauflächen wie im niederösterreichischen Waldviertel, die sich an streng biologischen Richtlinien orientieren. Anthroposophische Pharmaziebetriebe veröffentlichen jährlich einen eigenen Umweltbericht und fühlen sich dem Fair-Trade verpflichtet.

Keines der Arzneimittel wird in Tierversuchen getestet!

Bei der Herstellung anthroposophischer Arzneien bedient sich der Pharmazeut verschiedenster Verfahren. Eine wichtige Rolle spielt wie bei der Homöopathie die Verdünnung und Verschüttelung (**Potenzierung**) von Stoffen. In der anthroposophischen Medizin werden jedoch keine hohen Po-

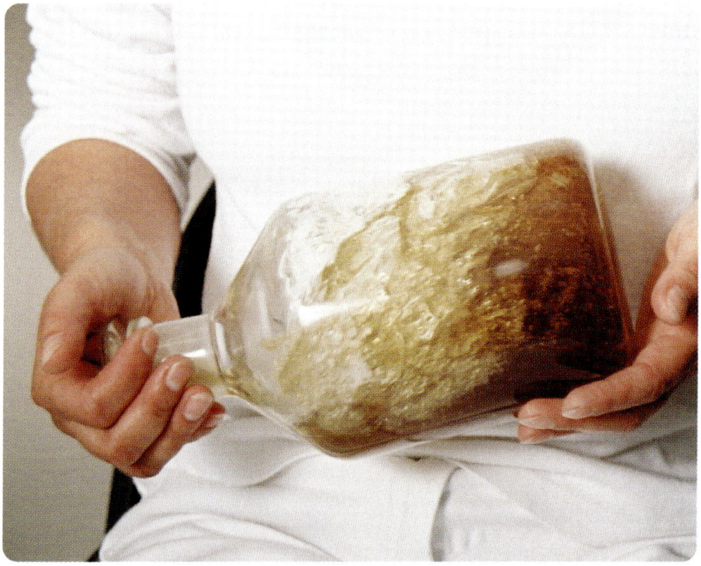

Homöopathische Arzneien spielen auch in der Anthroposophie eine wichtige Rolle

tenzen verwendet. Im Gegensatz zur klassischen Homöopathie werden die Handverschüttelungen nicht nach unten, sondern waagrecht durchgeführt. Anthroposophische Pharmazeuten richten sich bei der Herstellung zudem nach dem Einfluss der Tageszeit und den Gestirnkonstellationen.

Weitere Verarbeitungsarten der Ausgangsstoffe sind verschiedene Wärmebehandlungen wie Mazerieren, Kochen, Rösten, Destillieren, Verkohlen bis zur Veraschung.

Viele Präparate sind Kombinationen von verschiedenen Verarbeitungsmethoden, so genannte Kompositionen. In jüngster Zeit entwickelten anthroposophische Pharmazeuten aber auch diverse Mittel zur Körperpflege, die auf rein natürlicher Basis hergestellt werden wie beispielsweise die Wildrosencreme. Rudolf Steiner hatte bei der Erforschung der Wildrose herausgefunden, dass gewisse Indianervölker die Extrakte der Wildrose zur Straffung der Haut und gegen Falten verwendeten.

Anthroposophische Arzneien werden als Salben, Gelees, Tinkturen, Tropfen, Puder, Badezusätze, Injektionen, Tabletten oder Globuli verabreicht.

Da die meisten anthroposophischen Arzneien individuell (so genannten „Mischungen“) und erst nach einem ausführlichen Arztgespräch angefertigt werden, wird die Dosierung vom behandelnden Arzt festgelegt. Die anthroposophische Medizin berücksichtig beispielsweise auch den Tagesrhythmus. Daher gibt es Arzneien, die nur am frühen Morgen oder am späten Abend eingenommen werden sollen.

7. Welchen Vorteil hat die anthroposophische Medizin?

Anthroposophische Ärzte können dem Patienten ein gesamtes „Paket“ an Behandlungen anbieten: von natürlichen Heilmitteln über Therapien und besondere Arten von Psychotherapien bis zu Diäten oder Ernährungsberatung. Oder wie es der anthroposophische Arzt Johann Moravansky ausdrückt: „Es ist eine Lebensphilosophie.“

Tipp

EXPERTENTIPP
„Die anthroposophische Medizin kann oft bei chronischen Erkrankungen helfen, wenn die Schulmedizin nicht mehr hilft.“

Tipp

TIPP AM RANDE

Begleitend sollen ansteigende Fußbäder zur Aktivierung der Eigenwärme in den Füßen durchgeführt werden: Man hält die Füße bis über die Knöchel in eine Schüssel mit lauwarmem Wasser, dem der Saft einer halben Zitrone zugesetzt werden kann (die Zitrone gilt in der Anthroposophie als Frucht, die die Aufnahmefähigkeit von Viren von außen einschränkt). Langsam wärmeres Wasser zulaufen lassen, bis eine Badetemperatur von 38–40 Grad Celsius erreicht ist. Anschließend die Füße gründlich abtrocknen und warme Socken anziehen.

ACHTUNG !

Nicht für Kinder geeignet, da in den Tropfen Alkohol enthalten ist.

8. Zwei Beispiele aus der Praxis

Beispiel 1

Bei typischen Hustenbeschwerden (Hustenreiz, Husten in Form von Reizhusten, trockenem Husten) empfehlen wir folgende Mittel:
Doron Tropfen, bestehend aus Ammonium carbonicum, Barium jodatum, Berberis fructus, Echinacea angustifolia, Pulsatilla. Berberis fructus wird nach der anthroposophisch erweiterten Medizin zur Harmonisierung des Zusammenwirkens von Empfindungs- und Lebensorganisationen im aufbauenden Stoffwechsel, z.B. bei Entzündungen der oberen Luftwege und der (ableitenden) Harnwege, eingesetzt.

Dosierung:
Erwachsene nehmen 5–10 Tropfen, 3–5 mal täglich

Beispiel 2

Unser Tipp bei Reise- und Seekrankheit:
Nausyn-Tropfen, bestehend aus Cocculus Fructus und Ipecacuanha Radix. Ipecacuanha wird laut anthroposophischer Medizin bei akuter Schwäche im Stoffwechsel-Bewegungssystem, bei Krampfneigung der Bronchien und des oberen Magen-Darm-Traktes mit Übelkeit, Elendsgefühl und Durchfällen eingesetzt.

Dosierung:
2–3 Tage vor der Reise beginnend 3 mal täglich 5 Tropfen, während der Reise stündlich 5 Tropfen einnehmen.

9. Die Grenzen der anthroposophischen Medizin

Die anthroposophische Medizin steht in ihrem Selbstbild nicht in Konkurrenz zur herkömmlichen angewandten Medizin. Ein verantwortungsvoller anthroposophischer Arzt wird daher eine Kombination beider Heilverfahren wählen.

4 Mittel der anthroposophischen Medizin zur Selbstbehandlung:

- **Augenentzündungen:**
  Euphrasia Planta tota D3 Augentropfen
- **Schlafstörungen:**
  Weleda Fichtennadel-Bademilch
- **Sonnenbrand:**
  Combudoron-Gelee
- **Heiserkeit mit Kratzen im Hals, Halsschmerzen und leichter Temperaturerhöhung:**
  Anis-Pyrit-Tabletten

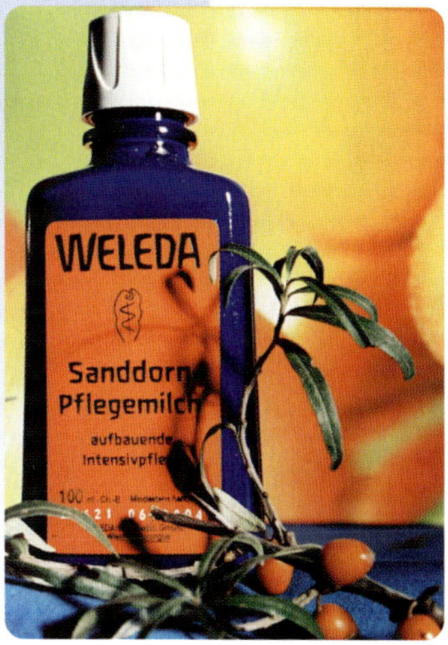

Körperpflege-Produkte

Erhältlich sind die Körperpflegemittel in allen Drogerien, anthroposophische Arzneien findet man in Apotheken aber auch in Reformhäusern. In manchen Fällen ist eine Bestellung notwendig, die Lieferung dauert dann ein paar Tage.

10. Was zahlt die Krankenversicherung?

Die Gebietskrankenkassen Österreichs gewähren – im Unterschied zu Deutschland – keinerlei Zuschüsse. Ein Grund mag sein, dass anthroposophische Ärzte sich weigern, Wirksamkeitsstudien vorzulegen. Die Behandlung kann auch mehrere Jahre dauern.

Tipp

TIPP AM RANDE

Probieren Sie es trotzdem und versuchen Sie, die Behandlung über die Kasse abzurechnen. Sollte der Chefarzt ablehnen, dann legen Sie Rekurs ein. Viele Kassen-Chefärzte sind sehr beschäftigt und genehmigen den Antrag, um dem dadurch verursachten bürokratischen Aufwand zu entgehen.

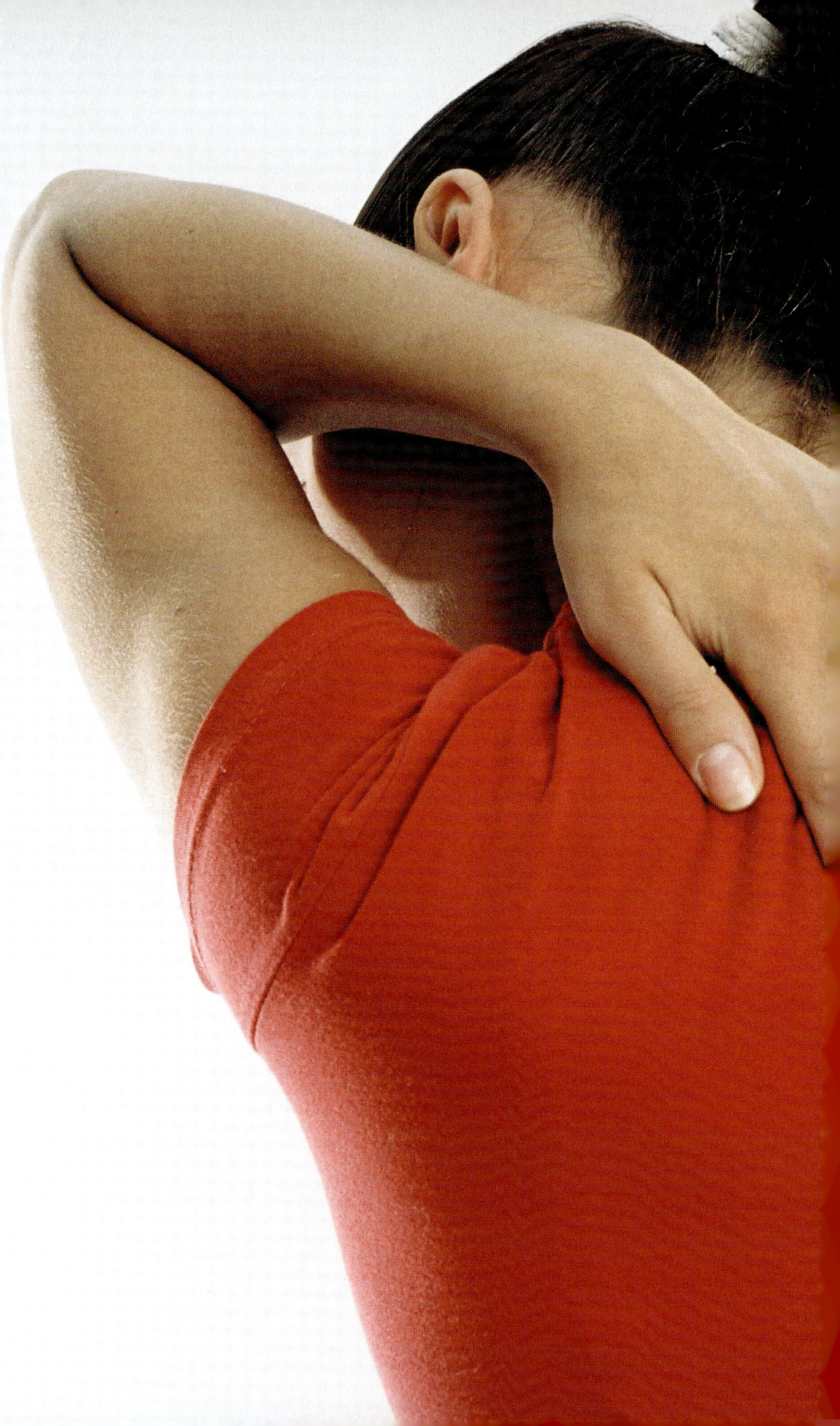

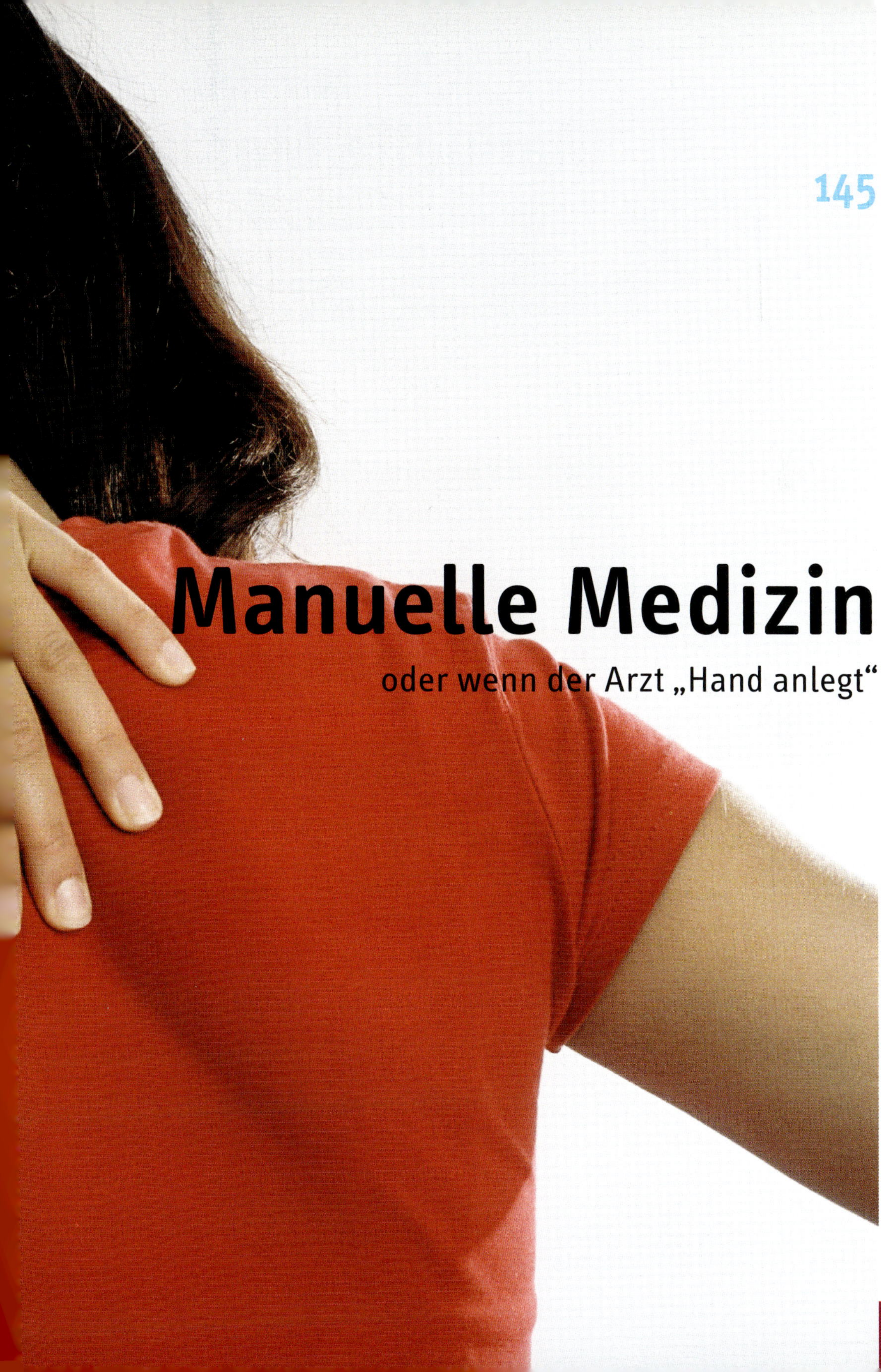

Manuelle Medizin

oder wenn der Arzt „Hand anlegt“

Manuelle Medizin

Die Manuelle Medizin, auch Chirotherapie genannt, wendet bestimmte Griff- und Massagetechniken an, um Blockierungen der Gelenke zu lösen und Störungen des Bewegungsapparates zu beseitigen. Wenn Sie bei längerem Stehen und Sitzen im Auto Verspannungen verspüren oder sich bei der Gartenarbeit „verrissen" haben, dann sind Sie bei einem Chirotherapeuten gut aufgehoben. Oft haben nämlich Rücken- oder Kopfschmerzen ihre Ursache in der Halswirbelsäule.

1. Was ist Manuelle Medizin?

Manuelle Medizin, auch Chirotherapie genannt, widmet sich der Diagnose und der händischen Behandlung von Störungen des Bewegungsapparates durch bestimmte Griff- und Massagetechniken. Bei Gelenkverformungen, Blockierungen oder falschen Bewegungen („Verreißen") kann sie aufgrund des Zusammenspiels der Gelenke lindernd eingreifen und das Problem häufig sogar beheben. Chirotherapeuten differenzieren bei Störungen der Gelenkfunktionen, die Schmerzen verursachen oder die Bewegung einschränken, ob eine manuelle Therapie Erfolg verspricht oder andere Methoden, wie entzündungshemmende Substanzen oder ein chirurgischer Eingriff, angebracht sind.

Tipp

TIPP AM RANDE

Keine Angst vor der Manuellen Medizin – sie ist nicht schmerzhaft und einige Techniken sind sogar sehr angenehm.

Ein Beispiel: Wenn jemand hängende Schultern, O- oder X-Beine, Knick- oder Senkfüße hat, kann dies die natürliche Statik des Menschen stören und zu Schmerzen führen. Ein Chirotherapeut erkennt dies und wird eine manuelle Manipulation am Beschwerdeort durchführen oder eine Bewegungstherapie verschreiben.

2. Kurze Geschichte der Manuellen Medizin

Chirotherapeuten betonen, dass Manuelle Medizin auf den Ursprung der Heilkunde zurückgreift. Denn „schon in der Antike haben Ärzte bei Störungen des Bewegungsapparates Grifftechniken angewandt, also am Kranken ‚Hand angelegt'", wie der Doyen der Manuellen Medizin in Österreich, Professor Hans Tilscher, ausführt. Aufzeichnungen

oder wenn der Arzt „Hand anlegt“

über entsprechende Behandlungen des Bewegungsapparates soll es schon 3000 v. Chr. gegeben haben. Hippokrates oder Apollonius von Kitium sprechen bereits vom händischen Strecken der Wirbelsäule.

Die heutigen Methoden, die in Österreich angewandt werden, haben sich Ende des 19. Jahrhunderts in den USA und in Europa entwickelt. In den USA bildete sich eine eigene Richtung, die Osteopathie. In Österreich habilitierte sich Hans Tilscher 1982 auf diesem Gebiet und setzte die Anerkennung der Manuellen Medizin seit den 80er Jahren durch (siehe auch „Osteopathie“ ab Seite 108).

3. Wie wirkt Manuelle Medizin?

Die Manuelle Medizin vermittelt mit ihren Zug- und Druckgriffen dem Organismus bestimmte Reize. Die in ihrer Intensität unterschiedlichen Manipulationen werden mit viel Feingefühl an den jeweiligen Patienten angepasst. Der Arzt stellt die Intensität der Anwendung und die Dauer der Kontaktaufnahme auf die Gegebenheiten des Patientenkörpers ab. Dabei folgt er dem in der Medizin bekannten Prinzip von Reiz, Reizperzeption und Reizbeantwortung. Dies bedeutet vereinfacht gesprochen, dass der Arzt durch seinen manuellen Eingriff einen Reiz am Gelenk (Sehne oder Muskel) setzt, dann abwartet wie der Körper den Reiz verarbeitet, um schließlich die Reaktion auf den Reiz abzulesen.

4. Wissenschaftlicher Nachweis der Wirksamkeit von Manueller Medizin

Die Manuelle Medizin ist in Österreich schulmedizinisch anerkannt. Da 85% aller Rückenschmerzen nicht in diagnostischen Verfahren wie dem Röntgen bestätigt werden können, gewinnen komplementärmedizinische Verfahren wie die Manuelle Medizin zunehmend an Bedeutung. Professor Hans Tilscher: „Ich würde sogar behaupten, dass die Schulmedizin in dieser Frage an ihre Grenzen gelangt ist." Klinische Studien zeigen, dass durch die Chirotherapie bei 50% der Patienten Rücken- und Kopfschmerzen, die von der Halswirbelsäule ausgehen, reduziert bzw. geheilt werden können.

Tipp

TIPP AM RANDE

Selbst eine leichte Depression kann Ursache einer Verspannung sein. Manuelle Medizin kann zwar keine Depression heilen, aber sie kann das subjektive Wohlbefinden fördern und so zu einer Linderung der Depression beitragen.

5. Wo hilft die Manuelle Medizin am besten?

Wenn Sie Schmerzen bei längerem Stehen, Sitzen, auf Autofahrten oder bei der Gartenarbeit haben, wenn Sie sich beim Aufheben einer Tasche „verreißen" oder beim Bergabgehen Knieschmerzen bekommen, dann sind Sie bei einem Chirotherapeuten gut aufgehoben. Manuelle Medizin wird heute vor allem bei Rücken-, Gelenk- und Muskelschmerzen eingesetzt. Allerdings nur bei Beschwerden, die durch Fehlbelastungen, Unfälle oder Krankheiten entstehen. Entzündliche, degenerative Gelenkveränderungen, hervorgerufen beispielsweise durch Rheuma oder Gicht, sind nicht für eine chiropraktische Therapie geeignet.

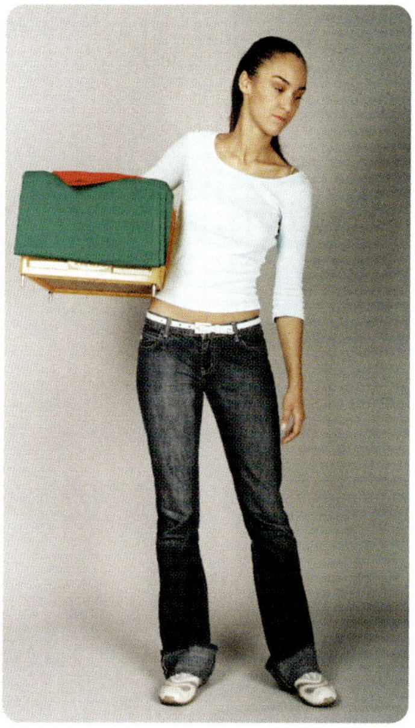

falsch

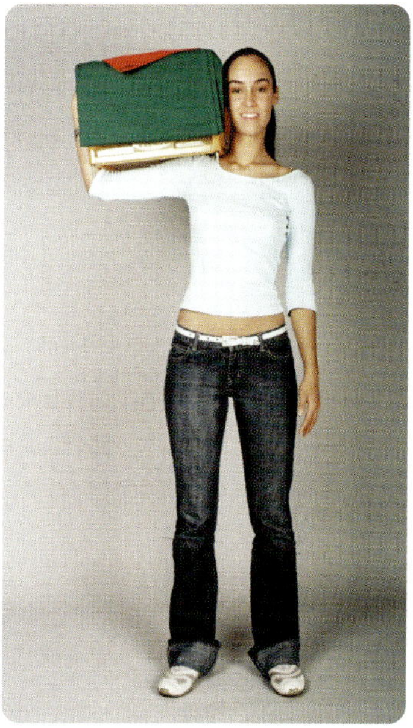

richtig

6. Welche Behandlungsmethoden gibt es?

Die Erstbehandlung

Im ausführlichen Erstgespräch wird der Chirotherapeut zuerst Ihre Krankengeschichte abklären. Dann wird er Ihre Haltung, die Gelenkstellungen oder die allgemeine Koordination Ihrer Bewegungen beobachten. Dabei überprüft der Arzt, ob die Gelenke frei beweglich sind und ob der Stand oder Gang unsicher ist. Er betrachtet die Wirbelsäule und die Position von Beinen und Armen. Er erkennt Fehlstellungen wie das Hohlkreuz, das negative Auswirkungen auf die übrigen Abschnitte der Wirbelsäule hat. Außerdem wird der Therapeut mit Ihnen über Ihre Berufsbelastung und Ihre Freizeitaktivitäten genauso sprechen wie über Ihre Ess- und Trinkgewohnheiten oder Ihren Schlafrhythmus. Professor Hans Tilscher: „Ein erfahrener Chirotherapeut wird hier wie ein Kriminalist vorgehen und dem kleinsten Detail und Indiz nachspüren.“ Dieses Erstgespräch ist insofern sehr wichtig, da Verspannungen sehr oft psychische Ursachen haben – besonders im Nacken-, Schulter- und Brustwirbelsäulenbereich. Der Körper reagiert mit dem so genannten „Armouring“ – er verhärtet die Muskeln um einen Panzer gegen die Umwelt aufzubauen und so Stress abzuwehren. Nicht umsonst sprechen die Menschen von „stolz erhobenem Haupt“ oder „Halsstarrigkeit“.

Die Palpation

Als nächster Schritt wird durch Berühren, Fühlen, Tasten und Drücken (genannt Palpation) ein „Tastbefund“ erhoben. Dabei konzentriert sich der Arzt auf unphysiologische Verhärtungen und Unterschiede in der Hauttemperatur. Bei Schmerzen wird der Arzt durch Druck auf bestimmte Stellen, auch „Triggerpunkte“ genannt, herausfinden, von welcher exakten Lokalisation das Problem ausgeht. Wenn der behandelnde Arzt auf diesen „Triggerpunkt“ drückt, provoziert er eine Schmerzausstrahlung, die ganze Muskelgruppen erfas-

ACHTUNG !

Wie bereits ausgeführt können 85 % aller Ursachen für Rückenschmerzen nicht durch Röntgen festgestellt werden.

Tipp

TIPP AM RANDE

Wenn Sie bereits Röntgenbilder von einer vorherigen Untersuchung haben, dann bringen Sie diese auf jeden Fall zur Behandlung mit.

sen kann. Die Untersuchung der Muskulatur beinhaltet auch eine Prüfung der Reflexe, um abzuklären, ob durch die chronische Verspannung Nerven in Mitleidenschaft gezogen wurden.

Natürlich wird ein Chirotherapeut – wenn notwendig – auch eine bildgebende Diagnostik (Röntgen, Computertomografie, Magnetresonanz) durchführen lassen. Aber Achtung: Wie bereits ausgeführt können 85 % aller Ursachen für Rückenschmerzen nicht in bildgebenden Verfahren verifiziert werden.

Tipp

TIPP AM RANDE
Vor der Behandlung sollten Sie keine Schmerz- oder muskelentspannenden Medikamente einnehmen, damit Ihr Arzt die richtigen Punkte lokalisieren kann.

Nach der Diagnose wird der behandelnde Arzt eine **individuelle Manuelle Therapie** für den Patienten zusammenstellen. Dabei wird er eine der folgenden Techniken anwenden:

Weichteiltechniken

Diese Techniken wirken für Außenstehende wie die üblichen Massagetechniken. Sie lösen Verspannungen der Haut und tiefer liegender Gewebsschichten, indem sie die Durchblutung und den Stoffwechsel verbessern. Schmerzhafte Punkte in der Muskulatur („Triggerpunkte") werden durch Druck oder Dehnung entlastet.

Muskeltechniken

Diese Techniken kommen bei verspannter oder verkürzter Muskulatur zum Einsatz. Der Patient spannt einen Muskel oder eine Muskelgruppe an und der Therapeut stimuliert den Muskel durch Druck oder Widerstand. Dann werden die Muskeln wieder entspannt. Sinn dieser Technik ist es, den Muskel wieder gezielt anzusprechen und ihm beizubringen, dass auf jede Anspannung eine Entspannung zu folgen hat.

Tipp

TIPP AM RANDE
Die Behandlung durch Manuelle Medizin ist nicht ratsam bei AIDS, Zuckerkrankheit und bei Gehirn- und Rückenmarkserkrankungen.

Um die Ergebnisse dieser Behandlung und die Ausdauer der Muskeln längerfristig zu sichern, wird Ihnen der Therapeut zusätzlich ein Trainingsprogramm für zu Hause oder im Schwimmbad zusammenstellen.

Mobilisation

Sie wird angewandt, wenn ein Gelenk in der Bewegung eingeschränkt ist. Dabei streckt und beugt der Therapeut das Gelenk, bis sich die Beweglichkeit verbessert. Ein Beispiel: Bei der Mobilisation des Gelenkes zwischen Schlüsselbein und Schulterblatt fixiert der Therapeut das Schulterblatt mit der linken Hand, mit der rechten mobilisiert er das Schlüsselbein.

Manipulation

Die Manipulation wird angewandt, wenn die Mobilisation nicht ausreichend wirkt. Sie erfordert eine besonders exakte Ausführung. Da Gelenke, besonders an der Wirbelsäule, in einer Kette zusammenhängen, müssen alle benachbarten Gelenke „stillgelegt“ werden, damit der Manipulationsreiz nicht fortgeleitet wird, sondern punktgenau wirkt. Dafür gibt es eine bestimmte „Verriegelungstechnik“. Ein Beispiel: Das Knie wird verriegelt, wenn es voll gestreckt ist. Zieht man den Unterschenkel, kann über das gestreckte Knie Druck auf die Hüfte ausgeübt werden, ohne dass das Kniegelenk dabei beeinträchtigt wird.

ACHTUNG !

Bei der Manipulation an der Halswirbelsäule können die so genannten Vertebralarterien, die Teile des Gehirns versorgen, verletzt werden. Das Risiko ist statistisch zwar gering, aber besprechen Sie dieses Problem vor einer etwaigen Behandlung unbedingt mit Ihrem Arzt. Gewisse so genannte „Rotationsgriffe“ sind in Österreich verboten.

Mit der Akutintervention ist die Behandlung meist nicht zu Ende: Genauso wichtig wie die Therapie ist das begleitende Aufbauprogramm. Um Rückfälle zu vermeiden, erstellt der erfahrene Arzt individuelle Rehabilitations- und Trainingsprogramme an die sich der Patient halten muss.

Tipp

TIPP AM RANDE

Wenn es hörbar „knackst“ dann ist das kein Zeichen einer schlechten Behandlung, sondern der richtigen Anwendung.

7. Welchen Vorteil hat die Manuelle Medizin?

Die Manuelle Medizin bedient sich einfacher Mittel und kommt meist ohne Spritzen und Medikamente aus. Der ausgebildete Arzt „legt selber Hand“ an.

Manuelle Medizin kann eingesetzt werden bei verspannten und verkrampften Muskeln, die zu Fehlstellungen in den Gelenken geführt haben. Innere Erkrankungen, die Verspannungen an der Wirbelsäule und an den Muskeln zwischen den Rippen auslösen, können durch manuelle Therapien gelindert werden. Durch die Manualtherapie kann die Gelenkfunktion wiederhergestellt und so die Atmung gebessert werden.

Tipp

TIPP AM RANDE

Bei einer typischen Schreibtischarbeit braucht der Mensch tägliche Bewegung im Ausmaß von mindestens einer Stunde.

Die Chirotherapie hilft bei Schulterbeschwerden und Störungen der Hals- und Brustwirbelsäule und sogar bei Nervenkrankheiten mit Auswirkungen auf die Gelenke.

8. Zwei Beispiele aus der Praxis

Tipp

EXPERTENTIPP

„Manchmal helfen einfache Dinge, um Rückenschmerzen zu vermeiden. Damit beispielsweise die Lendenwirbelsäule gestützt wird, muss man beim Sitzen auf der Couch nur ein Kissen in das Kreuz schieben."

Beispiel 1

Die Osteoporose tritt meistens bei Frauen nach dem Klimakterium auf und wird schulmedizinisch oft durch Hormonsubstitutionstherapie behandelt. Durch Entmineralisierung und konsekutive Wirbelkörpereinbrüche bildet sich im Laufe der Jahre ein Rundrücken. Durch die Verformung der Wirbelkörper werden die Muskeln überstrapaziert – dies führt zu schmerzhaften Verspannungen des Rückens.

Die Behandlung: Ein Manualtherapeut wird zuerst versuchen, den akuten Schmerz durch eine ambulante Behandlung zu erleichtern. Dann wird er Ihnen ein individuelles tägliches Gymnastikprogramm ausarbeiten.

Zusätzlich wird er Ihnen eine calcium- und eiweißreiche Diät (Fleisch, Fisch, Milchprodukte mit viel Gemüse und Salaten) unter gleichzeitiger Reduzierung der Kohlenhydrate wie Zucker und Mehl verordnen.

Tipp

TIPP AM RANDE

Wenn ein Gelenk nach der Behandlung immer wieder blockiert, dann sollte man sich fragen, ob die Behandlung noch sinnvoll ist und mit dem Arzt andere Behandlungswege besprechen.

ACHTUNG !

Patienten, die bereits an einem manifesten Bandscheibenvorfall leiden, können durch die manualtherapeutische Behandlung eine Verstärkung der Beschwerden erfahren.

Beispiel 2

Bei Auffahrunfällen können Schäden an Gelenkkapseln und an der Muskulatur auftauchen, die zu Schmerzen in den Muskeln und zu Kopfweh führen.

Die Behandlung: Der Chirotherapeut wird Ihnen zuerst einen Krawattenverband anlegen, um eine Ruhigstellung zu erreichen. Danach wird er mit Ihnen ein individuelles Krankengymnastik-Programm ausarbeiten.

4 Tipps für zu Hause:

Viele Gelenkschmerzen können durch falsche Lebensgewohnheiten verursacht werden. Daher achten Sie darauf, dass Sie

- **am Arbeitsplatz oder zu Hause die richtigen Möbel haben,**
- **sich regelmäßig bewegen,**
- **regelmäßig und in einem einheitlichen Rhythmus schlafen,**
- **richtig Essen: zuviel Essen macht träge, unregelmäßiges Essen bedeutet Stress für den Körper.**

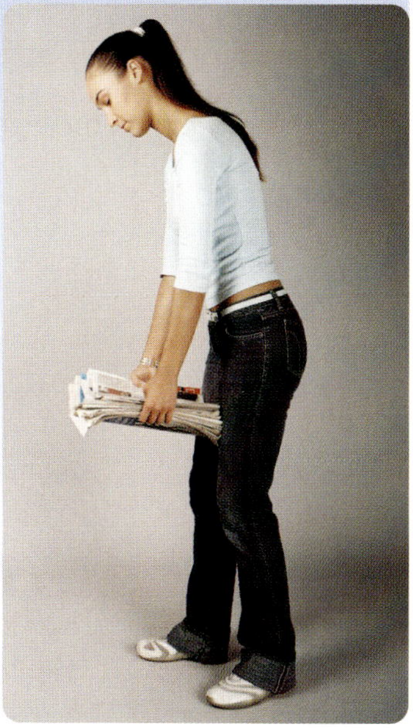

falsch

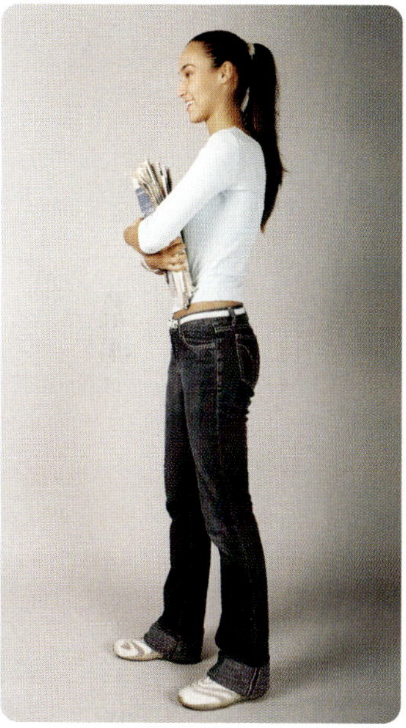

richtig

Also: versuchen Sie Ihre eingelernten Gewohnheiten zu ändern.

9. Die Grenzen der Manuellen Medizin

Eine Behandlung durch die Manuelle Medizin ist nicht bei allen Gelenkschmerzen ratsam. Frische Verletzungen mit Kapsel-, Bänder- oder Knorpelrissen, sollten unbedingt dem Unfallchirurgen vorgestellt werden. Akute Entzündungen, akuter Gelenkrheumatismus und Tumore sowie Metastasen im Bereich der Behandlungszonen können vom Chirotherapeuten nicht positiv beeinflusst werden.

ACHTUNG !

Bei starker Osteoporose und anderen Krankheitsbildern mit ausgeprägter Neigung zu brüchigen Knochen wird der Chirotherapeut nicht helfen können.

10. Was zahlt die Krankenversicherung?

Alle Gebietskrankenkassen mit Ausnahme von Salzburg und Kärnten übernehmen die vollen Behandlungskosten. In wenigen Fällen genügt bereits eine einzige Sitzung, meist wird aber eine Behandlungsserie von 5–10 Sitzungen empfohlen.

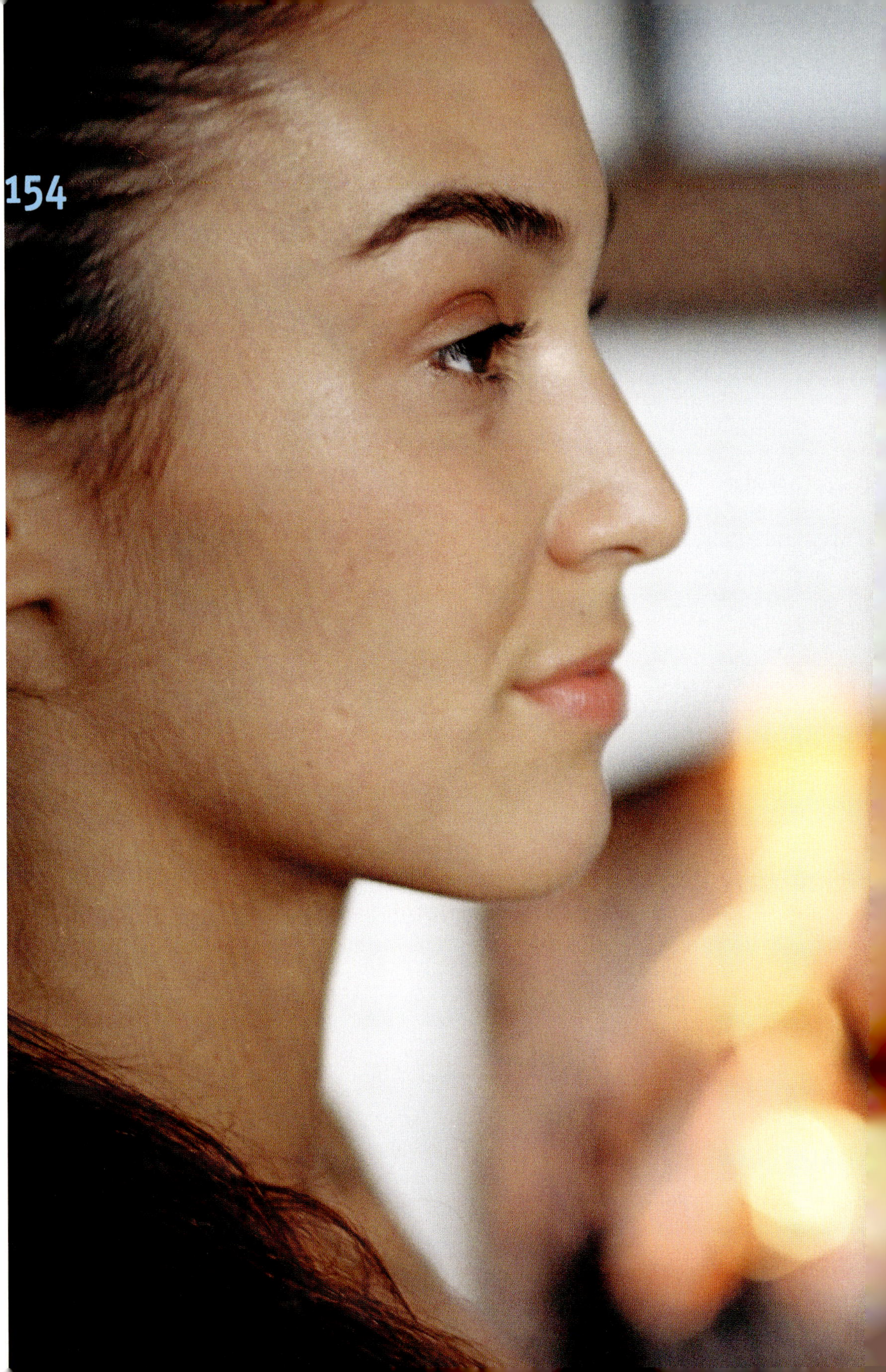

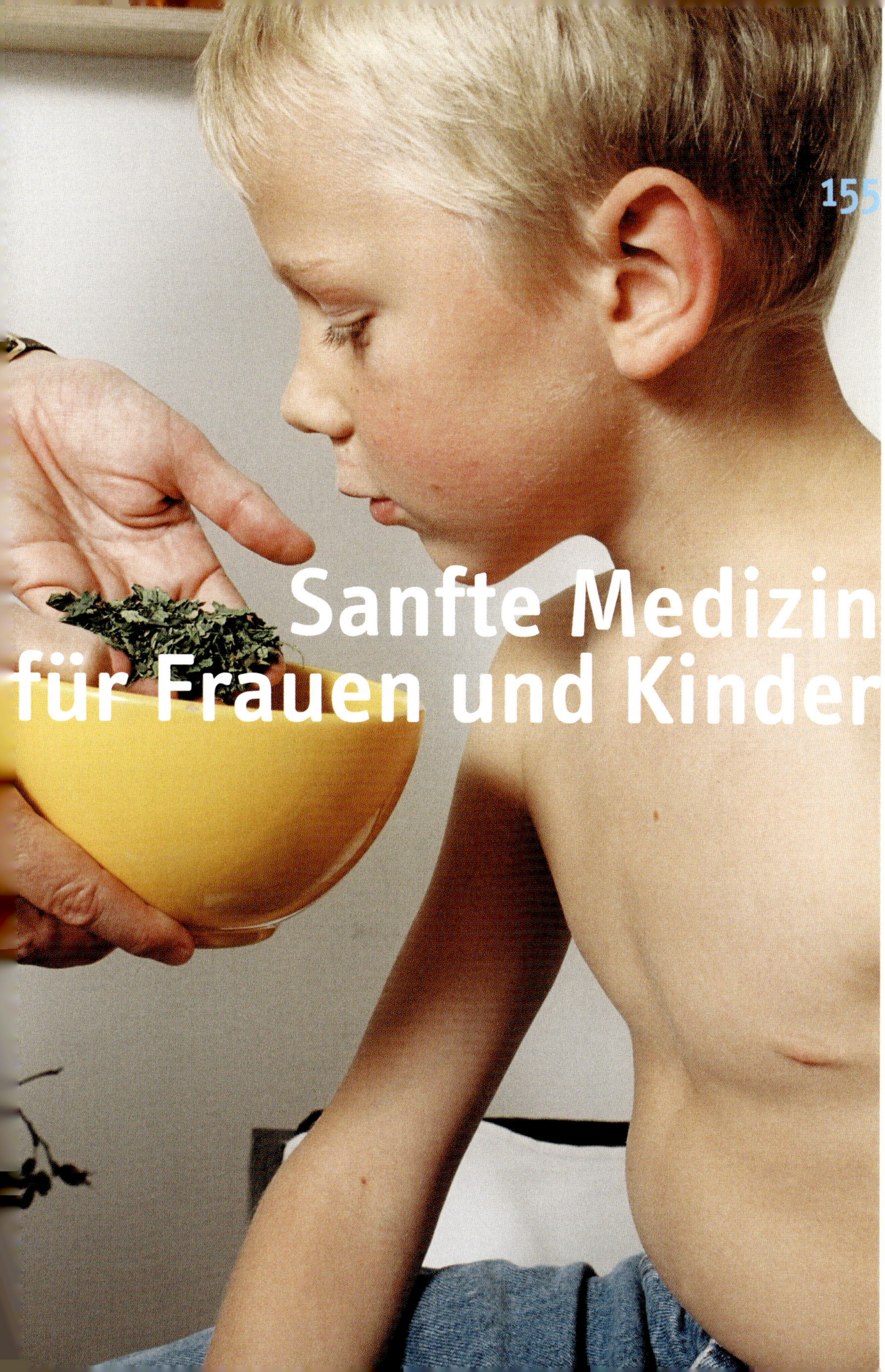

Sanfte Medizin für Frauen und Kinder

Sanfte Medizin für

Studien haben gezeigt, dass Frauen besonders gut auf sanfte Heilmethoden ansprechen. Erfolge erzielen diese Methoden aber auch bei der Behandlung von Kindern, die häufig an Allergien und Atemwegserkrankungen erkranken.

1. Homoöpathie

Häufig sind es Mütter, die mit ihren kranken Kindern den Homöopathen konsultieren, weil sie ihre Kinder nicht mit Antibiotika, Cortison und anderen nebenwirkungsreichen Medikamenten behandeln wollen. Verbessert sich der Zustand des Kindes, dann suchen sie meist selbst einen Homöopathen auf und überzeugen oft auch ihre Partner von der Wirksamkeit homöopathischer Behandlungen.

Die Homöopathie arbeitet nicht mit Blutabnahmen und Röntgendiagnostik, sondern mit ausführlichen und sehr persönlichen Gesprächen. Während Frauen und Kinder meist sehr offen sind und nichts zu verbergen versuchen, scheuen die meisten Männer das Gespräch über ihre seelische und körperliche Befindlichkeit. Sie bewerten ihre Leiden oft als Schwäche, die sie lieber von einem unpersönlichen, medizinisch-technischen Standpunkt aus betrachten wollen, um sich nicht mit der Ursache ihrer Beschwerden auseinandersetzen zu müssen. Männer gehen mit dem Wunsch zum Arzt, „sich durchchecken zu lassen" – genauso wie ihr Auto einmal im Jahr „durchgecheckt" wird, ein Service erhält und dann wieder klaglos läuft. Aber die menschliche Gesundheit ist keine Maschine. Sie ist abhängig von psychischen Befindlichkeiten, die über Neurotransmitter und Hormone auf Organsysteme wirken, die weit ab vom Gehirn liegen. Seelische Unausgewogenheit führt zu körperlichen Erkrankungen. In der psychosomatischen Forschung ist der Zusammenhang von persönlicher emotionaler Lage und organischer Krankheit seit langem wissenschaftlich belegt: Das gängigste Beispiel ist die Gastritis, die immer dann auftritt, wenn man sich beruflich oder privat überfordert fühlt und Stress empfindet. Aber auch alle anderen Krankheiten werden in Auftreten oder Verlauf von der Psyche mitbestimmt.

Frauen und Kinder

PMS als Heilungschance

Zu Erkrankungen dieser Art zählt das prämenstruelle Syndrom (PMS), unter dem viele Frauen vor der Menstruation leiden. Dieser Symptomkomplex kann mit Launenhaftigkeit, Aggression, Depression und Weinerlichkeit, sowie mit Brustschmerzen bis hin zu extremer Berührungsempfindlichkeit, Blähungen, Durchfall, Schweregefühl in den Beinen, Kreuzschmerzen und dergleichen mehr einhergehen. Das PMS ist eine Erkrankung, die sich ausgezeichnet klassisch homöopathisch behandeln lässt, da sie innere Konflikte der Patientin sichtbar macht. Das heißt: Jede erwachsene Frau hat gelernt „zu funktionieren“. Sie stellt Belastungen wie Familie, Beruf, Haushalt und Partnerbeziehung oft nicht in Frage, um nicht am „Funktionieren“ gehindert zu werden. Sie nimmt widrige Gegebenheiten hin, da sie ohnedies keine Möglichkeit sieht, diese zu ändern. Vor der Menstruation scheinen die Masken zu fallen: die Frau kann sich ihren innersten Gefühlen nicht mehr entziehen und muss sie ausleben. Die meisten Frauen hassen diesen Zustand, weil sie sich nicht leistungsfähig fühlen. Sie sind sich fremd und meinen: „Das bin ja nicht ich“. Doch das Gegenteil ist der Fall: Eine Patientin, die in ihrer Beziehung zu wenig Zuneigung und Zärtlichkeit bekommt, wird als PMS eine weinerliche Anlehnungsbedürftigkeit entwickeln. Gleiches gilt für jene Patientin, die ihre Konflikte mit dem Partner immer unterdrückt: Vor der Menstruation wird sie den Partner attackieren, weil sich so viel Wut in ihr aufgestaut hat. An Energielosigkeit leiden Frauen im Rahmen des PMS, wenn sie sich körperlich und auch geistig chronisch überfordern und sich nicht eingestehen, dass sie ein höheres Ruhebedürfnis hätten, als sie sich zugestehen.

Tipp

TIPP AM RANDE

Die Zeit während der Menstruation eignet sich für eine homöopathische Behandlung besonders gut.

Frauen mit PMS können vom Homöopathen gut behandelt werden, da die Konflikte, die sie krank machen, in der kurzen Zeit vor der Regel offen daliegen und leicht erkannt werden können.

Aber sowohl das PMS, als auch Menstruationsbeschwerden sind Ausdruck einer aus dem Gleichgewicht geratenen Gesundheit. Keine Frau muss mit Menstruationsschmerzen leben, die so stark sind, dass sie Schmerzmittel braucht oder nicht mehr arbeitsfähig ist. Derartige Störungen können durch eine konstitutionelle klassisch homöopathische Therapie behoben werden. Angenehme Nebeneffekte sind dabei die Zunahme an körperlicher und geistiger Energie sowie die Entfaltung psychischer Ausgeglichenheit.

ACHTUNG !

Bei hohem Fieber oder wenn das Kind nicht ansprechbar ist, wenn es heftige Durchfälle hat und sich erbricht, dann muss ohne Zeitverzögerung der Arzt aufgesucht werden.

Homöopathie und Kinder

Jeder Homöopath ist erfahren in der Behandlung von Kindern, die wiederum gern zum Homöopathen gehen (denn sie bekommen süße Kügelchen, statt großer Tabletten, dürfen Bilder malen und viel erzählen). Kinder haben noch keine „Masken" erlernt. Sie sind unverblümt, unbestechlich und sehr konkret in den Aussagen über ihre Krankheitssymptome. Wenn sie sich noch nicht artikulieren können, zeigt die Art, wie sich ihre Symptome körperlich ausdrücken, ganz deutlich, welches Arzneimittel sie brauchen. Ein Beispiel: Ein Säugling leidet an kolikartigen Bauchschmerzen, schreit wild und zornig mit hochrotem Kopf, beruhigt sich nur, wenn er rasch herumgetragen wird – mit großer Wahrscheinlichkeit wird ihm das Homöopathikum Chamomilla Erleichterung verschaffen können. Fiebert ein Kind plötzlich extrem hoch, hat weit aufgerissene glasige Augen, fantasiert womöglich über schwarze Hunde, die es beißen, so braucht es eine Gabe Belladonna und soll umgehend zum Arzt gebracht werden. Bis man den Arzt oder das Krankenhaus erreicht hat, wird das Fieber meist schon zurückgegangen sein, das Kind wird selig schlafen und die Angespanntheit seines Körpers wird nachgelassen haben. So eine Reaktion ist typisch, wenn das richtige homöopathische Arzneimittel verabreicht wurde.

ACHTUNG !

Hat der homöopathische Arzt Ihrem Kind ein Mittel verschrieben, wird er von Ihnen präzise Berichte über den Zustand des Kindes verlangen. Je akuter ein Krankheitsgeschehen ist, umso schneller muss es unter homöopathischer Therapie zur Besserung kommen. Oft muss schon nach 15 Minuten bis zu 1 Stunde klar sein, dass das Mittel gut wirkt, sonst ist umgehend schulmedizinischer Rat einzuholen.

2. Akupunktur

Die Akupunktur kann vor allem bei der Allergiebehandlung von **Kindern** gute Erfolge erzielen. Ein Beispiel eines Wiener Akupunktur-Arztes: Eine Mutter bringt ihre 8 Monate alte Tochter in seine Praxis. Die Kleine leidet an einer schweren Kuhmilchallergie. Sämtliche Behandlungsversuche blieben erfolglos, selbst Cortison half nicht. Nach 6 Behandlungen mit Laser konnte die Mutter ihrem Kind wieder einen Milchbrei füttern.

Kinder sprechen in der Regel besonders gut auf Akupunktur an. Man sollte dabei aber berücksichtigen, dass jedes Kleinkind – und so mancher Erwachsene – eine natürliche Angst vor Nadeln hat. Deshalb bieten Akupunktur-Ärzte einen völlig schmerzlosen Laserstrahl für Kleinkinder an.

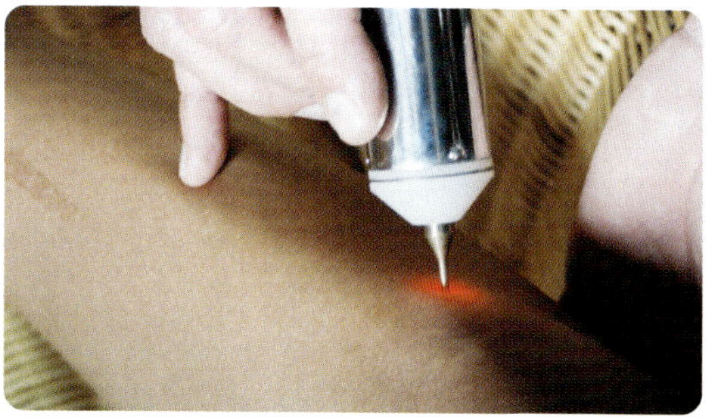

Bei Kindern werden in der Akupunktur sanfte Laser eingesetzt

Ab einem Alter von ungefähr 10 Jahren sollten aber die klassischen Nadeln gesetzt werden, um einen ausreichenden Effekt zu erzielen.

Erfahrungsberichte von Praktikern mit Kindern haben ergeben, dass die Akupunktur bei folgenden Krankheiten gute Erfolge erzielt:

- **alle Arten von Allergien (vor allem Nahrungsmittelallergien)**
- **Atemwegserkrankungen**
- **Bronchitis**
- **Infektanfälligkeit**
- **Nasen- und Nebenhöhlenentzündungen**

ACHTUNG !
Bei den heutigen Akupunkturnadeln handelt es sich um haarfeine Nadeln. Nach einem kurzen Zwicken beim Setzen der Nadel tritt sogleich eine wohlige Wärme ein.

Jüngste Erfahrungsberichte haben erwiesen, dass eine Akupunkturbehandlung während der Schwangerschaft den Geburtsvorgang selbst deutlich erleichtert. Der Grund: Die Akupunkturbehandlung wirkt sich positiv auf die Gebärmutterfunktion aus und beschleunigt diese. Durch

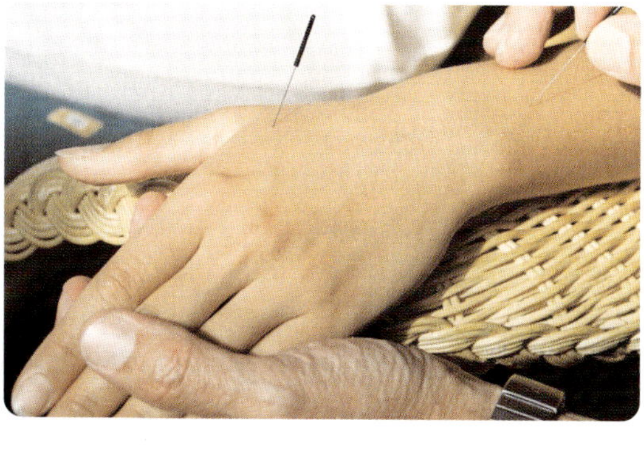

Akupunkturnadeln helfen bei Menstruationsbeschwerden

Akupunktur lässt sich auch die Wehendystokie (zu heftige und zu häufige Wehen, sowie eine Wehenschwäche) positiv beeinflussen, allerdings haben nur wenige Krankenhäuser einen gut geschulten Akupunkteur im Kreißsaal zur Verfügung. Schwangere Frauen sollten in der Regel wenige Wochen vor ihrem Geburtstermin mit der Behandlung beginnen und sich einmal pro Woche akupunktieren lassen.

Tipp

TIPP AM RANDE

Die gesamte Geburtsdauer kann durch Akupunktur in vielen Fällen um ein Drittel reduziert werden.

Neben der Geburtserleichterung hilft die Akupunkturbehandlung auch bei Menstruationsbeschwerden und beim klassischen PMS-Syndrom, da Spannungen im Körper gelöst werden können.

3. Traditionelle Chinesische Medizin

Mit der chinesischen Kräuterkunde lassen sich viele gynäkologische Probleme überraschend gut in den Griff bekommen:

- **Regelschmerzen**
- **Myome: Die Behandlung ist schwierig, die Erfolgsaussichten, Myome zumindest stark zu verkleinern oder ganz wegzubringen, liegen laut Angaben chinesischer Ärzte allerdings bei 40–50 %.**
- **Wechseljahrbeschwerden: Bei entsprechender Kräutertherapie können die Patientinnen auf die Einnahme der in der Schulmedizin häufig verabreichten Hormone verzichten. Nach einer längeren Therapiephase verschwinden die teils unerträglichen Symptome von Wechseljahrbeschwerden, wie Wallungen, Nachtschweiß und Schlafstörungen.**

ACHTUNG !

Laut TCM gibt es keine „normalen" Regelschmerzen. Schmerz ist immer Ausdruck einer Stauung im Körper.

Sollten die Beschwerden eine hormonelle Behandlung trotzdem notwendig machen, ist eine Kombination mit chinesischen Kräuterarzneien empfehlenswert. Denn: Bei einer gemeinsamen (komplementären) Behandlung kann die Hormonzufuhr reduziert und das allgemeine Wohlbefinden insgesamt gesteigert werden. Die große Stärke der TCM liegt nämlich in ihrer Fähigkeit, den Körper zu kräftigen.

Nach einer ausführlichen Anamnese, im Zuge derer Zunge und Puls untersucht werden, setzt der behandelnde Arzt eine auf Sie abgestimmte chinesische Kräutermixtur fest, die Sie in Teeform aber auch als Granulat zu sich nehmen. Die Traditionelle Chinesische Medizin versteht sich auch als Therapie zur Krankheitsprävention.

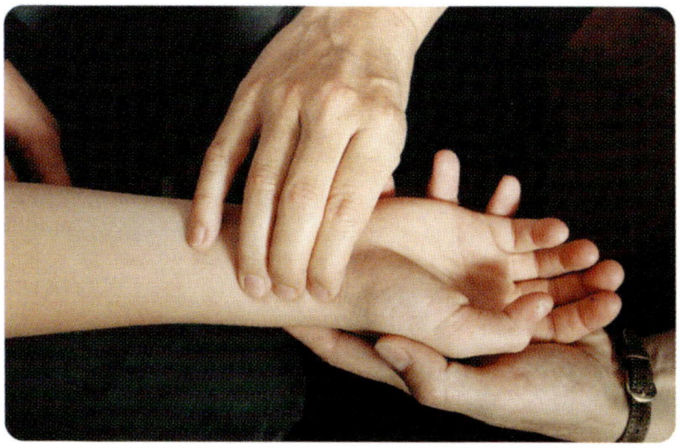

Pulsdiagnose

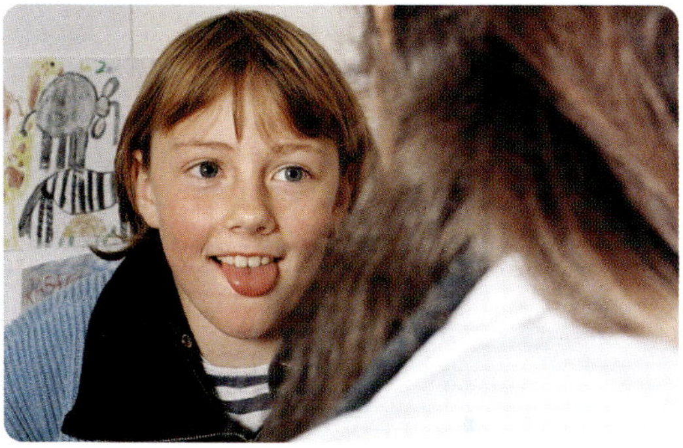

Chinesische Zungendiagnose bei Kindern

Kinder reagieren auf die chinesische Kräutermedizin erstaunlich gut. Sie ist vor allem bei Entzündungen im Hals-Rachenraum, der oberen Atemwege und der Ohren ratsam. Mittelohrentzündungen, Mandelentzündungen und Bronchitis lassen sich gerade bei Kindern mit Kräuterarzneien häufig wirksam heilen. Achten Sie allerdings darauf, Ihr Kind auch nach der Akutbehandlung nochmals zur Therapie zu bringen. Mit einer Behandlung durch chinesische Kräutermedizin ersparen Sie vielleicht Ihrem Kind, schon in jungen Jahren Antibiotika schlucken zu müssen. Der chinesische Arzt mixt eine Rezeptur, welche nach Angaben der chinesischen Medizin die Hitze im Inneren des Kindes abkühlt. So kann die Häufigkeit von Ohren- oder Halsentzündungen bei richtiger Behandlung auf ein Minimum reduziert werden.

Tipp

TIPP AM RANDE

Eine fertig abgemischte Rezeptur kostet in der Apotheke zwischen 20 und 50 Euro.

Praktiker der chinesischen Medizin berichten, dass Kinder den Tee zumeist annehmen, obwohl dessen Geschmack häufig zu wünschen übrig lässt. Sollte sich Ihr Kind jedoch vor dem Tee ekeln, fragen Sie den chinesischen Arzt, wie Sie Ihrem Kind die Arznei „versüßen“ können.

Tipp

TIPP AM RANDE

Wenn sich Ihr Kinder vor dem Tee ekelt, fragen Sie den chinesischen Arzt, wie Sie Ihrem Kind die Arznei „versüßen“ können.

ACHTUNG
Vorsicht bei angeblich fertigen Rezepturen, die im Internet kursieren.

Eine durchschnittliche chinesische Rezeptur besteht aus 6–8 verschiedenen Kräutern. Diese werden durchschnittlich 4 Wochen eingenommen. Eine fertig abgemischte Rezeptur kostet in der Apotheke zwischen 20 und 50 Euro (Liste der Apotheken ab Seite 313).

Vorsicht bei angeblich fertigen Rezepturen, die im Internet kursieren. Eine echte chinesische Mischung wird ganz individuell für den einzelnen Patienten abgemischt und wird nur in Apotheken gegen Verschreibung abgegeben.

4. F.X. Mayr-Kur

Kinderärzte berichten, dass heutzutage bereits viele **Kinder** an Verdauungsstörungen leiden – sei es aus Überforderung durch die Schule oder durch die Familie oder aufgrund falscher Ernährung. Um diesen Beschwerden vorzubeugen bzw. um sie zu lindern, ist die Mayr-Kur durchaus geeignet. Mehr noch: Junge Menschen reagieren auf die Behandlung sogar schneller als Erwachsene, da sich ihr Verdauungssystem auch schneller regenerieren kann.
Sogar in der Schwangerschaft wird die Kur empfohlen, um den durch Prostaglandin (dem Schwangerschaftshormon) trägen Darm zu unterstützen. Ähnlich hilfreich kann eine Mayr-Therapie bei Wechselbeschwerden der Frau sein, wenn es zu einer übermäßigen Erschöpfung und zu Symptomen wie Schwitzen, Wallungen und Gereiztheit als Folge der Hormonumstellung im weiblichen Körper kommt. Viele Mayr-Ärzte beschäftigen sich heute auch mit hormonellen Problemen und werden in einem derartigen Fall auf die übliche Therapie einer begleitenden Hormontherapie zurückgreifen.

ACHTUNG
Kinder sollten Behandlungen nie allein, sondern mit einem Erwachsenen gemeinsam durchführen.

5. Osteopathie

Diese sanfte Therapieform eignet sich besonders für **Frauen** und Kleinkinder. Die Heilerfolge sind teils beachtlich.

An der Wiener Schule für Osteopathie (siehe auch „Doktor Internet“ ab Seite 169) wurde im Sommer 2002 eine Pilotstudie zum Thema Infertilität, d.h. Unfruchtbarkeit, von Frauen durchgeführt – mit einem erstaunlichem Ergebnis:

Das Sample der Pilotstudie ist zwar alles andere als repräsentativ, da bisher nur zehn Patientinnen behandelt wurden. Das Ergebnis ist allerdings so interessant, dass die Pilotstudie an dieser Stelle erwähnt werden sollte: Zehn Frauen mit Unfruchtbarkeitsproblemen im Alter von 25–40 Jahren wurden über einen Zeitraum von 6 Monaten mit bestimmten Grifftechniken osteopathisch behandelt. Allen Patientinnen war gemeinsam: Sie versuchten seit mindestens 16 Monaten vergebens, schwanger zu werden, und alle Paare wurden schulmedizinisch untersucht, ohne dass körperliche Ursachen für die Unfruchtbarkeit festgestellt wurden. Nach 6 Monaten osteopathischer Behandlung folgte eine 3-monatige Behandlungspause. Das Ergebnis nach 9 Monaten vom Beginn der ersten Behandlung weg: 70 % der Patientinnen wurden schwanger.

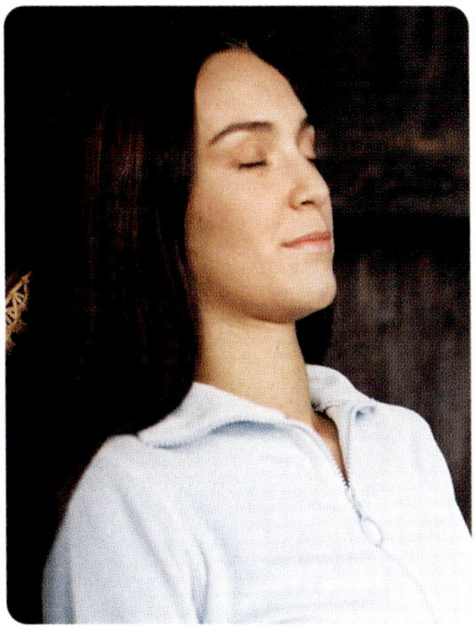

Heute gewinnen solche Studien an Bedeutung, da sich selbst im Zeitalter der In-vitro-Fertilisation bei jedem 7. Paar der Kinderwunsch nicht erfüllt.

Osteopathie hat sich bei Frauen bewährt

Osteopathie hat sich auch bei Patientinnen mit

- **PMS-Syndrom,**
- **Menstruationsproblemen, vor allem einhergehend mit Bauch- und Rückenschmerzen,**
- **und bei Migränepatientinnen**

sehr gut bewährt.

Der Arzt Andrew Taylor Still (1828–1917), Begründer der Osteopathie, behauptete: „As a twig is bent, so does the tree incline." – „Wie der junge Sprössling gebogen wird, so neigt sich der Baum." Infolgedessen fordern Osteopathen seit Jahren, bisher erfolglos, dass bereits Neugeborene und **Kinder** osteopathisch untersucht werden, da die Geburt häufig ein körperliches Trauma für das Kind darstellt, das mit Gewalt durch den engen Geburtskanal gequetscht wird.

Tipp

TIPP AM RANDE

Osteopathen empfehlen eine osteopathische Untersuchung bereits bei Neugeborenen.

Zahlreiche Erkrankungen der späteren Jahre wären durch frühzeitige osteopathische Behandlung vermeidbar, so das Postulat der osteopathischen Heilkunde. Schließlich gilt als oberstes Prinzip der Osteopathie die freie Beweglichkeit aller Körperstrukturen. Sie ist im Kindesalter eine wichtige Voraussetzung dafür, dass sich die Lebensenergie Ihres Kindes und sein individuelles Potential frei entfalten können.

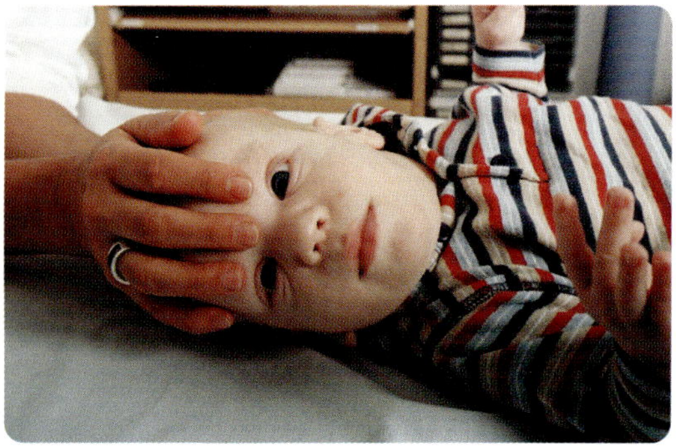

Schon Säuglinge sollten osteopathisch untersucht werden

Die Geburt stellt aber oftmals einen schwerwiegenden Eingriff in das Leben eines Kindes dar. Nicht selten kommt es während der Geburt zu Komplikationen und zum Einsatz von Saugglocke oder Kaiserschnitt. Auch wenn alles reibungslos abläuft, hat jede Geburt zweifelsohne eine starke Wirkung auf ein Neugeborenes, dessen Schädelknochen noch sehr beweglich sind und während der Geburt einem starken Druck ausgesetzt werden.

Die Kinderosteopathie, sie ist übrigens ein eigener Zweig in der Osteopathie und bedarf einer 2-jährigen Zusatzausbildung, nimmt sich deshalb vor allem des Schädels eines Neugeborenen an. Zu Beginn wird das Neugeborene intensiv untersucht: Der Therapeut fühlt sich in alle Körperstrukturen ein und mobilisiert bzw. korrigiert Fehlstellungen, die bereits während der Geburt passieren können. Das Wichtigste bei Neugeborenen ist aber die Pulsation: Dabei wird die „Atmung“ der Schädelknochen und des Liquors (Flüssigkeit, die das Gehirn und das Rückenmark umgibt) mobilisiert.

Ist Ihr Kind schon älter, empfiehlt sich die osteopathische Behandlung bei folgenden Problemen:

- **Saug- und Schluckbeschwerden**
- **Schreien**
- **Tubenkatarrh**
- **Asthma**
- **Bronchitis**

- **Zahnfehlstellungen**
- **Hüftprobleme**
- **Darmkoliken**
- **Entwicklungsstörungen**

Kleinkinder nehmen diese Therapieform im Allgemeinen sehr gut an, weil sie sehr sanft ist. Die Kraft, die der Therapeut bei seinen Grifftechniken aufwendet, ist äußerst gering. Die meisten Patienten erleben deshalb die Behandlung als angenehm, viele schlafen währenddessen sogar ein.

An der „Wiener Schule für Osteopathie" wird alle 3 Wochen ein Behandlungstag für Kinder angeboten. An diesem Tag gleicht das Haus im 13. Wiener Gemeindebezirk einem Flohzirkus: Bis zu 50 Kinder werden an einem Tag behandelt. Das Kinderzentrum arbeitet auf Basis von Spenden, entsprechend groß ist der Andrang. Die Behandlung erfolgt daher nur mit Voranmeldung (Tel. 01/ 879 38 26-0, 1130 Wien, Frimbergergasse 6). Leider sind diese Behandlungstage meistens schon einige Monate im Vorhinein ausgebucht. Sie können sich aber auch einen Einzeltermin geben lassen: Dieser wird wie eine normale Behandlung verrechnet und kostet 65–100 Euro.

6. Neuraltherapie

Die Neuraltherapie scheint uns für die Behandlung von Frauen nicht sehr geeignet. Bei speziellen **Frauenbeschwerden** ist frau unserer Meinung nach bei anderen Heilkünsten besser aufgehoben. Auch bei der Behandlung von **Kindern** ist die Neuraltherapie nicht empfehlenswert, weil Kinder auf diese Therapie, bei der ein Lokalanästhetikum in geringen Mengen injiziert wird, meistens sehr ängstlich reagieren.

7. Anthroposophische Medizin

Große Erfolge erzielen anthroposophische Mediziner bei der Behandlung von **Kindern,** vor allem im psychischen Bereich wie der Heileurythmie. Die Heileurythmie ist eine Bewegungs-Kunst-Therapie, bei der die Patienten bestimmte Bewegungsübungen für die Körperhaltung, Körperbewegung und für die Sprache erlernen. Sie wird unter anderem in der prä- und postoperativen Phase bei Erwachsenen ebenso wie bei Kleinkindern eingesetzt.

Da laut der Lehre Rudolf Steiners die Körperpflege für die Krankheitsprophylaxe eine besonders wichtige Rolle spielt, haben anthroposophische Pharmazeuten diverse natürliche Pflegemittel aus kontrolliert biologischem Anbau entwickelt, die in Drogeriemärkten und Apotheken erhältlich sind: vom Babyöl aus den Blüten der Ringelblume bis zum Babycremebad aus Mandel- und Sesamöl.

Im Folgenden möchten wir Ihnen 2 Rezepte empfehlen, wie man Babybrei nach anthroposophischer Medizin zubereiten kann:

Gemüsebrei (ab dem 7./8. Monat)

Zutaten:
200 g Kürbis, 1 Esslöffel Reismehl (gemahlener Naturreis),
1 Teelöffel Sonnenblumenöl
Kürbis schälen, klein schneiden und in etwas Wasser dünsten; Reismehl mit wenig Wasser anrühren und zum Kürbis geben; einmal aufkochen und gar dünsten, Öl hinzufügen und passieren.

Milchfreier Abendbrei mit Haferflocken (ab dem 6. Monat):

Zutaten:
2–3 Esslöffel Haferflocken, eventuell gemahlen,
200 ml Wasser, 20 g Mandelmus, etwas Agavendicksaft,
ein halber Apfel gerieben
Haferflocken in kochendes Wasser einrühren, aufkochen und 10 Minuten quellen lassen; das Mandelmus hinzufügen und süßen; zum Schluss den geriebenen Apfel unterrühren.

8. Manuelle Medizin

Viele Patienten, die sich heute einer chirotherapeutischen Behandlung unterziehen, sind weiblich. Das hat folgenden Grund: **Frauen** sind trotz Emanzipation immer noch der Doppelbelastung von Beruf und Haushalt ausgesetzt. Das simple Tragen der Einkaufstausche, die falsche Haltung beim Staubsaugen oder beim Bügeln können Fehlentwicklungen des Bewegungsapparates hervorrufen, die vom Chirotherapeuten durch Massagen korrigiert werden können.

ACHTUNG !
Die Manuelle Medizin ist für Kinder derzeit noch nicht geeignet.

Gute Erfolge erzielen Chirotherapeuten bei der Osteoporose (Schwund des haltgebenden, festen Knochengewebes, in der Folge Rundrücken aufgrund von Wirbeleinbrüchen und Neigung zu Oberschenkelkopffrakturen), die typischerweise bei Frauen nach dem Wechsel auftritt und in der Regel durch eine schulmedizinische Hormontherapie im Sinne einer Prophylaxe behandelt wird. In der Manuellen Medizin wird die Osteoporose durch Massagetechniken, ein Gesundheitsgymnastik-Programm und durch richtige Ernährung (viel Eiweiß und Kalzium) ausgeglichen.

Die Manuelle Medizin ist für **Kinder** derzeit noch nicht geeignet, da die wissenschaftlichen Erfahrungswerte noch sehr bescheiden sind.

Manuelle Ärzte bieten aber in Schulen Haltungskurse für Kinder an, um Haltungsschäden im späteren Alter zu vermeiden (siehe Adressenverzeichnis ab Seite 169).

Doktor Internet

Wer in eine Suchmaschine im Internet das Wort „Gesundheit" eingibt, wird eine Überraschung erleben: Die Ergebnisse zu den Begriffen „Gesundheit", „Wellness" oder „Medizin" sind ähnlich zahlreich und unüberschaubar wie jene zur Eingabe „Sex". Jeder zwanzigste Internet-User surft heute bereits auf der Suche nach medizinischer Fachinformation durchs Netz. Jeder zehnte gibt an, dass er regelmäßig das Internet für Gesundheitsfragen nutzt.

Das World Wide Web macht's möglich: Weltweit können Fachinformationen und medizinische Ratschläge abgerufen werden und sogar Medikamente können jederzeit per E-Mail bestellt werden und kommen per Post zu den Usern.

Doch mit den neuen Möglichkeiten sind auch erhebliche Gefahren verbunden. Die anarchistische Struktur des Netzes lässt die Grenzen zwischen Seriosität und Betrug weitgehend verschwinden. Die wichtigste Frage lautet also: Wo finde ich seriöse Informationen und worauf sollte ich auf jeden Fall beim Surfen durch die Medizin-Seiten achten.

Wir haben für Sie daher einige Tipps zur Orientierung im Web-Dschungel zusammengestellt:

1. **Überprüfen Sie auf der jeweiligen Homepage erst einmal das Impressum: Wer ist der Betreiber – ein Pharmakonzern, eine Apotheke, ein Arzt, eine Standesorganisation, ein privater Verein oder eine kommerzielle medizinische Vertriebsfirma? So können Sie feststellen, welche Interessen hinter der Homepage stecken und wie die Objektivität der Informationen einzuschätzen sind.**
2. **Seriöse Betreiber einer Gesundheitshomepage sollten zumindest den Name oder die Firma, die Anschrift (kein Postfach!), eine E-Mail-Adresse, eine Telefonnummer, die Firmenbuchnummer und – bei kommerziellen Sites – auch die allgemeinen Geschäftsbedingungen (AGB) angeben.**
3. **Vermeiden Sie es – wenn möglich – Ihre persönlichen Daten wie Gesundheitsdaten per E-Mail anzugeben. Sie**

ACHTUNG !

Österreichische und deutsche Ärzte dürfen im Gegensatz zu schweizer und amerikanischen Ärzten keine individuelle Patientenberatung per E-Mail anbieten. Ferndiagnosen sind auch in der Schweiz und in den USA verboten.

wissen nicht, was mit ihnen geschieht und ob sie an andere Personen weitergegeben werden. Einige Homepages bieten die Möglichkeit der E-Mail-Anfrage oder sogar einer Ferndiagnose, die in Österreich verboten sind.

4. Viele medizinische Homepages sind lediglich Portale zu Verkaufszwecken. Diese Medizinportale bieten teilweise dubiose Heilmittel wie chinesische Wunderpilze oder Heilsalze an.
   Arzneien oder Heilmittel sollten Sie jedoch nur in der Apotheke kaufen, da Sie dort von qualifiziertem Personal beraten werden und auch die entsprechende Qualität angeboten bekommen.
5. Die Informationen aus dem Internet können niemals einen Arztbesuch ersetzen, sondern lediglich medizinischen Laien als zusätzliche Informationsquelle dienen. Eine seriöse Homepage weist auf jeden Fall entweder auf der Startseite oder in den allgemeinen Geschäftsbedingungen darauf hin.
6. Werden Informationen zu Krankheiten bereitgestellt, dann sollte auch die Quelle der Informationen wie beispielsweise der Autor oder die Literaturquelle genannt sein.
7. Machen Sie es wie ein guter Reporter und gehen Sie nach der Methode Check, Re-Check und Double-Check vor. Wenn Sie eine bestimmte Information gefunden haben, dann versuchen Sie sie auf einer anderen Homepage zu verifizieren. Versuchen Sie, zumindest drei übereinstimmende Meinungen im Internet zu finden, damit Sie abgesichert sind.
8. Wenn auf einer Homepage ein Arzt einen Rat anbietet, dann überprüfen Sie im elektronischen Telefonbuch (www.etb.at oder www.otb.at) oder im Internet über die jeweilige Standesorganisation, ob der Betreffende tatsächlich Arzt ist und welches Diplom er hat.
9. Meiden sie marktschreierisch auftretende Seiten, die Ihnen Berichte über angebliche Sofortheilungen oder universelle Heilmittel anbieten. Seien Sie skeptisch, wenn auf einer Homepage anonymisierte Patienten hymnisch von ihrer Heilung erzählen.

10. Meiden Sie medizinische Homepages, zu deren Beiträgen keine Autorennamen aufscheinen oder nur „bekannte medizinische Koryphäen" als Autoren genannt werden.

Konsumentenschützer fordern seit Jahren ein einheitliches Gütesiegel mit strengen Qualitätsvorgaben für medizinische Informationen. Derzeit gibt es nur mehrere regionale Zeichen wie das HON-Siegel („Health on the net") oder MEDCERTAIN, die auf durchaus sinnvollen Kriterien beruhen. Die Homepages, die das Siegel tragen, werden jedoch nicht regelmäßig evaluiert.

Angesichts des weltweiten Internets wäre jedoch ein einheitliches Zeichen der Weltgesundheitsorganisation (WHO) erforderlich.

Folgende Medizin-Homepages sind empfehlenswert:

www.netdoctor.at
www.surfmed.at
www.medwell24.at
www.gesundesleben.at
www.lifeline.de

ACHTUNG !

Bei akuten Erkrankungen sollten Sie immer einen Arzt aufsuchen.

Weitere Homepages, auf denen medizinische Informationen angeboten werden:

www.linx.at
www.google.de
www.ncbi.nlm.nih.gov/PubMed
www.pubmedcentral.nih.gov
www.best-med-link.de
www.dr-antonius.de
www.hon.ch
www.netdoktor.de
www.gesund.co.at

Homepages der wichtigsten österreichischen komplementärmedizinischen Richtungen (hier finden Sie auch Links zu jenen Ärzten, die über das von der Österreichischen Ärztekammer verliehene Spezialdiplom verfügen):

www.homoeopathie.at
www.akupunktur.org
www.akupunktur.at
www.ogka.at
www.anthromed.at
www.manuellemedizin.org
www.fxmayr.com
www.wstcm.at
www.tcm-academy.edu
www.wso.at
www.neuraltherapie.at

Adressenverzeichnis

Auf den folgenden Seiten finden Sie fast 3.000 Namen und Adressen von Ärzten, die sich in einer oder mehreren alternativmedizinischen Methoden weitergebildet haben und dafür von der Österreichischen Ärztekammer ein Diplom erhielten. Ausnahmen bilden die Osteopathie und die Traditionelle Chinesische Medizin. Diese beiden Richtungen sind von der Ärztekammer derzeit (Herbst 2002) noch nicht als alternativmedizinische Methoden anerkannt. Es ist aber wahrscheinlich, dass eine Anerkennung dieser zwei Richtungen nicht mehr lange auf sich warten lässt – aus diesem Grund haben wir Osteopathie und Traditionelle Chinesische Medizin schon jetzt in dieses Buch aufgenommen.

Die Namen und Adressen der Ärzte sind nach Bundesländern (Burgenland bis Wien) geordnet. Innerhalb der einzelnen Bundesländer wurden die Adressen nach der jeweiligen Methode (Homöopathie bis Manuelle Medizin) und dann nach Fachrichtungen (vom Allgemeinmediziner bis zum Zahnarzt) gegliedert. Wenn Sie also z.B. in Salzburg wohnen und in Ihrer Nähe einen Zahnarzt suchen, der Akupunktur beherrscht, sollten Sie zuerst das Bundesland Salzburg suchen, dann die Rubrik „Akupunktur" aufschlagen und danach unter „Zahn-, Mund- und Kieferheilkunde" nachsehen.

Der Großteil des Datenmaterials wurde uns freundlicherweise von der Ärztekammer Österreich zur Verfügung gestellt, der wir dafür danken möchten.

Abschließend noch einige Hinweise: Sie finden auf den folgenden Seiten nicht nur Name, Adresse und Telefonnummer des jeweiligen Arztes, sondern gegebenenfalls auch seine Homepage und E-Mail-Adresse sowie Angaben zu seinen Ordinationszeiten, Krankenkassen und eventuellen weiteren alternativmedizinischen Ausbildungen. Manche Ärzte haben keine fixen Ordinationszeiten. In diesem Fall finden Sie den Hinweis „nach Vereinbarung". Andere Ärzte haben zwar Ordinationszeiten, verlangen aber dennoch eine vorherige Terminvereinbarung innerhalb dieser Ordinationszeiten. In diesem Fall finden Sie neben der Angabe der Ordinationszeiten den Vermerk „nach Vereinbarung". Wiederum andere Ärzte bieten regelmäßig Ordinationszeiten an, zu denen Sie ohne Voranmeldung erscheinen können, vereinbaren aber auch außerhalb der Ordinationszeiten Termine mit Ihnen. Wenn dies der Fall ist, finden Sie neben den Ordinationszeiten die Angabe „u. nach Vereinbarung".

LEGENDE

Die Abkürzungen der einzelnen Krankenkassen lauten:

GKK: Gebietskrankenkasse
BVA: Versicherungsanstalt öffentlich Bediensteter
VA: Versicherungsanstalt der Eisenbahner
SVA: Sozialversicherungsanstalt der gewerblichen Wirtschaft
SVB: Sozialversicherungsanstalt der Bauern
KFA: Krankenfürsorgeanstalt der Stadt Wien

BURGENLAND

HOMÖOPATHIE

Allgemeinmedizin

Dr. Ari, Christina Maria
Neustift bei Güssing Nr. 196,
7540 Güssing
Tel.: 03325/63 74
Kassen: GKK, BVA, VA, SVA, SVB
Ord.: Mo, Di, Do, Fr 8–12, Fr 17–19 nach Vereinbarung

Dr. Felleitner, Anton E.
Ödenburger Straße 2, 7031 Krensdorf
Tel.: 02626/712 80
Kassen: GKK, BVA, VA, SVA, SVB, KFA
Ord.: nach Vereinbarung

Dr. Höpflinger, Wolfgang
Untere Hochstraße 48, 7400 Oberwart
Tel.: 03352/337 57
Keine Kassen
Ord.: Mo, Di, Fr 13–18, Do 9–11
Zusätzlich: F.X. Mayr

Dr. König, Peter
Esterhazyplatz 5, 7000 Eisenstadt
Tel.: 02682/722 01
Keine Kassen
Ord.: nach Vereinbarung

Dr. Varkonyi, Thomas
Hauptstraße 105, 7210 Mattersburg
Tel.: 02626/628 54
Keine Kassen
Ord.: nach Vereinbarung
Zusätzlich: Akupunktur

Dr. Von Papen, Eva Agnes
Seestraße 20, 7100 Neusiedl am See
Tel.: 02167/29 29
Keine Kassen
Ord.: nach Vereinbarung
Zusätzlich: Akupunktur

Augenheilkunde und Optometrie

Dr. Wörgötter, Susanna
Hauptstraße 58, 7503 Großpetersdorf
Tel.: 03362/24 45
Kassen: GKK, BVA, VA, SVA, SVB, KFA
Ord.: Mo u. Di 9–12, Do u. Fr 14–18 u. nach Vereinbarung
Zusätzlich: Akupunktur

AKUPUNKTUR

Allgemeinmedizin

Dr. Braunschmidt, Angela
Haydngasse 23, 7000 Eisenstadt
Tel.: 0664/266 47 24
Keine Kassen
Ord.: nach Vereinbarung

Dr. Cerny, Herbert Richard
Obere Hauptstraße 24,
7121 Weiden am See
Tel.: 02167/77 88
Kassen: GKK, BVA, VA, SVA, SVB
Ord.: Mo, Mi, Fr 8–12.30, Di, Fr 17–19, Sa 8–10

Dr. Cerny, Richard
Obere Hauptstraße 44,
7100 Neusiedl am See
Tel.: 02167/51 00
Keine Kassen
Ord.: Mo, Di, Do, Fr 8–12 u. Di, Fr 17–19
Zusätzlich: Manuelle Medizin, Neuraltherapie

Dr. Dolezal-Brettlecker, Marlis
Hauptplatz 47 A, 7100 Neusiedl am See
Tel.: 02167/23 44
Kassen: GKK, BVA, VA, SVA, SVB, KFA
Ord.: nach Vereinbarung

Dr. Doppelbauer-Dragschitz, Maria
Lisztgasse 11, 7400 Oberwart
Tel.: 03352/347 37
Keine Kassen
Ord.: Di 16–18, Mi 8–11 u. 14–16, Fr 8–11 nach Vereinbarung

Dr. Forstik, Antonia
Flurgasse 10, 7210 Mattersburg
Tel.: 02626/632 61
Kassen: KFA
Ord.: nach Vereinbarung

Dr. Galuska, Eva
An der Therme 14, 7361 Lutzmannsburg
Tel.: 02615/812 36
Keine Kassen
Ord.: nach Vereinbarung
Zusätzlich: Manuelle Medizin

Dr. Ganser, Georg
Schulplatz 2, 7141 Podersdorf am See
Tel.: 02177/23 30
Kassen: GKK, BVA, VA, SVA, SVB, KFA
Ord.: nach Vereinbarung

Dr. Gombotz, Claudia
Mogersdorf Nr. 2, 8382 Mogersdorf
Tel.: 03325/84 57
Keine Kassen
Ord.: Mo, Di, Do, Fr 7.30–11, Mo, Fr 15–18

Dr. Halla, Hartwig
Quellenhof, Esterhazystraße 12,
7431 Bad Tatzmannsdorf
Tel.: 03353/86 17–0
Keine Kassen
Ord.: nach Vereinbarung

Dr. Horvatits, Thomas
Hauptstraße 13, 7332 Kobersdorf
Tel.: 02618/86 67
Kassen: GKK, BVA, VA, SVA, SVB, KFA
Ord.: Mo, Di, Do 7.30–9.30, Fr 10–11, 15–16

Dr. Jandrisovits, Reinhold
Rathaus, 7052 Müllendorf
Tel.: 02682/625 50-0
Kassen: GKK, BVA, VA, SVA, SVB, KFA
Ord.: Mo, Fr 8–11 u.15.30–17.30, Mi 8–11, Do 8–10

Dr. Kirisits, Günther
Hauptstraße 84, 7503 Großpetersdorf
Tel.: 03362/26 10-0
Kassen: GKK, BVA, VA, SVA, SVB, KFA
Ord.: nach Vereinbarung

Dr. Kraxner, Otmar
Quergasse 30, 7512 Kohfidisch
Tel.: 03366/772 77
Kassen: GKK, BVA, VA, SVA, SVB, KFA
Ord.: nach Vereinbarung

Dr. Krenn, Susanne
Hauptstraße 58, 2491 Neufeld a.d. Leitha
Tel.: 02624/553 22
Keine Kassen
Ord.: nach Vereinbarung

Dr. Lindau, Arthur
Sackgasse 14, 7471 Rechnitz
Tel.: 03363/792 47
Kassen: GKK, BVA, VA, SVA, SVB
Ord.: nach Vereinbarung
Zusätzlich: Manuelle Medizin

Dr. Malekan, Mostafa
Heiligenbrunn 39, 7522 Strem
Tel.: 03324/62 41
Keine Kassen
Ord.: nach Vereinbarung
Zusätzlich: Manuelle Medizin

Dr. Mayer, Günter
Hauptplatz 9, 7540 Güssing
Tel.: 03322/423 70-0
Kassen: GKK, BVA, VA, SVA, SVB
Ord.: nach Vereinbarung

Dr. Moritz, Maria
Hauptstraße 58, 7301 Deutschkreutz
Tel.: 0664/234 42 91
Keine Kassen
Ord.: nach Vereinbarung

Dr. Müller-Deutsch, Romana
Loipersbacher Straße 42,
7222 Rohrbach bei Mattersburg
Tel.: 02626/642 06
Kassen: BVA, VA, KFA
Ord.: nach Vereinbarung

Dr. Nehrer, Martin
Franz Liszt-Gasse 1, 7000 Eisenstadt
Tel.: 02682/651 21
Kassen: BVA, VA, SVB, KFA
Ord.: nach Vereinbarung
Zusätzlich: Manuelle Medizin

Dr. Pichler, Roswitha
Johann Eitzenberger-Gasse 4,
7201 Neudörfl, Leitha
Tel.: 02622/774 04-0
Kassen: GKK, BVA, VA, SVA, SVB, KFA
Ord.: Mo, Do, Fr 7.30–11, Di 7.30–8.30 u.15–18

Dr. Plaichinger, Peter
Viaduktgasse 7, 2460 Bruck a.d. Leitha
Tel.: 02162/629 88
Kassen: GKK, BVA, VA, SVA, SVB
Ord.: nach Vereinbarung

Dr. Prosl, Aime
Rennerstraße 28, 7000 Eisenstadt
Tel.: 02682/684 43
Keine Kassen
Ord.: nach Vereinbarung

Dr. Rathmanner, Heidemarie
Badgasse 44, 7343 Neutal
Tel.: 02618/38 32
Keine Kassen
Ord.: nach Vereinbarung

Dr. Rother, Gabriele
Spitalstraße 6, 7350 Oberpullendorf
Tel.: 02612/424 71
Kassen: GKK, BVA, VA, SVA, SVB, KFA
Ord.: nach Vereinbarung

Dr. Schwendenwein, Peter
Hauptstraße 110, 7022 Schattendorf
Tel.: 02686/21 14
Keine Kassen
Ord.: nach Vereinbarung

Dr. Solleder-Krajasich, Alexandra
Georgistraße 36 A/9, 7000 Eisenstadt
Tel.: 02682/620 50
Keine Kassen
Ord.: nach Vereinbarung

Dr. Tscheinig-Gölles, Hildegard
Haydngasse 2, 7000 Eisenstadt
Tel.: 02682/645 86
Keine Kassen
Ord.: nach Vereinbarung

Dr. Varkonyi, Thomas
Hauptstraße 105, 7210 Mattersburg
Tel.: 02626/628 54
Keine Kassen
Ord.: nach Vereinbarung
Zusätzlich: Homöopathie

Dr. Vlaschitz, Karl
Hauptstraße 29,
2443 Deutsch Brodersdorf
Tel.: 02255/63 77-0
Kassen: GKK, BVA, VA, SVA, SVB, KFA
Ord.: nach Vereinbarung

Dr. Von Papen, Eva Agnes
Seestraße 20, 7100 Neusiedl am See
Tel.: 02167/29 29
Keine Kassen
Ord.: nach Vereinbarung
Zusätzlich: Homöopathie

Dr. Weinhandl, Manuela
Hofäcker 25, 7141 Podersdorf am See
Tel.: 02177/27 42-0
Keine Kassen
Ord.: nach Vereinbarung

Anästhesiologie und Intensivmedizin

Dr. Zgainski, Magdalena
Reichlgasse 16, 7000 Eisenstadt
Tel.: 02682/753 05
Keine Kassen
Ord.: nach Vereinbarung

Augenheilkunde und Optometrie

Dr. Wörgötter, Susanna
Hauptstraße 58, 7503 Großpetersdorf
Tel.: 03362/24 45
Kassen: GKK, BVA, VA, SVA, SVB, KFA
Ord.: Mo u. Di 9–12, Do u. Fr 14–18 u. nach Vereinbarung
Zusätzlich: Homöopathie

Frauenheilkunde und Geburtshilfe

Dr. Kunz, Susanne
Bachgasse 1, 7210 Mattersburg
Tel.: 02626/644 19
Keine Kassen
Ord.: nach Vereinbarung

Dr. Landauer, Christian
Hochstraße 78, 7531 Kemeten
Tel.: 03352/50 50
Keine Kassen
Ord.: nach Vereinbarung

Innere Medizin

Dr. Hautzinger, Otto
Ärztezentrum, Mühlteich 4,
7132 Frauenkirchen
Tel.: 02172/36 39

Keine Kassen
Ord.: Mo, Fr 15–18 nach Vereinbarung

Dr. Pronai, Wolfgang
Axerweg 42, 7000 Eisenstadt
Tel.: 02682/647 30
Keine Kassen
Ord.: nach Vereinbarung

Kinder- und Jugendheilkunde

Dr. Merz-Hombauer, Monika
Obere Hauptstraße 24,
7100 Neusiedl am See
Tel.: 02167/25 90-0
Kassen: GKK, BVA, VA, SVA, SVB, KFA
Ord.: Mo, Di, Do, Fr 8–11, Mo u. Do 15–17

Orthopädie und orthopädische Chirurgie

Dr. Hütter, Nikolaus
Spitalstrasse 1/7, 7350 Oberpullendorf
Tel.: 02612/438 33
Keine Kassen
Ord.: Mo u. Do ab 16, Sa ab 9 nach Vereinbarung
Zusätzlich: Manuelle Medizin

Dr. Spadt, Alfred
Friedhofsweg 6/3, 7350 Oberpullendorf
Tel.: 02612/459 99
Kassen: GKK, BVA, VA, SVA, KFA
Ord.: Di, Fr 9–13, 15–18, Mi, Do 8–12
Zusätzlich: Manuelle Medizin

Dr. Steiner, Ioannis
Marktplatz 9, 7540 Güssing
Tel.: 03322/424 60
Kassen: GKK, BVA, VA, SVA, SVB, KFA
Ord.: nach Vereinbarung
Zusätzlich: Manuelle Medizin

BURGENLAND

AKUPUNKTUR

Physikalische Medizin

Dr. Bühn-Freiler, Hermine
Hauptstraße 6A, 7350 Oberpullendorf
Tel.: 02612/435 65
Keine Kassen
Ord.: nach Vereinbarung
Zusätzlich: Manuelle Medizin

Dr. Gallei, Lukas
Esterhazyplatz 3, 7000 Eisenstadt
Tel.: 02682/608-1952
Keine Kassen
Ord.: nach Vereinbarung

Zahn-, Mund- und Kieferheilkunde

Dr. Wörgötter, Wolfgang
Steinamangerer Straße 57, 7400 Oberwart
Tel.: 03352/328 88
Kassen: GKK, BVA, VA, SVA, SVB, KFA
Ord.: nach Vereinbarung

F.X. MAYR

Allgemeinmedizin

Dr. Höpflinger, Wolfgang
Untere Hochstraße 48, 7400 Oberwart
Tel.: 03352/337 57
Keine Kassen
Ord.: Mo, Di, Fr 13–18, Do 9–11
Zusätzlich: Homöopathie

Haut- und Geschlechtskrankheiten

Dr. Peschke, Rainer
Hauptstraße 16, 7132 Frauenkirchen
Tel.: 02172/212 15
Keine Kassen
Ord.: nach Vereinbarung

Innere Medizin

Dr. Fasching, Robert
Neustiftgasse 10, 7132 Frauenkirchen
Tel.: 02172/28 97
Kassen: GKK, BVA, VA, SVA, SVB, KFA
Ord.: nach Vereinbarung

Neurologie/Psychiatrie

Dr. Ender, Regine
Seeweingärten 1, 7141 Podersdorf am See
Tel.: 02177/28 04
Keine Kassen
Ord.: nach Vereinbarung

OSTEOPAHTIE

Ohne medizinische Ausbildung

Burjan-Lang, Edith
Am Seefeld 7, 7100 Neusiedl
Tel.: 02167/53 96
Keine Kassen
Ord.: nach Vereinbarung
Zusätzlich: Osteopathie

Nyul, Günter
Haydngasse 4, 7000 Eisenstadt
Tel.: 02682/616 41
Keine Kassen
Ord.: nach Vereinbarung

Pingitzer, Thomas
Neusiedlerstr.15, 7083 Purbach
Tel.: 03683/54 19 oder 0676/524 13 10
Keine Kassen
Ord.: nach Vereinbarung

NEURALTHERAPIE

Allgemeinmedizin

Dr. Cerny, Richard
Obere Hauptstraße 44,
7100 Neusiedl am See
Tel.: 02167/51 00
Keine Kassen
Ord.: Mo, Di, Do, Fr 8–12 u. Di, Fr 17–19
Zusätzlich: Manuelle Medizin,
Akupunktur

Augenheilkunde und Optometrie

Dr. Harrer, Rupert
Ärztezentrum, Mühlteich 1-4,
7132 Frauenkirchen
Tel.: 02172/33 10-0
Kassen: GKK, BVA, VA, SVA, SVB, KFA
Ord.: Di–Fr 8–18 nach Vereinbarung

MANUELLE MEDIZIN

Allgemeinmedizin

Dr. Benedek, Burkhard
Kukmirn Nr. 6, 7543 Kukmirn
Tel.: 03328/322 04
Keine Kassen
Ord.: nach Vereinbarung

Dr. Brenner, Harald
Quellenhof, 7431 Bad Tatzmannsdorf
Tel.: 03353/85 54
Kassen: GKK, BVA, VA, SVA
Ord.: nach Vereinbarung

Dr. Cerny, Richard
Obere Hauptstraße 44,
7100 Neusiedl am See
Tel.: 02167/51 00
Keine Kassen
Ord.: Mo, Di, Do, Fr 8–12 u. Di, Fr 17–19
Zusätzlich: Neuraltherapie, Akupunktur

Dr. Egermann, Erich
Bahnstraße Neues Arzthaus,
7152 Pamhagen
Tel.: 02174/21 90
Kassen: GKK, BVA, VA, SVA, SVB
Ord.: nach Vereinbarung

Dr. Galuska, Eva
An der Therme 14, 7361 Lutzmannsburg
Tel.: 02615/812 36
Keine Kassen
Ord.: nach Vereinbarung
Zusätzlich: Akupunktur

Dr. Kaiser, Evelin
Obere Hauptstraße 1,
7041 Wulkaprodersdorf
Tel.: 02687/621 90
Kassen: GKK, BVA, VA, SVA, SVB, KFA
Ord.: Mo 8–10, Di 15.30–18, Mi 7.30–10,
Fr 15.30–18

Dr. Kirisits, Eva Maria
Linkes Pinkaufer 12, 7400 Oberwart
Tel.: 03352/334 95
Kassen: GKK, BVA, VA, SVA, SVB, KFA
Ord.: nach Vereinbarung

Dr. Klein, Doris
Josef Haydn-Gasse 15, 7093 Jois
Tel.: 02160/72 00
Keine Kassen
Ord.: nach Vereinbarung

Dr. Lindau, Arthur
Sackgasse 14, 7471 Rechnitz
Tel.: 03363/792 47
Kassen: GKK, BVA, VA, SVA, SVB
Ord.: nach Vereinbarung
Zusätzlich: Akupunktur

Dr. Malekan, Mostafa
Heiligenbrunn 39, 7522 Strem
Tel.: 03324/62 41
Keine Kassen
Ord.: nach Vereinbarung
Zusätzlich: Akupunktur

Dr. Nehrer, Martin
Franz Liszt-Gasse 1, 7000 Eisenstadt
Tel.: 02682/651 21
Kassen: BVA, VA, SVB, KFA
Ord.: nach Vereinbarung
Zusätzlich: Akupunktur

Dr. Paul, Andreas
Dr. Karl Renner-Straße 36,
7000 Eisenstadt
Tel.: 02682/721 71
Keine Kassen
Ord.: nach Vereinbarung

Dr. Radakovits, Helmut
Güttenbach Nr. 300,
7535 St. Michael im Burgenland
Tel.: 03327/21 28
Kassen: GKK, BVA, VA, SVA, SVB, KFA
Ord.: nach Vereinbarung

Dr. Reisner, Johannes
Rechte Hauptzeile 25, 7053 Hornstein, Burgenland
Tel.: 02689/22 18
Kassen: GKK, BVA, VA, SVA, SVB, KFA
Ord.: nach Vereinbarung

Dr. Wanke-Jellinek, Ulrike
Waldgasse 5, 7202 Bad Sauerbrunn
Tel.: 02625/328 28
Keine Kassen
Ord.: nach Vereinbarung

Dr. Wolfram, Klemens
Hauptplatz 10, 7442 Lockenhaus
Tel.: 02616/27 90-0
Kassen: GKK, BVA, VA, SVA, SVB, KFA
Ord.: nach Vereinbarung

Dr. Wukovits, Anton
Uferstraße 61,
7061 Trausdorf an der Wulka
Tel.: 0664/512 14 14
Keine Kassen
Ord.: nach Vereinbarung

Orthopädie und orthopädische Chirurgie

Dr. El-Shohoumi, Omar
Hauptstraße 4, 7000 Eisenstadt
Tel.: 02682/672 790
Keine Kassen
Ord.: Di 15–19 u. nach Vereinbarung

Dr. Hütter, Nikolaus
Spitalstrasse 1/7, 7350 Oberpullendorf
Tel.: 02612/438 33
Keine Kassen
Ord.: nach Vereinbarung
Zusätzlich: Akupunktur

Dr. Lörincz, Stefan
Obere Hauptstraße 27,
7100 Neusiedl am See
Tel.: 02167/85 00
Kassen: GKK, BVA, VA, SVA, SVB, KFA
Ord.: Mo, Di 8–15.30, Mi, Do 8–17

Dr. Morscher, Martin Josef
J.-Schöberl-Gasse 1,
2460 Bruck a.d. Leitha
Tel.: 02162/690 33
Keine Kassen
Ord.: nach Vereinbarung

ao. Univ.-Prof. Dr. Nehrer, Stefan
Franz Liszt-Gasse 1, 7000 Eisenstadt
Tel.: 02682/651 21
Keine Kassen
Ord.: nach Vereinbarung

Dr. Saad, Ashraf
Röntgengasse 28/5, 7400 Oberwart
Keine Kassen
Ord.: nach Vereinbarung

Dr. Sinz, Günter
Hauptplatz 2, 7423 Pinkafeld
Tel.: 03357/450 05
Keine Kassen
Ord.: nach Vereinbarung

Dr. Spadt, Alfred
Friedhofsweg 6/3, 7350 Oberpullendorf
Tel.: 02612/459 99
Kassen: GKK, BVA, VA, SVA, KFA
Ord.: Di, Fr 9–13, 15–18, Mi, Do 8–12
Zusätzlich: Akupunktur

Dr. Steiner, Ioannis
Marktplatz 9, 7540 Güssing
Tel.: 03322/424 60
Kassen: GKK, BVA, VA, SVA, SVB, KFA
Ord.: nach Vereinbarung
Zusätzlich: Akupunktur

Physikalische Medizin

Dr. Bühn-Freiler, Hermine
Hauptstraße 6A, 7350 Oberpullendorf
Tel.: 02612/435 65
Keine Kassen
Ord.: nach Vereinbarung
Zusätzlich: Akupunktur

Unfallchirurgie

Dr. Eder, Gerhard
Gustav Degen-Gasse 14-16/3,
7210 Mattersburg
Tel.: 02626/621 81-0
Kassen: GKK, BVA, VA, SVA, SVB, KFA
Ord.: Mo, Di, Do u. Fr 8.30–11

KÄRNTEN

HOMÖOPATHIE

Allgemeinmedizin

Dr. Ache, Maria
Kölnhofsiedlung 46,
9300 St. Veit a.d. Glan
Tel.: 04212/62 42
Keine Kassen
Ord.: nach Vereinbarung

Dr. Brandstätter, Susanne
Linsengasse 62, 9020 Klagenfurt
Tel.: 0463/597 019
Keine Kassen
Ord.: nach Vereinbarung

Dr. Defner, Edith
Lodengasse 43, 9020 Klagenfurt
Tel.: 0463/210 012
Kassen: GKK, BVA, VA, SVA, SVB, KFA
Ord.: Mo, Di, Do, Fr 7.30–11.30, Mi 18–20, Sa 9–11

Dr. Florian, Helmut
Edlinger Straße 28, 9800 Spittal a.d. Drau
Tel.: 04762/23 07
Kassen: GKK, BVA, VA, SVA, SVB, KFA
Ord.: Mo–Fr 8–12, Mo u. Mi 17–18 nach Vereinbarung

Dr. Harrer, Hans-Peter
Hauptstraße 27, 9620 Hermagor
Tel.: 04282/27 70
Kassen: GKK, BVA, VA, SVA, SVB, KFA
Ord.: Mo–Fr 8–12
Zusätzlich: F.X. Mayr

Dr. Harrer, Irene
Hauptstraße 27, 9620 Hermagor
Tel.: 04282/27 70
Kassen: GKK, BVA, VA, SVA, SVB, KFA
Ord.: Mo–Fr 8–12
Zusätzlich: F.X. Mayr

Dr. Hintermann, Peter
Kempfstraße 12/8, 9020 Klagenfurt
Tel.: 0463/599 299
Keine Kassen
Ord.: nach Vereinbarung

KÄRNTEN

HOMÖOPATHIE

Allgemeinmedizin

Dr. Homolar, Walter
Neusteinhofstraße 5,
9754 Steinfeld, Drautal
Tel.: 04717/277-0
Kassen: GKK, BVA, VA, SVA, SVB, KFA
Ord.: nach Vereinbarung

Dr. Jeskowiak-Haslinger, Gerda
St. Veiterstraße 2/1,
9560 Feldkirchen in Kärnten
Tel.: 04276/43 10
Kassen: GKK, BVA, VA, SVA, SVB, KFA
Ord.: nach Vereinbarung
Zusätzlich: F.X. Mayr, Akupunktur

Dr. Korenjak, Arnold
Gabelsbergerstraße 12/2, 9020 Klagenfurt
Tel.: 0463/49 34
Keine Kassen
Ord.: nach Vereinbarung

Dr. Kühnl, Wolfgang
Koschatstraße 8, 9020 Klagenfurt
Tel.: 0463/501 789
Kassen: SVA
Ord.: Di u. Do 10–12 u. 16–18, Mi 8–11
nach Vereinbarung

Dr. Kumnig, Monika
Ottokar Kernstock-Straße 1, 9500 Villach
Tel.: 04242/255 77
Keine Kassen
Ord.: nach Vereinbarung

Dr. Kurnig, Paul
Dr. Andreas Leitner-Gasse 9,
9470 St. Paul im Lavanttal
Tel.: 04357/20 48
Kassen: GKK, BVA, VA, SVA, SVB, KFA
Ord.: Mo–Fr 8–11
Zusätzlich: Neuraltherapie, F.X. Mayr,
Akupunktur

Dr. Lepuschütz, Sabine
Ludwig-Walter-Straße 26 A, 9500 Villach
Tel.: 04242/318 618
Kassen: BVA, VA, SVA, SVB, KFA
Ord.: Mo–Fr 8–11, Mi 17–19
Zusätzlich: F.X. Mayr

Dr. Mattitsch, Günther
Dr.-Alfred-Leopold-Gasse 9,
9020 Klagenfurt
Tel.: 0463/241 60-0
Keine Kassen
Ord.: nach Vereinbarung

Dr. Odrei, Martin
Ikarusgasse 4, 9020 Klagenfurt
Tel.: 04242/273 51
Keine Kassen
Ord.: nach Vereinbarung

Dr. Pichler, Erfried
Herbertstrasse 10, 9020 Klagenfurt
Tel.: 0463/511 573
Kassen: BVA, VA, SVA, SVB, KFA
Ord.: Mo–Fr 8–11, Di 17–18.30
u. nach Vereinbarung
Zusätzlich: Manuelle Medizin,
Neuraltherapie

Dr. Pleschberger, Elke
Riegersdorf Nr. 90, 9587 Riegersdorf
Tel.: 04257/20 76
Keine Kassen
Ord.: nach Vereinbarung

Dr. Rieder, Charlotte
Deutenhofenstraße 8, 9020 Klagenfurt
Tel.: 0463/576 86
Keine Kassen
Ord.: Di, Mi, Do 8–11 u.
nach Vereinbarung

Dr. Robin, Michael
Pfarrplatz 17/1, 9020 Klagenfurt
Tel.: 0463/568 05
Keine Kassen
Ord.: nach Vereinbarung

Dr. Scheiber, Peter
Ferndorf Nr. 23, 9702 Ferndorf, Kärnten
Tel.: 04245/29 11
Kassen: GKK, BVA, VA, SVA, SVB, KFA
Ord.: nach Vereinbarung

Dr. Schmidhofer, Doris
Raunacherstraße 5, 9081 Reifnitz
Tel.: 04273/27 10-0
Keine Kassen
Ord.: nach Vereinbarung

Dr. Schober, Elisabeth
Kempfstraße 12, 9020 Klagenfurt
Tel.: 0664/190 83 20
Keine Kassen
Ord.: nach Vereinbarung

Dr. Smolnig, Peter
Weinberg 16, 9133 Miklauzhof
Tel.: 04237/20 23-0
Kassen: GKK, BVA, VA, SVA, SVB, KFA
Ord.: Mo, Mi, Do, Fr 8–12, Di 14.30–18

Dr. Sorschag, Sieglinde
St. Veiterstraße 41, 9020 Klagenfurt
Tel.: 0664/442 76 05
Keine Kassen
Ord.: nach Vereinbarung

Dr. Tomantschger, Gerda
Schmözing 9, 9623 St. Stefan a.d. Gail
Tel.: 04283/22 62
Keine Kassen
Ord.: nach Vereinbarung
Zusätzlich: Akupunktur

Dr. Übeleis, Doris Monika
Krobathgasse 8, 9020 Klagenfurt
Tel.: 0463/571 61
Keine Kassen
Ord.: nach Vereinbarung
Zusätzlich: Akupunktur

Dr. Unger, Andrea
Völkermarkterstraße 19, 9020 Klagenfurt
Tel.: 01/271 14 65
Keine Kassen
Ord.: Mo, Mi 15–18, Di, Do 8–11, Fr 13–16

Dr. Wernisch, Barbara
Dellach Im Drautal Nr. 6,
9772 Dellach im Drautal
Tel.: 04714/81 71
Keine Kassen
Ord.: Mo, Mi 8.30–10.30 Fr 8–9
Zusätzlich: Akupunktur

Dr. Wilhelmer, Sieghard
Rankengasse 15, 9500 Villach
Tel.: 04242/523 78-0
Keine Kassen
Ord.: nach Vereinbarung

Dr. Winkler-Lackner, Elisabeth
Bahnhofstraße 6 A, 9800 Spittal a.d. Drau
Tel.: 04762/369 80
Kassen: KFA
Ord.: nach Vereinbarung
Zusätzlich: F.X. Mayr

Dr. Wolbank, Sigrid
Göriacherstraße 8,
9220 Velden am Wörther See
Tel.: 04274/28 83
Keine Kassen
Ord.: Ordination nach Vereinbarung

Dr. Ziebart-Schroth, Rainer
Joh. Schrothweg 174, 9821 Obervellach
Tel.: 04782/25 55
Kassen: BVA, VA, SVA
Ord.: nach Vereinbarung
Zusätzlich: Akupunktur

Innere Medizin

Dr. Pöschl, Hans-Georg
Gösseringlände 33, 9620 Hermagor
Tel.: 04282/22 01-0
Kassen: GKK, BVA, VA, SVA, SVB, KFA
Ord.: Di–Fr 7.30–12.30

Dr. Rieder, Hartwig
Neuer Platz 7, 9020 Klagenfurt
Tel.: 0463/557 16
Kassen: GKK, BVA, VA, SVA, SVB, KFA
Ord.: Mo–Fr 7.30–12, Di 16–18.30
u. nach Vereinbarung

AKUPUNKTUR

Allgemeinmedizin

Dr. Albrecht, Angelika
Freihausgasse 15, 9500 Villach
Tel.: 04242/212 10
Kassen: BVA, VA, SVA, KFA
Ord.: Mo–Fr 8–12, Di 16.30–18 u. nach Vereinbarung

Dr. Amenitsch, Beatrix
Ponauer Straße 1a/2/5,
9800 Spittal a.d. Drau
Tel.: 0664/505 59 02
Keine Kassen
Ord.: nach Vereinbarung
Zusätzlich: Neuraltherapie

Mag. Dr. Brunnbauer, Christian R.
Paul Hackhofer-Straße 10,
9400 Wolfsberg, Kärnten
Tel.: 04352/371 00-0
Kassen: GKK, BVA, VA, SVA, SVB, KFA
Ord.: nach Vereinbarung

Dr. Brunner, Klaus
Waaggasse 18/1, 9020 Klagenfurt
Tel.: 0463/513 418
Keine Kassen
Ord.: nach Vereinbarung

Dr. Bulfon-Vogl, Susanne
Koschatpromenade 25,
9220 Velden am Wörther See
Tel.: 0664/350 63 35
Keine Kassen
Ord.: nach Vereinbarung

Dr. Caldera, Andrea Edith
Ludwig Walter-Straße 10, 9500 Villach
Tel.: 0664/308 79 03
Keine Kassen
Ord.: nach Vereinbarung

Dr. Cencig, Gregor
Hans-Wiegele-Straße 6,
9100 Völkermarkt
Tel.: 04232/513 51
Kassen: KFA
Ord.: Mo–Fr 8–12, Mo 16.30–18 u. nach Vereinbarung

Dr. Darmann-Pavalec, Irene
Am Weiher 10/2,
9400 Wolfsberg, Kärnten
Tel.: 04352/48 08
Kassen: GKK, BVA, VA, SVA, SVB, KFA
Ord.: Mo, Mi, Do, Fr 9–12, Di 16–19
u. nach Vereinbarung
Zusätzlich: F.X. Mayr

Dr. Drobesch, Josefine
Littermoos 12 A,
9122 St. Kanzian a. Klopeiner See
Tel.: 04239/401 44
Kassen: KFA
Ord.: Mo, Do, Fr, 8–11.30

Dr. Edthofer, Werner
Gasserplatz 1, 9620 Hermagor
Tel.: 04282/20 46
Kassen: GKK, BVA, VA, SVA, SVB, KFA
Ord.: Mo–Fr 8–12

Dr. Egarter, Erhard
Bahnhofstraße 13/2,
9800 Spittal a.d. Drau
Tel.: 04762/40 00-0
Kassen: BVA, VA, SVA, SVB, KFA
Ord.: Mo–Do 8.30–13 u. Fr 8.30–12

Dr. Ellersdorfer, Sigrid
Hans-Wiegele-Straße 6,
9100 Völkermarkt
Tel.: 04232/370 04
Kassen: KFA
Ord.: nach Vereinbarung

Dr. Erker, Heribert
Benediktinerplatz 3, 9020 Klagenfurt
Tel.: 0463/516 816
Keine Kassen
Ord.: nach Vereinbarung

Dr. Gharabaghi, Masom
Buchenhain 7, 9201 Krumpendorf
Tel.: 04229/28 54
Keine Kassen
Ord.: nach Vereinbarung

Dr. Gharabaghi, Mehdi
Buchenhain 7, 9201 Krumpendorf
Tel.: 04229/28 54-0
Keine Kassen
Ord.: nach Vereinbarung

Dr. Gollmann-Marcher, Gabriele
Römerstraße 12, 9330 Treibach-Althofen
Tel.: 0664/357 46 17
Keine Kassen
Ord.: nach Vereinbarung

Dr. Hammerschlag, Renate
Villacher Straße 1 A/vi, 9020 Klagenfurt
Tel.: 0463/505 34

Keine Kassen
Ord.: nach Vereinbarung
Zusätzlich: Neuraltherapie

Dr. Hatzenbichler, Karl
Personalstraße 8, 9300 St. Veit a.d. Glan
Tel.: 04212/51 10-0
Kassen: GKK, BVA, VA, SVA, SVB, KFA
Ord.: nach Vereinbarung

Dr. Herzog, Mario
Wörthersee-Südufer-Straße 83,
9020 Klagenfurt
Tel.: 0463/292 488
Keine Kassen
Ord.: nach Vereinbarung
Zusätzlich: Manuelle Medizin

Dr. Hofer-Moser, Otto
Rosegg Nr. 19, 9232 Rosegg
Tel.: 04274/43 40
Kassen: GKK, BVA, VA, SVA, SVB, KFA
Ord.: Mo, Di, Do, Fr 8–12, Mi 16–20

Dr. Hofmeister, Wolfgang
Vorwald 7, 9564 Patergassen
Tel.: 04275/297-0
Kassen: GKK, BVA, VA, SVA, SVB, KFA
Ord.: nach Vereinbarung
Zusätzlich: Manuelle Medizin

Dr. Huber, Peter
Obervellach Nr. 32, 9821 Obervellach
Tel.: 04782/22 38
Kassen: GKK, BVA, VA, SVA, SVB, KFA
Ord.: nach Vereinbarung

Dr. Jeskowiak-Haslinger, Gerda
St. Veiterstraße 2/1, 9560 Feldkirchen in Kärnten
Tel.: 04276/43 10
Kassen: GKK, BVA, VA, SVA, SVB, KFA
Ord.: Mo, Mi, Fr Vormittag
Zusätzlich: F.X. Mayr, Homöopathie

Dr. Kerber, Maja
Koschatstraße 5, 9020 Klagenfurt

KÄRNTEN

AKUPUNKTUR

Allgemeinmedizin

Tel.: 0463/500 703
Keine Kassen
Ord.: nach Vereinbarung

Dr. Kimeswenger-Jobst, Maria
Karlstrasse 5,
9210 Pörtschach am Wörther See
Tel.: 04272/36 00
Kassen: VA, SVA, KFA
Ord.: Mo–Fr 8–11.30, Mi 15.30–18

Dr. Koschatzky, Leopold
Meisenweg 31-33, 9500 Villach
Tel.: 04242/417 80-0
Kassen: GKK, BVA, VA, SVA, SVB, KFA
Ord.: nach Vereinbarung

Dr. Krassnitzer, Klaudia
St. Veiter Straße 12,
9360 Friesach, Kärnten
Tel.: 04268/501 60
Keine Kassen
Ord.: nach Vereinbarung

Dr. Kurnig, Paul
Dr. Andreas Leitner-Gasse 9,
9470 St. Paul im Lavanttal
Tel.: 04357/20 48
Kassen: GKK, BVA, VA, SVA, SVB, KFA
Ord.: Mo–Fr 8–11
Zusätzlich: Neuraltherapie, F.X. Mayr, Homöopathie

Dr. Kuschnig-Roth, Silvia
Kaufmanngasse 9, 9020 Klagenfurt
Tel.: 0463/503 035
Kassen: KFA
Ord.: nach Vereinbarung

Dr. Lauchart, Hans
Kötschach 444, 9640 Kötschach-Mauthen
Tel.: 04715/640-0
Kassen: GKK, BVA, VA, SVA
Ord.: Mo–Di–Do–Fr. 8–12, Mi 7–10,
Di 18–19

Dr. Lauchart, Hans Gildo
Obirstraße 25, 9020 Klagenfurt
Tel.: 04715-640
E-Mail: lauchart.h@utanet.at
Keine Kassen
Ord.: nach Vereinbarung

Dr. Leitsberger-Heller, Andrea
Radetzkystraße 18, 9020 Klagenfurt
Tel.: 0463/567 14
Kassen: GKK, BVA, VA, SVA, SVB, KFA
Ord.: Mo 8–11 u.16–19, Di–Fr 8–11.30
u. nach Vereinbarung

Dr. Letz, Friedrich
Hans-Sachs-Straße 24, 9020 Klagenfurt
Tel.: 0463/515 040
Kassen: GKK, BVA, VA, SVA, SVB, KFA
Ord.: Mo–Fr 8–11.30, Di 17–18.30

Dr. Linder, Herwig
Hauptstraße 90, 9871 Seeboden
Tel.: 04762/829 82-0
Kassen: GKK, BVA, VA, SVB
Ord.: Mo–Fr 8.30–12, Di 17–18.30
u. nach Vereinbarung

Dr. Malle, Helga Brigitta
Moritschst. 5/3, 9500 Villach
Tel.: 04242/238 268
Keine Kassen
Ord.: nach Vereinbarung

Dr. Mayr-Wiltschnigg, Claudia
Ankershofenstraße 17, 9020 Klagenfurt
Tel.: 0463/218 494
Kassen: SVA
Ord.: nach Vereinbarung
Zusätzlich: F.X. Mayr

Dr. Missoni, Gero
Pischeldorferstraße 108, 9020 Klagenfurt
Tel.: 0463/472 36
Kassen: GKK, BVA, VA, SVA, SVB, KFA
Ord.: Mo–Fr 8.30–12, Di u. Do 17–18
u. nach Vereinbarung

Dr. Mitsche, Erwin
Messnerstraße 29, 9020 Klagenfurt
Tel.: 0463/723 928
Kassen: GKK, BVA, VA, SVA, SVB, KFA
Ord.: nach Vereinbarung

Dr. Müller, Alfred
Techendorf 28, 9762 Weißensee
Tel.: 04713/22 16-0
Kassen: GKK, BVA, VA, SVA, SVB, KFA
Ord.: nach Vereinbarung

Dr. Nagele, Doris
Wiener Straße 7, 9360 Friesach, Kärnten
Tel.: 04268/24 14-0
Kassen: GKK, BVA, VA, SVA, SVB, KFA
Ord.: Mo–Fr 7.30–12 u. nach Vereinbarung

Dr. Pajed, Juraj
Vellacherstraße 186,
9135 Bad Eisenkappel
Tel.: 04238/81 80
Kassen: GKK, BVA, VA, SVA, SVB, KFA
Ord.: nach Vereinbarung

Dr. Pavalec, Helmut
Paracelsusgasse 156,
9433 St. Andrä, Lavanttal
Tel.: 04358/23 51
Kassen: GKK, BVA, VA, SVA, SVB, KFA
Ord.: Mo–Fr 8–11, Di 17–19
u. nach Vereinbarung
Zusätzlich: Manuelle Medizin

Dr. Peitler, Arnold
Schillerstraße 14, 9800 Spittal a.d. Drau
Tel.: 04762/370 30-0
Kassen: GKK, BVA, VA, SVA, SVB, KFA
Ord.: Mo–Fr 8–12, Di 16–18

Dr. Peterz, Herwig
Kinoplatz 6/2, 9020 Klagenfurt
Tel.: 0463/319 020
Kassen: GKK, BVA, VA, SVA, SVB, KFA
Ord.: Mo–Fr 8–12 u. Do 17–18.30 nach Vereinbarung

Dr. Pinter, Elisabeth
Stauderplatz 5/3/308, 9020 Klagenfurt
Tel.: 0463/579 53
Keine Kassen
Ord.: nach Vereinbarung

Dr. Racic, Helmut
Kirchgasse 17, 9300 St. Veit a.d. Glan
Tel.: 04212/40 63-0
Kassen: GKK, BVA, VA, SVA, SVB, KFA
Ord.: Mo–Fr 7–11, Mo 18–19

Dr. Rosskopf-Heigl, Karin
Eppensteinerstraße 7,
9400 Wolfsberg, Kärnten
Tel.: 0699/101 234 18
Kassen: KFA
Ord.: nach Vereinbarung
Zusätzlich: F.X. Mayr

Dr. Schmidhofer, Robert
Raunacherstraße 5, 9081 Reifnitz
Tel.: 04273/27 10-0
Keine Kassen
Ord.: Mo 15–18,
Fr 8–12 nach Vereinbarung
Zusätzlich: Manuelle Medizin

Dr. Schober, Hermine
Winklern 160, 9841 Winklern, Mölltal
Tel.: 04822/494-0
Kassen: GKK, BVA, VA, SVA, SVB, KFA
Ord.: nach Vereinbarung

Dr. Schöffmann, Dieter
Neuer Platz 14, 9800 Spittal a.d. Drau

Tel.: 04762/55 00
Kassen: GKK, BVA, VA, SVA, SVB, KFA
Ord.: Mo–Fr 8.30–11.30, Mo, Di u. Do 17–18

Dr. Schwarz, Anna
Nr. 75, 9132 Gallizien
Tel.: 04221/21 35
Kassen: GKK, BVA, VA, SVA, SVB, KFA
Ord.: nach Vereinbarung
Zusätzlich: Neuraltherapie

Dr. Skribot, Erich
Bach 44, 9546 Bad Kleinkirchheim
Tel.: 04240/410
Kassen: GKK, BVA, SVA, KFA
Ord.: Mo–Fr 8–12

Dr. Sommeregger, Arno
Paradeisergasse 5, 9020 Klagenfurt
Tel.: 0463/508 421
Keine Kassen
Ord.: nach Vereinbarung

Dr. Staudinger, Peter
Oktoberplatz 4, 9300 St. Veit a.d. Glan
Tel.: 04212/51 17
Kassen: GKK, BVA, VA, SVA, SVB, KFA
Ord.: Mo–Fr 7.30–11.30 u. Mi 17–19

Dr. Steiner, Anita
Dueler Straße 15, 9241 Wernberg
Tel.: 04252/24 21
Keine Kassen
Ord.: nach Vereinbarung
Zusätzlich: Neuraltherapie

Dr. Steiner, Peter
Gitschtal 244, 9622 Weißbriach
Tel.: 04286/555-0
Keine Kassen
Ord.: Mo, Di, Do, Fr 8–12, Mi 17–19
nach Vereinbarung
Zusätzlich: Manuelle Medizin

Dr. Stollberger, Ursula
Herbertstraße 14/12 B, 9020 Klagenfurt
Tel.: 0463/737 03
Keine Kassen
Ord.: nach Vereinbarung

Dr. Stoxreiter, Eva-Maria
Hauptstraße 134, 9871 Seeboden
Tel.: 04762/811 50
Kassen: KFA
Ord.: Mo–Fr 9–12.30
u. nach Vereinbarung

Dr. Suntinger, Anton
Kölnhofallee 17, 9300 St. Veit a.d. Glan
Tel.: 04212/69 11
Keine Kassen
Ord.: nach Vereinbarung
Zusätzlich: Neuraltherapie

Dr. Tomantschger, Gerda
Schmözing 9, 9623 St. Stefan a.d. Gail
Tel.: 04283/22 62
Keine Kassen
Ord.: nach Vereinbarung
Zusätzlich: Homöopathie

Dr. Trattler, Birgit
Durchlassstraße 42, 9020 Klagenfurt
Tel.: 0664/130 22 51
E-Mail: trattler@utanet.at
Keine Kassen
Ord.: nach Vereinbarung

Dr. Übeleis, Doris Monika
Krobathgasse 8, 9020 Klagenfurt
Tel.: 0463/571 61
Keine Kassen
Ord.: nach Vereinbarung
Zusätzlich: Homöopathie

Dr. Waechter-Lakomy, Veronika Anna
8. Mai-Straße 39, 9020 Klagenfurt
Tel.: 0463/511 100-0
Kassen: GKK, BVA, VA, SVA, SVB, KFA
Ord.: Mo–Fr 8–12, Mi 14.30–16
Zusätzlich: Manuelle Medizin

Dr. Wang, Michael
Stauderplatz 5, 9020 Klagenfurt
Tel.: 0463/557 80
Kassen: GKK, BVA, VA, SVA, SVB, KFA
Ord.: Mo–Fr 9–12 u. Mo–Do 17–18 nach Vereinbarung

Dr. Weber, Stephan
Postgasse 3/1, 9500 Villach
Tel.: 04242/285 48
Keine Kassen
Ord.: nach Vereinbarung
Zusätzlich: Manuelle Medizin

Dr. Weber, Traude
Postgasse 3, 9500 Villach
Tel.: 04242/285 48
Keine Kassen
Ord.: Mo–Fr 8.30–12 nach Vereinbarung

Dr. Weinzierl, Gerhard
Sterneckstraße 10, 9020 Klagenfurt
Tel.: 0664/890 10 59
Kassen: KFA
Ord.: Mo 9-13, Di 14-18, Do 14-18 nach Vereinbarung

Dr. Wernisch, Barbara
Dellach Im Drautal Nr. 6,
9772 Dellach im Drautal
Tel.: 04714/81 71
Keine Kassen
Ord.: Mo, Mi 8.30–10.30 Fr 8–9
Zusätzlich: Homöopathie

Dr. Wieland, Anita
Radetzkystraße 20, 9020 Klagenfurt
Tel.: 0463/509 520-11
Keine Kassen
Ord.: nach Vereinbarung
Zusätzlich: Manuelle Medizin, Neuraltherapie, F.X. Mayr

Dr. Winkler-Payer, Patricia Marina
Benediktinerplatz 7, 9020 Klagenfurt
Tel.: 0463/516 926
Keine Kassen
Ord.: nach Vereinbarung
Zusätzlich: F.X. Mayr

Dr. Wröhlich, Inge
Kochstraße 20, 9201 Krumpendorf
Tel.: 04229/25 96
Keine Kassen
Ord.: nach Vereinbarung

Dr. Ziebart-Schroth, Rainer
Joh. Schrothweg 174, 9821 Obervellach
Tel.: 04782/25 55
Kassen: BVA, VA, SVA
Ord.: nach Vereinbarung
Zusätzlich: Homöopathie

Anästhesiologie und Intensivmedizin

Dr. Hoi, Michael
Ringmauergasse 2, 9500 Villach
Tel.: 04242/225 22
Kassen: KFA
Ord.: nach Vereinbarung

Prim. Dr. Kechvar-Parast, Rahim
Billrothstraße 1, 9800 Spittal a.d. Drau
Tel.: 04762/622-125
Keine Kassen
Ord.: nach Vereinbarung

Univ.-Doz. Dr. Likar, Rudolf
8. Maistraße 19, 9020 Klagenfurt
Tel.: 0463/538-234 28
E-Mail: r.likar@aon.at
Keine Kassen
Ord.: nach Vereinbarung

Dr. Mathiaschitz, Klaus
Tultschnigstraße 58,
9061 Klagenfurt-Wölfnitz
Tel.: 0463/401 73

KÄRNTEN

AKUPUNKTUR

Anästhesiologie und Intensivmedizin

Keine Kassen
Ord.: nach Vereinbarung

Dr. Perc, Anton
10.-Oktober-Straße 36,
9800 Spittal a.d. Drau
Tel.: 04762/375 04
Keine Kassen
Ord.: nach Vereinbarung

Dr. Prochazka, Barbara
10. Oktober-Straße 1/1,
9560 Feldkirchen in Kärnten
Tel.: 04276/24 00-0
Keine Kassen
Ord.: nach Vereinbarung

Chirurgie

Dr. Mathew, Sebastian
St. Primusweg 68, 9020 Klagenfurt
Tel.: 0463/469 12
Keine Kassen
Ord.: nach Vereinbarung
Zusätzlich: Manuelle Medizin, Neuraltherapie

Frauenheilkunde und Geburtshilfe

Dr. Moser, Sonja
Kernstockstraße 1, 9500 Villach
Tel.: 04242/255 77
Keine Kassen
Ord.: nach Vereinbarung

Dr. Ropp, Erich
Villacherstraße 1 A/6, 9020 Klagenfurt
Tel.: 0463/545 18
Kassen: GKK, BVA, VA, SVA, SVB, KFA
Ord.: Mo–Fr 8–13 u. Mo 15–18 nach Vereinbarung

DDr. Zmugg, Günther
Hauptplatz 20, 9800 Spittal a.d. Drau
Tel.: 04762/378 20
Kassen: GKK, BVA, VA, SVA, SVB, KFA
Ord.: Mo–Mi 8–14, Do 8–13 u. 14–16 nach Vereinbarung

Innere Medizin

Dr. Pinter, Georg
Viktringer-Ring 1A, 9020 Klagenfurt
Tel.: 0463/310 878-0
Keine Kassen
Ord.: nach Vereinbarung

Dr. Spendier-Schnattler, Waltraud
Klagenfurter Straße 25,
9300 St. Veit a.d. Glan
Tel.: 04212/283 10
Keine Kassen
Ord.: Mo–Fr 8–11,
Do 17–19 nach Vereinbarung

Kinder- und Jugendheilkunde

Dr. Bart, Günter
Bernhardtgasse 5/1,
9800 Spittal a.d. Drau
Tel.: 04762/373 50
Keine Kassen
Ord.: nach Vereinbarung

Dr. Perc-Roth, Silvana
Hauptplatz 16/1, 9100 Völkermarkt
Tel.: 04232/372 82
Kassen: SVA, KFA
Ord.: Mo–Di 8–12, Mi 14.30–16.30,
Do 8–12, Fr 8–12 u. 15.30–18.30
nach Vereinbarung

Dr. Puschnik-Maurer, Gertraud
Toppelsdorf 26, 9161 Maria Rain
Tel.: 04227/849 27
Keine Kassen
Ord.: nach Vereinbarung

Lungenkrankheiten

Dr. Rossmann, Delia
Webernigstraße 18, 9020 Klagenfurt
Tel.: 0463/338 732
Keine Kassen
Ord.: nach Vereinbarung

Neurologie/Psychiatrie

Dr. Christöfl, Dieter
Polsterteichstraße 16,
9073 Klagenfurt-Viktring
Tel.: 0463/281 836
Keine Kassen
Ord.: nach Vereinbarung

Dr. Holl, Otto
8.-Mai-Straße 17/III, 9020 Klagenfurt
Tel.: 0463/572 40
Kassen: GKK, BVA, VA, SVA, SVB, KFA
Ord.: Mo–Fr 7–12 nach Vereinbarung

Dr. Kronfuß, Alexander
Pestalozzistraße 11/64, 9500 Villach
Tel.: 04245/65 65
Kassen: SVA
Ord.: nach Vereinbarung

Dr. Rados, Christa
Herzog-Bernhard-Platz 12,
9100 Völkermarkt
Tel.: 04232/48 48
Keine Kassen
Ord.: nach Vereinbarung

Dr. Raimann, Gustav
Dr. Walter Hochsteiner-Straße 4, 9504 Villach-Warmbad Villach
E-Mail: raimann.gustav@aon.at
Keine Kassen
Ord.: nach Vereinbarung

Dr. Tomantschger, Volker
Presseggen 51, 9615 Görtschach, Gailtal
Tel.: 04282/48 28
Keine Kassen
Ord.: nach Vereinbarung

Orthopädie und orthopädische Chirurgie

Dr. Kanovsky, Werner
Gärtnergasse 55, 9020 Klagenfurt
Tel.: 0463/344 666-11
Keine Kassen
Ord.: nach Vereinbarung
Zusätzlich: Manuelle Medizin, F.X. Mayr

Dr. Moser, Michael
Herrengasse 10/2, 9020 Klagenfurt
Tel.: 0463/500 909
Keine Kassen
Ord.: nach Vereinbarung

Dr. Pirker, Marina
Villacher Straße 47, 9020 Klagenfurt
Tel.: 0463/233 54
Kassen: SVA
Ord.: nach Vereinbarung
Zusätzlich: F.X. Mayr

Dr. Wech, Werner
Egarterplatz 1, 9800 Spittal a.d. Drau
Tel.: 04762/460 46-0
Kassen: GKK, BVA, VA, SVB, KFA
Ord.: Mo, Di, Do 8–12, Fr 9–12, Mo 13–17,
Mi 17–19 nach Vereinbarung

Physikalische Medizin

Dr. Steinkellner, Thomas
Rosentalerstraße 99 H, 9020 Klagenfurt

Tel.: 0463/245 164
Keine Kassen
Ord.: nach Vereinbarung
Zusätzlich: Manuelle Medizin

Unfallchirurgie

Dr. Musil, Peter
Offnerplatzl 2, 9400 Wolfsberg, Kärnten
Tel.: 04352/48 30
Keine Kassen
Ord.: Mo, Mi, Fr 8.30–12.30, Di 9–11 u. 15–19, Do 14–19
Zusätzlich: Manuelle Medizin

Zahn-, Mund- und Kieferheilkunde

Mag. DDDr. Kobau, Christian
Pfarrplatz 5, 9020 Klagenfurt
Tel.: 0463/512 527
Kassen: SVA, KFA
Ord.: Mo 13–18, Di–Do 8–15, Fr 8–12
nach Vereinbarung

Dr. Koffler, Georg
Moritschstraße 2, 9500 Villach
Tel.: 04242/212 55
Kassen: SVA
Ord.: Mo, Mi 9–12.30 Di, Do 15–19 nach Vereinbarung
Zusätzlich: Neuraltherapie

Dr. Romanin, Michael
Viktringerring 3/2, 9020 Klagenfurt
Tel.: 0463/31272
Kassen: SVA, KFA
Ord.: Di-8–12 u. 14–18, Mi 14–18, Do 8–12, Fr 14–18
Zusätzlich: Manuelle Medizin

F.X. MAYR

Allgemeinmedizin

Dr. Berger, Erwin
Beerenweg 4,
9122 St. Kanzian a. Klopeiner See
Tel.: 04239/24 80-0
Kassen: GKK, BVA, VA, SVA, KFA
Ord.: nach Vereinbarung
Zusätzlich: Neuraltherapie

Dr. Buchhäusl, Hubert
Koschatstraße 3, 9330 Treibach-Althofen
Tel.: 04262/25 26
Kassen: GKK, BVA, VA, SVA, SVB, KFA
Ord.: Mo, Di, Do, Fr 8–12, Mi 16–18

Dr. Darmann-Pavalec, Irene
Am Weiher 10/2,
9400 Wolfsberg, Kärnten
Tel.: 04352/48 08
Kassen: GKK, BVA, VA, SVA, SVB, KFA
Ord.: Mo, Mi, Do, Fr 9–12, Di 16–19 u. nach Vereinbarung
Zusätzlich: Akupunktur

Dr. Hamböck, Karin
Gewerbepark 1,
9220 Velden am Wörther See
Tel.: 04274/449 98 88
Keine Kassen
Ord.: nach Vereinbarung

Dr. Harrer, Hans-Peter
Hauptstraße 27, 9620 Hermagor
Tel.: 04282/27 70
Kassen: GKK, BVA, VA, SVA, SVB, KFA
Ord.: Mo–Fr 8–12
Zusätzlich: Homöopathie

Dr. Harrer, Irene
Hauptstraße 27, 9620 Hermagor
Tel.: 04282/27 70
Kassen: GKK, BVA, VA, SVA, SVB, KFA
Ord.: Mo–Fr 8–12
Zusätzlich: Homöopathie

Dr. Jeskowiak-Haslinger, Gerda
St. Veiterstraße 2/1,
9560 Feldkirchen in Kärnten
Tel.: 04276/43 10
Kassen: GKK, BVA, VA, SVA, SVB, KFA
Ord.: Mo, Mi, Fr Vormittag
nach Vereinbahrung
Zusätzlich: Akupunktur, Homöopathie

Dr. Kurnig, Paul
Dr. Andreas Leitner-Gasse 9,
9470 St. Paul im Lavanttal
Tel.: 04357/20 48
Kassen: GKK, BVA, VA, SVA, SVB, KFA
Ord.: Mo–Fr 8–11
Zusätzlich: Neuraltherapie, Akupunktur, Homöopathie

Dr. Lepuschütz, Sabine
Ludwig-Walter-Straße 26 A, 9500 Villach
Tel.: 04242/318 618
Kassen: BVA, VA, SVA, SVB, KFA
Ord.: Mo–Fr 8–11, Mi 17–19
Zusätzlich: Homöopathie

Dr. Loisel, Ulrike
Karlstraße 11,
9210 Pörtschach am Wörther See
Tel.: 04272/33 50
Keine Kassen
Ord.: nach Vereinbarung

Dr. Mayr-Wiltschnigg, Claudia
Ankershofenstraße 17, 9020 Klagenfurt
Tel.: 0463/218 494
Kassen: SVA
Ord.: nach Vereinbarung
Zusätzlich: Akupunktur

Oberstarzt Dr. Migglautsch, Werner
Briefelsdorf 55,
9560 Feldkirchen in Kärnten

KÄRNTEN

F.X. MAYR

Allgemeinmedizin

Tel.: 04277/20 44
Keine Kassen
Ord.: nach Vereinbarung
Zusätzlich: Manuelle Medizin

Dr. Neunteufel, Michael
Ruhsdorferweg 1,
9322 Micheldorf, Kärnten
Tel.: 04268/49 34
Keine Kassen
Ord.: nach Vereinbarung

Dr. Pruntsch, Anton
Moosburgerstraße 22, 9201 Krumpendorf
Tel.: 04229/38 18
Keine Kassen
Ord.: nach Vereinbarung

Dr. Rauch, Florian Erich
Süduferstraße 21, 9082 Maria Wörth
Tel.: 04273/24 62
Keine Kassen
Ord.: nach Vereinbarung

Dr. Rosskopf-Heigl, Karin
Eppensteinerstraße 7,
9400 Wolfsberg, Kärnten
Tel.: 0699/101 234 18
Kassen: KFA
Ord.: nach Vereinbarung
Zusätzlich: Akupunktur

DDr. Rumpold, Michael
Cellonweg 8, 9523 Villach-Landskron
Tel.: 04242/239 66-0
Keine Kassen
Ord.: nach Vereinbarung

Dipl.-Psych. Univ. Dr. Scheuernstuhl, Annelie
Jesserniggstraße 4, 9020 Klagenfurt
Tel.: 0463/599 299
Keine Kassen
Ord.: nach Vereinbarung

KÄRNTEN

F.X. MAYR

Allgemeinmedizin

Dr. Schmoliner, Bruno Karl
Weitensfeld 186, 9344 Weitensfeld
Tel.: 04265/202-0
Kassen: GKK, BVA, VA, SVA, SVB, KFA
Ord.: nach Vereinbarung

Dr. Schulz, Norbert
Seestraße 50, 9081 Reifnitz
Tel.: 04273/32 38
Keine Kassen
Ord.: nach Vereinbarung

Dr. Stossier, Christine
Toppelsdorf 40, 9161 Maria Rain
Tel.: 04227/844 37
Keine Kassen
Ord.: nach Vereinbarung

Dr. Stossier, Harald
Toppelsdorf 40, 9161 Maria Rain
Tel.: 04227/844 37
Keine Kassen
Ord.: nach Vereinbarung
Zusätzlich: Manuelle Medizin

Dr. Suntinger, Eberhard
Kölnhofallee 17, Schloss,
9300 St. Veit a.d. Glan
Tel.: 04212/69 11
Keine Kassen
Ord.: nach Vereinbarung

Dr. Wachernig, Ingo
Bleiburgerstraße 95, 9141 Eberndorf
Tel.: 0664/513 02 92
Keine Kassen
Ord.: nach Vereinbarung
Zusätzlich: Neuraltherapie

Dr. Wieland, Anita
Radetzkystraße 20, 9020 Klagenfurt
Tel.: 0463/509 520-11
Keine Kassen
Ord.: nach Vereinbarung
Zusätzlich: Manuelle Medizin, Neuraltherapie, Akupunktur

Dr. Winkler-Lackner, Elisabeth
Bahnhofstraße 6 A, 9800 Spittal a.d. Drau
Kassen: KFA
Ord.: nach Vereinbarung
Zusätzlich: Homöopathie

Dr. Winkler-Payer, Patricia Marina
Benediktinerplatz 7, 9020 Klagenfurt
Tel.: 0463/516 926
Keine Kassen
Ord.: nach Vereinbarung
Zusätzlich: Akupunktur

Dr. Wolte, Laura
St. Veiterstraße 180, 9020 Klagenfurt
Tel.: 0463/416 16
E-Mail: swolte@wolte.at
Kassen: KFA
Ord.: nach Vereinbarung

Dr. Zenkl, Silvia
Krejanzach 3, 9132 Gallizien
Tel.: 0664/904 80 47
Kassen: KFA
Ord.: nach Vereinbarung
Zusätzlich: Neuraltherapie

Innere Medizin

Dr. Reinprecht, Christine
Heiligengeistplatz 4/4, 9020 Klagenfurt
Keine Kassen
Ord.: nach Vereinbarung

Orthopädie und orthopädische Chirurgie

Dr. Kanovsky, Werner
Gärtnergasse 55, 9020 Klagenfurt
Tel.: 0463/344 666-11
Keine Kassen
Ord.: nach Vereinbarung
Zusätzlich: Manuelle Medizin, Akupunktur

Dr. Pirker, Marina
Villacher Straße 47, 9020 Klagenfurt
Tel.: 0463/233 54
Kassen: SVA
Ord.: nach Vereinbarung
Zusätzlich: Akupunktur

OSTEOPATHIE

Ohne medizinische Ausbildung

Stimpfl, Pauline
Herrengasse 42, 9462 Bad St. Leonhard
Tel.: 04350/381 88
E-Mail: pauline.stimpfl@net4you.at
Keine Kassen
Ord.: nach Vereinbarung

Zanon, Barbara
Karlsbaderweg 7, 9900 Lienz
Tel.: 04852/634 00 oder 0664/455 86 85
Keine Kassen
Ord.: nach Vereinbarung

NEURALTHERAPIE

Allgemeinmedizin

Dr. Amenitsch, Beatrix
Ponauer Straße 1a/2/5,
9800 Spittal a.d. Drau
Tel.: 0664/505 59 02
Keine Kassen
Ord.: nach Vereinbarung
Zusätzlich: Akupunktur

Dr. Berger, Erwin
Beerenweg 4,
9122 St. Kanzian a. Klopeiner See
Tel.: 04239/24 80-0
Kassen: GKK, BVA, VA, SVA, KFA
Ord.: nach Vereinbarung
Zusätzlich: F.X. Mayr

Dr. Hammerschlag, Renate
Villacher Straße 1 A/vi, 9020 Klagenfurt
Tel.: 0463/505 34
Keine Kassen
Ord.: nach Vereinbarung
Zusätzlich: Akupunktur

Dr. Kurnig, Paul
Dr. Andreas Leitner-Gasse 9,
9470 St. Paul im Lavanttal
Tel.: 04357/20 48
Kassen: GKK, BVA, VA, SVA, SVB, KFA
Ord.: Mo–Fr 8–11
Zusätzlich: F.X. Mayr, Akupunktur, Homöopathie

Dr. Pichler, Erfried
Herbertstrasse 10, 9020 Klagenfurt
Tel.: 0463/511 573
Kassen: BVA, VA, SVA, SVB, KFA
Ord.: Mo–Fr 8–11, Di 17–18.30
u. nach Vereinbarung
Zusätzlich: Manuelle Medizin,
Homöopathie

Dr. Ramsak, Ivan
Benediktinerplatz 3/2, 9020 Klagenfurt
Tel.: 0463/543 22
Keine Kassen
Ord.: Mo, Mi, Do 13–16 nach Vereinbarung
Zusätzlich: Manuelle Medizin

Dr. Schwarz, Anna
Nr. 75, 9132 Gallizien
Tel.: 04221/21 35
Kassen: GKK, BVA, VA, SVA, SVB, KFA
Ord.: nach Vereinbarung
Zusätzlich: Akupunktur

Dr. Steiner, Anita
Dueler Straße 15, 9241 Wernberg
Tel.: 04252/24 21
Keine Kassen
Ord.: nach Vereinbarung
Zusätzlich: Akupunktur

Dr. Suntinger, Anton
Kölnhofallee 17, 9300 St. Veit a.d. Glan
Tel.: 04212/69 11
Keine Kassen
Ord.: nach Vereinbarung
Zusätzlich: Akupunktur

Dr. Wachernig, Ingo
Bleiburgerstraße 95, 9141 Eberndorf
Tel.: 0664/513 02 92
Keine Kassen
Ord.: nach Vereinbarung
Zusätzlich: F.X. Mayr

Dr. Wieland, Anita
Radetzkystraße 20, 9020 Klagenfurt
Tel.: 0463/509 520-11
Keine Kassen
Ord.: nach Vereinbarung
Zusätzlich: Manuelle Medizin, F.X. Mayr, Akupunktur

Dr. Zenkl, Silvia
Krejanzach 3, 9132 Gallizien
Tel.: 0664/904 80 47
Kassen: KFA
Ord.: nach Vereinbarung
Zusätzlich: F.X. Mayr

Chirurgie

Dr. Mathew, Sebastian
St. Primusweg 68, 9020 Klagenfurt
Tel.: 0463/469 12
Keine Kassen
Ord.: nach Vereinbarung
Zusätzlich: Manuelle Medizin, Akupunktur

Zahn-, Mund- und Kieferheilkunde

Dr. Koffler, Georg
Moritschstraße 2, 9500 Villach
Tel.: 04242/212 55
Kassen: SVA
Ord.: Mo, Mi 9–12.30 Di, Do 15–19 nach Vereinbarung
Zusätzlich: Akupunktur

ANTHROPOSOPHISCHE MEDIZIN

Allgemeinmedizin

Dr. Mayrhoffer, Mario
Radetzkystraße 35, 9020 Klagenfurt
Tel.: 0463/58 85-991
Keine Kassen
Ord.: nach Vereinbarung

Innere Medizin

Dr. Mikolasch, Martin
Radetzkystraße 35, 9020 Klagenfurt
Tel.: 0463/58 85-991
Keine Kassen
Ord.: nach Vereinbarung

Zahn-, Mund- und Kieferheilkunde

Dr. Bischetsrieder, Thomas
Italienerstraße 22, 9500 Villach
Tel.: 04242/258 58
Kassen: GKK, BVA, VA, SVA, SVB, KFA
Ord.: nach Vereinbarung

MANUELLE MEDIZIN

Allgemeinmedizin

Dr. Baumann, Erich
Fernando-Colazzo-Platz 5, 9125 Kühnsdorf
Tel.: 04232/86 50
Kassen: GKK, BVA, VA, SVA, SVB, KFA
Ord.: Mo–Fr 8–12, Di u. Do 18–19

Dr. Grohs, Sabine
Spanheimerstraße 10, 9400 Wolfsberg, Kärnten
Tel.: 04352/367 31
Keine Kassen
Ord.: nach Vereinbarung

Dr. Hackl, Christoph M.
Bahnhofstraße 18, 9360 Friesach, Kärnten
Tel.: 04268/35 53
Kassen: GKK, BVA, VA, SVA, SVB, KFA
Ord.: Mo, Di, Do, Fr 8–12.30, Mi 17–19 nach Vereinbarung

Dr. Herzog, Mario
Wörthersee-Südufer-Straße 83, 9020 Klagenfurt
Tel.: 0463/292 488
Keine Kassen
Ord.: nach Vereinbarung
Zusätzlich: Akupunktur

Dr. Heyn, Walter
Hauptstraße 141, 9201 Krumpendorf
Tel.: 04229/23 38-0
Kassen: GKK, BVA, SVA, KFA
Ord.: Mo–Fr 9–11, Mo, Di, Do 17–18 nach Vereinbarung

Dr. Hofmeister, Wolfgang
Vorwald 7, 9564 Patergassen
Tel.: 04275/297-0

Kassen: GKK, BVA, VA, SVA, SVB, KFA
Ord.: nach Vereinbarung
Zusätzlich: Akupunktur

Dr. Kabon, Herbert
Treffnerstraße 5, 9500 Villach
Tel.: 04242/255 55
Kassen: GKK, BVA, VA, SVA, SVB, KFA
Ord.: Mo–Fr 8–11

Dr. Kovacic, Werner
Villacher Straße 28, 9800 Spittal a.d. Drau
Tel.: 04762/336 60-0
Kassen: GKK, BVA, VA, SVA, SVB, KFA
Ord.: Mo–Fr 8–12, Mo u. Do 17–18

Dr. Kovacs, Erika
Seeblickweg 1, 9073 Klagenfurt-Viktring
Tel.: 0463/282 975
Keine Kassen
Ord.: nach Vereinbarung

Dr. Maier, Hans
Alois-Huth-Straße 7, 9400 Wolfsberg, Kärnten
Tel.: 04352/41 56
Kassen: GKK, BVA, VA, SVA, SVB, KFA
Ord.: Mo–Fr 8–12, Mi 17–19

Dr. Migglautsch, Werner
Briefelsdorf 55, 9560 Feldkirchen in Kärnten
Tel.: 04277/20 44
Keine Kassen
Ord.: nach Vereinbarung
Zusätzlich: F.X. Mayr

Dr. Mikl, Josef
Fichtenweg 6, 9463 Reichenfels
Tel.: 04359/24 44-0
Kassen: GKK, BVA, VA, SVA, SVB, KFA
Ord.: nach Vereinbarung

Dr. Pavalec, Helmut
Paracelsusgasse 156, 9433 St. Andrä, Lavanttal

KÄRNTEN

MANUELLE MEDIZIN

Allgemeinmedizin

Tel.: 04358/23 51
Kassen: GKK, BVA, VA, SVA, SVB, KFA
Ord.: Mo–Fr 8–11, Di 17–19
u. nach Vereinbarung
Zusätzlich: Akupunktur

Dr. Pichler, Erfried
Herbertstrasse 10, 9020 Klagenfurt
Tel.: 0463/511 573
Kassen: BVA, VA, SVA, SVB, KFA
Ord.: Mo–Fr 8–11, Di 17–18.30
u. nach Vereinbarung
Zusätzlich: Neuraltherapie, Homöopathie

Dr. Pichler, Peter Paul
Grillparzerweg 6, 9201 Krumpendorf
Tel.: 0676/730 28 70
Keine Kassen
Ord.: nach Vereinbarung

Dr. Ragossnig, Heinz
Quederstraße 33, 9020 Klagenfurt
Tel.: 0463/452 46
E-Mail: heinz.ragossnig@kaerngesund.at
Kassen: GKK, BVA, VA, SVA, SVB, KFA
Ord.: Mo–Fr 8–12, Di 17–18.30
u. nach Vereinbarung

Dr. Ramsak, Ivan
Benediktinerplatz 3/2, 9020 Klagenfurt
Tel.: 0463/543 22
Keine Kassen
Ord.: Mo, Mi, Do 13–16 nach Vereinbarung
Zusätzlich: Neuraltherapie

Vizepräs. Dr. Schmidhofer, Robert
Raunacherstraße 5, 9081 Reifnitz
Tel.: 04273/27 10-0
Keine Kassen
Ord.: Mo 15–18, Fr 8–12
nach Vereinbarung
Zusätzlich: Akupunktur

Dr. Steiner, Peter
Gitschtal 244, 9622 Weißbriach
Tel.: 04286/555-0
Keine Kassen
Ord.: Mo, Di, Do, Fr 8–12, Mi 17–19
nach Vereinbarung
Zusätzlich: Akupunktur

Dr. Steinwender, Sabine
Hans Sachs-Straße 7, 9020 Klagenfurt
Tel.: 0463/500 431
Keine Kassen
Ord.: Mo, Di 9–12 u. nach Vereinbarung

Dr. Stossier, Harald
Toppelsdorf 40, 9161 Maria Rain
Tel.: 04227/844 37
Keine Kassen
Ord.: nach Vereinbarung
Zusätzlich: F.X. Mayr

Dr. Strutzmann, Hans-Jörg
Leitenweg 3, 9300 St. Veit a.d. Glan
Tel.: 0676/415 30 91
Kassen: SVA
Ord.: nach Vereinbarung

Dr. Tschiggerl, Wilfried
Hans-Sachs-Straße 7, 9020 Klagenfurt
Tel.: 0463/500 431
Kassen: SVA
Ord.: nach Vereinbarung

Dr. Waechter-Lakomy, Veronika Anna
8. Mai-Straße 39, 9020 Klagenfurt
Tel.: 0463/511 100-0
Kassen: GKK, BVA, VA, SVA, SVB, KFA
Ord.: Mo–Fr 8–12, Mi 14.30–16
Zusätzlich: Akupunktur

Dr. Weber, Stephan
Postgasse 3/1, 9500 Villach
Tel.: 04242/285 48
Keine Kassen
Ord.: nach Vereinbarung
Zusätzlich: Akupunktur

Dr. Wieland, Anita
Radetzkystraße 20, 9020 Klagenfurt
Tel.: 0463/509 520-11
Keine Kassen
Ord.: nach Vereinbarung
Zusätzlich: Neuraltherapie, F.X. Mayr, Akupunktur

Dr. Wutti, Franz
Dollichgasse 5, 9170 Ferlach
Tel.: 04227/34 11-0
Kassen: GKK, BVA, VA, SVA, SVB, KFA
Ord.: Mo, Di, Mi, Fr 7.30–11, Do 14–17

Anästhesiologie und Intensivmedizin

Dr. Trebuch, Wolfgang
Schulstraße 21,
9431 St. Stefan im Lavanttal
Tel.: 04352/356 15
Keine Kassen
Ord.: nach Vereinbarung

Chirurgie

Dr. Mathew, Sebastian
St. Primusweg 68, 9020 Klagenfurt
Tel.: 0463/469 12
Keine Kassen
Ord.: nach Vereinbarung
Zusätzlich: Neuraltherapie, Akupunktur

Hals-, Nasen-, Ohrenkrankheiten

Dr. Glanzer, Sieghard
Bahnhofstraße 13/6,
9800 Spittal a.d. Drau
Tel.: 04762/356 77
Kassen: GKK, BVA, VA, SVA, KFA
Ord.: Mo–Fr 7.30–11.30 u. Mo 15–18

Innere Medizin

Dr. Hofstätter, Gerhard
Münzgasse 2, 9100 Völkermarkt
Tel.: 04232/35 95
Keine Kassen
Ord.: nach Vereinbarung

Orthopädie und orthopädische Chirurgie

Dr. Achatz, Wolfgang
Schmalzberglweg 8, 9020 Klagenfurt
Tel.: 0664/357 31 44
Keine Kassen
Ord.: nach Vereinbarung

Dr. Gruber, Elfriede
10. Oktober Straße 17,
9560 Feldkirchen in Kärnten
Tel.: 04276/380 44
Kassen: GKK, BVA, VA, SVA, SVB, KFA
Ord.: Mo, Mi, Do 8.30–13.30, Di 12–17

Dr. Happak, Manfred
Fleischmarkt 5/1, 9020 Klagenfurt
Tel.: 0676/617 14 61
Keine Kassen
Ord.: nach Vereinbarung

Dr. Jesenko, Rupert
Benediktinerplatz 7, 9020 Klagenfurt
Tel.: 04663/516 926-12
Keine Kassen
Ord.: nach Vereinbarung

Dr. Kanovsky, Werner
Gärtnergasse 55, 9020 Klagenfurt
Tel.: 0463/344 666-11
Keine Kassen
Ord.: nach Vereinbarung
Zusätzlich: F.X. Mayr, Akupunktur

Dr. Kerber, Wilhelm
Koschatstraße 5, 9020 Klagenfurt
Tel.: 0463/500 703

Kassen: GKK, BVA, VA, SVA, KFA
Ord.: Mo 13–18, Di u. Mi 8–13, Do 15–18, Fr 10–14 nach Vereinbarung

Dr. Kircher, Heribert
Heiligengeistplatz 4/4, 9020 Klagenfurt
Tel.: 0463/501 550
Kassen: GKK, BVA, VA, SVA, SVB, KFA
Ord.: Mo u. Di 7.30–13.30, Mi 15.30–18.30, Do u. Fr 7.30–12.30 nach Vereinbarung

Dr. Luschnig, Johann Erich
Michaelerstraße 75, 9500 Villach
Tel.: 04242/451 03
Keine Kassen
Ord.: nach Vereinbarung

Dr. Schönsleben, Gernot
Kernstockstraße 1, 9500 Villach
Tel.: 04242/255 77
Keine Kassen
Ord.: nach Vereinbarung

Dr. Seidl, Peter
Villacher Straße 14,
9220 Velden am Wörther See
Tel.: 04274/518 47
Keine Kassen
Ord.: nach Vereinbarung

Dr. Walther, Bernd
Sariastraße 4, 9020 Klagenfurt
Tel.: 0463/513 828-0
Kassen: BVA, VA, SVA, SVB, KFA
Ord.: Mo–Do 9–12 nach Vereinbarung

Dr. Zdouc, Maximilian
Hauptplatz 24/1/2, 9100 Völkermarkt
Tel.: 04232/512 00
Keine Kassen
Ord.: nach Vereinbarung

Physikalische Medizin

Dr. Ferlitsch, Hedwig
Tiroler Straße 18, 9800 Spittal a.d. Drau
Tel.: 04762/49 49
Kassen: GKK, BVA, VA, SVA, SVB
Ord.: Mo, Di, Do, Fr 8–12 u. nach Vereinbarung

Dr. Liebetegger, Margit Maria
10. Oktober-Straße 22,
9560 Feldkirchen in Kärnten
Tel.: 04276/294 29
Kassen: GKK, BVA, VA, SVA, KFA
Ord.: Mo, Mi, Fr 8–12, Di u. Do 13–17

Dr. Lukacs, Peter
Ringmauergasse 14, 9500 Villach
Tel.: 04242/235 11-0
Kassen: GKK, BVA, VA, SVA, SVB, KFA
Ord.: Mo, Do 14–18, Di, Mi, Fr 8–12 u. nach Vereinbarung

Dr. Steinkellner, Thomas
Rosentalerstraße 99 H, 9020 Klagenfurt
Tel.: 0463/245 164
Keine Kassen
Ord.: nach Vereinbarung
Zusätzlich: Akupunktur

Unfallchirurgie

Dr. Kaiser-Kaplaner, Thomas
Kindergartenstraße 17,
9073 Klagenfurt-Viktring
Tel.: 0463/292 941
Keine Kassen
Ord.: nach Vereinbarung

Dr. Musil, Peter
Offnerplatzl 2, 9400 Wolfsberg, Kärnten
Tel.: 04352/48 30
Keine Kassen
Ord.: Mo, Mi, Fr 8.30–12.30, Di 9–11 u. 15–19, Do 14–19
Zusätzlich: Akupunktur

Dr. Pickl, Peter
Trattengasse 1, 9500 Villach
Tel.: 04242/212 98
Keine Kassen
Ord.: nach Vereinbarung

Dr. Wallner, Mario
Spanheimerstraße 13,
9400 Wolfsberg, Kärnten
Tel.: 04352/458 08
Keine Kassen
Ord.: nach Vereinbarung

Dr. Weinlich, Bernd
Neuer Platz 1, 9800 Spittal a.d. Drau
Tel.: 04762/30 42-0
Keine Kassen
Ord.: nach Vereinbarung

Zahn-, Mund- und Kieferheilkunde

Dr. Prochinig, Franz Josef
Herrengasse 13, 9020 Klagenfurt
Tel.: 0463/56796
Kassen: SVA, KFA
Ord.: nach Vereinbarung

Dr. Romanin, Michael
Viktringerring 3/2, 9020 Klagenfurt
Tel.: 0463/31272
Kassen: SVA, KFA
Ord.: Di-8–12 u. 14–18, Mi 14–18, Do 8–12, Fr 14–18
Zusätzlich: Akupunktur

NIEDERÖSTERREICH

HOMÖOPATHIE

Allgemeinmedizin

Dr. Amarashi-Steinauer, Martina
Oisberg 7, 3343 Hollenstein an der Ybbs
Tel.: 07445/70 02
Keine Kassen
Ord.: nach Vereinbarung
Zusätzlich: Akupunktur

Dr. Barfuß, Karin
Josef Kremslehner-Gasse 1,
3021 Pressbaum
Tel.: 02233/530 49
Kassen: GKK, BVA, VA, SVA, SVB, KFA
Ord.: Mo, Di, Fr 8–11, Do 15–18

Dr. Bartmann, Andrea
Marchetstraße 10, 2500 Baden bei Wien
Tel.: 0676/314 89 36
Keine Kassen
Ord.: nach Vereinbarung
Zusätzlich: Akupunktur

Dr. Bauer, Toska
Obere Hauptstraße 9,
2130 Mistelbach a.d. Zaya
Tel.: 02572/49 68
Keine Kassen
Ord.: nach Vereinbarung

Dr. Bewersdorff, Elisabeth
Patertal 5, 3340 Waidhofen a.d. Ybbs
Tel.: 07442/529 54
Keine Kassen
Ord.: Di, Do 17–19
Zusätzlich: Manuelle Medizin, Akupunktur

Dr. Bogad, Rudolf
Pürrergasse 4, 2801 Katzelsdorf, Leitha
Tel.: 02622/782 08
Kassen: GKK, BVA, VA, SVA, SVB, KFA
Ord.: Mo 9–11 u. 15–18, Di 9–11, Mi 14–18, Fr 9–13

Dr. Brunner, Franz Josef
Untere Landstraße 6,
3500 Krems a.d. Donau
Tel.: 02732/796 00

Keine Kassen
Ord.: nach Vereinbarung
Zusätzlich: Akupunktur

Dr. Burg, Rudolf
Wienerstraße 40,
3062 Kirchstetten / St. Pölten
Tel.: 02743/82 00
Kassen: GKK, BVA, VA, SVA, SVB, KFA
Ord.: Mo, Di, Fr 7–10, Mi 14–17

Dr. Cisar, Astrid
Heidenreichsteiner Straße 77,
3872 Langegg, Waldviertel
Tel.: 02862/584 66-0
Kassen: GKK, BVA, VA, SVA, SVB, KFA
Ord.: Mo, Di, Mi 8–11, Mi 16–18, Fr 14–17

Dr. Denk, Anna
Wienerstraße 108, 3400 Klosterneuburg
Tel.: 0664/471 15 66
Keine Kassen
Ord.: nach Vereinbarung
Zusätzlich: Akupunktur

Dr. Doenicke-Wakonig, Elisabeth
Himberger Straße 10-12/5,
2482 Münchendorf
Tel.: 02259/77 56
Keine Kassen
Ord.: nach Vereinbarung
Zusätzlich: Akupunktur

Dr. Eppensteiner, Barbara
Gutledererplatz 3,
3261 Steinakirchen am Forst
Tel.: 07488/760 33
Keine Kassen
Ord.: nach Vereinbarung
Zusätzlich: Akupunktur

Dr. Erhart, Martina
Vitiser Straße 12,
3830 Waidhofen a.d. Thaya
Tel.: 02842/510 60
Keine Kassen
Ord.: nach Vereinbarung

Dr. Feigl, Helmar
Preinsbacher Straße 5,
3300 Amstetten
Tel.: 07472/633 48
Keine Kassen
Ord.: nach Vereinbarung

Dr. Fink, Martina
Hammerbachgasse 13,
2700 Wiener Neustadt
Tel.: 02622/891 55
Keine Kassen
Ord.: Mo 13–14, Di, Do, Fr 8.30–9.30

Dr. Flick, Reinhard Franz
Hauptstraße 3, 2381 Laab im Walde
Tel.: 0699/15236294
Keine Kassen
Ord.: nach Vereinbarung
Zusätzlich: Akupunktur

Dr. Forsthuber, Theresia
Bahnhofstraße 28, 2070 Retz
Tel.: 02942/205 80
Keine Kassen
Ord.: nach Vereinbarung
Zusätzlich: Akupunktur

Dr. Franke, Barbara
Innerfurth 13, 3052 Innermanzing
Tel.: 0676/786 97 52
Keine Kassen
Ord.: nach Vereinbarung
Zusätzlich: Akupunktur

Dr. Fuchs, Wolfgang
Veitsgraben 320, 3970 Weitra
Tel.: 02856/25 70-0
Kassen: GKK, BVA, VA, SVA, SVB, KFA
Ord.: nach Vereinbarung
Zusätzlich: Neuraltherapie

Dr. Fuhrich, Hana
Parkstraße 2/4, 2362 Biedermannsdorf
Tel.: 02236/732 37
Kassen: GKK, BVA, VA, SVA, SVB, KFA
Ord.: Mo u. Do 8–10, Mo u. Mi 17–19,
Fr 15–17 nach Vereinbarung

Dr. Gareiß, Merten
Babenbergerstraße 4, 3180 Lilienfeld
Tel.: 02762/524 11-0
Kassen: GKK, BVA, VA, SVA, SVB, KFA
Ord.: nach Vereinbarung

Dr. Glück, Walter
Kaiser Franz Ring 35, 2500 Baden
Tel.: 02252/439 80
Keine Kassen
Ord.: nach Vereinbarung
Zusätzlich: Manuelle Medizin,
Akupunktur

Dr. Grill, Franz
Blodgasse 18,
2731 St. Egyden am Steinfeld
Tel.: 02638/774 73-0
Kassen: GKK, BVA, VA, SVA, SVB, KFA
Ord.: Mo, Do 7.30–10, Di, Fr 14–15.30

Dr. Haber, Monika
Hauptstraße 31,
2120 Wolkersdorf im Weinviertel
Tel.: 02245/837 00
Keine Kassen
Ord.: nach Vereinbarung
Zusätzlich: Akupunktur

Dr. Halbritter, Karin
Hanuschgasse 1, 2540 Bad Vöslau
Tel.: 02252/745 46
Keine Kassen
Ord.: nach Vereinbarung

Dr. Haselhofer, Beate
Bachgasse 33, 3200 Ober-Grafendorf
Tel.: 02747/85 49
Keine Kassen
Ord.: nach Vereinbarung

Dr. Hausleitner, Elisabeth
Hauptstraße 31,
2120 Wolkersdorf im Weinviertel
Keine Kassen
Ord.: nach Vereinbarung

Dr. Kaiser, Augustine
Spitalgasse 12, 3950 Gmünd
Tel.: 02852/524 00-0
Kassen: GKK, BVA, VA, SVA, SVB, KFA
Ord.: nach Vereinbarung

Dr. Kaiser, Christine Maria
Schulgasse 1/2/9, 3910 Zwettl
Tel.: 02822/514 88
Keine Kassen
Ord.: nach Vereinbarung
Zusätzlich: Akupunktur

Dr. Kastner, Renate
Bahnhofallee 6, 3013 Tullnerbach-Lawies
Tel.: 02233/545 63
Keine Kassen
Ord.: nach Vereinbarung

Dr. Keil, Ursula
Kirchenplatz 10, 3424 Zeiselmauer
Keine Kassen
Ord.: nach Vereinbarung
Zusätzlich: Akupunktur

Dr. Kenyeres, Sabine
Promenadegasse 41-45,
2391 Kaltenleutgeben
Tel.: 02238/774 05
Kassen: GKK, BVA, VA, SVA, SVB, KFA
Ord.: Mo, Mi, Fr 9–12, Di 16–19
Zusätzlich: Akupunktur

Dr. König, Christine
Dammstraße 16, 2632 Wimpassing im
Schwarzatale
Tel.: 02630 /383 61

Keine Kassen
Ord.: Mo, Di, Do 8–11, Di 17–19, Fr 14–16

Dr. Krautschneider, Sabine
Kattau 1, 3730 Eggenburg
Tel.: 02984/48 83
Keine Kassen
Ord.: nach Vereinbarung
Zusätzlich: Manuelle Medizin

Dr. Landauf, Eleonore
Karl Metzgasse 22, 3430 Tulln a.d. Donau
Tel.: 0676/559 90 70
Keine Kassen
Ord.: nach Vereinbarung

Dr. Lettmayer, Andrea
Wiener Straße 9,
2433 Margarethen am Moos
Tel.: 02230/290 63
Kassen: GKK, BVA, VA, SVA, SVB, KFA
Ord.: nach Vereinbarung

Dr. Martyniec, Dietrich
Hauptstraße 89,
2492 Eggendorf, Bez. Wr. Neustadt
Tel.: 02622/732 49
Kassen: GKK, BVA, VA, SVA, SVB
Ord.: nach Vereinbarung
Zusätzlich: Akupunktur

Dr. Mayr, Viktor
Wiener Strasse 162,
3500 Krems a.d. Donau
Tel.: 02732/725 25
Keine Kassen
Ord.: nach Vereinbarung

Dr. Morgenbesser, Herbert
Bahnstrasse 33, 2230 Gänserndorf
Tel.: 02282/31 00
Kassen: GKK, BVA, VA, SVA, SVB, KFA
Ord.: Mo, Di, Fr 8–12, Do 8–12 u. 16–19
Zusätzlich: Manuelle Medizin

Dr. Moser, Richard
Hauptplatz 13, 2700 Wiener Neustadt
Tel.: 02622/211 12
Keine Kassen
Ord.: nach Vereinbarung

Dr. Olbert, Ursula
Im Auholz 17, 2340 Mödling
Tel.: 02236/864 232
Keine Kassen
Ord.: nach Vereinbarung
Zusätzlich: Akupunktur

Dr. Österreicher, Peter-Kurt
Hauptplatz 17, 2514 Traiskirchen
Tel.: 02252/563 33
Keine Kassen
Ord.: nach Vereinbarung
Zusätzlich: Akupunktur

Dr. Pieh, Viera
Diendorferweg 12 A,
3493 Hadersdorf am Kamp
Tel.: 02735/55 20
Keine Kassen
Ord.: nach Vereinbarung

Dr. Renoldner, Klaus
Neu Pölla 93, 3593 Neupölla
Tel.: 02988/62 36-0
Kassen: GKK, BVA, VA, SVA, SVB, KFA
Ord.: nach Vereinbarung

Dr. Ruthner, Angela
Georgestraße 8, 3100 St. Pölten
Tel.: 02747/714 40
Keine Kassen
Ord.: Mi 15–17, Do 8.30–10
Zusätzlich: Akupunktur

Dr. Santos-König, Uta
Poststraße 12, 3032 Eichgraben
Tel.: 02773/438 79
Keine Kassen
Ord.: nach Vereinbarung

Dr. Sattler, Josef
Rehberger Hauptstraße 17,
3503 Krems-Rehberg
Tel.: 02732/827 08
Keine Kassen
Ord.: nach Vereinbarung

Dr. Schadauer, Monika
Schweglergasse 4/5, 2380 Perchtoldsdorf
Keine Kassen
Ord.: nach Vereinbarung

Dr. Schindler, Gerda Carina
Unterstinkenbrunn Nr. 120,
2154 Unterstinkenbrunn
Tel.: 02526/50 51
Keine Kassen
Ord.: nach Vereinbarung
Zusätzlich: Akupunktur

Dr. Schleger, Martina
Haasgasse 11,
2120 Wolkersdorf im Weinviertel
Tel.: 02245/41 41
Kassen: GKK
Ord.: nach Vereinbarung
Zusätzlich: Akupunktur

Dr. Schmid, Bernhard
Götzstrasse 5, 3910 Zwettl
Tel.: 02823/209-0
Kassen: GKK, VA, SVA, SVB, KFA
Ord.: nach Vereinbarung

Dr. Schmid, Günther
Rathausplatz 1, 3680 Persenbeug
Tel.: 07412/526 61
Kassen: GKK, BVA, VA, SVA, SVB, KFA
Ord.: nach Vereinbarung
Zusätzlich: Akupunktur

Dr. Schmid, Silvia
Hans Kudlich-Gasse 11/1/1,
2230 Gänserndorf
Tel.: 02282/31 90
Keine Kassen
Ord.: nach Vereinbarung

Dr. Schmutzer, Ulrike
Bernsteinweg 9, 3361 Aschbach Markt
Tel.: 07476/766 53
Keine Kassen
Ord.: nach Vereinbarung

Dr. Schuler, Birgitta
Bräunlichgasse 23/9,
2700 Wiener Neustadt
Tel.: 02622/890 10
Keine Kassen
Ord.: nach Vereinbarung
Zusätzlich: Manuelle Medizin

Dr. Schuller, Ulrike
Hauptstrasse 43,
2120 Wolkersdorf im Weinviertel
Tel.: 02245/824 84-0
Keine Kassen
Ord.: nach Vereinbarung
Zusätzlich: Akupunktur

Dr. Schützner, Wolfgang
Parkstraße 14, 3720 Ravelsbach
Tel.: 02958/824 48
Keine Kassen
Ord.: nach Vereinbarung
Zusätzlich: Akupunktur

Dr. Schwarzenberger, Doris
Hauptstraße 41,
2120 Wolkersdorf im Weinviertel
Tel.: 02245/825 20
Keine Kassen
Ord.: nach Vereinbarung

Dr. Steininger, Heidemarie
Steinfeldstraße 67, 3100 St. Pölten
Tel.: 02742/730 04
Keine Kassen
Ord.: nach Vereinbarung

NIEDERÖSTERREICH

HOMÖOPATHIE

Allgemeinmedizin

Dr. Steinkellner, Monika
Niedernondorf Nr. 49,
3531 Niedernondorf
Tel.: 02826/430-0
Kassen: BVA
Ord.: Mo, Mi, Fr 8–11, Di 7–11, Mo, Fr 17–19

Dr. Swoboda, Franz Thomas
Schillerstraße 2, 3512 Mautern
Tel.: 02732/775 62
Keine Kassen
Ord.: nach Vereinbarung

Dr. Titscher, Rosemarie
Wienerstraße 41, 3100 St. Pölten
Tel.: 02742/313 424
Keine Kassen
Ord.: nach Vereinbarung

Dr. Vielkind, Gernot
Lichtenau I. Waldviertel 8,
3522 Lichtenau
Tel.: 02718/310
E-Mail: g.vielkind@utanet.at
Kassen: BVA, VA, SVA, SVB, KFA
Ord.: Mo, Di, Mi, Fr 8.30–12, Mo, Mi 15–18,
Sa 8–11 nach Vereinbarung

Dr. Weinschenk, Ferdinand
Gnadendorf 136, 2152 Gnadendorf
Tel.: 02525/300
Kassen: GKK, BVA, VA, SVA, SVB, KFA
Ord.: nach Vereinbarung

Dr. Wudy, Angelika
Badstraße 49, 2340 Mödling
Tel.: 02236/247 89
Keine Kassen
Ord.: Mo, Di, Mi, Fr 8–11
u. nach Vereinbarung

Dr. Zawia, Yosry
Katzenbergen 431, 3945 Hoheneich
Tel.: 02852/523 00-0
Kassen: GKK, BVA, VA, SVB, KFA
Ord.: Mo–Do 13–17
Zusätzlich: Akupunktur

Frauenheilkunde und Geburtshilfe

Dr. Kafka, Margit
Hanuschgasse 1, 2540 Bad Vöslau
Tel.: 02252/760 55
Keine Kassen
Ord.: nach Vereinbarung
Zusätzlich: Akupunktur

Dr. Pozniak, Reinhard
Wienerstraße 8, 3500 Krems a.d. Donau
Tel.: 02732/762 62
Keine Kassen
Ord.: nach Vereinbarung
Zusätzlich: Akupunktur

Haut- und Geschlechtskrankheiten

Dr. Scharner, Beatrix
Schömergasse 1/4, 3400 Klosterneuburg
Tel.: 02243/200 40
Keine Kassen
Ord.: Mo 10–12, Fr 15–18 gegen Voranm.

Innere Medizin

Dr. Amann, Bernhard
Germergasse 23, 2500 Baden bei Wien
Tel.: 02252/246 01
Keine Kassen
Ord.: nach Vereinbarung

Univ.-Prof. Dr. Frass-Friedenfeldt, Michael
Viechtlgasse 11, 2340 Mödling
Tel.: 02236/473 13
Keine Kassen
Ord.: nach Vereinbarung

Dr. Grubmüller, Miroslava
Alte Poststrasse 20,
2410 Hainburg a.d. Donau
Tel.: 02165/667 95
Keine Kassen
Ord.: Do 14.30–16.30
Zusätzlich: Neuraltherapie

Dr. Skok, Diana
Kronawettgasse 55, 2534 Alland
Tel.: 02258/21 37
Keine Kassen
Ord.: nach Vereinbarung

Kinder- und Jugendheilkunde

Dr. Brandhuber, Thomas Michael
Winzerschulgasse 3873,
2130 Mistelbach a.d. Zaya
Tel.: 02572/39 29
Keine Kassen
Ord.: nach Vereinbarung

Psychiatrie/Neurologie

Dr. Sacher-Thumb, Isabel
Hauptstraße 73/2, 3021 Pressbaum
Tel.: 02233/542 99
Keine Kassen
Ord.: nach Vereinbarung

Dr. Willinger, Gerhard
Maximilianstraße 52/5, 3100 St.Pölten
Keine Kassen
Ord.: nach Vereinbarung

AKUPUNKTUR

Allgemeinmedizin

Dr. Achtsnit, Herbert Hermann
Ambros Rieder-Gasse 32 A, 2380 Perchtoldsdorf
Keine Kassen
Ord.: nach Vereinbarung

Dr. Al-Shami, Roland
Aussichtsgasse 24, 2630 Ternitz
Tel.: 02630/371 95
Kassen: GKK, BVA, VA, SVA, KFA
Ord.: nach Vereinbarung

Dr. Amarashi-Steinauer, Martina
Oisberg 7, 3343 Hollenstein an der Ybbs
Tel.: 07445/70 02
Keine Kassen
Ord.: nach Vereinbarung
Zusätzlich: Homöopathie

Dr. Bachtik, Manfred Karl
Hauptstraße 46,
2332 Hennersdorf bei Wien
Tel.: 02235/811 29
Kassen: BVA, VA, SVA, SVB, KFA
Ord.: nach Vereinbarung

DDr. Badawi, Nabil
Adalbert Stifter-Straße 4,
3250 Wieselburg an der Erlauf
Tel.: 07416/554 00
Kassen: GKK, BVA, VA, SVA, SVB, KFA
Ord.: nach Vereinbarung
Zusätzlich: F.X. Mayr

Dr. Ballner, Gabriele
Putzinger Straße 24,
2203 Großebersdorf
Tel.: 02245/835 70
Keine Kassen
Ord.: nach Vereinbarung

Dr. Baron-Peganz, Elke
Paukhofstraße 48, 3032 Eichgraben
Tel.: 0676/701 65 17
Keine Kassen
Ord.: nach Vereinbarung

Dr. Bartmann, Andrea
Marchetstraße 10, 2500 Baden bei Wien
Tel.: 0676/314 89 36
Keine Kassen
Ord.: nach Vereinbarung
Zusätzlich: Homöopathie

Dr. Bauer, Birgit Elisabeth
Hauptplatz 1, 2103 Langenzersdorf
Tel.: 02244/28 31
Kassen: BVA, VA, SVA, SVB, KFA
Ord.: Mo, Mi 10–12, Do 16–18, Fr 8–10
u. nach Vereinbarung

Dr. Baumgartner, Rudolf
Badener Straße 15, 2522 Oberwaltersdorf
Tel.: 02253/62 18
Kassen: GKK, BVA, VA, SVA, SVB, KFA
Ord.: nach Vereinbarung

Dr. Bednar, Gernot
Halauskastraße 5/1/4,
3340 Waidhofen a.d. Ybbs
Tel.: 07442/556 69
Keine Kassen
Ord.: nach Vereinbarung

Dr. Bergauer, Elfriede
Franz Josef-Straße 52 Stg. 1,
2130 Mistelbach a.d. Zaya
Tel.: 02572/209 68
Keine Kassen
Ord.: nach Vereinbarung

Dr. Berger, Erich
Emil Kraft-Gasse 12, Stg. 1,
2500 Baden bei Wien
Tel.: 02252/885 02
Kassen: GKK, BVA, VA, SVA, SVB, KFA
Ord.: Mo u. Fr 9–11, Di u. Do 15–17

Dr. Bewersdorff, Elisabeth
Patertal 5, 3340 Waidhofen a.d. Ybbs
Tel.: 07442/529 54
Keine Kassen
Ord.: Di, Do 17–19
Zusätzlich: Manuelle Medizin,
Homöopathie

Dr. Bieber, Ulrike
Babenbergerstraße 29/15, 3180 Lilienfeld
Tel.: 02762/523 36
Keine Kassen
Ord.: Mo, Di, Do, 9–13, Mi 15–19

Dr. Binter, Claudia
Hauptplatz 26, 2191 Gaweinsal
Tel.: 02574/35 65-0
Keine Kassen
Ord.: nach Vereinbarung

Dr. Bohrn, Martina
Rathausplatz 1, 2320 Schwechat
Tel.: 01/707 73 66
Keine Kassen
Ord.: nach Vereinbarung

Dr. Bruckner, Susanne
Wiener Straße 11, 3130 Herzogenburg
Tel.: 0664/231 92 97
Keine Kassen
Ord.: nach Vereinbarung

Dr. Brunner, Franz Josef
Untere Landstraße 6,
3500 Krems a.d. Donau
Tel.: 02732/796 00
Keine Kassen
Ord.: nach Vereinbarung
Zusätzlich: Homöopathie

Dr. Brunner, Josef
Weinzirl Nr. 50,
3610 Weißenkirchen i d Wachau
Tel.: 02717/82 43-0
Kassen: GKK, BVA, VA, SVA, SVB, KFA
Ord.: nach Vereinbarung
Zusätzlich: Neuraltherapie, F.X. Mayr

Dr. Buchegger, Brigitte
Raiffeisenplatz 2, 3650 Pöggstall
Tel.: 02758/28 50-0
Kassen: GKK, BVA, VA, SVA, SVB, KFA
Ord.: Mo, Di, Mi, 8–11, Fr 8–10 u. 18–19

Dr. Cichocki, Gunther
Pleyergasse 2a, 2700 Wiener Neustadt
Tel.: 02622/229 07
Kassen: GKK, BVA, VA, SVA, SVB, KFA
Ord.: Mo, Do 14–18, Mi, Fr 10–14

Dr. Deim, Markus
Niederhollabrunn Nr. 120,
2004 Niederhollabrunn
Tel.: 02269/22 25
Keine Kassen
Ord.: nach Vereinbarung

Dr. Denk, Anna
Wienerstraße 108, 3400 Klosterneuburg
Tel.: 0664/471 15 66
Keine Kassen
Ord.: nach Vereinbarung
Zusätzlich: Homöopathie

Dr. Dinhobl, Martina
Hauptplatz 13/1, 2700 Wiener Neustadt
Tel.: 0664/513 24 01
Keine Kassen
Ord.: nach Vereinbarung

Dr. Doenicke-Wakonig, Elisabeth
Himberger Straße 10-12/5,
2482 Münchendorf
Tel.: 02259/77 56
Keine Kassen
Ord.: nach Vereinbarung
Zusätzlich: Homöopathie

Dr. Drechsler, Monika
Hauptstraße 28/1, 2340 Mödling
Tel.: 02236/864 122-40
E-Mail: m.drechsler@westost.at
Keine Kassen
Ord.: nach Vereinbarung
Zusätzlich: TCM

Dr. Dulmaa, Bayarsaichan
Hans Kudlich-Gasse 11/1/1,
2230 Gänserndorf
Tel.: 02282/31 90
Keine Kassen
Ord.: nach Vereinbarung

Dr. Edlhaimb, Hans-Peter
Pfarrgasse 1, 2500 Baden bei Wien
Tel.: 02252/484 50-0
Kassen: GKK, BVA, VA, SVA, SVB, KFA
Ord.: nach Vereinbarung
Zusätzlich: F.X. Mayr

Dr. El-Awadi, Fahmi
Gauermanngasse 15,
2700 Wiener Neustadt
Tel.: 02622/842 42
Kassen: GKK, BVA, VA, SVA, SVB, KFA
Ord.: Mo u. Mi 8–12, Di u. Fr 14–18

Dr. Eppensteiner, Barbara
Gutledererplatz 3,
3261 Steinakirchen am Forst
Tel.: 07488/760 33
Keine Kassen
Ord.: nach Vereinbarung
Zusätzlich: Homöopathie

Dr. Fallbacher, Josef
Am Weichselgarten 1, 3441 Michelhausen
Tel.: 02275/200 40
Keine Kassen
Ord.: nach Vereinbarung
Zusätzlich: Manuelle Medizin

Dr. Fedrizzi, Hansjörg
Parkstraße 5, 3243 St. Leonhard am Forst
Tel.: 02756/24 00
Kassen: GKK, BVA, VA, SVA, SVB, KFA
Ord.: nach Vereinbarung

Dr. Feuchtenhofer, Cornelia
Schulstraße 17, 2871 Zöbern

NIEDERÖSTERREICH

AKUPUNKTUR

Allgemeinmedizin

Tel.: 02642/84 70-0
Keine Kassen
Ord.: nach Vereinbarung

Dr. Feuchtenhofer, Johann
Schulstraße 17, 2871 Zöbern
Tel.: 02642/84 70-0
Kassen: GKK, BVA, VA, SVA, SVB, KFA
Ord.: nach Vereinbarung

Dr. Fichtl, Beata
Gernbergstraße 51,
2384 Breitenfurt bei Wien
Tel.: 02239/29 35
Keine Kassen
Ord.: nach Vereinbarung

Dr. Fischer, Karin
Beethovengasse 46, 2340 Mödling
Tel.: 0676/416 42 42
Keine Kassen
Ord.: nach Vereinbarung

Dr. Fitzinger, Leo
Manhattan Süd/ Campus 21,
2345 Brunn am Gebirge
Tel.: 02236/313 30
Kassen: BVA
Ord.: nach Vereinbarung

Dr. Flick, Reinhard Franz
Hauptstraße 3, 2381 Laab im Walde
Tel.: 0699/15236294
Keine Kassen
Ord.: nach Vereinbarung
Zusätzlich: Homöopathie

Dr. Foff, Alexandra
Hauergasse 30, 2410 Hainburg a.d. Donau
Tel.: 02165/629 15
Kassen: GKK, BVA, VA, SVA, SVB, KFA
Ord.: nach Vereinbarung

Dr. Forsthuber, Theresia
Bahnhofstraße 28, 2070 Retz
Tel.: 02942/205 80
Keine Kassen
Ord.: nach Vereinbarung
Zusätzlich: Homöopathie

Dr. Fraihs, Caroline J.M.
Elisabethstraße 2, 2380 Perchtoldsdorf
Tel.: 01/865 45 23
Keine Kassen
Ord.: nach Vereinbarung

Dr. Franke, Barbara
Innerfurth 13, 3052 Innermanzing
Tel.: 0676/786 97 52
Keine Kassen
Ord.: nach Vereinbarung
Zusätzlich: Homöopathie

Dr. Freis, Christian
Minoritenplatz 5, 2620 Neunkirchen
Tel.: 02635/641 04
Kassen: GKK, VA, SVA, KFA
Ord.: Mo, Mi, Do, Fr 8–12, Mo u. Do 16–18

Dr. Fuchshuber, Claudia
Hauptstraße 20, 4300 St.Valentin
Tel.: 07435/540 38
Keine Kassen
Ord.: nach Vereinbarung

Dr. Ganner, Michael
Bartlgasse 5/6, 3104 St.Pölten-Harland
Tel.: 02742/881 131
Kassen: GKK, BVA, VA, SVA, SVB, KFA
Ord.: nach Vereinbarung

Dr. Gansterer-Putz, Marianne
Wiener Neustädter Straße 11,
2721 Bad Fischau
Tel.: 02639/270 10
Keine Kassen
Ord.: nach Vereinbarung

Dr. Georgieff, Georg Stefan
Wiesengasse 92, 3034 Maria Anzbach
Tel.: 02772/518 29
Keine Kassen
Ord.: nach Vereinbarung

Dr. Glorion-Fellenz, Eva
Rehberger Hauptstraße 61,
3503 Krems-Rehberg
Tel.: 02732/722 60
Keine Kassen
Ord.: nach Vereinbarung
Zusätzlich: F.X. Mayr

Dr. Glück, Walter
Kaiser Franz Ring 35, 2500 Baden
Tel.: 02252/439 80
Keine Kassen
Ord.: nach Vereinbarung
Zusätzlich: Manuelle Medizin,
Homöopathie

Dr. Göksu, Fethi
Josef Wolfik-Straße 23, 2000 Stockerau
Tel.: 02266/623 73-0
Kassen: GKK, BVA, VA, SVA, SVB, KFA
Ord.: nach Vereinbarung
Zusätzlich: Manuelle Medizin

Dr. Gradwohl, Andreas
Ludweis 63, 3762 Ludweis
Tel.: 02847/42 00-0
Kassen: GKK, BVA, VA, SVA, SVB, KFA
Ord.: Mo–Fr 7.30–10, Mo u. Fr 16.30–18.30

Dr. Gramer, Maria Elisabeth
Johann Schidla-Gasse 5, 2000 Stockerau
Tel.: 02266/667 37
Keine Kassen
Ord.: nach Vereinbarung
Zusätzlich: F.X. Mayr

Dr. Gründler, Peter
Enzersdorfer Straße 5, 2340 Mödling
Tel.: 02236/247 60
Kassen: GKK, BVA, VA, SVA, SVB, KFA
Ord.: nach Vereinbarung

Dr. Grünzweig, Wolfgang
Karl Kurz-Gasse 3-5/14, 3002 Purkersdorf
Tel.: 02231/669 19
Keine Kassen
Ord.: nach Vereinbarung

Dr. Haber, Monika
Hauptstraße 31,
2120 Wolkersdorf im Weinviertel
Tel.: 02245/837 00
Keine Kassen
Ord.: nach Vereinbarung
Zusätzlich: Homöopathie

Dr. Habichler, Karl
Haltestellestraße 10/3/11, 3350 Haag
Tel.: 07434/449 24-0
Kassen: GKK, BVA, VA, SVA, SVB, KFA
Ord.: nach Vereinbarung

Dr. Hager, Helmut
Sportplatzsiedlung 3,
3714 Sitzendorf a.d. Schmida
Tel.: 02959/23 50
Kassen: GKK, BVA, VA, SVA, SVB, KFA
Ord.: Mo, Di, Do 7–10, Fr 7–8 u. 16–18

Dr. Hahn, Franz
Dr. Kasimir Graff-Gasse 4,
2384 Breitenfurt bei Wien
Tel.: 02239/33 22-0
E-Mail: ord.dr.hahn@medical.net.at
Kassen: GKK, BVA, VA, SVA, SVB, KFA
Ord.: Mo u. Do 8–11, Di u. Fr 15–18

Dr. Hamerle-Reiter, Sonja
Preinsfeld 27,
2532 Heiligenkreuz bei Baden
Tel.: 01/586 42 37
Keine Kassen
Ord.: nach Vereinbarung
Zusätzlich: Manuelle Medizin

Dr. Haslhofer-Jünnemann, Ingeborg
Nußdorf ob der Traisen Nr. 187,

3133 Traismauer
Tel.: 02783/71 00
Kassen: GKK, BVA, VA, SVA, SVB, KFA
Ord.: nach Vereinbarung

Dr. Heckenthaler, Kurt Walter
Hohe Wand Straße 36/3,
2344 Maria Enzersdorf am Geb.
Tel.: 02236/224 58
Kassen: GKK, BVA, VA, SVA, SVB, KFA
Ord.: Mo, Mi, Fr 8–10, Di, Do 16–18

Dr. Helm, Josef
Steinriedlgasse 1, 3040 Neulengbach
Tel.: 02772/548 48
Keine Kassen
Ord.: nach Vereinbarung

Dr. Herbrüggen, Christiana
Lannerstreig 9, 3400 Klosterneuburg
Tel.: 02243/371 47-0
E-Mail: holger.herruegger@netway.at
Keine Kassen
Ord.: nach Vereinbarung

Dr. Hexel, Konrad
Hagenbachgasse 19,
3423 St. Andrä-Wördern
Tel.: 02242/381 67-0
Kassen: GKK, BVA, VA, SVA, KFA
Ord.: Mo, Di, Mi, Fr 8–11, Mi 17–18
nach Vereinbarung

Dr. Hofstätter, Brigitte
Mozartstraße 35,
3830 Waidhofen a.d. Thaya
Tel.: 02842/525 53
Keine Kassen
Ord.: nach Vereinbarung

Dr. Hoheneder, Franz
Brauhausstraße 57-61/18/3,
2320 Schwechat
Tel.: 01/707 73 30-0
E-Mail: f.hoheneder@aeknoe.or.at
Kassen: GKK, BVA, VA, SVA, SVB, KFA
Ord.: nach Vereinbarung

Dr. Höll, Andreas
Hauptstraße 28/1, 2340 Mödling
Tel.: 02236/864 122
E-Mail: a.hoell@westost.at
Web: www.westost.at
Keine Kassen
Ord.: nach Vereinbarung
Zusätzlich: Osteopathie, TCM

Dr. Höllmüller, Gabriele
Walcherbauer 2 (Gemeindeamt),
3343 Hollenstein a.d. Ybbs
Tel.: 07445/55 65
Kassen: GKK, BVA, VA, SVA, SVB, KFA
Ord.: nach Vereinbarung

Dr. Horak, Johannes Edwin
Lichtenau Nr. 49, 3522 Lichtenau
Tel.: 02718/400
Kassen: GKK, BVA, VA, SVA, SVB, KFA
Ord.: Mo, Mi, Do, Fr 8–11.30,
Mo u. Do 18–19.30
Zusätzlich: Manuelle Medizin

Dr. Hössl, Elisabeth
Marbach/Donau Nr. 13,
3671 Marbach a.d. Donau
Tel.: 07413/70 00
Kassen: GKK, BVA, SVA, KFA
Ord.: nach Vereinbarung

Dr. Huber, Martha
Langenharter Straße 22, 4300 St. Valentin
Tel.: 07435/521 58
Kassen: GKK, BVA, VA, SVA, SVB, KFA
Ord.: nach Vereinbarung

Dr. Hutzler, Peter Heinz
Hauptstraße 23, 3842 Thaya
Tel.: 02842/533 60-0
Kassen: GKK, BVA, VA, SVA, SVB, KFA
Ord.: nach Vereinbarung
Zusätzlich: Manuelle Medizin,
Neuraltherapie

Dr. Jäger, Johann
Weitersfeld 289, 2084 Weitersfeld
Tel.: 02948/82 55-0
Kassen: GKK, BVA, VA, SVA, SVB, KFA
Ord.: nach Vereinbarung

Dr. Kaiser, Christine Maria
Schulgasse 1/2/9, 3910 Zwettl
Tel.: 02822/514 88
Keine Kassen
Ord.: nach Vereinbarung
Zusätzlich: Homöopathie

Dr. Kaltenegger, Gunda
Agnesstraße 38, 3400 Klosterneuburg
Tel.: 02243/325 70
Keine Kassen
Ord.: nach Vereinbarung

Dr. Karner, Christian
Feldgasse 3,
2733 Grünbach am Schneeberg
Kassen: GKK, BVA, VA, SVA, SVB, KFA
Ord.: nach Vereinbarung
Zusätzlich: Manuelle Medizin

Dr. Keil, Ursula
Kirchenplatz 10, 3424 Zeiselmauer
Tel.: 0664/415 01 99
Keine Kassen
Ord.: nach Vereinbarung
Zusätzlich: Homöopathie

Dr. Kenyeres, Sabine
Promenadegasse 41-45,
2391 Kaltenleutgeben
Tel.: 02238/774 05
Kassen: GKK, BVA, VA, SVA, SVB, KFA
Ord.: Mo, Mi, Fr 9–12, Di 16–19
Zusätzlich: Homöopathie

Dr. Kepplinger, Wolfgang
Hornerstraße 7 A, 3712 Maissau
Tel.: 02958/826 66-0
Kassen: GKK, BVA, VA, SVA, SVB, KFA
Ord.: Mo, Di, Do, Fr 8–11, Mo u. Do 17–19

Dr. Kern, Reinhold
Pergerstraße 12, 2500 Baden bei Wien
Tel.: 02252/432 22
Kassen: GKK, BVA, VA, SVA, SVB, KFA
Ord.: Mo 15–18, Mi 9–12, Do 9–12 u. 15–17,
Fr 9–12 nach Vereinbarung

Dr. Klenk, Christiane
Kirchenstraße 8, 3032 Eichgraben
Tel.: 02773/466 80
Kassen: BVA, VA
Ord.: nach Vereinbarung

Dr. Knapp, Josef
3485 Haitzendorf
Tel.: 02735/55 75-0
Kassen: GKK, BVA, VA, SVA, SVB, KFA
Ord.: Mo, Mi, Do, Fr 8–11.30, Mo 17–19
Zusätzlich: Manuelle Medizin

Dr. Kögler, Gerhard
Rosenburg 138, 3573 Rosenburg
Tel.: 02982/29 68-6
E-Mail: office@drkoegler.at
Keine Kassen
Ord.: nach Vereinbarung

Prim. Dr. Koinig, Gerhard
Gebrüder Grimm-Gasse 1,
2620 Neunkirchen
Tel.: 02635/675 50
Keine Kassen
Ord.: nach Vereinbarung

Dr. Kornmüller, Elisabeth
Hauptstraße 34, 2340 Mödling
Tel.: 02236/211 44
Keine Kassen
Ord.: nach Vereinbarung

NIEDERÖSTERREICH

AKUPUNKTUR

Allgemeinmedizin

Dr. Krötlinger, Michael
Ebnerstraße 30, 3160 Traisen
Tel.: 02762/625 07
Kassen: GKK, VA, SVA
Ord.: Mo, Di, Do, Fr 8–11

Dr. Laher, Ulrike
Haydnweg 40, 2201 Gerasdorf bei Wien
Tel.: 02246/25 47
Kassen: GKK, BVA, VA, SVA, SVB, KFA
Ord.: nach Vereinbarung

Dr. Laschober, Christa
Mitterweg 23, 2512 Tribuswinkel
Tel.: 02252/209 071
Keine Kassen
Ord.: nach Vereinbarung

Dr. Leisentritt, Carina
Bahnstraße 11, 2630 Ternitz
Tel.: 02630/388 88
Keine Kassen
Ord.: nach Vereinbarung
Zusätzlich: Manuelle Medizin

Dr. Lenhart, Rupert
Hans Kudlich-Gasse 11, Stg. 1,
2230 Gänserndorf
Tel.: 02282/31 90-0
Kassen: BVA, VA, SVA, SVB, KFA
Ord.: nach Vereinbarung

Dr. Leonhartsberger, Annemarie
Feldstraße 13, 3300 Amstetten
Tel.: 07472/282 39
Keine Kassen
Ord.: nach Vereinbarung

Dr. Lichtenauer, Bernhard
Gartenstraße,
2625 Schwarzau am Steinfelde
Tel.: 02627/824 24
Kassen: GKK, BVA, VA, SVA, SVB, KFA
Ord.: nach Vereinbarung

Dr. Lichtenwallner, Silvia
Ing. Hans Petschauer-Straße 7,
2000 Stockerau
Tel.: 0663/017 161
Keine Kassen
Ord.: nach Vereinbarung

Dr. Lin, Shwu-Ching
Brusattiplatz 4, 2500 Baden bei Wien
Tel.: 02252/450 30-352
Keine Kassen
Ord.: nach Vereinbarung

Dr. Lindner, Birgit
Kasernstraße 19 A,
3500 Krems a.d. Donau
Tel.: 02732 /741 10
Keine Kassen
Ord.: nach Vereinbarung
Zusätzlich: Manuelle Medizin

Dr. Lutzky-Tabery, Ursula
Klosterneuburger Straße 11,
2103 Langenzersdorf
Tel.: 02244/298 22
Keine Kassen
Ord.: nach Vereinbarung

Dr. Martyniec, Dietrich
Hauptstraße 89,
2492 Eggendorf, Bez. Wr. Neustadt
Tel.: 02622/732 49
Kassen: GKK, BVA, VA, SVA, SVB
Ord.: nach Vereinbarung
Zusätzlich: Homöopathie

Dr. Matschiner-Schneider, Ingrid
Rudolf Kumbein-Gasse 28/20,
2700 Wiener Neustadt
Tel.: 02622/277 52
Kassen: GKK, BVA, VA, SVA, SVB, KFA
Ord.: Mo 14–17, Mi, Fr 8–11,
Do 15.30–18.30

Dr. Maurer, Wolfgang
Absdorf 64, 3125 Statzendorf
Tel.: 02786/68 58
Keine Kassen
Ord.: nach Vereinbarung

Dr. Mikl, Elisabeth
Scs-Med. Ärzte- u. Gesundheitszentrum,
2334 Vösendorf-Süd
Tel.. 01/6991 424-22
Keine Kassen
Ord.: nach Vereinbarung

Dr. Moritz, Anton
Wienerstraße 8, 2401 Fischamend
Tel.: 02232/765 40
Kassen: GKK, BVA, VA, SVA, KFA
Ord.: nach Vereinbarung

Dr. Moser, Wolfgang
Wolfsbach 106,
3354 Wolfsbach, Bez. Amstetten
Tel.: 07477/82 30-0
Kassen: GKK, BVA, VA, SVA, SVB, KFA
Ord.: nach Vereinbarung

Dr. Neuretter, Norbert
Neubaugasse 2/2/9, 2490 Ebenfurth
Keine Kassen
Ord.: nach Vereinbarung
Zusätzlich: Manuelle Medizin

DDr. Nikou, Bahram
Salcherstraße 3, 3264 Gresten
Tel.: 07487/26 80-0
Kassen: GKK, BVA, VA, SVA, SVB, KFA
Ord.: Mo, Di, Do, Fr 9–13 u. 16–18

Dr. Novy, Helmut
Hauptstraße 31, 2102 Bisamberg
Tel.: 02262/624 52
Tel.: 02262/624 52
Keine Kassen
Ord.: nach Vereinbarung

Dr. Nowak, Judith
Babenbergergasse 7/3/2, 2340 Mödling
Tel.: 02236/892 422
Keine Kassen
Ord.: nach Vereinbarung

Dr. Obersheimer, Ute
Untere Hauptstraße 34,
3192 Hohenberg
Tel.: 02767/780 10
Keine Kassen
Ord.: nach Vereinbarung

Dr. Olbert, Ursula
Im Auholz 17, 2340 Mödling
Tel.: 02236/864 232
Keine Kassen
Ord.: nach Vereinbarung
Zusätzlich: Homöopathie

Dr. Österreicher, Peter-Kurt
Hauptplatz 17, 2514 Traiskirchen
Tel.: 02252/563 33
Keine Kassen
Ord.: nach Vereinbarung
Zusätzlich: Homöopathie

Dr. Patzak, Beatrix
Siedersberggasse 28-30,
3400 Klosterneuburg
Tel.: 0664/412 63 54
Keine Kassen
Ord.: nach Vereinbarung

Dr. Peschke, Tanja Romana
Guggenbergergasse 17,
2380 Perchtoldsdorf
Keine Kassen
Ord.: nach Vereinbarung
Zusätzlich: F.X. Mayr

Dr. Pfalzer, Sabine
St. Augustini-Gasse 17, 2630 Ternitz
Tel.: 02630/349 80
Keine Kassen
Ord.: nach Vereinbarung
Zusätzlich: Manuelle Medizin, F.X. Mayr

Dr. Pfeiffer, Regina
Steinabrunngasse 20 A,
2405 Bad Deutsch Altenburg
Tel.: 02165/639 93
Keine Kassen
Ord.: Mo, Do 17–20, Di, Fr 9–11

Dr. Pinz, Rosemarie
Obere Hauptstraße 36,
3150 Wilhelmsburg a.d. Traisen
Tel.: 02746/52 69
Keine Kassen
Ord.: nach Vereinbarung
Zusätzlich: Manuelle Medizin

Dr. Piribauer, Wilfried J.
Anton Dreher-Gasse 18,
2325 Himberg bei Wien
Tel.: 02235/862 00
Kassen: GKK, BVA, VA, SVA, SVB, KFA
Ord.: nach Vereinbarung

Dr. Pirkner, Andreas
Ruprechtshofen 153,
3244 Ruprechtshofen
Tel.: 02756/25 22
Kassen: GKK, BVA, VA, SVA, SVB, KFA
Ord.: nach Vereinbarung
Zusätzlich: F.X. Mayr

Dr. Popp, Christine
Römerweg 300, 2722 Winzendorf
Tel.: 02638/222 27-0
Keine Kassen
Ord.: Mo, Fr 10–12, Di, Mi, Sa 9–12

Dr. Pregernig, Franz
Badstraße 31, 2340 Mödling
Tel.: 02236/228 86
Kassen: GKK, BVA, VA, SVA, SVB, KFA
Ord.: Mo u. Fr 8–11, Di 14–17,
Do 8–11 u. 17–19

Dr. Preiner, Helmut
Morigglgasse 15/2, 2630 Ternitz
Tel.: 02630/328 64
Keine Kassen
Ord.: nach Vereinbarung
Zusätzlich: Manuelle Medizin

Dr. Prenner-Parich, Claudia
Lagerhausstraße 1, 2230 Gänserndorf
Keine Kassen
Ord.: nach Vereinbarung

Dr. Raab, Ferdinand
Himbergerstraße 15, 2320 Schwechat
Tel.: 0222/707 10 65
Tel.: 01/707 10 65
Kassen: GKK, BVA, VA, SVA, SVB
Ord.: nach Vereinbarung

Dr. Ramssl, Anton
Schwechater Straße 46,
2324 Schwechat-Rannersdorf
Tel.: 01/707 52 25
Kassen: GKK, BVA, VA, SVA, SVB, KFA
Ord.: nach Vereinbarung

Dr. Reiter, Wolfgang
Grundauerweg 15, 2500 Baden bei Wien
Tel.: 02252/2090 38-370
Keine Kassen
Ord.: nach Vereinbarung

Dr. Rieck, Elke
Markt 336, 2880 Kirchberg am Wechsel
Tel.: 02641/25 40
Keine Kassen
Ord.: nach Vereinbarung

Dr. Ritschl, Paul
Rathausplatz 3,
2285 Leopoldsdorf im Marchfelde
Tel.: 02216/21 34
Kassen: GKK, BVA, VA, SVA, SVB, KFA
Ord.: nach Vereinbarung
Zusätzlich: Manuelle Medizin

Dr. Roch, Gerhard
Gaisruck 63, 3464 Hausleiten
Tel.: 02265/260 53
Keine Kassen
Ord.: nach Vereinbarung

Dr. Rosenmayer, Josef
Mirabellengasse 20,
2333 Leopoldsdorf bei Wien
Keine Kassen
Ord.: nach Vereinbarung

Dr. Ruthner, Angela
Georgestraße 8, 3100 St. Pölten
Tel.: 02747/714 40
Keine Kassen
Ord.: Mi 15–17, Do 8.30–10
Zusätzlich: Homöopathie

Dr. Sator, Bernhard
Aggsbach-Markt 178,
3641 Aggsbach Markt
Tel.: 02712/444
Kassen: GKK, BVA, VA, SVA, SVB, KFA
Ord.: Mo, Di, Do, Fr 7.30–10.30, Fr 17–19
Zusätzlich: Manuelle Medizin

Dr. Sator, Georg
Dr. Karl Renner-Straße 91/0, 2630 Ternitz
Tel.: 02630/375 97
Kassen: GKK, BVA, VA, SVA, SVB, KFA
Ord.: nach Vereinbarung
Zusätzlich: Neuraltherapie

Dr. Scharf-Hofner, Eva
Hauptstraße 499/4, 2534 Alland
Tel.: 02258/761 61
Kassen: GKK, BVA, VA, SVA, SVB, KFA
Ord.: nach Vereinbarung
Zusätzlich: Manuelle Medizin

Dr. Schaufler, Dieter
Hauptplatz 7, 3004 Ried am Riederberg
Tel.: 02271/260 33
Keine Kassen
Ord.: nach Vereinbarung

Dr. Schindler, Gerda Carina
Unterstinkenbrunn Nr. 120,
2154 Unterstinkenbrunn
Tel.: 02526/50 51
Keine Kassen
Ord.: nach Vereinbarung
Zusätzlich: Homöopathie

Dr. Schleger, Martina
Haasgasse 11,
2120 Wolkersdorf im Weinviertel
Tel.: 02245/41 41
Kassen: GKK
Ord.: nach Vereinbarung
Zusätzlich: Homöopathie

Dr. Schlögel, Manuela
Gerlachstraße 69-71, 3001 Mauerbach
Tel.: 01/577 22 00
Keine Kassen
Ord.: nach Vereinbarung

Dr. Schmerker, Richard
Bahnstraße 82, 2201 Gerasdorf bei Wien
Tel.: 0699/194 207 77
Keine Kassen
Ord.: nach Vereinbarung

Dr. Schmid, Günther
Rathausplatz 1, 3680 Persenbeug
Tel.: 07412/526 61
Kassen: GKK, BVA, VA, SVA, SVB, KFA
Ord.: nach Vereinbarung
Zusätzlich: Homöopathie

Dr. Scholz, Heidemarie
Alte Post Straße 38-40,
2410 Hainburg a.d. Donau
Tel.: 02165/645 53
Kassen: BVA, VA, SVA, KFA
Ord.: nach Vereinbarung

NIEDERÖSTERREICH

AKUPUNKTUR

Allgemeinmedizin

Dr. Schön, Renate
Unterbergern 39, 3512 Mautern
Tel.: 02714/573 15
Keine Kassen
Ord.: nach Vereinbarung

Dr. Schröckenfuchs, Sylvia
Hauptstraße 79, 2340 Mödling
Tel.: 02236/272 22
Keine Kassen
Ord.: nach Vereinbarung
Zusätzlich: Manuelle Medizin

Dr. Schuller, Ulrike
Hauptstrasse 43,
2120 Wolkersdorf im Weinviertel
Tel.: 02245/824 84-0
Keine Kassen
Ord.: nach Vereinbarung
Zusätzlich: Homöopathie

Dr. Schützner, Wolfgang
Parkstraße 14, 3720 Ravelsbach
Tel.: 02958/824 48
Keine Kassen
Ord.: nach Vereinbarung
Zusätzlich: Homöopathie

Dr. Seidler, Sophia
Kremser Straße 2, 3130 Herzogenburg
Tel.: 02742/812 11
Keine Kassen
Ord.: Mi 15.30–17.30

Dr. Seiler, Gerda
Brodschildstraße 4, 2000 Stockerau
Tel.: 02262/711 81
Keine Kassen
Ord.: nach Vereinbarung

Dr. Soukup, Renate
Eggenstraße 15, 3730 Eggenburg
Tel.: 02984/24 40-11
Keine Kassen
Ord.: nach Vereinbarung

Dr. Spreitzhofer, Eva Maria
Domplatz 5, 2700 Wiener Neustadt
Tel.: 02622/292 77
Keine Kassen
Ord.: nach Vereinbarung

Dr. Stanzel, Wolfgang
Guntramsdorfer Straße 41, 2340 Mödling
Tel.: 02236/467 60
Kassen: GKK, BVA, VA, SVA, SVB, KFA
Ord.: nach Vereinbarung

Dr. Stockenhuber, Daniela
Hans Buchmüller-Gasse 14,
3002 Purkersdorf
Tel.: 02231/645 44
Keine Kassen
Ord.: nach Vereinbarung

Dr. Stockenreiter, Josef
Bahnstraße 82, 2201 Gerasdorf bei Wien
Tel.: 02246/31 88
Keine Kassen
Ord.: nach Vereinbarung

Dr. Stockinger-Kolbitsch, Klaudia
Adalbert Stifter-Gasse 31,
3400 Klosterneuburg
Tel.: 02243/318 34
Keine Kassen
Ord.: nach Vereinbarung

Dr. Stolz, Norbert
Rathausplatz 2,
2285 Leopoldsdorf im Marchfelde
Tel.: 02216/22 19
Kassen: GKK, BVA, VA
Ord.: nach Vereinbarung

Dr. Stritezsky, Brigitta
Neugasse 29, 2870 Aspang
Tel.: 0664/498 06 62
Keine Kassen
Ord.: nach Vereinbarung

Dr. Szedenik, Elisabeth
Stadtplatz 4/3, 3400 Klosterneuburg
Tel.: 02243/373 38-0
Keine Kassen
Ord.: nach Vereinbarung

Dr. Szlezak, Richard
Tattendorfer Straße 1, 2540 Bad Vöslau
Tel.: 02252/734 04
Keine Kassen
Ord.: nach Vereinbarung

Dr. Tischler, Michael
Alleegasse 51, 2823 Pitten
Tel.: 02627/823 15-0
Kassen: GKK, BVA, VA, SVA, SVB, KFA
Ord.: nach Vereinbarung
Zusätzlich: Manuelle Medizin

Dr. Trautsamwieser, Hermann
Kottes-Purk 111, 3623 Kottes
Tel.: 02873/74 44
Kassen: GKK
Ord.: nach Vereinbarung

Dr. Träxler, Martina
Peter Rosegger Gasse 238, 2823 Pitten
Keine Kassen
Ord.: nach Vereinbarung

Dr. Trost, Franz
Lindestraße 13, 3390 Melk
Tel.: 02752/544 00-0
Kassen: GKK, BVA, VA, SVA, SVB
Ord.: nach Vereinbarung

Mag. Dr. Untner, Herbert Ludwig
Hauptstraße 35, 2161 Poysbrunn
Keine Kassen
Ord.: nach Vereinbarung

Dr. Viehtauer, Wolfgang
Liliengasse 24/2, 2301 Groß-Enzersdorf
Tel.: 02249/43 51
Keine Kassen
Ord.: nach Vereinbarung

Dr. Vikydal, Gerhard
Ahorngasse 1, 2435 Ebergassing
Tel.: 02234/798 17
Kassen: GKK, BVA, VA, SVA, SVB, KFA
Ord.: nach Vereinbarung

Dr. Wallner, Andrea
Donauwörtherstraße 31/1/1,
2380 Perchtoldsdorf
Tel.: 01/867 58 85
Keine Kassen
Ord.: nach Vereinbarung
Zusätzlich: Manuelle Medizin

Dr. Walter, Gerhard
Franz Pilzstraße 12, 3300 Amstetten
Tel.: 07472/650 55-0
Kassen: GKK, BVA, VA, SVA, SVB, KFA
Ord.: nach Vereinbarung
Zusätzlich: Manuelle Medizin

Dr. Weiß, Ottilia
Wr. Neustädter Straße 134,
2822 Erlach a.d. Pitten
Tel.: 02627/486 60
Kassen: GKK, BVA, VA
Ord.: nach Vereinbarung

Dr. Werny, Frank
Elisabethstraße 8, 2301 Groß-Enzersdorf
Tel.: 0664/543 21 78
Keine Kassen
Ord.: nach Vereinbarung

Dr. Widl, Regina
Guntersdorf 115, 2042 Guntersdorf
Tel.: 02951/29 91-0
Kassen: GKK, BVA, VA, SVA, SVB, KFA
Ord.: nach Vereinbarung

Dr. Wiesinger, Wolfgang
Marktplatz 23, 2136 Laa a.d. Thaya

Tel.: 02522/23 45-0
Kassen: GKK, BVA, VA, SVA, SVB, KFA
Ord.: Mo u. Do 8–12, Mi u. Fr 8–10, Mi 17–19

Dr. Wihlidal, Klaus
Leopold Mitterstöger-Straße 30,
3012 Wolfsgraben
Tel.: 02233/71 29
Keine Kassen
Ord.nach Vereinbarung

Dr. Wögerbauer, Georg
Bahnstraße 1, 3754 Irnfritz
Tel.: 02986/65 55
Keine Kassen
Ord.: nach Vereinbarung

Dr. Zandl, Rosemaria
Hauptplatz 10, 3730 Eggenburg
Tel.: 02984/35 10
Keine Kassen
Ord.: nach Vereinbarung

Dr. Zawia, Yosry
Katzenbergen 431, 3945 Hoheneich
Tel.: 02852/523 00-0
Kassen: GKK, BVA, VA, SVB, KFA
Ord.: Mo–Do 13–17
Zusätzlich: Homöopathie

Dr. Zelenka, Liselotte
Reisenbauerring 1/3/2,
2351 Wiener Neudorf
Tel.: 02236/860 091-0
Keine Kassen
Ord.: nach Vereinbarung
Zusätzlich: Manuelle Med., Neuraltherapie

Dr. Zenz, Bettina
Wagner Jauregg-Gasse 3/4, 3003 Gablitz
Tel.: 02231/615 79
Keine Kassen
Ord.: nach Vereinbarung

Dr. Zickero, Heinz
Friedrichstraße 13, 2500 Baden bei Wien
Tel.: 02252/456 66-0
Keine Kassen
Ord.: nach Vereinbarung
Zusätzlich: Manuelle Medizin

Dr. Zobernig, Walter
Schulgasse 25,
3900 Schwarzenau, Waldviertel
Tel.: 02849/272 27
Keine Kassen
Ord.: nach Vereinbarung

Anästhesiologie und Intensivmedizin

Dr. Bodinger, Christian
Wiener Ring 3-5, 2100 Korneuburg
Tel.: 0226/78 02 59
Keine Kassen
Ord.: nach Vereinbarung

Dr. Deri, Cecilia
Wassergasse 22-26,
2500 Baden bei Wien
Tel.: 02252/216 00
Keine Kassen
Ord.: Di, Fr 15–17 u. nach Vereinbarung

Dr. Dörre, Kurt
Hörmannserstraße 29, 3874 Litschau
Tel.: 0664/521 03 25
Keine Kassen
Ord.: nach Vereinbarung

Dr. Gerstorfer, Inge
Kirchenplatz 6, 3580 Horn
Tel.: 02982/306 17-21
Keine Kassen
Ord.: nach Vereinbarung

Dr. Glatz, Margot
Julius Raab-Promenade 7, 3100 St. Pölten
Keine Kassen
Ord.: nach Vereinbarung

Dr. Hasun, Eva-Maria
Kierlingerstraße 1, 3400 Klosterneuburg
Tel.: 02243/204 88
Keine Kassen
Ord.: nach Vereinbarung

Dr. Hofmann, Martin
Josef Widy-Straße 10,
3943 Schrems
Tel.: 02853/762 22
Keine Kassen
Ord.: nach Vereinbarung
Zusätzlich: Manuelle Medizin

Dr. Kriczer, Cordula
Rudolf Hochmayer-Gasse 5,
2380 Perchtoldsdorf
Tel.: 01/869 34 56
Keine Kassen
Ord.: nach Vereinbarung

Dr. Kunaver-Steiner, Patricia
Roseggerstaße 19, 2540 Bad Vöslau
Tel.: 02252/769 08
Keine Kassen
Ord.: nach Vereinbarung

Dr. Lackner-Ausserhofer, Hildegard
Arbeiterheimstraße 3,
2231 Strasshof a.d. Nordbahn
Tel.: 01/799 30 84
Keine Kassen
Ord.: nach Vereinbarung

Prim. Dr. Loidolt, Maria
Parkgasse 5, 3830 Waidhofen a.d. Thaya
Tel.: 02842/525 15
Keine Kassen
Ord.: nach Vereinbarung

Dr. Petricek, Wolfgang
Hauptstraße 85, 3400 Klosterneuburg
Tel.: 02243/831 55
Keine Kassen
Ord.: nach Vereinbarung

Dr. Plesser, Alfred
Nibelungengasse 9, 3430 Tulln a.d. Donau
Tel.: 02272/685 66
Keine Kassen
Ord.: nach Vereinbarung

Dr. Richling, Annegret
Brodschildgasse 4, 2000 Stockerau
Tel.: 0222/914 56 78
Keine Kassen
Ord.: nach Vereinbarung

Dr. Sator-Katzenschlager, Sabine
Bahnstraße 13, 3701 Großweikersdorf
Tel.: 02955/702 14
Keine Kassen
Ord.: nach Vereinbarung

Dr. Sawetz, Eva
Wagnerstraße 10, 2371 Hinterbrühl
Tel.: 02236/241 14
Keine Kassen
Ord.: nach Vereinbarung

Dr. Schindl-Röder, Vera
Wienerstraße 40,
3062 Kirchstetten / St. Pölten
Tel.: 0276/672 81 24
Keine Kassen
Ord.: nach Vereinbarung

Dr. Wanke-Jellinek, Christoph
Wiener Straße 39, 2700 Wiener Neustadt
Tel.: 0664/175 27 51
Keine Kassen
Ord.: nach Vereinbarung

Univ.-Doz. Dr. Zwölfer, Werner
Föhrenstraße 17, 2102 Bisamberg
Tel.: 02244/634 27
Keine Kassen
Ord.: nach Vereinbarung

NIEDERÖSTERREICH

AKUPUNKTUR

Augenheilkunde und Optometrie

Dr. Crammer, Anna
Kaiser Franz Josef-Ring 32,
2500 Baden bei Wien
Tel.: 02252/418 40
Kassen: GKK, BVA, VA, SVA, SVB
Ord.: Mo 15–19, Di 9–12 u. 14–17,
Mi 14–17, Do 9–14

Dr. Johann, Arnold
Marktstraße 12/2, 2851 Krumbach
Tel.: 02647/424 24
Keine Kassen
Ord.: nach Vereinbarung

Chirurgie

Dr. Petje, Harald Alfred
Schulgasse 4, 2700 Wiener Neustadt
Tel.: 02622/666 14
Keine Kassen
Ord.: nach Vereinbarung

Dr. Seidl, Werner
Herrngasse 2, 2700 Wiener Neustadt
Tel.: 02622/244 44
Kassen: GKK, BVA, VA, SVA, SVB, KFA
Ord.: Mo 15–19, Di, Fr 8–13, Mi,
Do 14.30–17.30 u. nach Vereinbarung

Frauenheilkunde und Geburtshilfe

Dr. Anderl, Ingeborg
Gartengasse 13,
2252 Ollersdorf / Gänserndorf
Tel.: 02283/340 43
Keine Kassen
Ord.: Mo 15–18, Di 8–12, Do 16–19
u. nach Vereinbarung

Dr. Barrada, Monir
Ferdinand Porsche-Ring 19/1/23, 2700
Wiener Neustadt
Tel.: 02622/880 77
Kassen: GKK, BVA, VA, SVA, SVB, KFA
Ord.: Mo u. Do 8–12, Di 14–21, Sa 8–13

Dr. Bind, Rudolf
Hamerlingstraße 2, 3910 Zwettl
Tel.: 02822/514 14
Keine Kassen
Ord.: Mo u. Di 15–18 u. nach Vereinbarung

Dr. Brunner, Andreas
Hauptstraße 34, 2340 Mödling
Tel.: 02236/235 59
Keine Kassen
Ord.: nach Vereinbarung

Dr. Buchegger, Franz
Raiffeisenplatz 3, 3650 Pöggstall
Tel.: 02758/24 50
Keine Kassen
Ord.: Di 8–12, 17–19, Fr 8–12
nach Vereinbarung

Dr. Grasl, Andrea
Eyerspergring 2, 2700 Wiener Neustadt
Tel.: 02622/222 77
Keine Kassen
Ord.: nach Vereinbarung

Dr. Kafka, Margit
Hanuschgasse 1, 2540 Bad Vöslau
Keine Kassen
Ord.: nach Vereinbarung
Zusätzlich: Homöopathie

Dr. Kracher, Peter
Brodtischgasse 28, 2700 Wiener Neustadt
Tel.: 02622/280 01
Keine Kassen
Ord.: nach Vereinbarung

Dr. Kvarda, Andreas
Sparkassegasse 36/7, 2020 Hollabrunn
Tel.: 02952/52 88-0
E-Mail: a.kvarda@aeknoe.or.at
Kassen: GKK, BVA, VA, SVA, SVB, KFA
Ord.: nach Vereinbarung

Dr. Layr, Felix Richard
Waldwiese 4a, 2540 Bad Vöslau
Keine Kassen
Ord.: nach Vereinbarung

Dr. Lethner-Huber, Susanne
Wiener Straße 3, 3170 Hainfeld
Tel.: 02764/302 09
Keine Kassen
Ord.: Di 14–18 u. nach Vereinbarung

Dr. Nagl, Johannes
Schillerplatz 3, 3100 St.Pölten
Tel.: 02742/750 00
Keine Kassen
Ord.: nach Vereinbarung

Dr. Penz, Horst Stefan
Hopfenleiten 410, 3920 Groß Gerungs
Tel.: 02812/58 95
Kassen: GKK, BVA, VA, SVA, SVB, KFA
Ord.: Mo, Di 8–13, 14–16, Mi 15–20

Dr. Pozniak, Reinhard
Wienerstraße 8, 3500 Krems a.d. Donau
Tel.: 02732/762 62
Keine Kassen
Ord.: nach Vereinbarung
Zusätzlich: Homöopathie

Dr. Schmied, Gertraud
Wienerstraße 7, 3300 Amstetten
Tel.: 07472/231 81
Keine Kassen
Ord.: nach Vereinbarung

Dr. Schwameis, Thomas
Pachfurther Straße 2/1/5,
2460 Bruck a.d. Leitha
Tel.: 02162/691 25
Kassen: GKK, BVA, VA, SVA, SVB, KFA
Ord.: Mo, Fr 15–18, Di, Mi 8–12 u. 13–16
nach Vereinbarung

Dr. Seyrlehner, Maria
Weidlinger Straße 4,
3400 Klosterneuburg
Tel.: 02243/223 80
Kassen: GKK, BVA, VA, SVA, SVB, KFA
Ord.: Mo 14–15, Di, Mi 13–18, Fr 9–11
nach Vereinbarung

Dr. Weber-Rössler, Teresa
Theresia Pampichler-Straße 1 A,
2000 Stockerau
Tel.: 02266/677 16
Keine Kassen
Ord.: nach Vereinbarung

Hals-, Nasen-, Ohrenkrankheiten

Dr. Feichtinger, Christina
Vöslauer Straße 2, 2500 Baden bei Wien
Tel.: 02252/444 25
Kassen: GKK, BVA, VA, SVA, KFA
Ord.: nach Vereinbarung

Dr. Gräser, Erich
Wiener Straße 9, 2340 Mödling
Tel.: 02236/233 37-0
Kassen: GKK, BVA, VA, SVA, SVB, KFA
Ord.: Mo, Di, Do 14–18, Fr 8–11
nach Vereinbarung

Dr. Kausel, Wolfgang
Minoritenplatz 5, 2620 Neunkirchen
Tel.: 02635/626 61
Kassen: GKK, BVA, VA, SVA, SVB, KFA
Ord.: nach Vereinbarung

Dr. Oppl, Roswitha
Hauptplatz 8, 3002 Purkersdorf
Tel.: 02231/662 21
Keine Kassen
Ord.: nach Vereinbarung

Dr. Scherlacher, Alexander
Brunngasse 4, 3100 St. Pölten
Tel.: 02742/353 558-0
Kassen: GKK, BVA, VA, SVA, SVB, KFA
Ord.: Mo 9–12, Di 14–18, Do 9–12, Fr 9–11 nach Vereinbarung
Zusätzlich: Manuelle Medizin, Neuraltherapie

Dr. Schröckenfuchs, Michael
Franz Anderle-Platz 3/2/2,
2345 Brunn am Gebirge
Tel.: 02236/352 00-0
Kassen: GKK, BVA, VA, SVA, SVB, KFA
Ord.: nach Vereinbarung

Dr. Sesztak, Wolfgang
Sulzgasse 27,
2405 Bad Deutsch Altenburg
Tel.: 02165/624 93
Keine Kassen
Ord.: nach Vereinbarung

Dr. Zoissl-Rath, Claudia
Kremser Gasse 37, 3100 St. Pölten
Tel.: 02742/354 300-0
Kassen: GKK, BVA, VA, SVA, SVB, KFA
Ord.: Mo, Di, Do, Fr 8–11, Mo, Do 14–16

Haut- und Geschlechtskrankheiten

Dr. Moshammer, Rudolf
Dr. Ofner-Gasse 4/1/3, 3100 St. Pölten
Tel.: 0699/101 589 11
Keine Kassen
Ord.: nach Vereinbarung

Dr. Schiessl, Claudia
Rudolf Reiter Straße 11, 2540 Bad Vöslau
Tel.: 02252/79 09 52
Keine Kassen
Ord.: nach Vereinbarung

Innere Medizin

Dr. Deimel, Alexander
Radetzkystraße 57, 2500 Baden bei Wien
Tel.: 0664/211 41 55
Keine Kassen
Ord.: nach Vereinbarung

Dr. Kocourek, Otto
Wiener Straße 9, 2340 Mödling
Tel.: 02236/285 80
Keine Kassen
Ord.: Mo–Fr 16–19 nach Vereinbarung
Zusätzlich: Manuelle Medizin

Dr. König, Kurt Bernhard
Guggenbergergasse 17,
2380 Perchtoldsdorf
Tel.: 01/869 92 00
Keine Kassen
Ord.: Di u. Fr 16–19, nach Vereinbarung

Dr. Kum-Taucher, Birgit
Hauptstraße 41, 3270 Scheibbs
Tel.: 0664/111 54 63
Keine Kassen
Ord.: nach Vereinbarung

Dr. Lepsinger, Alfred
Hainfelder Straße 211, 3040 Neulengbach
Tel.: 02772/529 55
Keine Kassen
Ord.: nach Vereinbarung
Zusätzlich: Neuraltherapie

Dr. Schmidt, Margit
Feuerbachzeile 13, 2483 Ebreichsdorf
Tel.: 02254/763 32
Keine Kassen
Ord.: nach Vereinbarung

Dr. Schwingenschlögl, Thomas
Reisenbauerring 5/1/1/5,
2351 Wiener Neudorf
Tel.: 02236/865 910
Keine Kassen
Ord.: Mo, Mi, Do 12–18 nach Vereinbarung
Zusätzlich: Manuelle Medizin, Neuraltherapie

Dr. Sporschill-Steeg, Simone
Rennbahnstraße 29/c/1. Stock,
3100 St.Pölten
Tel.: 02742/258 95 80
Keine Kassen
Ord.: nach Vereinbarung

Dr. Supper, Volker Gerhard
Teichgasse 2 A, 2540 Bad Vöslau
Tel.: 02252/774 71
Keine Kassen
Ord.: nach Vereinbarung

Kinder- und Jugendheilkunde

Dr. Hafner, Charlotte
Bahngasse 3, 2700 Wiener Neustadt
Tel.: 02622/851 10
Kassen: GKK, BVA, VA, SVA, SVB, KFA
Ord.: Mo, Mi, Do 9–12, Di 13–16

Dr. Schwetz-Koss, Brigitte
Sportplatzgasse 2, 2542 Kottingbrunn
Tel.: 02252/701 25
Kassen: GKK, BVA, VA, SVA, SVB, KFA
Ord.: nach Vereinbarung

Neurologie/Psychiatrie

Dr. Franta-Elmer, Claudia
Neidling 23-Gemeindeamt,
3100 St. Pölten
Tel.: 02741/689 70
Keine Kassen
Ord.: Fr 16–19 u. nach Vereinbarung

Dr. Memelauer, Franz
Preinsbacher Straße 90,
3300 Amstetten
Tel.: 07472/671 02-0
Kassen: GKK, BVA, VA, SVA, SVB, KFA
Ord.: nach Vereinbarung
Zusätzlich: Manuelle Medizin

Dr. Wallner, Josef
Lehensiedlung 10, 3353 Seitenstetten
Tel.: 07477/446 77
Keine Kassen
Ord.: nach Vereinbarung

Dr. Winninger, Margit
Preinsbacher Straße 14,
3300 Amstetten
Tel.: 07472/646 95
Kassen: GKK, BVA, VA, SVA, SVB, KFA
Ord.: Mo, Mi 14–17, Di, Do 9–12 nach Vereinbarung

Orthopädie und orthopädische Chirurgie

Dr. Berlin, Claus
Brauhausstraße 22, 2320 Schwechat
Tel.: 02252/209 209
Kassen: KFA
Ord.: nach Vereinbarung
Zusätzlich: Manuelle Medizin

Dr. Bühringer, Margerith
Plenkerstraße 8,
3340 Waidhofen a.d. Ybbs
Tel.: 07442/536 25
Keine Kassen
Ord.: nach Vereinbarung
Zusätzlich: Manuelle Medizin

Dr. Engelhardt, Christa M.
Dr. Hanns Schürff Gasse 11, 2340 Mödling
Keine Kassen
Ord.: nach Vereinbarung
Zusätzlich: Manuelle Medizin

NIEDERÖSTERREICH

AKUPUNKTUR

Orthopädie und orthopädische Chirurgie

Dr. Friedl, Gerhard
Wienerstraße 9, 2604 Theresienfeld
Tel.: 0664/212 25 55
Keine Kassen
Ord.: nach Vereinbarung
Zusätzlich: Neuraltherapie

Dr. Höfer, Gerda
Bahnhofplatz 17, 3500 Krems a.d. Donau
Tel.: 02732/834 72
Kassen: GKK, BVA, VA, SVA, SVB, KFA
Ord.: Mo, Do 8–11 u. 14–15, Di, Fr 8–11, nach Vereinbarung
Zusätzlich: Manuelle Medizin

Dr. Hütter, Nikolaus
Kurhausstraße 11, Kurzentrum Ldsknechte, 2853 Bad Schönau
Tel.: 02646/82 32
Keine Kassen
Ord.: nach Vereinbarung
Zusätzlich: Manuelle Medizin

Dr. Krugluger, Josef
Linzer Straße 63, 3002 Purkersdorf
Tel.: 02231/663 07
Kassen: GKK, BVA, VA, SVA, SVB, KFA
Ord.: nach Vereinbarung. Di u. Mi 15–19, Do u. Fr 15–17
Zusätzlich: Manuelle Medizin, Neuraltherapie

Prim. Dr. Liertzer, Helmut
Bahnstraße 4/1, 2340 Mödling
Tel.: 02236/865 251
Keine Kassen
Ord.: Di, Do 14–18, Mi 9–11 u. nach Vereinbarung
Zusätzlich: Neuraltherapie

Dr. Rosenblattl, Anton
Hamernikstraße 3 A, 3830 Waidhofen a.d. Thaya
Tel.: 02842/518 81
Kassen: GKK, BVA, VA, SVA, SVB, KFA
Ord.: nach Vereinbarung
Zusätzlich: Manuelle Medizin

Dr. Sekera, Hans Jörg
Schömergasse 1/9, 3400 Klosterneuburg
Tel.: 02243/221 76
Kassen: GKK, BVA, VA, SVA, SVB, KFA
Ord.: Mo, Mi, Do 15–18, Di 9–12
Zusätzlich: Manuelle Medizin

Dr. Teschner, Martin
Prof. Jordan-Straße 96, 2331 Vösendorf
Tel.: 0664/893 42 41
Keine Kassen
Ord.: nach Vereinbarung

Physikalische Medizin

Dr. Aringer, Waltraud
Ungargasse 4/10, 2700 Wiener Neustadt
Tel.: 02622/234 98
Keine Kassen
Ord.: Mo, Do 16–1 u. nach Vereinbarung
Zusätzlich: Manuelle Medizin

Dr. Auer, Sylvia
Gretl Sätz-Steig 8, 2340 Mödling
Tel.: 02236/418 18
Keine Kassen
Ord.: nach Vereinbarung

Dr. Iwanschitz, Bettina
Stefan Zweig-Gasse 6, 2514 Traiskirchen
Tel.: 02252/530 69
Keine Kassen
Ord.: nach Vereinbarung
Zusätzlich: Manuelle Medizin

Dr. Kisling, Gabriela
Steiner Landstraße 46 / Kh, 3504 Krems-Stein
Tel.: 02732/733 44
Keine Kassen
Ord.: nach Vereinbarung
Zusätzlich: Manuelle Medizin

Dr. Samek, Elisabeth
Ungargasse 4, 2700 Wiener Neustadt
Tel.: 02622/234 98
Keine Kassen
Ord.: Mo–Do 7–18
Zusätzlich: Manuelle Medizin

Dr. Schindl, Liesbeth
Hauptstraße 146, 3400 Klosterneuburg
Tel.: 02243/257 19
Keine Kassen
Ord.: nach Vereinbarung

Dr. Stübner, Ingrid
Mittergasse 3, 2700 Wiener Neustadt
Tel.: 02622/660 98
Keine Kassen
Ord.: nach Vereinbarung
Zusätzlich: Manuelle Medizin

Prim. Dr. Uher, Eva Maria
Spitalgasse 10, 3580 Horn
Keine Kassen
Tel.: 02982/26 61
Ord.: nach Vereinbarung
Zusätzlich: Manuelle Medizin

Unfallchirurgie

Dr. Krammer, Gernot
Eyerspergring 2, 2700 Wiener Neustadt
Tel.: 0699/132 555 43
Keine Kassen
Ord.: nach Vereinbarung
Zusätzlich: Manuelle Medizin

Dr. Schima, Peter Michael
Weilburgstraße 3/5, 2500 Baden bei Wien
Tel.: 02252/243 91
Keine Kassen
Ord.: nach Vereinbarung
Zusätzlich: Manuelle Medizin

Urologie

Dr. Inaie, Walid
Kaiser Franz Josef-Ring 11, 2500 Baden bei Wien
Tel.: 02252/895 30
Kassen: GKK, BVA
Ord.: Mo, Di, Do 14–17, Di 9–12

Zahn-, Mund- und Kieferheilkunde

Dr. Cekon, Anneliese
Südbahnstraße 2, 2544 Leobersdorf
Tel.: 02256/626 70
Kassen: GKK, BVA, VA, SVA, SVB, KFA
Ord.: nach Vereinbarung

Dr. Döller, Doris
Hauptstraße 140, 2754 Waldegg a.d. Piesting
Tel.: 02633/488 90
Kassen: GKK, BVA, VA, SVA, SVB, KFA
Ord.: nach Vereinbarung

DDr. Eisenmenger, Gabriela
Raabergasse 14, 2460 Bruck a.d. Leitha
Tel.: 02162/626 65
Keine Kassen
Ord.: nach Vereinbarung

Dr. Fleck, Christian
Erlaufstraße 19, 2346 Maria Enzersdorf
Tel.: 022360664/111 55 99
Keine Kassen
Ord.: nach Vereinbarung

Dr. Homayuni, Reza
Ysper 22, 3683 Yspertal
Tel.: 07415/64 50
Kassen: GKK, BVA, VA, SVA, SVB, KFA
Ord.: nach Vereinbarung
Zusätzlich: Manuelle Medizin, Neuraltherapie

Dr. Innabi, Ibrahim
Kirchenplatz. 2, 2301 Groß-Enzersdorf
Tel.: 02249/37 16
Kassen: GKK, BVA, VA, SVA, SVB, KFA
Ord.: Mo, Di, Do 9–13 u. 14–18, Fr 9–13
nach Vereinbarung

Dr. Kornfell, Peter-Ulrich
Hauptstraße 116, 2770 Gutenstein
Tel.: 02634/86 03
Kassen: GKK, BVA, VA, SVA, SVB, KFA
Ord.: Mo, Mi, Fr 9–12, Mo, Di, Fr 15–19
u. nach Vereinbarung

Dr. Orechovsky, Christa
Bahnhofstraße 14, 3462 Absdorf
Tel.: 0676/408 08 48
Keine Kassen
Ord.: nach Vereinbarung

Dr. Peitl, Martha
Wildendürnbach Nr. 87,
2164 Wildendürnbach
Tel.: 02523/60 34
Kassen: GKK, BVA, VA, SVA, SVB, KFA
Ord.: Mo u. Fr 13–18, Di u. Do 8–13,
nach Vereinbarung

Dr. Rein, Edda Karin
Franz Samwald-Straße 20, 2630 Ternitz
Tel.: 02630/334 90
Kassen: GKK, BVA, VA
Ord.: nach Vereinbarung

Dr. Schönauer, Christa
Asparn / Zaya Nr. 171,
2151 Asparn a.d. Zaya
Tel.: 02577/82 88
Kassen: GKK, BVA, VA, SVA, SVB, KFA
Ord.: Mo u. Di 8–12, Mi u. Fr 14–18
nach Vereinbarung

Dr. Steiner-Benkeser, Heide
Wiener Straße 4, 2170 Poysdorf
Tel.: 02552/33 26
Kassen: GKK, BVA, VA, SVA, SVB, KFA
Ord.: nach Vereinbarung

Dr. Völkel, Ursula
Anton Bruckner-Gasse 3,
3400 Klosterneuburg
Tel.: 02243/328 71
Kassen: GKK, BVA, VA, SVA, SVB, KFA
Ord.: Mo 14–19, Di 9–15, Do 14–19, Fr 9–13
nach Vereinbarung

Dr. Zacharias, Martina
Johann Widhalm-Straße 10,
2070 Retz
Tel.: 02942/281 50
Kassen: GKK, BVA, VA, SVA, SVB, KFA
Ord.: nach Vereinbarung

Psychiatrie/Neurologie

Dr. Allen, Eva-Maria
Altlengbach Nr. 135, 3033 Altlengbach
Tel.: 0676/903 51 92
Keine Kassen
Ord.: nach Vereinbarung
Zusätzlich: Manuelle Medizin,
Neuraltherapie

Dr. Glatz, Margot
Julius Raab-Promenade 7, 3100 St. Pölten
Keine Kassen
Ord.: nach Vereinbarung

Neurologie

Dr. Eckelhart, Helene
Bahnstraße 6, 2230 Gänserndorf
Tel.: 02282/611 66
Keine Kassen
Ord.: nach Vereinbarung

Dr. Ellinger, Thomas
Hauptstraße 44/1/5,
2344 Maria Enzersdorf am Geb.
Tel.: 0699/177 788 84
Keine Kassen
Ord.: nach Vereinbarung

Strahlentherapie-Radioonkologie

Ao. Univ.-Prof. Dr. Schlappack, Otto
Rossatz Nr. 17, 3602 Rossatz
Tel.: 02714/63 40
Keine Kassen
Ord.: nach Vereinbarung

TRAD. CHINESISCHE MEDIZIN

Allgemeinmedizin

Dr. Drechsler, Monika
Hauptstraße 28/1, 2340 Mödling
Tel.: 02236/864 122-40
E-Mail: m.drechsler@westost.at
Keine Kassen
Ord.: nach Vereinbarung
Zusätzlich: Akupunktur

Dr. Höll, Andreas
Hauptstraße 28/1, 2340 Mödling
Tel.: 02236/864 122
E-Mail: a.hoell@westost.at
Web: www.westost.at
Keine Kassen
Ord.: nach Vereinbarung
Zusätzlich: Akupunktur, Osteopathie

TCM ERNÄHRUNG

Ohne medizinische Ausbildung

Szalai, Christina
Kiesling 20, 3622 Mühldorf
Tel.: 0664/460 68 10
christina.szalai@tcm-ernaehrung.at
Web: www.tcm-ernaehrung.at
Keine Kassen
Ord.: nach Vereinbarung

F.X. MAYR

Allgemeinmedizin

DDr. Badawi, Nabil
Adalbert Stifter-Straße 4,
3250 Wieselburg a.d. Erlauf
Tel.: 07416/554 00
Kassen: GKK, BVA, VA, SVA, SVB, KFA
Ord.: nach Vereinbarung
Zusätzlich: Akupunktur

Dr. Brunner, Josef
Weinzirl Nr. 50,
3610 Weißenkirchen i. d. Wachau
Tel.: 02717/82 43-0
Kassen: GKK, BVA, VA, SVA, SVB, KFA
Ord.: nach Vereinbarung
Zusätzlich: Neuraltherapie, Akupunktur

Dr. Edlhaimb, Hans-Peter
Pfarrgasse 1, 2500 Baden bei Wien
Tel.: 02252/484 50-0
Kassen: GKK, BVA, VA, SVA, SVB, KFA
Ord.: Mo, Mi 15–17, Di, Fr 9–11,
nach Vereinbarung
Zusätzlich: Akupunktur

NIEDERÖSTERREICH

F.X. MAYR

Allgemeinmedizin

Dr. Etzlinger, Nicole
Hauptplatz 17/b/1-Pf 78, 2514 Traiskirchen
Tel.: 02252/550 20
Keine Kassen
Ord.: nach Vereinbarung

Dr. Fink, Waltraud
Straning 142, 3722 Straning
Tel.: 02984/72 76-0
Kassen: GKK, BVA, VA, SVA, SVB, KFA
Ord.: nach Vereinbarung

Dr. Glorion-Fellenz, Eva
Rehberger Hauptstraße 61,
3503 Krems-Rehberg
Tel.: 02732/722 60
Keine Kassen
Ord.: nach Vereinbarung
Zusätzlich: Akupunktur

Dr. Gramer, Maria Elisabeth
Johann Schidla-Gasse 5, 2000 Stockerau
Tel.: 02266/667 37
Keine Kassen
Ord.: nach Vereinbarung
Zusätzlich: Akupunktur

Dr. Höller, Elisabeth
Seilergasse 16, 3430 Tulln a.d. Donau
Tel.: 02272/655 39
Keine Kassen
Ord.: nach Vereinbarung

Dr. Jäger, Wolfgang
Dr. Karl-Renner-Promenade 36,
3100 St. Pölten
Tel.: 02742/256 236-0
Kassen: GKK, BVA, VA, SVA, SVB, KFA
Ord.: Mo, Di, Mi, Fr 8–10.30, Di 16–18
nach Vereinbarung

Dr. Korinek, Elisabeth
Hauptstraße 32, 2651 Reichenau a.d. Rax
Tel.: 02666/529 90
Keine Kassen
Ord.: nach Vereinbarung

Dr. Kurdi, Miklos
Ortsstrasse 6, 3133 Traismauer
Tel.: 02276/66 26
Kassen: GKK, BVA, VA, SVA, SVB, KFA
Ord.: Mo, Mi, Do, Fr 8–11 u. 16–18.30

Dr. Peschke, Tanja Romana
Guggenbergergasse 17,
2380 Perchtoldsdorf
Keine Kassen
Ord.: nach Vereinbarung
Zusätzlich: Akupunktur

Dr. Pfalzer, Sabine
St. Augustini-Gasse 17, 2630 Ternitz
Tel.: 02630/349 80
Keine Kassen
Ord.: nach Vereinbarung
Zusätzlich: Manuelle Medizin,
Akupunktur

Dr. Pieh, Henryk
Pfarrsiedlung 1,
3493 Hadersdorf am Kamp
Tel.: 02735/50 00
Kassen: GKK, BVA, VA, SVA, SVB, KFA
Ord.: Mo, Di, Do 7.30–11 u. 16.30–18,
Fr 7.30–11 nach Vereinbarung
Zusätzlich: Manuelle Medizin

Dr. Pieh, Viera
Diendorferweg 12 A,
3493 Hadersdorf am Kamp
Tel.: 02735/55 20
Keine Kassen
Ord.: nach Vereinbarung
Zusätzlich: Homöopathie

Dr. Pirkner, Andreas
Ruprechtshofen 153,
3244 Ruprechtshofen
Tel.: 02756/25 22
Kassen: GKK, BVA, VA, SVA, SVB, KFA
Ord.: nach Vereinbarung
Zusätzlich: Akupunktur

Dr. Schmutzer, Wolfgang
Bernsteinweg 9, 3361 Aschbach Markt
Tel.: 07476/774 75-0
Kassen: GKK, BVA, VA, SVA, SVB, KFA
Ord.: nach Vereinbarung

Dr. Urban, Martin
Hauptstraße 28, 2721 Bad Fischau
Tel.: 02639/24 55-0
Kassen: GKK, BVA, VA, SVA, SVB, KFA
Ord.: Mo 8–12, Di u. Do 9–12 u. 17–18,
Fr 9–12
Zusätzlich: Manuelle Medizin

Ing. Dr. Zsacsek, Hildegard
Hangernstraße 34,
2551 Enzesfeld-Lindabrunn
Tel.: 02256/829 99-9
Kassen: GKK, BVA, VA, SVA, SVB, KFA
Ord.: Mo, Do, Fr 7.30–11, Mi 15–17 nach
Vereinbarung

Hals-, Nasen-, Ohrenkrankheiten

Dr. Rieglhofer, Peter
Unterer Stadtplatz 32,
3340 Waidhofen a.d. Ybbs
Tel.: 07442/531 48
Kassen: GKK, BVA, VA, SVA, SVB, KFA
Ord.: Mo, Di, Do 10–12 u. 16–18, Fr 10–13

Kinder- und Jugendheilkunde

DDr. Sator, Ferdinand
Korneuburgerstraße 161, 2102 Bisamberg
Tel.: 02262/22 70
Kassen: GKK, BVA, VA, SVA, SVB, KFA
Ord.: nach Vereinbarung

Lungenkrankheiten

Dr. Braun, Ilse
Hotel Knappenhof,
2651 Reichenau a.d. Rax
Tel.: 02666/536 33-0
Keine Kassen
Ord.: nach Vereinbarung

OSTEOPATHIE

Allgemeinmedizin

Dr. Bayerl, Günter
Zwettlerstr. 120, 3920 Groß Gerungs
Tel.: 02812/82 18
Keine Kassen
Ord.: nach Vereinbarung

Dr. Gimborn, Gabriele
Hochstrasse 9a, 2540 Bad Vöslau
Tel.: 02252/769 95 12 oder 02252/760 92
Web: www.gimborn.at
Keine Kassen
Ord.: nach Vereinbarung

Dr. Höll, Andreas
Hauptstraße 28/1, 2340 Mödling
Tel.: 02236/864 122
Web: www.westost.at
Keine Kassen
Ord.: nach Vereinbarung
Zusätzlich: Akupunktur, TCM

Dr. Stockinger, Veronika
Domplatz 5, 2700 Wr. Neustadt
Tel.: 02622/885 55
Keine Kassen
Ord.: nach Vereinbarung

Dr. Wutzl, Christian
Elisabethstraße 107, 2380 Perchtoldsdorf
Tel.: 01/865 78 30
Keine Kassen
Ord.: nach Vereinbarung

Kinder- und Jugendheilkunde

Dr. Blauensteiner, Dora
E. Schieleg. 23/3.30, 3430 Tulln
Tel.: 02272/656 86
Keine Kassen
Ord.: nach Vereinbarung

Physikalische Medizin

Dr. Schano, Wilhelmine
Eichenstr.12, 3430 Tulln
Tel.: 02272/638 41
Keine Kassen
Ord.: nach Vereinbarung

Ohne medizinische Ausbildung

Anderl, Elke
Gabrieler Straße 30, 2340 Mödling
Tel.: 02236/445 80
Keine Kassen
Ord.: nach Vereinbarung

Brandhofer, Angela
Mariazellerstraße 93,
3251 Purgstall a.d. Erlauf
Tel.: 02812/ 82 18
Keine Kassen
Ord.: nach Vereinbarung

Geiger, Astrid
Ing.Ritzinger-G.4,
3151 St. Georgen/Steinfeld
Tel.: 02742/861 77
Keine Kassen
Ord.: nach Vereinbarung

Hanisch, Christoph
Garolden 2, 3852 Gastern
Tel.: 0664/445 69 29
Keine Kassen
Ord.: nach Vereinbarung

Holzheu, Natascha
Unterwölbling 103, 3124 Unterwölbling
Tel.: 0676/348 72 90 oder 02786/631 73
Keine Kassen
Ord.: nach Vereinbarung

Jakusch, Natascha
Gahnsgasse 7H, 2630 Ternitz
Tel.: 02644/63 00-469
Keine Kassen
Ord.: nach Vereinbarung

Kropatschek, Monika
Stadtplatz 4/Top 9, 3400 Klosterneuburg
Tel.: 01/470 73 87
Keine Kassen
Ord.: nach Vereinbarung

Masching, Beate
Schwerbachgeg. 120, 3204 Kirchberg/Pielach
Tel.: 0676/406 90 30
Keine Kassen
Ord.: nach Vereinbarung

Neuhaus, Sabine
Gesundheitszentrum Hanuschg.1,
2540 Bad Vöslau
Tel.: 0664/420 34 76
Keine Kassen
Ord.: nach Vereinbarung

Schmiedecker, Maria
Gutenbrunn Neubau 42/2,
3454 Sitzenberg Reidling
Tel.: 02782/824 86
Keine Kassen
Ord.: nach Vereinbarung

Steiner, Werner
Dr.Pollhammerg.8, 3500 Krems
Tel.: 02732/739 98
Keine Kassen
Ord.: nach Vereinbarung

Wieser, Renate
AÖ KH Klosterneuburg,
3400 Klosterneuburg
Tel.: 02243/470 241
Keine Kassen
Ord.: nach Vereinbarung

NEURALTHERAPIE

Allgemeinmedizin

Dr. Anderl, Manfred
Gartengasse 13,
2252 Ollersdorf / Gänserndorf
Tel.: 02283/29 85-0
Kassen: GKK, BVA, VA, SVA, SVB, KFA
Ord.: nach Vereinbarung

Dr. Brunner, Josef
Weinzirl Nr. 50,
3610 Weißenkirchen i. d. Wachau
Tel.: 02717/82 43-0
Kassen: GKK, BVA, VA, SVA, SVB, KFA
Ord.: nach Vereinbarung
Zusätzlich: F.X. Mayr, Akupunktur

Dr. Frühmann, Norbert
Puchenstuben 25, 3214 Puchenstuben
Tel.: 02726/200-0
Kassen: GKK, BVA, VA, SVA, SVB, KFA
Ord.: nach Vereinbarung

Dr. Fuchs, Wolfgang
Veitsgraben 320, 3970 Weitra
Tel.: 02856/25 70-0
Kassen: GKK, BVA, VA, SVA, SVB, KFA
Ord.: nach Vereinbarung
Zusätzlich: Homöopathie

Dr. Grzebyta, Alfred
Am Florahof 1, 3425 Langenlebarn
Tel.: 02272/684 00-0
Kassen: GKK, BVA, VA, SVA, SVB, KFA
Ord.: Mo, Di, Do, Fr 8–10, Di, Do 17–19

Dr. Hutzler, Peter Heinz
Hauptstraße 23, 3842 Thaya
Tel.: 02842/533 60-0
Kassen: GKK, BVA, VA, SVA, SVB, KFA
Ord.: nach Vereinbarung
Zusätzlich: Manuelle Medizin, Akupunktur

Dr. Lechner, Alexander
Dr. Hamon-Gasse 4, 3680 Persenbeug
Tel.: 07412/523 40-0
E-Mail: harald.lechner@netway.at
Kassen: GKK, BVA, VA, SVA, SVB, KFA
Ord.: nach Vereinbarung
Zusätzlich: Manuelle Medizin

Dr. Sadeghi, Mahmud
Schulgasse 6, 2401 Fischamend
Tel.: 02232/763 86-0
Kassen: GKK, BVA, VA, SVA, SVB, KFA
Ord.: nach Vereinbarung

Dr. Sator, Georg
Dr. Karl Renner-Straße 91/0, 2630 Ternitz
Tel.: 02630/375 97
Kassen: GKK, BVA, VA, SVA, SVB, KFA
Ord.: nach Vereinbarung
Zusätzlich: Akupunktur

Dr. Staudigl, Wolfgang
Hohlfeldergasse 30, 2103 Langenzersdorf
Tel.: 02244/23 94-0
Kassen: GKK, BVA, VA, SVA, SVB, KFA
Ord.: Mo 15–19, Di 9–12, Do u. Fr 15–19

Dr. Stockinger, Werner
Hollenburg Nr. 48,
3506 Krems-Hollenburg
Tel.: 02739/25 00-0
Kassen: GKK, BVA, VA, SVA, SVB, KFA

NIEDERÖSTERREICH

NEURALTHERAPIE

Allgemeinmedizin

Ord.: nach Vereinbarung
Zusätzlich: Manuelle Medizin

Dr. Stolz, Michael
Marktplatz 9, 3203 Rabenstein a.d. Pielach
Tel.: 02723/23 68-0
Kassen: GKK, BVA, VA, SVA, SVB, KFA
Ord.: nach Vereinbarung

Dr. Zelenka, Liselotte
Reisenbauerring 1/3/2,
2351 Wiener Neudorf
Tel.: 02236/860 091-0
Keine Kassen
Ord.: nach Vereinbarung
Zusätzlich: Manuelle Medizin,
Akupunktur

Hals-, Nasen-, Ohrenkrankheiten

Dr. Scherlacher, Alexander
Brunngasse 4, 3100 St. Pölten
Tel.: 02742/353 558-0
Kassen: GKK, BVA, VA, SVA, SVB, KFA
Ord.: nach Vereinbarung
Zusätzlich: Manuelle Medizin,
Akupunktur

Innere Medizin

Dr. Grubmüller, Miroslava
Alte Poststrasse 20,
2410 Hainburg a.d. Donau
Tel.: 02165/667 95
Keine Kassen
Ord.: Do 14.30–16.30
Zusätzlich: Homöopathie

Dr. Lepsinger, Alfred
Hainfelder Straße 211, 3040 Neulengbach
Tel.: 02772/529 55
Keine Kassen
Ord.: nach Vereinbarung
Zusätzlich: Akupunktur

Dr. Schwingenschlögl, Thomas
Reisenbauerring 5/1/1/5,
2351 Wiener Neudorf
Tel.: 02236/865 910
Keine Kassen
Ord.: Mo, Mi, Do 12–18 nach Vereinbarung
Zusätzlich: Manuelle Medizin,
Akupunktur

Orthopädie und orthopädische Chirurgie

Dr. Friedl, Gerhard
Wienerstraße 9, 2604 Theresienfeld
Tel.: 0664/212 25 55
Keine Kassen
Ord.: nach Vereinbarung
Zusätzlich: Akupunktur

Dr. Krugluger, Josef
Linzer Straße 63, 3002 Purkersdorf
Tel.: 02231/663 07
Kassen: GKK, BVA, VA, SVA, SVB, KFA
Ord.: nach Vereinbarung
Zusätzlich: Manuelle Medizin,
Akupunktur

Prim. Dr. Liertzer, Helmut
Bahnstraße 4/1, 2340 Mödling
Tel.: 02236/865 251
Keine Kassen
Ord.: nach Vereinbarung
Zusätzlich: Akupunktur

Physikalische Medizin

Dr. Fischer, Ursula
Daniel Gran Straße 51/2, 3100 St. Pölten
Tel.: 02742/269 90
Keine Kassen
Ord.: nach Vereinbarung
Zusätzlich: Manuelle Medizin

Zahn-, Mund- und Kieferheilkunde

Prim. Dr. Krenn, Manfred
Am Pulverturm 26,
2130 Mistelbach a.d. Zaya
Tel.: 0676/349 81 55
Keine Kassen
Ord.: nach Vereinbarung

Unfallchirurgie

Dr. Heil, Ekkehard
Gamingerstraße 31, 3270 Scheibbs
Tel.: 07482/423 07-0
Kassen: GKK, BVA, VA, SVA, SVB, KFA
Ord.: nach Vereinbarung

Dr. Homayuni, Reza
Ysper 22, 3683 Yspertal
Tel.: 07415/64 50
Kassen: GKK, BVA, VA, SVA, SVB, KFA
Ord.: nach Vereinbarung
Zusätzlich: Manuelle Medizin,
Akupunktur

Psychiatrie/Neurologie

Dr. Allen, Eva-Marla
Altlengbach Nr. 135, 3033 Altlengbach
Tel.:0676/903 51 92
Keine Kassen
Ord.: nach Vereinbarung
Zusätzlich: Manuelle Medizin,
Akupunktur

ANTHROPOSOPHISCHE MEDIZIN

Allgemeinmedizin

Dr. Frank, Kurt
Rudolf Heintschel-Straße 2-4,
2353 Guntramsdorf
Tel.: 02236/532 31
Keine Kassen
Ord.: nach Vereinbarung

MANUELLE MEDIZIN

Allgemeinmedizin

Dr. Adler, Paul
Brunngasse 4, 2540 Bad Vöslau
Tel.: 0664/280 34 56
Keine Kassen
Ord.: nach Vereinbarung

Dr. Bartosch, Rainer
Eisteichstraße 23, 2522 Oberwaltersdorf
Tel.: 02253/220 44
Keine Kassen
Ord.: nach Vereinbarung

Dr. Bauch-Kandler, Doris
Obere Hauptstraße 16, 2305 Eckartsau
Tel.: 02214/31 90
Kassen: GKK, BVA, VA, SVA, SVB, KFA
Ord.: nach Vereinbarung

Dr. Bergauer, Johannes
Pöchlarnerstraße 24,
3251 Purgstall a.d. Erlauf
Tel.: 07489/22 25
Kassen: GKK, BVA, VA, SVA, SVB, KFA
Ord.: nach Vereinbarung

Dr. Bewersdorff, Elisabeth
Patertal 5, 3340 Waidhofen a.d. Ybbs
Tel.: 07442/529 54
Keine Kassen
Ord.: Di, Do 17–19
Zusätzlich: Akupunktur, Homöopathie

Dr. Bischofreiter, Gunda
Erhard-Wild-Platz 1,
3340 Waidhofen a.d. Ybbs
Tel.: 07442/545 45
Keine Kassen
Ord.: nach Vereinbarung

Dr. Böhm-Michel, Werner
Stadtplatz 61, 3874 Litschau
Tel.: 02865/203
Kassen: GKK, BVA, VA, SVA, SVB, KFA
Ord.: nach Vereinbarung

Dr. Buketits, Robert
Radetzkystraße 98, 2500 Baden bei Wien
Tel.:02252/25 94 27
Keine Kassen
Ord.: nach Vereinbarung

Dr. Danzinger, Karl Walter
Kirchengasse 2, 3804 Allentsteig
Tel.: 02824/26 09-0
Kassen: GKK, BVA, VA, SVA, SVB, KFA
Ord.: nach Vereinbarung

Dr. Dörrer, Josef
Waidhofner Straße 5, 3843 Dobersberg
Tel.: 02843/22 24-0
E-Mail: j.doerrer@aeknoe.or.at
Kassen: GKK, BVA, VA, SVA, SVB, KFA
Ord.: Mo, Do, Fr 8–12, Di 14–18

Dr. Drexler, Harald
Berggasse 540, 3571 Gars am Kamp
Tel.: 02985/23 08
Kassen: GKK, BVA, VA, SVA, SVB, KFA
Ord.: nach Vereinbarung

Mag. Dr. Dultinger, Helmut
Badpromenade 31, 3170 Hainfeld
Tel.: 02764/26 10
Kassen: GKK, BVA, VA, SVA, SVB, KFA
Ord.: Mo, Di, Do, Fr 7.30–11,
Di u. Do 17.30–19

Dr. Erhart, Regina
Schützenbergerstraße 231, 3970 Weitra
Tel.: 0676/550 35 20
Keine Kassen
Ord.: nach Vereinbarung

Dr. Fallbacher, Josef
Am Weichselgarten 1, 3441 Michelhausen
Tel.: 02275/200 40
Keine Kassen
Ord.: nach Vereinbarung
Zusätzlich: Akupunktur

Dr. Frodl, Jörg
Falkeniergasse 4, 2361 Laxenburg
Tel.: 0650/571 81 20
Keine Kassen
Ord.: nach Vereinbarung

Dr. Gamper, Dietmar
Ob. Bayerland 6, 3542 Gföhl
Tel.: 02716/63 85
Kassen: GKK, BVA, VA, SVA, SVB, KFA
Ord.: nach Vereinbarung

Dr. Geier, Hartmut
Schubertgasse 10, 2230 Gänserndorf
Tel.: 02282/26 50-0
Kassen: GKK, BVA, VA, SVA, SVB, KFA
Ord.: Mo, Mi, Fr 7.30–11.30, Do 14–18 u.hr,

Dr. Glasl, Josef
Hauptplatz 28, 2041 Wullersdorf
Tel.: 02951/85 46-0
Kassen: GKK, BVA, VA, SVA, SVB, KFA
Ord.: Mo u. Do 8–11 u. 17–19, Di u. Fr 7–10

Dr. Glück, Walter
Kaiser Franz Ring 35, 2500 Baden
Tel.: 02252/439 80
Keine Kassen
Ord.: nach Vereinbarung
Zusätzlich: Akupunktur, Homöopathie

Dr. Göksu, Fethi
Josef Wolfik-Straße 23, 2000 Stockerau
Tel.: 02266/623 73-0
Kassen: GKK, BVA, VA, SVA, SVB, KFA
Ord.: nach Vereinbarung
Zusätzlich: Akupunktur

Dr. Hamerle-Reiter, Sonja
Preinsfeld 27,
2532 Heiligenkreuz bei Baden
Tel.: 01/586 42 37
Keine Kassen
Ord.: nach Vereinbarung
Zusätzlich: Akupunktur

Dr. Hollenthoner, Friedrich
Schiesstättgasse 27,
2563 Pottenstein, Triesting
Tel.: 02672/830 10
Keine Kassen
Ord.: nach Vereinbarung

Dr. Horak, Johannes Edwin
Lichtenau Nr. 49, 3522 Lichtenau
Tel.: 02718/400
Kassen: GKK, BVA, VA, SVA, SVB, KFA
Ord.: Mo, Mi, Do, Fr 8–11.30,
Mo u. Do 18–19.30
Zusätzlich: Akupunktur

Dr. Hosa, Anton
Linzer Straße 1, 3350 Haag
Tel.: 07434/435 90-0
Kassen: GKK, BVA, VA, SVA, SVB, KFA
Ord.: nach Vereinbarung

Dr. Höss, Dietmar
Königstettnerstraße 7,
3430 Tulln a.d. Donau
Keine Kassen
Ord.: nach Vereinbarung

Dr. Hutzler, Peter Heinz
Hauptstraße 23, 3842 Thaya
Tel.: 02842/533 60-0
Kassen: GKK, BVA, VA, SVA, SVB, KFA
Ord.: nach Vereinbarung
Zusätzlich: Neuraltherapie, Akupunktur

Dr. Irauschek, Walter
Zellhofersiedlung Nr. 242,
4431 Haidershofen
Tel.: 07252/373 01-0
Kassen: GKK, BVA, VA, SVA, SVB, KFA
Ord.: Mo, Do 8–11, Di, Fr 8–11 u. 17–18.30

Dr. Karner, Christian
Feldgasse 3,
2733 Grünbach am Schneeberg
Kassen: GKK, BVA, VA, SVA, SVB, KFA
Ord.: nach Vereinbarung
Zusätzlich: Akupunktur

Dr. Kern, Rudolf
Hürm 88, 3383 Hürm
Tel.: 02754/82 00-0
Kassen: GKK, BVA, VA, SVA, SVB, KFA
Ord.: Mo, Di, Mi, Fr 8–11.30, Mi 18–19

Dr. Kleinbichler, Dietmar
Wohnpark Ost 12/1, 3385 Prinzersdorf
Tel.: 02749/50 30-0
Kassen: GKK, BVA, VA, SVA, SVB, KFA
Ord.: Mo, Mi, Fr 7.30–11, Mi 16–18 u.
Do 8–11

Dr. Knapp, Josef
3485 Haitzendorf
Tel.: 02735/55 75-0
Kassen: GKK, BVA, VA, SVA, SVB, KFA
Ord.: Mo, Mi, Do, Fr 8–11.30, Mo 17–19
Zusätzlich: Akupunktur

Dr. Koller, Elisabeth
Sonneck 6, 2870 Aspang
Tel.: 02642/525 20
Kassen: BVA, VA, SVA, SVB, KFA
Ord.: nach Vereinbarung

Dr. Kozlowski, Christian
Kirchenplatz 4,
3261 Steinakirchen am Forst

NIEDERÖSTERREICH

MANUELLE MEDIZIN

Allgemeinmedizin

Tel.: 07488/720 20
Kassen: GKK, BVA, VA, SVA, SVB, KFA
Ord.: Mo 8–11.30, Di 8–11.30 u. 17–19, Mi 14.30–18, Fr 8–11.30

Dr. Krautschneider, Sabine
Kattau 1, 3730 Eggenburg
Tel.: 02984/48 83
Keine Kassen
Ord.: nach Vereinbarung
Zusätzlich: Homöopathie

Dr. Lebersorger-Berger, Ingrid
Melkfeld 13, 3243 St. Leonhard am Forst
Tel.: 02756/84 10
Kassen: GKK, BVA, VA, SVA, SVB, KFA
Ord.: nach Vereinbarung

Dr. Lechner, Alexander
Dr. Hamon-Gasse 4, 3680 Persenbeug
Tel.: 07412/523 40-0
E-Mail: harald.lechner@netway.at
Kassen: GKK, BVA, VA, SVA, SVB, KFA
Ord.: nach Vereinbarung
Zusätzlich: Neuraltherapie

Dr. Leisentritt, Carina
Bahnstraße 11, 2630 Ternitz
Tel.: 02630/388 88
Keine Kassen
Ord.: nach Vereinbarung
Zusätzlich: Akupunktur

Dr. Leyrer, Heinz
Scheiben 2, 3972 Bad Großpertholz
Keine Kassen
Ord.: nach Vereinbarung

Dr. Lienbacher, Gerhard
Schlosstraße 2/1/3,
3204 Kirchberg a.d. Pielach
Tel.: 02722/73 00-0
Kassen: GKK, BVA, VA, SVA, SVB, KFA
Ord.: nach Vereinbarung

Dr. Lindner, Birgit
Kasernstraße 19 A,
3500 Krems a.d. Donau
Tel.: 02732 /741 10
Keine Kassen
Ord.: Mo u. Do 16.30–18.30, Di 9–11.30 nach Vereinbarung
Zusätzlich: Akupunktur

Dr. Maager, Martin
Weilburgstraße 2, 2500 Baden
Tel.: 02252/445 22
Kassen: GKK, BVA, VA, SVA, SVB, KFA
Ord.: Mo, Di, Mi, Fr 9–11 u. Mo, Mi, 16–18 nach Vereinbarung

Dr. Mader, Günter
Helenenstraße 40, 2500 Baden
Tel.: 02252/845 14
Keine Kassen
Ord.: nach Vereinbarung

Dr. Mang, Monika
Loosdorf 40,
2133 Loosdorf, Bez. Mistelbach
Tel.: 02524/82 10-0
Kassen: GKK, BVA, VA, SVA, SVB, KFA
Ord.: nach Vereinbarung

Dr. Marady, Kurt
Mitteraustraße 9, 3500 Krems a.d. Donau
Tel.: 02732/849 24
Kassen: GKK, BVA, VA, SVA, SVB, KFA
Ord.: Mo, Mi, Fr 8.30–12, Mi, Do 15–17.30

Dr. Mayer, Doris
Hauptstrasse 77, 2763 Pernitz
Tel.: 02632/724 74
Kassen: GKK, BVA, VA, SVA, SVB, KFA
Ord.: nach Vereinbarung

Dr. Mikschi, Johannes
Holzergasse 7, 2380 Perchtoldsdorf
Tel.: 01/865 31 68
Keine Kassen
Ord.: nach Vereinbarung

Dr. Morgenbesser, Herbert
Bahnstrasse 33, 2230 Gänserndorf
Tel.: 02282/31 00
Kassen: GKK, BVA, VA, SVA, SVB, KFA
Ord.: Mo, Di, Fr 8–12, Do 8–12 u. 16–19
Zusätzlich: Homöopathie

Dr. Neuretter, Norbert
Neubaugasse 2/2/9, 2490 Ebenfurth
Keine Kassen
Ord.: nach Vereinbarung
Zusätzlich: Akupunktur

Dr. Niederecker, Helmut
Essenther-Straße 16, 2560 Berndorf
Tel.: 02672/826 66-0
Kassen: GKK, BVA, VA, SVA, SVB, KFA
Ord.: Mo u. Mi 13–17, Di u. Fr 8–11 nach Vereinbarung

Dr. Nuhr, Heinz
Im Grund 18, 3541 Senftenberg
Tel.: 02719/86 64
Keine Kassen
Ord.: nach Vereinbarung

Dr. Ortner, Gerhard
Schloßhoferstraße 2,
2301 Groß-Enzersdorf
Tel.: 02249/38 35-0
Kassen: GKK, BVA, VA, SVA, SVB, KFA
Ord.: nach Vereinbarung

Dr. Pauly, Peter
Hauptstraße 31, 3562 Schönberg, Kamp
Tel.: 02733/85 58
Keine Kassen
Ord.: nach Vereinbarung

Dr. Penz, Harald Martin
Spitalgasse 10, 3580 Horn
E-Mail: dr.h.penz@aon.at
Keine Kassen
Ord.: nach Vereinbarung

Dr. Pfalzer, Sabine
St. Augustini-Gasse 17, 2630 Ternitz
Tel.: 02630/349 80
Keine Kassen
Ord.: nach Vereinbarung
Zusätzlich: F.X. Mayr, Akupunktur

Dr. Pichler, Peter
Feuerwehrsteig 1, 2170 Poysdorf
Tel.: 02552/27 90
Kassen: GKK, BVA, VA, SVA, SVB
Ord.: nach Vereinbarung

Dr. Pieh, Henryk
Pfarrsiedlung 1,
3493 Hadersdorf am Kamp
Tel.: 02735/50 00
Kassen: GKK, BVA, VA, SVA, SVB, KFA
Ord.: Mo, Di, Do 7.30–11 u. 16.30–18, Fr 7.30–11 nach Vereinbarung
Zusätzlich: F.X. Mayr

Dr. Pinz, Rosemarie
Obere Hauptstraße 36,
3150 Wilhelmsburg a.d. Traisen
Tel.: 02746/52 69
Keine Kassen
Ord.: nach Vereinbarung
Zusätzlich: Akupunktur

Dr. Preiner, Helmut
Morigglgasse 15/2, 2630 Ternitz
Tel.: 02630/328 64
Keine Kassen
Ord.: nach Vereinbarung
Zusätzlich: Akupunktur

Dr. Reif, Kurt
Kirchengasse 2 A,
2111 Rückersdorf-Harmannsdorf
Tel.: 02264/64 88-0
Kassen: GKK, BVA, VA, SVA, SVB, KFA
Ord.: Mo, Di, Do, Fr 8–11, Mo, Do 17–19

Dr. Ritschl, Paul
Rathausplatz 3,
2285 Leopoldsdorf im Marchfelde
Tel.: 02216/21 34
Kassen: GKK, BVA, VA, SVA, SVB, KFA
Ord.: nach Vereinbarung
Zusätzlich: Akupunktur

Dr. Rod, Gottfried
Kirchenplatz 8, 2136 Laa a.d. Thaya
Tel.: 02522/77 17-0
Kassen: GKK, BVA, VA, SVA, SVB, KFA
Ord.: nach Vereinbarung

Dr. Rupprechter, Josef
Röschstraße 20, 2000 Stockerau
Tel.: 02266/652 50-0
Kassen: GKK, BVA, VA, SVA, SVB, KFA
Ord.: nach Vereinbarung

Dr. Sator, Bernhard
Aggsbach-Markt 178,
3641 Aggsbach Markt
Tel.: 02712/444
Kassen: GKK, BVA, VA, SVA, SVB, KFA
Ord.: Mo, Di, Do, Fr 7.30–10.30, Fr 17–19
Zusätzlich: Akupunktur

Dr. Schandl, Helmut
Steiner Landstraße 128,
3504 Krems-Stein
Tel.: 02732/851 60-0
Kassen: GKK, BVA, VA, SVA, SVB, KFA
Ord.: nach Vereinbarung

Dr. Scharf-Hofner, Eva
Hauptstraße 499/4, 2534 Alland
Tel.: 02258/761 61
Kassen: GKK, BVA, VA, SVA, SVB, KFA
Ord.: Mo u. Do 14–17, Di u. Fr 8–11 nach Vereinbarung
Zusätzlich: Akupunktur

Dr. Schiessl, Gottfried
Hauptplatz 16, 2100 Korneuburg
Tel.: 02262/721 21-0
Kassen: GKK, BVA, VA, SVA, SVB, KFA
Ord.: Mo, Di, Mi 8.30–11.30, Di 16.30–18, Fr 8.30–13 u.hr

Dr. Schröckenfuchs, Sylvia
Hauptstraße 79, 2340 Mödling
Tel.: 02236/272 22
Keine Kassen
Ord.: nach Vereinbarung
Zusätzlich: Akupunktur

Dr. Schuler, Birgitta
Bräunlichgasse 23/9,
2700 Wiener Neustadt
Tel.: 02622/890 10
Keine Kassen
Ord.: nach Vereinbarung
Zusätzlich: Homöopathie

Dr. Seifert, Martin
Wienerbruckstraße 97,
2344 Maria Enzersdorf am Geb.
Tel.: 02236/424 24
Kassen: GKK, BVA, VA, SVA, SVB, KFA
Ord.: Mo u. Fr 8–12, Di u. Do 15–19

Dr. Stockinger, Werner
Hollenburg Nr. 48,
3506 Krems-Hollenburg
Tel.: 02739/25 00-0
Kassen: GKK, BVA, VA, SVA, SVB, KFA
Ord.: nach Vereinbarung
Zusätzlich: Neuraltherapie

Dr. Tischler, Michael
Alleegasse 51, 2823 Pitten
Tel.: 02627/823 15-0
Kassen: GKK, BVA, VA, SVA, SVB, KFA
Ord.: nach Vereinbarung
Zusätzlich: Akupunktur

Dr. Turcu, Liselotte
Institutsgasse 11, 2721 Bad Fischau
Tel.: 02639/200 40
Keine Kassen
Ord.: nach Vereinbarung

Dr. Urban, Martin
Hauptstraße 28, 2721 Bad Fischau
Tel.: 02639/24 55-0
Kassen: GKK, BVA, VA, SVA, SVB, KFA
Ord.: Mo 8–12, Di u. Do 9–12 u. 17–18, Fr 9–12
Zusätzlich: F.X. Mayr

Dr. Wallner, Andrea
Donauwörtherstraße 31/1/1, 2380 Perchtoldsdorf
Tel.: 01/867 58 85
Keine Kassen
Ord.: nach Vereinbarung
Zusätzlich: Akupunktur

Dr. Walter, Gerhard
Franz Pilzstraße 12, 3300 Amstetten
Tel.: 07472/650 55-0
Kassen: GKK, BVA, VA, SVA, SVB, KFA
Ord.: nach Vereinbarung
Zusätzlich: Akupunktur

Dr. Wanzenböck, Michael
Hauptstraße 82, 2770 Gutenstein
Tel.: 02634/72 00
Kassen: GKK, BVA, VA, SVA, SVB, KFA
Ord.: Mo u. Mi 8–11, Di 7–9 u. 16–18, Fr 9–12

Dr. Weber, Walter L.
Hans Kudlich-Straße 16,
3830 Waidhofen a.d. Thaya
Tel.: 02842/524 50-0
Kassen: GKK, BVA, VA
Ord.: Mo, Di 8–11, Do, Fr 8–11 u. nach Vereinbarung

Dr. Zak, Anna
Dr. Theodor Körner-Gasse 1,
2542 Kottingbrunn
Tel.: 02252/709 99-0
Kassen: GKK, BVA, VA, SVA, SVB, KFA
Ord.: Mo 9–11 u. 15–18, Di 8–11, Do 15–18, Fr 9–13

Dr. Zauner, Manfred
Goldbergweg 213, 3571 Gars am Kamp
Tel.: 02985/309 60
Keine Kassen
Ord.: nach Vereinbarung

Dr. Zelenka, Liselotte
Reisenbauerring 1/3/2,
2351 Wiener Neudorf
Tel.: 02236/860 091-0
Keine Kassen
Ord.: nach Vereinbarung
Zusätzlich: Neuraltherapie, Akupunktur

Dr. Zickero, Heinz
Friedrichstraße 13, 2500 Baden bei Wien
Tel.: 02252/456 66-0
E-Mail: h.zickero@aeknoe.or.at
Keine Kassen
Ord.: nach Vereinbarung
Zusätzlich: Akupunktur

Anästhesiologie und Intensivmedizin

Dr. Hofmann, Martin
Josef Widy-Straße 10, 3943 Schrems
Tel.: 02853/762 22
Keine Kassen
Ord.: nach Vereinbarung
Zusätzlich: Akupunktur

Hals-, Nasen-, Ohrenkrankheiten

Dr. Scherlacher, Alexander
Brunngasse 4, 3100 St. Pölten
Tel.: 02742/353 558-0
Kassen: GKK, BVA, VA, SVA, SVB, KFA
Ord.: Mo 9–12, Di 14–18, Do 9–12, Fr 9–11 nach Vereinbarung
Zusätzlich: Neuraltherapie, Akupunktur

NIEDERÖSTERREICH

MANUELLE MEDIZIN

Innere Medizin

Dr. Kocourek, Otto
Wiener Straße 9, 2340 Mödling
Tel.: 02236/285 80
Keine Kassen
Ord.: Mo–Fr 16–19 nach Vereinbarung
Zusätzlich: Akupunktur

Dr. Laimer, Norbert
Leopold Gattringer-Straße 38,
2345 Brunn am Gebirge
Tel.: 02236/340 80
Keine Kassen
Ord.: nach Vereinbarung

Dr. Lebersorger, Heribert
Melkfeld 13, 3243 St. Leonhard am Forst
Keine Kassen
Ord.: nach Vereinbarung

Dr. Mittermayer, Gerhardt
Josef Klieber-Straße 25,
2500 Baden bei Wien
Tel.: 02252/443 49
Kassen: BVA, VA
Ord.: nach Vereinbarung

Dr. Schwingenschlögl, Thomas
Reisenbauerring 5/1/1/5,
2351 Wiener Neudorf
Tel.: 02236/865 910
Keine Kassen
Ord.: Mo, Mi, Do 12–18 nach Vereinbarung
Zusätzlich: Neuraltherapie, Akupunktur

Dr. Zamani, Omid
Einöde 3 A, 2511 Pfaffstätten, Bez. Baden
Tel.: 02252/496 18
Keine Kassen
Ord.: nach Vereinbarung

Lungenkrankheiten

Dr. Wildner, Christoph
Türkengasse 15, 2340 Mödling
Tel.: 02236/425 29
Kassen: GKK, BVA, VA, SVA, SVB, KFA
Ord.: Mo, Do 9–12 u. 15–17, Di, Fr 15–17
nach Vereinbarung

Neurologie/Psychiatrie

Dr. Gabriel, Helmut
Regenhartstraße 3 A, 2371 Hinterbrühl
Tel.: 02236/280 47
Keine Kassen
Ord.: nach Vereinbarung

Dr. Memelauer, Franz
Preinsbacher Straße 90,
3300 Amstetten
Tel.: 07472/671 02-0
Kassen: GKK, BVA, VA, SVA, SVB, KFA
Ord.: nach Vereinbarung
Zusätzlich: Akupunktur

Orthopädie und orthopädische Chirurgie

Dr. Fichtl, Reinhard
Gernbergstraße 51,
2384 Breitenfurt bei Wien
Tel.: 02239/57 87
Keine Kassen
Ord.: nach Vereinbarung

Prim. Dr. Menschik, Franz
Am Schlossberg 19,
2130 Mistelbach a.d. Zaya
Tel.: 02572/27 39
Keine Kassen
Ord.: Mo 14–18 u. nach Vereinbarung

Dr. Müller, Christoph
Karl Greiner-Straße 26,
2380 Perchtoldsdorf
Keine Kassen
Ord.: nach Vereinbarung

Ao. Univ.-Prof. Dr. Nehrer, Stefan
Bisambergerstraße 32, 2100 Korneuburg
Tel.: 02262/735 75
Keine Kassen
Ord.: nach Vereinbarung

Dr. Parzer, Rudolf
Dr. Ofner-Gasse 4, 3100 St. Pölten
Tel.: 02742/352 789
Kassen: GKK, BVA, VA, SVA, SVB, KFA
Ord.: Mo, Mi 14–18, Di, Do 8–12 u. nach Vereinbarung

Dr. Petridis, Peter
Stronsdorf Nr. 115, 2153 Stronsdorf
Tel.: 0676/939 32 22
Keine Kassen
Ord.: nach Vereinbarung

Dr. Pinsger, Martin
Hochstraße 1/1, 2540 Bad Vöslau
Tel.: 02252/769 48-0
Keine Kassen
Ord.: Mo, Mi, Do 15–19 nach Vereinbarung

Dr. Plattner, Erwin
Theresia Pampichler-Straße 1,
2000 Stockerau
Tel.: 02266/628 50-0
Kassen: GKK, BVA, VA, SVA, SVB, KFA
Ord.: Mo, Mi, Do, 9–11, 14.30–17.30, Fr 9–11

Dr. Pühringer, Johannes
Leithagürtel 26, 2460 Bruck a.d. Leitha
Tel.: 02162/666 76
Kassen: GKK, BVA, SVA, SVB, KFA
Ord.: Mo u. Do 15–17, Di u. Fr 10–14
nach Vereinbarung

Dr. Rannicher, Viktor
Aigner-Gasse 12, 2620 Neunkirchen
Tel.: 02635/666 06-0
Kassen: GKK, BVA, VA, SVA, SVB, KFA
Ord.: Mo, Di, Do, Fr 9–11, Mo, Do 14–17
u. nach Vereinbarung

Dr. Reiler, Thomas Anton
Hauptstraße 49, 2340 Mödling
Tel.: 02236/233 58
Kassen: GKK, BVA, VA, SVA, SVB, KFA
Ord.: Mo, Di, Mi 14–17, Do 9–12
nach Vereinbarung

Dr. Reisner, Christoph
Schulgasse 3, 2620 Neunkirchen
Tel.: 02635/717 17
E-Mail: c.reisner@aeknoe.or.at
Keine Kassen
Ord.: Do 16–19, nach Vereinbarung

Dr. Rosenblattl, Anton
Hamernikstraße 3 A,
3830 Waidhofen a.d. Thaya
Tel.: 02842/518 81
Kassen: GKK, BVA, VA, SVA, SVB, KFA
Ord.: Mo u. Mi 15–18, Di 9–12 u. 14–17, Do 8–12 nach Vereinbarung
Zusätzlich: Akupunktur

Dr. Scheidl, Helmut
Liechtensteinstraße 36,
2130 Mistelbach a.d. Zaya
Tel.: 02572 /28 29-0
Kassen: GKK, BVA, VA, SVA, SVB, KFA
Ord.: Mo, Di, Do 15–19

Dr. Schmid, Ralph
Hauptplatz 13, 2700 Wiener Neustadt
Keine Kassen
Ord.: nach Vereinbarung

Dr. Sekera, Hans Jörg
Schömergasse 1/9, 3400 Klosterneuburg
Tel.: 02243/221 76
Kassen: GKK, BVA, VA, SVA, SVB, KFA
Ord.: Mo, Mi, Do 15–18, Di 9–12
Zusätzlich: Akupunktur

Dr. Smretschnig, Peter Richard
Zitternberg 87, 3571 Gars am Kamp
Keine Kassen
Ord.: nach Vereinbarung

Dr. Thenner, Klaus
Oberes Bayerland 6, 3542 Gföhl
Tel.: 0663/819 969
Keine Kassen
Ord.: Mi 15.30–19.30 u. jeden 2. u. 4. Fr 15–19 nach Vereinbarung

Dr. Wachter, Johannes
Quellenweg 1, 2384 Breitenfurt bei Wien
Tel.: 02239/56 41
Keine Kassen
Ord.: nach Vereinbarung

Dr. Altmann, Dietmar
Reichergasse 124, 3411 Weidling
Tel.: 02243/227 08
Keine Kassen
Ord.: nach Vereinbarung

Prim. Dr. Bader, Bernhard
Conrathstraße 26, 3950 Gmünd
Tel.: 02852/525 250
Keine Kassen
Ord.: nach Vereinbarung

Dr. Berlin, Claus
Brauhausstraße 22, 2320 Schwechat
Tel.: 02252/209 209
Kassen: KFA
Ord.: nach Vereinbarung
Zusätzlich: Akupunktur

Dr. Bischofreiter, Reinhard
Erhard Wild-Platz 1,
3340 Waidhofen a.d. Ybbs
Tel.: 07442/545 45
Kassen: GKK, BVA, VA, SVA, SVB, KFA
Ord.: Mo, Mi 14.30–18, Di, Do, Fr 9–12 u. nach Vereinbarung

Dr. Böhm, Iris
Mühlgasse 8, 3860 Heidenreichstein
Tel.: 0664/116 68 61
Keine Kassen
Ord.: nach Vereinbarung

Dr. Bösel, Andreas Othmar
Prof. Karl Scholz-Straße 10,
3580 Horn
Tel.: 02982/205 36
Kassen: GKK, BVA, VA, SVA, KFA
Ord.: Mo 14–18, Di 15.30–19.30, Mi 14–17, Do 8.30–11.30

Dr. Bühringer, Margerith
Plenkerstraße 8,
3340 Waidhofen a.d. Ybbs
Tel.: 07442/536 25
Keine Kassen
Ord.: nach Vereinbarung
Zusätzlich: Akupunktur

Dr. Dirnberger, Thomas
Weissenbach 98, 2371 Hinterbrühl
Tel.: 02236/414 14
Keine Kassen
Ord.: nach Vereinbarung

Dr. Eckl-Dorna, Walter
Braitnerstraße 7, 2500 Baden bei Wien
Tel.: 02252/412 05
Kassen: GKK, BVA, VA, SVA, SVB, KFA
Ord.: Mo, Di, Mi, Do 14–18
nach Vereinbarung

Dr. Eiserle, Gerhard
Rosenhof 43,
2120 Wolkersdorf im Weinviertel
Tel.: 02245/833 00
Keine Kassen
Ord.: Di u. Do 15–20 u. nach Vereinbarung

Dr. El-Shohoumi, Omar
Am Neubau 6, 2000 Stockerau
Tel.: 02266/727 20
Keine Kassen
Ord.: nach Vereinbarung

Dr. Engelhardt, Christa M.
Dr. Hanns Schürff Gasse 11, 2340 Mödling
Keine Kassen
Ord.: nach Vereinbarung
Zusätzlich: Akupunktur

Dr. Fertschak, Wolfgang
Marktplatz 9, 3034 Maria Anzbach
Tel.: 02772/557 88
Keine Kassen
Ord.: nach Vereinbarung

Dr. Forbelsky, Michael
Hauptplatz 17, 2514 Traiskirchen
Tel.: 02252/545 42
Kassen: GKK, BVA, VA, SVA, SVB, KFA
Ord.: nach Vereinbarung

Dr. Forsthuber, Martin
Hauptstraße 11, 3170 Hainfeld
Tel.: 0664/781 71 81
Keine Kassen
Ord.: nach Vereinbarung

Dr. Frank, Erich
Leesdorfer Hauptstraße 65, 2500 Baden
Tel.: 02252/217 70
Keine Kassen
Ord.: nach Vereinbarung

Prim. Univ.-Doz. Dr. Friedrich, Martin
Donauwörther Straße 1,
2380 Perchtoldsdorf
Tel.: 01/869 83 63
Kassen: BVA, VA, KFA
Ord.: nach Vereinbarung

Dr. Gebhart, Christoph
Kaiser Franz Josef-Ring 23, 2500 Baden
Tel.: 02252/858 85
Keine Kassen
Ord.: nach Vereinbarung

Dr. Goschler, Manfred
Bauvereinsgasse 16,
2620 Neunkirchen
Tel.: 02635/641 06
Kassen: GKK, BVA, VA, SVA, SVB, KFA
Ord.: nach Vereinbarung

Dr. Hackel, Helmuth
Ringstraße 32, 3500 Krems a.d. Donau
Tel.: 02732/831 40
Keine Kassen
Ord.: nach Vereinbarung

Dr. Helmreich, Christian
Hammerlingstraße 2, 3910 Zwettl
Tel.: 02822/535 88
Keine Kassen
Ord.: nach Vereinbarung

Dr. Höfer, Gerda
Bahnhofplatz 17, 3500 Krems a.d. Donau
Tel.: 02732/834 72
Kassen: GKK, BVA, VA, SVA, SVB, KFA
Ord.: nach Vereinbarung
Zusätzlich: Akupunktur

Dr. Hütter, Nikolaus
Kurhausstraße 11, Kurzentrum,
2853 Bad Schönau
Keine Kassen
Ord.: nach Vereinbarung
Zusätzlich: Akupunktur

Dr. Karner, Andrea
Kremser Gasse 41, 3100 St. Pölten
Tel.: 0664/242 86 31
Keine Kassen
Ord.: nach Vereinbarung

Dr. Keusch, Rudolf
Dr. Gohrengasse 26, 2340 Mödling
Tel.: 02236/413 31
Keine Kassen
Ord.: nach Vereinbarung

Dr. Kramer, Rudolf
Am Kellern 2, 2000 Stockerau
Tel.: 02266/724 92
Keine Kassen
Ord.: Mo, Mi 16–19 u. nach Vereinbarung

NIEDERÖSTERREICH

MANUELLE MEDIZIN

Orthopädie und orthopädische Chirurgie

Dr. Krugluger, Josef
Linzer Straße 63, 3002 Purkersdorf
Tel.: 02231/663 07
Kassen: GKK, BVA, VA, SVA, SVB, KFA
Ord.: nach Vereinbarung
Zusätzlich: Neuraltherapie, Akupunktur

Dr. Liederer, Anton
Rathausplatz 11, 3400 Klosterneuburg
Tel.: 02243/370 37
Keine Kassen
Ord.: nach Vereinbarung

Dr. Marchhart, Günter
Conrathstraße 14, 3950 Gmünd
Tel.: 02852/530 12-0
Kassen: GKK, BVA, VA, SVA, SVB, KFA
Ord.: nach Vereinbarung

Dr. Mayr, Gerhard Franz
Linzerstraße 5/1, 3002 Purkersdorf
Tel.: 0699/207 514 40
Keine Kassen
Ord.: nach Vereinbarung

Dr. Meinhardt, Klaus
Hochstraß 531/2/10, 3033 Altlengbach
Tel.: 0664/382 24 04
Keine Kassen
Ord.: nach Vereinbarung

Dr. Wagner, Thomas
Schlossplatz, 2821 Lanzenkirchen
Tel.: 0664/340 71 83
Keine Kassen
Ord.: nach Vereinbarung

Dr. Wanke-Jellinek, Stefan
Am Kanal 18, 2700 Wiener Neustadt
Tel.: 0663/025 299
Kassen: GKK, BVA, VA, SVA, SVB, KFA
Ord.: nach Vereinbarung

Dr. Weber, Gerhard
Kremser Gasse 41, 3100 St. Pölten
Tel.: 0664/610 02 48
Keine Kassen
Ord.: nach Vereinbarung

Dr. Weirauch, Christian
Kapuzinerplatz 7, 3270 Scheibbs
Tel.: 07482/458 61-0
Kassen: GKK, BVA, VA, SVA, SVB, KFA
Ord.: nach Vereinbarung

Dr. Wiesauer, Hermann
Scheunengasse 5, 3430 Tulln a.d. Donau
Tel.: 02272/819 90
Keine Kassen
Ord.: nach Vereinbarung

Dr. Wöss-Siegel, Sibylle
Bahnhofstraße 4, 3390 Melk
Tel.: 02752/526 67
Keine Kassen
Ord.: nach Vereinbarung

Dr. Zenz, Peter
Wagner Jauregg-Gasse 3/4, 3003 Gablitz
Tel.: 02231/615 79
Keine Kassen
Ord.: nach Vereinbarung

Dr. Zülow, Sabine
Grohestraße 4, 2345 Brunn am Gebirge
Tel.: 02236/378 070-0
Kassen: GKK, BVA, VA, SVA, SVB, KFA
Ord.: nach Vereinbarung

Physikalische Medizin

Dr. Aringer, Waltraud
Ungargasse 4/10, 2700 Wiener Neustadt
Tel.: 02622/234 98
Keine Kassen
Ord.: Mo, Do 16–1 u. nach Vereinbarung

Dr. Engelbert-Scherzer, Brigitte
Stadtplatz 4/Top 9, 3400 Klosterneuburg
Tel.: 02243/327 90-27
Keine Kassen
Ord.: nach Vereinbarung

Dr. Fellmann-Bauer, Alexander
Brusattiplatz 4/Kurhaus,
2500 Baden bei Wien
Tel.: 02252/269 90
Keine Kassen
Ord.: nach Vereinbarung

Dr. Fischer, Ursula
Daniel Gran Straße 51/2, 3100 St. Pölten
Tel.: 02742/269 90
Keine Kassen
Ord.: nach Vereinbarung
Zusätzlich: Neuraltherapie

Dr. Heitz, Christine
Dreisteinstraße 41A, 2372 Gießhübl b. Wien
Tel.: 0664/901 73 33
Keine Kassen
Ord.: nach Vereinbarung

Dr. Iwanschitz, Bettina
Stefan Zweig-Gasse 6, 2514 Traiskirchen
Tel.: 02252/530 69
Keine Kassen
Ord.: nach Vereinbarung
Zusätzlich: Akupunktur

Prim. Dr. Karner-Nechvile, Angelika
Schulgasse 3, 2620 Neunkirchen
Tel.: 02635/717 17
Keine Kassen
Ord.: Di 15.30–18.30 nach Vereinbarung

Dr. Kisling, Gabriela
Steiner Landstraße 46 / Kh,
3504 Krems-Stein
Tel.: 02732/733 44
Keine Kassen
Ord.: nach Vereinbarung
Zusätzlich: Akupunktur

Dr. Leitner, Josef
Schreyergasse 13, 2700 Wiener Neustadt
Tel.: 0664/401 06 79
Keine Kassen
Ord.: nach Vereinbarung

Prim. Dr. Resch, Reinhard
Südtiroler Platz 2/1,
3500 Krems a.d. Donau
Tel.: 02732/741 70-0
Keine Kassen
Ord.: Di, Do 16–19 nach Vereinbarung

Dr. Samek, Elisabeth
Ungargasse 4, 2700 Wiener Neustadt
Tel.: 02622/234 98
Keine Kassen
Ord.: Mo–Do 7–18
Zusätzlich: Akupunktur

Dr. Schöggl, Thomas
Badgasse 18, 3650 Pöggstall
Tel.: 02758/24 70
Keine Kassen
Ord.: nach Vereinbarung

Dr. Stübner, Ingrid
Mittergasse 3, 2700 Wiener Neustadt
Tel.: 02622/660 98
Keine Kassen
Ord.: nach Vereinbarung
Zusätzlich: Akupunktur

Prim. Dr. Uher, Eva Maria
Spitalgasse 10, 3580 Horn
Tel.: 02982/26 61
Keine Kassen
Ord.: nach Vereinbarung
Zusätzlich: Akupunktur

Dr. Vavrovsky, Gerhard
Ödbergstraße 25, 3400 Klosterneuburg
Tel.: 0699/104 266 84
Keine Kassen
Ord.: nach Vereinbarung

Dr. Zauner-Dungl, Andrea Claudia
Gföhlerstraße 242, 3571 Gars am Kamp
Tel.: 02985/266 66-660
Keine Kassen
Ord.: nach Vereinbarung

Unfallchirurgie

Prim. Dr. Bader, Bernhard
Conrathstraße 26, 3950 Gmünd
Tel.: 02852/525 250
Keine Kassen
Ord.: nach Vereinbarung

Dr. Bösel, Andreas Othmar
Prof. Karl Scholz-Straße 10,
3580 Horn
Tel.: 02982/205 36
Kassen: GKK, BVA, VA, SVA, KFA
Ord.: Mo 14–18, Di 15.30–19.30, Mi 14–17, Do 8.30–11.30

Dr. Drobetz, Herwig
Bahnstraße 18, 2620 Neunkirchen
Tel.: 02635/712 72
Keine Kassen
Ord.: nach Vereinbarung

Dr. Krammer, Gernot
Eyerspergring 2, 2700 Wiener Neustadt
Keine Kassen
Ord.: nach Vereinbarung
Zusätzlich: Akupunktur

Dr. Reiler, Thomas Anton
Hauptstraße 49, 2340 Mödling
Tel.: 02236/233 58
Kassen: GKK, BVA, VA, SVA, SVB, KFA
Ord.: nach Vereinbarung

Dr. Schima, Peter Michael
Weilburgstraße 3/5,
2500 Baden bei Wien
Tel.: 02252/243 91
Keine Kassen
Ord.: nach Vereinbarung
Zusätzlich: Akupunktur

Dr. Smretschnig, Peter
Zitternberg 87, 3571 Gars am Kamp
E-Mail: smretschnig@orthopaede.at
Keine Kassen
Ord.: nach Vereinbarung

Dr. Zellner, Wilfried
Feldgasse 10, 3580 Horn
Tel.: 02982/44 77
Keine Kassen
Ord.: nach Vereinbarung

Zahn-, Mund- und Kieferheilkunde

Dr. Homayuni, Reza
Ysper 22, 3683 Yspertal
Tel.: 07415/64 50
Kassen: GKK, BVA, VA, SVA, SVB, KFA
Ord.: nach Vereinbarung
Zusätzlich: Neuraltherapie, Akupunktur

Dr. Mader, Christa
Helenenstraße 40, 2500 Baden
Tel.: 02252/452 52
Keine Kassen
Ord.: nach Vereinbarung

Psychiatrie/Neurologie

Dr. Allen, Eva-Maria
Altlengbach Nr. 135, 3033 Altlengbach
Tel.: 0676/903 51 92
Keine Kassen
Ord.: nach Vereinbarung
Zusätzlich: Neuraltherapie, Akupunktur

OBERÖSTERREICH

HOMÖOPATHIE

Allgemeinmedizin

Dr. Bouvier, Michael
Poststallgasse 4, 5280 Braunau am Inn
Tel.: 07722/838 542
Kassen: GKK, BVA, VA, SVA, SVB
Ord.: nach Vereinbarung

Dr. Brunnthaler-Tscherteu, Rosemarie
Industriezeile 4, 4020 Linz
Tel.: 0732/777 015
Keine Kassen
Ord.: nach Vereinbarung

Dr. Buchberger, Josef
Schulstraße 11, 4323 Münzbach
Tel.: 07264/45 12
Kassen: GKK, BVA, VA, SVA, SVB
Ord.: nach Vereinbarung
Zusätzlich: Manuelle Medizin

Dr. Buchinger, Lothar
Tomitzstraße 1, 4400 Steyr
Tel.: 07252/435 66
Keine Kassen
Ord.: nach Vereinbarung

Dr. Denk, Alois
Rooseveltstraße 2 A, 4400 Steyr
Tel.: 07252/710 07-0
Kassen: GKK, BVA, VA, SVA, SVB
Ord.: nach Vereinbarung
Zusätzlich: Manuelle Medizin

Dr. Dibelka, Eva Maria
Am Schlosswald 9, 4813 Altmünster
Tel.: 07612/878 63
Keine Kassen
Ord.: nach Vereinbarung

OBERÖSTERREICH

HOMÖOPATHIE

Allgemeinmedizin

Dr. Doucha, Jaroslava
Billrothstraße 105/14, 4600 Wels
Tel.: 07242/578 92
Keine Kassen
Ord.: nach Vereinbarung
Zusätzlich: Akupunktur

Dr. Duncan, Jeffrey
Zemannstraße 13, 4240 Freistadt
Keine Kassen
Ord.: nach Vereinbarung
Zusätzlich: Manuelle Medizin, Akupunktur

Dr. Faux, Andreas
Harruckerstraße 5, 4040 Linz
Tel.: 0732/718 628
Keine Kassen
Ord.: nach Vereinbarung

Dr. Ferschner-Huber, Andreas
Harterfeldstraße 11, 4060 Leonding
Tel.: 0732/670 462-0
Kassen: GKK, BVA, VA, SVA
Ord.: nach Vereinbarung

Dr. Fizek, Andreas
Stadtplatz 40, 4710 Grieskirchen
Tel.: 07248/624 92-0
Kassen: GKK, BVA, VA, SVA, SVB
Ord.: nach Vereinbarung
Zusätzlich: Manuelle Medizin, Akupunktur

Dr. Freynhofer, Ulrike
Hargelsberg Nr. 39, 4483 Hargelsberg
Tel.: 07225/205 55
Kassen: GKK, BVA, VA, SVA, SVB
Ord.: Mo, Do 15–19, Di, Mi, Fr 8–12
nach Vereinbarung
Zusätzlich: Akupunktur

Dr. Füreder, Elisabeth
Harterfeldstraße 31, 4060 Leonding
Tel.: 0732/673 323-0
Kassen: GKK, BVA, VA, SVA, SVB
Ord.: nach Vereinbarung

OBERÖSTERREICH

HOMÖOPATHIE

Allgemeinmedizin

Dr. Ghamarian, Marietta
Plesching 35, 4040 Linz
Tel.: 0732/750 875
Keine Kassen
Ord.: Mo 8–11, 16–18, Di u. Mi 8–12, Do 8–12, 16–18, Fr 8–12
Zusätzlich: Manuelle Medizin, Neuraltherapie, Akupunktur

Dr. Gratzl-Tomancok, Inge
Götzlingstraße 2, 4040 Linz
Tel.: 0732/730 469
Keine Kassen
Ord.: nach Vereinbarung

Dr. Haberbusch, Elfriede
Bauordenstraße 23, 4600 Wels
Tel.: 07242/450 80
Kassen: GKK, BVA, VA, SVA, SVB
Ord.: Mo, Mi, Do, Fr 8–12, Di 16–19, Do 17–19 u. nach Vereinbarung
Zusätzlich: Akupunktur

Dr. Hackl, Josef
Hessenplatz 3, 4400 Steyr
Tel.: 07252/460 47
Keine Kassen
Ord.: nach Vereinbarung

Dr. Haller, Susanne
St. Nikola an der Donau Nr. 9, 4381 St. Nikola a.d. Donau
Keine Kassen
Ord.: nach Vereinbarung

Dr. Hirsch, Michael
Spaunstraße 36, 4020 Linz
Tel.: 0732/342 455
Kassen: VA, SVA, SVB
Ord.: Mo–Fr 8.30–12, Mo u. Do 17–18
Zusätzlich: Anthroposophische Medizin

Dr. Hofbauer, Johanna
Bauernstraße 9, 4600 Wels
Tel.: 07242/572 62-0
Keine Kassen
Ord.: nach Vereinbarung

Dr. Kilbertus, Maria
Bernardingasse 8, 4600 Wels
Tel.: 07242/657 78
Kassen: GKK, BVA, VA, SVA, SVB
Ord.: Mo–Do 7.30–10.30, Fr 7.30–9.30, Di u. Mi 14.30–17.30

Dr. Kraml, Lucia
Bethlehemstraße 1 C, 4020 Linz
Tel.: 0732/781 453
Kassen: GKK, BVA, VA, SVA, SVB
Ord.: Mo–Fr 8–11.30, Di 16–18

Dr. Kroeg, Walter
Johannesgasse 6, 4810 Gmunden
Keine Kassen
Ord.: nach Vereinbarung

Dr. Menschick-Rechberger, Maria Mathilde
Wagleithnerstraße 35a, 4710 Grieskirchen
Keine Kassen
Ord.: nach Vereinbarung

Dr. Mödritzer, Susanne
Gartenstraße 24, 4563 Micheldorf in OÖ
Keine Kassen
Ord.: nach Vereinbarung

Dr. Mohr-Baumann, Gabriele
Herrenstraße 2, 4020 Linz
Tel.: 0732/771 408
Keine Kassen
Ord.: Di 9–11 u. Do 15–17 nach Vereinbarung

Dr. Panhofer, Bernhard
Ungenach 35, 4841 Ungenach
Tel.: 07672/80 13-0
Kassen: GKK, VA, SVA, SVB
Ord.: Mo 8–12, Di 8–11.30 u. 16.30–18.30, Mi 8–11.30, Fr 8–12, Sa 8–10

Dr. Payrhuber, Ingrid
Karl-Wiser-Straße 6, 4020 Linz
Tel.: 0732/611 302
Keine Kassen
Ord.: nach Vereinbarung

Dr. Pehn, Erika
Hauptstraße 26, 4694 Ohlsdorf
Keine Kassen
Ord.: nach Vereinbarung

Dr. Pernsteiner, Marietta
Dallingerstraße 13, 4060 Leonding
Tel.: 0732/678 829
Keine Kassen
Ord.: Di 16–18, Do 8–10

Dr. Pesendorfer, Monika
Haiden 422, 4820 Bad Ischl
Tel.: 06132/236 14-0
Kassen: GKK, BVA, VA, SVA, SVB
Ord.: Mo, Do, Fr 7.30–11.30, Di 7.30–10, Mi 17–19
Zusätzlich: Akupunktur

Dr. Pflegerl, Walter
Koloman Wallisch-Straße 1, 4400 Steyr
Tel.: 07252/454 05
Kassen: GKK, BVA, VA, SVA, SVB
Ord.: Mo–Fr 8–11

Dr. Pichelmann, Siegfried
Melicharstraße 15, 4020 Linz
Tel.: 0732/652 001
Kassen: GKK, BVA, VA, SVA, SVB
Ord.: Mo u. Do 8–12, Di u. Fr 8–11, Mo 15–17, Mi 14–18

Dr. Pröll, Christian
Südtirolerstraße 16, 4020 Linz
Tel.: 0732/665 170-0
Kassen: GKK, BVA, VA, SVA, SVB
Ord.: nach Vereinbarung
Zusätzlich: F.X. Mayr, Anthroposophische Medizin

Dr. Recheis, Andreas
Penning 3, 4172 St. Johann am Wimberg
Tel.: 07216/70 07
Keine Kassen
Ord.: nach Vereinbarung

Dr. Roth, Isabella
Buchbergstraße 1, 4060 Leonding
Tel.: 0732/682 835
Keine Kassen
Ord.: nach Vereinbarung

Dr. Schöbl, Franz
Ortsplatz 4 A, 4203 Altenberg bei Linz
Tel.: 07230/80 08
Kassen: GKK, BVA, VA, SVA, SVB
Ord.: Mo, Mi, Do, Fr 8–12, Mi u. Fr 17–18, Sa 8–10

Dr. Schück, Wilfried
Mühlheimer Straße 6, 4950 Altheim
Tel.: 07723/422 30-0
Keine Kassen
Ord.: nach Vereinbarung
Zusätzlich: Akupunktur

Dr. Schütz, Gerald
Lohnharting 13, 4073 Wilhering
Tel.: 07226/26 64
Keine Kassen
Ord.: nach Vereinbarung

Dr. Tiefenthaller, Maria
Hauptstraße 61, 4040 Linz
Tel.: 0732/710 020
Keine Kassen
Ord.: Mo u. Mi 12–12.30, Di u. Do 8–8.30 nach Vereinbarung
Zusätzlich: Akupunktur

Dr. Traninger, Heide
Enge Gasse 17, 4400 Steyr
Tel.: 07252/420 97
Keine Kassen
Ord.: nach Vereinbarung

Dr. Tröbinger, Helene Ursula
Brunnengasse 5,
4101 Feldkirchen a.d. Donau
Tel.: 07233/200 70
Keine Kassen
Ord.: Mo, Di, Mi, Fr 8–12, Mo, Fr 17–18, Sa 8.30–10

Dr. Überegger, Günter
Waldburg 87, 4240 Freistadt
Tel.: 07942/80 22
Kassen: GKK, BVA, VA, SVA, SVB
Ord.: Mo–Sa 7.30–10.30, Di u. Mi 16.30–19
Zusätzlich: F.X. Mayr

Dr. Vogel, Oskar
Hauptstraße 40,
4863 Seewalchen am Attersee
Tel.: 07662/60 31
Kassen: GKK, BVA, VA, SVA, SVB
Ord.: Mo 8–12 u. 16.30–18.30, Di, Do, Fr 8–12, Sa 8–10
Zusätzlich: Akupunktur

Dr. Zitterl, Herward
Frauengasse 8, 4820 Bad Ischl
Tel.: 06132/219 70-0
Keine Kassen
Ord.: nach Vereinbarung
Zusätzlich: Akupunktur

Anästhesiologie und Intensivmedizin

Dr. Hofferer, Krystyna
Magazingasse 6, 4020 Linz
Tel.: 0732/772 747
Kassen: SVA
Ord.: nach Vereinbarung

Innere Medizin

Dr. Payrhuber, Klaus
Karl-Wiser-Straße 6, 4020 Linz
Tel.: 0732/611 302
Keine Kassen
Ord.: nach Vereinbarung

Dr. Pfaffenwimmer, Hedwig
Stelzhamerstraße 7, 4400 Steyr
Tel.: 07252/416 94
Kassen: GKK, BVA, VA, SVA, SVB
Ord.: nach Vereinbarung
Zusätzlich: Akupunktur

Dr. Pohl, Werner Georg
Stadtplatz 22, 4840 Vöcklabruck
Tel.: 07672/254 45-0
Kassen: GKK, BVA, VA, SVA, SVB
Ord.: Mo–Fr 8–12 u. nach Vereinbarung

AKUPUNKTUR

Allgemeinmedizin

Dr. Abdouraman-Viertauer, Sonja
Scharitzerstraße 18, 4020 Linz
Tel.: 0732/658 865-0
Keine Kassen
Ord.: Mo, Di, Mi u. Fr 8.30–11.30, Do 16–20

Dr. Aigner, Peter
Eiselsbergstraße 31 A, 4600 Wels
Tel.: 07242/468 08
Kassen: GKK, BVA, VA, SVA, SVB
Ord.: Mo–Fr 7.30–11, Di u. Do 17–18.30
Zusätzlich: Manuelle Medizin

Dr. Angleitner, Christian
Thermenplatz 1, Vitalzentrum,
4943 Geinberg
Keine Kassen
Ord.: nach Vereinbarung
Zusätzlich: Manuelle Medizin

Dr. Ardelt, Jörg
Linzer Straße 44, 4614 Marchtrenk
Tel.: 07243/522 09
Kassen: GKK, BVA, VA, SVA
Ord.: nach Vereinbarung

Dr. Auböck, Ernestine
Mozartstraße 12-14/3. St., 4020 Linz
Tel.: 0664/242 48 60
Keine Kassen
Ord.: nach Vereinbarung

Dr. Auer, Maximilian
Aubergstraße 10, 4040 Linz
Tel.: 0732/737 363
Kassen: GKK, BVA, VA, SVA, SVB
Ord.: Mo–Fr 8.30–12, Do 16–18 u. nach Vereinbarung

Dr. Auer-Hackenberg, Ute
Kaiser Franz Josef-Straße 2,
4820 Bad Ischl
Tel.: 0664/342 33 16
Kassen: BVA, VA, SVA
Ord.: nach Vereinbarung

Dr. Aumayr, Reinhard
Alte Hauptstraße 25, 4072 Alkoven
Tel.: 07274/63 25-0
Kassen: GKK, BVA, VA, SVA, SVB, KFA
Ord.: Mo, Mi, Do 7–11, Di 7–10 u. 16–18, Sa 7–10
Zusätzlich: Manuelle Medizin, Neuraltherapie

Dr. Ausweger, Ulrike
Ziehrerstraße 7, 4540 Bad Hall
Tel.: 07258/50 01
Keine Kassen
Ord.: nach Vereinbarung

OBERÖSTERREICH

AKUPUNKTUR

Allgemeinmedizin

Dr. Baar, Eva-Maria
Denkstraße 27, 4030 Linz
Tel.: 0732/301 369
Kassen: GKK, BVA, VA, SVA, SVB
Ord.: Mo–Fr 8–11.30, Mo u. Mi 16–18

DDr. Bacowsky, Helmut
Salzburger Straße 8 A/5, 4820 Bad Ischl
Tel.: 06132/232 44
Keine Kassen
Ord.: nach Vereinbarung

Dr. Bangerl, Egon
Geboltskirchen 104, 4682 Geboltskirchen
Tel.: 07732/38 88-0
Kassen: GKK, BVA, VA, SVA, SVB
Ord.: nach Vereinbarung
Zusätzlich: Manuelle Medizin

Dr. Barta-Hablik, Gabriele
Sierningerstraße 23/EG, 4400 Steyr
Tel.: 07252/740 65
Keine Kassen
Ord.: nach Vereinbarung

Dr. Bednar, Gernot
Rapoldeck 94, 3335 Weyer
Tel.: 07655/79 19
Keine Kassen
Ord.: nach Vereinbarung

Dr. Berger, Harald
Rennerstraße 25, 4614 Marchtrenk
Tel.: 07243/520 06
Kassen: GKK, BVA, VA, SVA, SVB
Ord.: Mo–Fr 7.30–11, Di, Fr 16.30–18

Dr. Bleimschein, Elfriede
Birkenstraße 5, 4623 Gunskirchen
Tel.: 07246/74 33-0
Keine Kassen
Ord.: nach Vereinbarung

OBERÖSTERREICH

AKUPUNKTUR

Allgemeinmedizin

Dr. Brandstetter, Werner
Poscherberg 45, 4230 Pregarten
Tel.: 07236/324 40-0
Keine Kassen
Ord.: Mo, Di, Do, Fr 7.30–11.30,
Di, Do 17–19

Dr. Bräutigam, Renate
Schillerstraße 8, 4020 Linz
Tel.: 0732/654 278
Kassen: GKK, BVA, VA, SVA, SVB
Ord.: Mo–Fr 8–11.30, Mi 16–18

Dr. Brunthaler, Karl
Stadtplatz 19, 4400 Steyr
Tel.: 07252/522 62-0
Kassen: GKK, BVA, VA, SVA, SVB
Ord.: nach Vereinbarung
Zusätzlich: Manuelle Medizin

Dr. Buchschachermayr, Claudia
Rennweg 9, 4810 Gmunden
Tel.: 07612/739 33
Keine Kassen
Ord.: nach Vereinbarung
Zusätzlich: Manuelle Medizin

Dr. Cech-Pejsa, Astrid
Haidlweg 53, 4600 Wels
Tel.: 07242/608 39-0
Keine Kassen
Ord.: Mo, Di, Mi u. Fr 8–11, Mo u. Do 15–19

Dr. Danhofer, Ulrike
Linzer Straße 15, 4240 Freistadt
Tel.: 07942/720 32
Keine Kassen
Ord.: nach Vereinbarung

Dr. Daniel, Katharina
Haratzmüllerstraße 12-14, 4400 Steyr
Tel.: 07252/455 04
Keine Kassen
Ord.: Mo–Do 8.30–11.30
u. nach Vereinbarung

Dr. Deim, Gertraud
St. Anna-Weg 1, 4202 Hellmonsödt
Tel.: 07215/25 57
Kassen: GKK, BVA, VA, SVA, SVB
Ord.: nach Vereinbarung

Dr. Dellinger, Florian
Bruckmühl 19, 4901 Ottnang am Hausruck
Tel.: 07676/67 63
Kassen: GKK, BVA, VA, SVA, SVB
Ord.: nach Vereinbarung

Dr. Dellinger, Karin
Bruckmühl 19, 4901 Ottnang am Hausruck
Tel.: 07676/67 63
Keine Kassen
Ord.: nach Vereinbarung

Dr. Doucha, Jaroslava
Billrothstraße 105/14, 4600 Wels
Tel.: 07242/578 92
Keine Kassen
Ord.: nach Vereinbarung
Zusätzlich: Homöopathie

Dr. Duncan, Jeffrey
Zemannstraße 13, 4240 Freistadt
Keine Kassen
Ord.: nach Vereinbarung
Zusätzlich: Manuelle Medizin,
Homöopathie

Dr. Ebner, Emil
Mayrhansenstraße 17, 4060 Leonding
Tel.: 0732/671 001
Kassen: GKK, BVA, VA, SVA, SVB
Ord.: Mo–Fr 8–11, Mi 17–18
Zusätzlich: Manuelle Medizin

Dr. Egger, Peter
Paracelsusgasse 16, 5211 Friedburg
Tel.: 07746/23 00
Kassen: GKK, BVA, VA, SVA, SVB
Ord.: Mo–Fr 8–11.30, Do 17–19

Dr. Ehrenbrandtner, Ernst
Unterweissenbach 205,
4273 Unterweißenbach
Tel.: 07956/73 39
Kassen: GKK, BVA, VA, SVA, SVB
Ord.: nach Vereinbarung

Dr. Fiereder, Karl
Traunleiten 10, 4050 Traun
Tel.: 07229/614 32
Kassen: GKK, BVA, VA, SVA, SVB
Ord.: Mo, Di, Do, Fr 8–11.30, Mo 17–19,
Mi 15–18, Fr 17–18

Dr. Fizek, Andreas
Stadtplatz 40, 4710 Grieskirchen
Tel.: 07248/624 92-0
Kassen: GKK, BVA, VA, SVA, SVB
Ord.: Mo, Fr, 7.45–12, Di, Do, 7.45–10 u.
15.30–18, Mi 10–12 nach Vereinbarung
Zusätzlich: Manuelle Medizin,
Homöopathie

Dr. Fizek, Sonja Johanna
Am Fraunholz 13, 4710 Grieskirchen
Tel.: 07248/669 79
Kassen: GKK, BVA, VA, SVA, SVB
Ord.: nach Vereinbarung

Dr. Flamm, Alfred
Darrgutstraße 12, 4020 Linz
Tel.: 0732/663 695
Kassen: GKK, BVA, VA, SVA, SVB
Ord.: Mo, Mi, Do, Fr 8–12, Di 8–10,
Mo u. Do 17–19

Dr. Foff, Christian
Peterwardeinstraße 17, 4060 Leonding
Keine Kassen
Ord.: nach Vereinbarung

Dr. Frank, Helga
Scharten Nr. 60, 4612 Scharten
Tel.: 07272/53 11-0
Kassen: VA
Ord.: Mo, Mi, Fr 7.30–11.30, Do 15.30–19,
Sa 7.30–10

Dr. Freynhofer, Ulrike
Hargelsberg Nr. 39, 4483 Hargelsberg
Tel.: 07225/205 55
Kassen: GKK, BVA, VA, SVA, SVB
Ord.: Mo, Do 15–19, Di, Mi, Fr 8–12
nach Vereinbarung
Zusätzlich: Homöopathie

Dr. Fuchs, Ursula
Am langen Zaun 33, 4030 Linz
Tel.: 0732/314 848
Keine Kassen
Ord.: nach Vereinbarung

Dr. Füreder, Rhona
Limestraße 1, 4060 Leonding
Tel.: 0732/678 911-0
Kassen: GKK, BVA, VA, SVA, SVB
Ord.: Mo–Fr 8–11.30, Di 16–19, Fr 12.30–
14.30

Dr. Furtner, Hiltrud
Rosenstraße 16, 4040 Linz
Tel.: 0732/732 025-0
Keine Kassen
Ord.: nach Vereinbarung

Dr. Gahleitner, Hermann
Schulstraße 12, 4073 Wilhering
Tel.: 07226/26 35-0
Kassen: GKK, BVA, VA, SVA, SVB
Ord.: nach Vereinbarung

Dr. Gammer, Isabella
Markt 14, 4113 St. Martin im Mühlkreis
Tel.: 07232/30 80-20
Keine Kassen
Ord.: nach Vereinbarung

Dr. Ghamarian, Hossein Thomas
Plesching 35, 4040 Linz
Tel.: 0732/750 875

Kassen: GKK, BVA, VA, SVA, SVB
Ord.: Mo 8–11, 16–18, Di u. Mi 8–12, Do 8–12, 16–18, Fr 8–12
Zusätzlich: Manuelle Medizin, Neuraltherapie

Dr. Ghamarian, Marietta
Plesching 35, 4040 Linz
Tel.: 0732/750 875
Keine Kassen
Ord.: Mo 8–11, 16–18, Di u. Mi 8–12, Do 8–12, 16–18, Fr 8–12
Zusätzlich: Manuelle Medizin, Neuraltherapie, Homöopathie

Dr. Gockner, Walter
Landstraße 59, 4020 Linz
Tel.: 0732/785 782
Keine Kassen
Ord.: nach Vereinbarung

Dr. Grabner, Wolfgang
Grüner Weg 16, 4880 St. Georgen im Attergau
Tel.: 07667/88 57-0
Kassen: GKK, BVA, VA, SVA, SVB
Ord.: Mo, Di, Do, Fr 7.30–11.30, Di, Mi 16.30–18.30

Dr. Grafl, Karin
Stadtplatz 16/3. St. / Top 35, 4150 Rohrbach
Tel.: 07289/209 00
Keine Kassen
Ord.: nach Vereinbarung

Dr. Grasser, Gabriela
Haratzmüllerstraße 12-14, 4400 Steyr
Tel.: 0676/634 38 85
Keine Kassen
Ord.: nach Vereinbarung

Dr. Grassner, Wolfgang
Bad Goisern Nr. 556, 4822 Bad Goisern
Tel.: 06135/85 31
Keine Kassen
Ord.: nach Vereinbarung
Zusätzlich: Manuelle Medizin

Dr. Gringinger, Franz
Goethestraße 17, 4600 Wels
Tel.: 07242/441 18
Keine Kassen
Ord.: Di, Do 16–18 u. nach Vereinbarung
Zusätzlich: Manuelle Medizin

Dr. Gruber, Herbert
Antiesenhofen 250, 4980 Antiesenhofen
Tel.: 07759/55 88
Kassen: GKK, BVA, VA, SVA, SVB
Ord.: nach Vereinbarung

Dr. Guld, Erich
Schulstraße 6, 4142 Hofkirchen im Mühlkreis
Tel.: 07285/70 40
Kassen: GKK, BVA, VA, SVA
Ord.: nach Vereinbarung

Dr. Haberbusch, Elfriede
Bauordenstraße 23, 4600 Wels
Tel.: 07242/450 80
Kassen: GKK, BVA, VA, SVA, SVB
Ord.: Mo, Mi, Do, Fr 8–12, Di 16–19, Do 17–19 u. nach Vereinbarung
Zusätzlich: Homöopathie

Dr. Hackl, Margot
Scharitzerstraße 18/2, 4020 Linz
Tel.: 0732/658 865-0
Keine Kassen
Ord.: Mo, Di, Mi u. Fr 8.30–11.30, Do 16–20

Dr. Hackmack-Eder, Ruth
Gabesstraße 58, 4030 Linz
Tel.: 0732/305 494
Kassen: GKK, BVA, VA, SVA
Ord.: Mo 8–11 u. 14–16, Di 8–11, Mi 13–17, Do 8–11 u. 15–17, Fr 8–11

Dr. Harringer, Doris
Reisenbichlerstraße 13 C, 4810 Gmunden
Keine Kassen
Ord.: nach Vereinbarung
Zusätzlich: Manuelle Medizin

Dr. Haslmair, Maria
Kirchberg Ob D. Donau Nr. 5, 4131 Obermühl
Tel.: 07282/44 00
Keine Kassen
Ord.: nach Vereinbarung

Dr. Heim, Maria
Saarstraße 6, 4600 Wels
Keine Kassen
Ord.: nach Vereinbarung
Zusätzlich: Manuelle Medizin

Dr. Hingsammer, Hermann-L.
Weilhartstraße 40, 5121 Ostermiething
Tel.: 06278/71 17
Kassen: GKK, BVA, VA, SVA, SVB
Ord.: nach Vereinbarung

Dr. Hinterholzer, Ursula
Mitterweg 21, 4861 Schörfling am Attersee
Tel.: 07662/49 13
Keine Kassen
Ord.: nach Vereinbarung

Dr. Hohensinn, Franz
Leonfeldnerstraße 24 C, 4040 Linz
Tel.: 0732/739 768
Kassen: GKK, BVA, VA, SVA, SVB
Ord.: Mo 7.45–13.30, Mi 16–19, Di, Do u. Fr 7.45–11.15
Zusätzlich: Manuelle Medizin

Dr. Horvat, Andrea
Reiset 3, 4942 Gurten
Tel.: 07757/68 10
Keine Kassen
Ord.: nach Vereinbarung

Mag. DDr. Huber, Herbert
Landstraße 70, 4020 Linz
Tel.: 0732/771 211
Keine Kassen
Ord.: Mo–Do 9–17 u. nach Vereinbarung

Dr. Huemer, Manfred
Eisenhower Straße 27, 4600 Wels
Tel.: 07242/454 18 oder 07242/206 061-0
E-Mail: manfred.huemer@ooegkk.at
Keine Kassen
Ord.: Mo, Mi, Do 16–18 u. nach Vereinbarung
Zusätzlich: Manuelle Medizin, Neuraltherapie, Osteopathie

Dr. Huemer, Thomas
Hauptstraße 21, 4360 Grein
Tel.: 07268/224
Kassen: GKK, BVA, VA, SVA, SVB
Ord.: Mo, Di, Mi, Fr 8–12, Mo u. Fr 16–18, Sa 9–11

Dr. Janout, Helmut
Nußbach Nr. 75, 4542 Nußbach
Tel.: 07587/84 05-0
Kassen: GKK, BVA, VA, SVA, SVB
Ord.: Mo, Mi, Do, Fr 7.45–11.45, Mo 16.30–18.30, Sa 8.30–10.30
Zusätzlich: Manuelle Medizin

Dr. Jarusch, Aloisia
Guggenbergstraße 20, 5310 Mondsee
Tel.: 0676/728 55 57
Keine Kassen
Ord.: nach Vereinbarung

Dr. Jetzinger, Anke
Ringstraße 21, 4600 Wels
Tel.: 07242/462 57
Keine Kassen
Ord.: nach Vereinbarung

Allgemeinmedizin

Dr. Kaltseis, Theresia
Hauptstraße 9, 4594 Grünburg
Tel.: 07257/76 21-0
Kassen: BVA, VA, SVA, SVB
Ord.: nach Vereinbarung
Zusätzlich: Manuelle Medizin

Dr. Kammerer, Anton
Weitersfelden Nr. 36, 4272 Weitersfelden
Tel.: 07952/62 18-0
Kassen: GKK, BVA, VA, SVA, SVB
Ord.: nach Vereinbarung
Zusätzlich: Manuelle Medizin

Dr. Karacsonyi, Laszlo
Charwatweg 44, 4600 Wels
Tel.: 07242/773 77
Keine Kassen
Ord.: Mo, Di, Mi 8–11 u. 17–19,
Do, Fr 8–11 u. nach Vereinbarung

Dr. Kassumeh, Notburga
Obermarkt 32, 5270 Mauerkirchen
Tel.: 07724/42 00
Kassen: GKK, BVA, VA, SVA
Ord.: Mo, Di, Do, Fr 8–12, Mi 10–12,
Di u. Do 17–18

Dr. Kautz, Helmut
Julbach 207, 4162 Julbach
Tel.: 07288/82 93
Kassen: GKK, BVA, VA, SVA, SVB
Ord.: nach Vereinbarung
Zusätzlich: Manuelle Medizin

Dr. Kellermair, Kurt
Freistädterstraße 41, 4040 Linz
Tel.: 0732/730 595
Kassen: GKK, BVA, VA, SVA, SVB
Ord.: Mo 8–12 u. 17–19, Di 9–12, Mi 8–11,
Do 8–11 u. 16–18, Fr 8–11

Dr. Kepplinger, Birgitt
Michaelsbergstraße 7, 4060 Leonding
Tel.: 0732/675 129-0
Keine Kassen
Ord.: nach Vereinbarung

Dr. Kepplinger, Erwin
Michaelsbergstraße 7, 4060 Leonding
Tel.: 0732/675 129-0
Kassen: GKK, BVA, VA, SVA, SVB
Ord.: Mo, Di, Do 8–12, Mi 16–18.30,
Fr 8–12 u. 16–17.30

Dr. Kern, Gabriele
Bergfeldstraße 6,
4531 Kematen a.d. Krems
Tel.: 07228/72 64-0
Keine Kassen
Ord.: Mo, Di, Mi, Fr 7.30–11, Di, Fr 16–18,
Sa 7.30–9.30

Dr. Kesztele, Michael
Bismarckstraße 7, 4020 Linz
Tel.: 0732/782 242
Keine Kassen
Ord.: Mo 17–19, Di 9–11 u. 13–15, Do 16–18,
Fr 9–12 nach Vereinbarung

Dr. Kiblböck, Berthold
Zöchstraße 5, 4203 Altenberg bei Linz
Tel.: 07230/74 51-0
Kassen: GKK, BVA, VA, SVA, SVB
Ord.: Mo, Di, Do, Fr 8–11, Di 17–18,
Sa 8–10
Zusätzlich: Manuelle Medizin

Dr. Kiehas, Peter
Tegetthoffstraße 10, 4020 Linz
Tel.: 0732/656 159
Kassen: GKK, BVA, VA, SVA, SVB
Ord.: Mo–Fr 8–11.30, Mo 16–17,
Do 16–18.30

Dr. Kieweg, Heinrich
Eisenstraße 38, 4460 Losenstein
Tel.: 07255/60 20
Kassen: GKK, BVA, VA, SVA
Ord.: Mo, Di, Do, Fr 8–12, Mi u. Do 16–18

Dr. Kirschbichler, Michael
Dorfstraße 4, 4040 Linz
Tel.: 07239/55 66-0
Kassen: GKK, BVA, VA, SVA, SVB
Ord.: Mo, Mi, Do, Fr 7.30–11, Di 8–10,
Mo u. Do 17–19
Zusätzlich: Manuelle Medizin

Dr. Koits, Wolfgang
Zeppenfeldstraße 6, 4020 Linz
Tel.: 0732/660 377
Kassen: GKK, BVA, VA, SVA, SVB
Ord.: Mo–Fr 7.30–11, Mo u. Mi 15.30–18.30

Dr. Kostersitz, Dagmar
Herakhstraße 15, 4810 Gmunden
Tel.: 07612/742 42
Keine Kassen
Ord.: Di–Fr 9–12, Di, Mi u. Fr 16–18 nach
Vereinbarung

Dr. Kraft-Pfeiffer, Brigitte
Rudolf-Schuh-Straße 15,
4863 Seewalchen am Attersee
Tel.: 07662/23 71
Keine Kassen
Ord.: nach Vereinbarung

Dr. Kremer, Eveline
Wasserwerkstraße 23,
4053 Haid bei Ansfelden
Tel.: 0664/113 99 29
Keine Kassen
Ord.: nach Vereinbarung

Dr. Kriechbaumer, Bernhard
Larnhauserweg 2, 4060 Leonding
Tel.: 0732/673 568
Kassen: GKK, BVA, VA, SVA, SVB
Ord.: Mo, Di, Do, Fr 8–12, Mo 17.30–19,
Mi 16–18.30

Dr. La Marca-Wieltschnig, Annette
Hauptstraße 26, 4694 Ohlsdorf
Keine Kassen
Ord.: nach Vereinbarung

Dr. Lambert, Gudrun Brigitta
Mittlere Gasse 8, 4400 Steyr
Kassen: BVA, SVA
Ord.: nach Vereinbarung

Dr. Lehmann, Helga Maria
Hauptstraße 6, 4611 Buchkirchen
Keine Kassen
Ord.: nach Vereinbarung

Dr. Leisch, Joachim
Kaarstraße 5, 4040 Linz
Tel.: 0732/731 096
Kassen: GKK, BVA, VA, SVA, SVB
Ord.: Mo 7.30–15, Di 7.30–11, Mi 7.30–11,
Do 16.30–18.30, Fr 7.30–11

Dr. Leroy-Wagner, Sigrid
Landstraße 32/2. Stock, 4020 Linz
Tel.: 0732/783 848
Keine Kassen
Ord.: Mo–Fr 8.30–12, Mi 16–19
nach Vereinbarung

Dr. Leutgöb, Hubert
Lagerstraße 14 A, 4470 Enns
Tel.: 07223/890 00-0
Kassen: GKK, BVA, VA, SVA, SVB
Ord.: Mo, Mi, Fr 7.30–12, Di, Do 15.45–19
u. nach Vereinbarung

Dr. Lindinger, Nora
Kaplanhofstraße 1, 4020 Linz
Keine Kassen
Ord.: nach Vereinbarung

Dr. Luger, Barbara
Kirchberg 82 A, 4062 Thening
Keine Kassen
Ord.: nach Vereinbarung

Dr. Lutz, Helmut
Marktplatz 47, 4680 Haag am Hausruck
Tel.: 07732/23 07-0

Kassen: GKK, BVA, VA, SVA, SVB
Ord.: nach Vereinbarung

Dr. Mahn, Werner
Dirisamerstraße 1, 4675 Weibern
Tel.: 07732/29 00
Kassen: GKK, BVA, VA, SVA, SVB
Ord.: nach Vereinbarung

Dr. Marckhgott, Herwig
Glimpfingerstraße 107, 4020 Linz
Tel.: 0732/608 690
Keine Kassen
Ord.: nach Vereinbarung

Dr. Mathä, Johann
Schulstraße 2,
4150 Rohrbach in Oberösterreich
Tel.: 07289/80 54-0
Kassen: GKK, BVA, VA, SVA, SVB
Ord.: nach Vereinbarung

Dr. Mauel, Angelika
Bad Goisern Nr. 214, 4822 Bad Goisern
Tel.: 06135/77 39
Keine Kassen
Ord.: nach Vereinbarung

Dr. Maximoff, Veronika
Peterskirchen Nr. 40,
4743 Peterskirchen
Tel.: 07750/37 12
Keine Kassen
Ord.: nach Vereinbarung

Dr. Mayr, Günter
Blütenstraße 4, 4111 Walding
Tel.: 07234/842 90-0
Kassen: GKK, BVA, VA, SVA, SVB
Ord.: Mo, Di, Mi u. Fr 8–11.30,
Mo, Mi u. Do 17–19

Dr. Mayrhofer, Hana
In der Aichwiesen 4, 4040 Linz
Tel.: 0732/730 390
Keine Kassen
Ord.: nach Vereinbarung
Zusätzlich: Manuelle Medizin

Dr. Mertl, Stefan
Eidenberg Nr. 58, 4201 Gramastetten
Tel.: 07239/510 51
Keine Kassen
Ord.: nach Vereinbarung

Dr. Morawek, Birgitta
Lessingstraße 11, 4020 Linz
Tel.: 0732/777 688
Kassen: GKK, BVA, VA, SVA, SVB
Ord.: Mo, Mi, Do, Fr 8–11, Di 14–17

Dr. Mraczansky, Birgit
Goethestraße 9, 4020 Linz
Keine Kassen
Ord.: nach Vereinbarung

Dr. Neuländtner, Alfred
Feldkirchen bei Mattighofen 41, 5143
Feldkirchen b Mattighofen
Tel.: 07748/61 11-0
Kassen: GKK, BVA, VA, SVA
Ord.: nach Vereinbarung

Dr. Oberroithmair, Helmut
Dörnbach 130, 4061 Pasching
Tel.: 07221/888 16
Kassen: GKK, BVA, VA, SVA, SVB
Ord.: Mo–Fr 8–12, Mo 14–15, Mi 17–19,
Sa 8–10
Zusätzlich: Manuelle Medizin

Dr. Ocenasek, Sylvia
Dametzstraße 7, 4020 Linz
Tel.: 0732/782 322
Keine Kassen
Ord.: nach Vereinbarung
Zusätzlich: Neuraltherapie

Dr. Öllinger, Heidemarie
Welserstraße 2, 4701 Bad Schallerbach
Tel.: 07249/482 25-0
Keine Kassen
Ord.: Mo–Fr 7.30–11, Di au.ch 16–18
Zusätzlich: Manuelle Medizin

Dr. Ortbauer, Franz
Enzenkirchen Nr. 176, 4761 Enzenkirchen
Tel.: 07762/40 40
Kassen: GKK, BVA, VA, SVA, SVB
Ord.: nach Vereinbarung
Zusätzlich: Manuelle Medizin

Dr. Orthofer, Alfons
Bahnhofstraße 13, 4722 Peuerbach
Tel.: 07276/31 85-0
Kassen: GKK, BVA, SVA, SVB
Ord.: Mo, Di, Do, Fr 8–12, Mo, Do 17–19,
Sa 8–10

Dr. Ottinger, Regina
Brucknerweg 17,
4873 Frankenburg am Hausruck
Keine Kassen
Ord.: nach Vereinbarung

Dr. Palzinsky, Michael
M.-Guggenbichler-Weg 1,
4893 Zell am Moos
Tel.: 06234/82 12
Keine Kassen
Ord.: Di 9–11, Do 17–19
u. nach Vereinbarung
Zusätzlich: Manuelle Medizin

Dr. Pesendorfer, Monika
Haiden 422, 4820 Bad Ischl
Tel.: 06132/236 14-0
Kassen: GKK, BVA, VA, SVA, SVB
Ord.: Mo, Do, Fr 7.30–11.30, Di 7.30–10,
Mi 17–19
Zusätzlich: Homöopathie

Dr. Pfleger-De Comtes, Michaela
Mariahilfgasse 24, 4020 Linz
Tel.: 0732/790 670
Keine Kassen
Ord.: nach Vereinbarung

Dr. Plaimer, Oswald Karl
Utzenaich 130, 4972 Utzenaich
Tel.: 07751/82 85
Kassen: GKK, BVA, VA, SVA, SVB
Ord.: nach Vereinbarung
Zusätzlich: Manuelle Medizin

Dr. Pointner, Rosemarie
St. Peter Straße 5, 4240 Freistadt
Keine Kassen
Ord.: nach Vereinbarung

Dr. Pötscher, Kurt
Oberer Markt 2, 4262 Leopoldschlag
Tel.: 07949/81 44-0
Kassen: GKK, BVA, VA, SVA, SVB
Ord.: nach Vereinbarung
Zusätzlich: Manuelle Medizin,
Neuraltherapie

Dr. Prasser, Wolfgang
Dr. Breitwieser-Straße 18, 4600 Wels
Tel.: 07242/671 77
Kassen: GKK, BVA, VA, SVA, SVB
Ord.: Mo, Di, Do, Fr 8.30–12.30, Mo 18–19,
Mi 16–19

Dr. Puchhammer, Elisabeth
Gerstnerstraße 20, 4040 Linz
Tel.: 0732/716 723
Keine Kassen
Ord.: Mo–Fr 8.30–12 nach Vereinbarung

Dr. Puttinger, Johann
Schulstraße 84, 5261 Uttendorf
Tel.: 07724/32 92-0
Kassen: GKK, BVA, VA, SVA, SVB
Ord.: Mo, Di, Do, Fr 8–11.30,
Mo u. Do 17–19, Sa 8–10

OBERÖSTERREICH

AKUPUNKTUR

Allgemeinmedizin

Dr. Quadlbauer, Christian
Pettenbach Nr. 101, 4643 Pettenbach
Tel.: 07586/77 87
Kassen: GKK, BVA, VA, SVA, SVB, KFA
Ord.: Mo 8–11, Di, Do 8–11 u. 16.30–18.30, Fr 8–11 u. 15.30–17.30, Sa 8–10

Dr. Raab, Elisabeth
Seilerstätte 7, 4152 Sarleinsbach
Keine Kassen
Ord.: nach Vereinbarung

Dr. Ratzenböck, Franz
Bahnhofstraße 16, 4722 Peuerbach
Tel.: 07276/30 66-0
Kassen: GKK, BVA, VA, SVA, SVB
Ord.: nach Vereinbarung

Dr. Raus, Wolfgang
Vogelweiderplatz 3, 4600 Wels
Tel.: 07242/694 40-0
Kassen: GKK, BVA, VA, SVA, SVB
Ord.: Mo, Di, Mi u. Fr 8–12, Mo u. Do 16–18
Zusätzlich: Manuelle Medizin

Dr. Rausch, Manfred
Franz-Sebek-Straße 14, 4400 Steyr
Tel.: 07252/763 64-0
Kassen: GKK, BVA, VA, SVA, SVB
Ord.: Mo 8–13.30, Di, Mi 8–11.30, Do 8–11.30 u. 16–17.30, Fr 8–10.30
Zusätzlich: Manuelle Medizin

Dr. Reininger, Manfred Johann
Klosterstraße 5, 4730 Waizenkirchen
Tel.: 07277/21 60
Kassen: GKK, BVA, VA, SVA, SVB
Ord.: nach Vereinbarung

Dr. Reisinger, Kurt Manfred
Aspach Nr. 185, 5252 Aspach, Innkreis
Tel.: 07755/72 51-0
Kassen: GKK, BVA, VA, SVA, SVB
Ord.: nach Vereinbarung

Dr. Reiter, Johann
Badgasse 12, 4810 Gmunden
Tel.: 07612/640 17-0
Kassen: GKK, BVA, VA, SVA, SVB
Ord.: Mo–Fr 8–11.30, Di 17–18.30

Dr. Retschitzegger, Harald
Inzersdorf i. Kremstal Nr. 116, 4560 Kirchdorf a.d. Krems
Tel.: 07582/820 98
Kassen: GKK, BVA, VA, SVA, SVB
Ord.: Mo, Di, Do 7.30–12, Fr 7.30–11, Mo u. Mi 16.30–18 u. nach Vereinbarung
Zusätzlich: Manuelle Medizin

Dr. Riccabona, Barbara
Goethestraße 27/1, 4020 Linz
Keine Kassen
Ord.: nach Vereinbarung

Dr. Richter, Christian
Kirchenplatz 18, 4910 Ried im Innkreis
Tel.: 07752/824 33
Kassen: GKK, BVA, VA, SVA, SVB
Ord.: Mo–Fr 9–12, Mo, Mi 16–18 nach Vereinbarung

Dr. Richter, Peter
Stelzhamerstraße 15 A, 4810 Gmunden
Tel.: 07612/641 24
Kassen: GKK, BVA, VA, SVA, SVB
Ord.: Mo–Fr 7.45–10.15, Mo u. Do 16.30–18.30
Zusätzlich: Manuelle Medizin

Dr. Rodemund, Gerlinde Waltraud
Herrenstraße 20, 4030 Linz
Tel.: 0664/540 56 56
Keine Kassen
Ord.: nach Vereinbarung

Dr. Rohrauer, Herbert
Parkstraße 19, 4311 Schwertberg
Tel.: 07262/613 35-0
Kassen: GKK, BVA, VA, SVA, SVB
Ord.: Mo–Fr 8–11, Di 16–18, Fr 16–19

Dr. Rosensteiner, Andreas
Regerstraße 23, 4020 Linz
Tel.: 0732/608 608
Kassen: GKK, BVA, VA, SVA, SVB
Ord.: nach Vereinbarung

DDr. Rudolf, Ernst
Wiesenstraße 20, 4800 Attnang-Puchheim
Keine Kassen
Ord.: nach Vereinbarung

Dr. Ruttinger, Thomas Robert
Taufkirchen Nr. 115, 4715 Taufkirchen a.d. Trattnach
Tel.: 07734/40 08
Kassen: GKK, BVA, VA, SVA, SVB
Ord.: Mo–Fr 8–12, Sa 8–10, Mo u. Fr 16.30–18

Dr. Said, Heide
Neuhoferstraße 1, 4240 Freistadt
Kassen: SVA
Ord.: nach Vereinbarung

Dr. Salzer, Ina
Einsteinstraße 3, 4020 Linz
Tel.: 0732/341 506
Kassen: GKK, BVA, VA, SVA
Ord.: Mo 9–12 u. 16–18, Di 9–12, Mi 16–18, Do 8–12 u. 17–19, Fr 8–12

Dr. Schäffer, Herbert
Schulstraße 9, 4040 Linz
Tel.: 0732/711 333
Keine Kassen
Ord.: nach Vereinbarung
Zusätzlich: Manuelle Medizin

Dr. Schamberger, Engelbert
Bahnhofallee 14, 4701 Bad Schallerbach
Tel.: 07249/424 00
Kassen: GKK, BVA, VA, SVA, SVB
Ord.: Mo–Fr 8–12, Sa 9–11, Mo u. Do 17–19
Zusätzlich: Manuelle Medizin

Dr. Scharinger, Rudolf
P-B-Rodlberger-Straße 12, 4600 Wels
Tel.: 07242/613 11
Kassen: GKK, BVA, VA, SVA
Ord.: Mo–Fr 7.30–11 u. Di 16–18.30

Dr. Scheuer, Andreas
Pesenbach 88, 4101 Feldkirchen a.d. Donau
Tel.: 07233/68 12-0
Kassen: GKK, BVA, VA, SVA, SVB
Ord.: Mo, Mi, Do, Fr 8–12, Mi u. Fr 17–18, Sa 8–10
Zusätzlich: Manuelle Medizin, Neuraltherapie

Dr. Schleyer, Bernhard
Familiengasse 2, 4452 Ternberg
Tel.: 07256/60 30-0
Kassen: GKK, BVA, SVA
Ord.: nach Vereinbarung
Zusätzlich: Manuelle Medizin

Dr. Schmoller, Günter
Domgasse 1, 4020 Linz
Keine Kassen
Ord.: nach Vereinbarung

Dr. Schneglberger, Josef
Reichersberg 170, 4981 Reichersberg
Tel.: 07758/20 30
Kassen: GKK, BVA, VA, SVA, SVB
Ord.: Mo, Di, Mi, Fr 8–11.30, Di u. Fr 17–18.30, Sa 8–10
Zusätzlich: Manuelle Medizin, Neuraltherapie

Dr. Schosswohl, Gerhard
Reichenauerstraße 2, 4210 Gallneukirchen
Tel.: 07235/639 62-0
Kassen: GKK, BVA, VA, SVA, SVB
Ord.: nach Vereinbarung

Allgemeinmedizin

Dr. Schück, Wilfried
Mühlheimer Straße 6, 4950 Altheim
Tel.: 07723/422 30-0
Keine Kassen
Ord.: nach Vereinbarung
Zusätzlich: Homöopathie

Dr. Schuller, Klaus
Schmiedegasse 14/6, 4040 Linz
Tel.: 0732/737 333
Kassen: KFA
Ord.: Mo 11–18, Di–Do 8–14
nach Vereinbarung

Dr. Schuster, Gottfried
Kreuzfeld 14, 4209 Linz
Tel.: 07235/630 39
Kassen: GKK, BVA, VA, SVA, SVB
Ord.: nach Vereinbarung

Dr. Schwarz, Gregor
Wiesenweg 6, 4644 Scharnstein
Keine Kassen
Ord.: nach Vereinbarung

Dr. Seeber, Klara Maria
Franz Keim-Straße 5, 4600 Wels
Tel.: 07242/554 26-10
Keine Kassen
Ord.: Mo–Fr 8.15–11.45, Mi 16–18
nach Vereinbarung

Dr. Seidl, Margit Maria
Färbergasse 3, 4400 Steyr
Tel.: 07252/533 21
Keine Kassen
Ord.: Mo–Fr 8–12 nach Vereinbarung

Dr. Seidl, Peter
Aurrachtalstraße 28, 4812 Pinsdorf
Tel.: 07612/738 88
Kassen: GKK, BVA, VA, SVA
Ord.: Mo, Di, Mi u. Fr 8–12, Di u. Do 17–19
u. nach Vereinbarung

Dr. Selenko-Atzmüller, Gabriele
Liebigstraße 7, 4020 Linz
Tel.: 0732/658 758
Kassen: GKK, BVA, VA, SVA
Ord.: Mo, Di, Mi, Fr 8–12, Di 16.30–18.30,
Do 14–16

Dr. Sidra, Youssef
Mitterweg 22, 4800 Attnang-Puchheim
Keine Kassen
Ord.: nach Vereinbarung

Dr. Stadlmayr, Johann
Bachweg 11,
4873 Frankenburg am Hausruck
Tel.: 07683/50 36
Kassen: GKK, BVA, VA, SVA, SVB
Ord.: nach Vereinbarung
Zusätzlich: Manuelle Medizin

Dr. Stammler, Susanne
Gaßl 9, 4861 Schörfling am Attersee
Tel.: 07662/62 88
Keine Kassen
Ord.: nach Vereinbarung

Dr. Stelzer, Wolfgang
Reichenau im Mühlkreis Nr. 199,
4204 Reichenau im Mühlkreis
Keine Kassen
Ord.: nach Vereinbarung

Dr. Strand, Ursula
Hueberstraße 9, 4730 Waizenkirchen
Tel.: 07277/73 34
Kassen: BVA, VA, SVA, SVB
Ord.: Mo, Di, Mi, Fr 8–12, Mi 17–19,
Sa 8–10

Dr. Straszmayr, Leopold
Wiener Straße 2, 4490 St.Florian
Kassen: GKK, BVA, VA, SVA, SVB
Ord.: nach Vereinbarung
Zusätzlich: Manuelle Medizin

Dr. Strobl, Bernhard
Anton-Bruckner-Straße 12,
4820 Bad Ischl
Tel.: 06132/233 11-0
Kassen: BVA, VA, SVA, SVB
Ord.: Mo–Fr 8–11.30, Di 15.30–17.30 u.
nach Vereinbarung

Dr. Tiefenthaller, Maria
Hauptstraße 61, 4040 Linz
Tel.: 0732/710 020
Keine Kassen
Ord.: Mo u. Mi12–12.30, Di u. Do 8–8.30
nach Vereinbarung
Zusätzlich: Homöopathie

Dr. Tischler, Wilhelm
Feldgasse 7, 4540 Bad Hall
Tel.: 07258/48 68
Kassen: BVA, VA, SVA, SVB
Ord.: nach Vereinbarung
Zusätzlich: Neuraltherapie, F.X. Mayr

Dr. Tockner, Elisabeth
Kirchdorferstraße 4, 4673 Gaspoltshofen
Kassen: SVA
Ord.: nach Vereinbarung

Dr. Tumphart, Ingeborg
Stiegengasse 12, 4470 Enns
Tel.: 07223/843 91
Kassen: GKK, BVA, VA, SVA, SVB
Ord.: Mo, Mi, Fr 8–12, Do 8–11,
Di, Mi 17–19

Dr. Urban, Peter
Karl Punzer-Straße 60 A, 4400 Steyr
Tel.: 07252/736 63
Kassen: GKK, BVA, VA, SVA, SVB
Ord.: Mo–Mi 8–12, Do 8–12, 16–18,
Fr 8–10
Zusätzlich: Manuelle Medizin

Dr. Vogel, Oskar
Hauptstraße 40,
4863 Seewalchen am Attersee
Tel.: 07662/60 31
Kassen: GKK, BVA, VA, SVA, SVB
Ord.: Mo 8–12 u. 16.30–18.30,
Di, Do, Fr 8–12, Sa 8–10
Zusätzlich: Homöopathie

Dr. Wagenbichler, Dieter
Sebastian-Kneipp-Gasse 8,
4780 Schärding
Tel.: 07712/52 55
Keine Kassen
Ord.: nach Vereinbarung
Zusätzlich: Manuelle Medizin

Dr. Weiss, Maximilian
Wagnerweg 6, 4209 Wilhering
Kassen: GKK, BVA, VA, SVA, SVB
Ord.: nach Vereinbarung

Dr. Wendt, Ursula
Ascheter Straße 4, 4600 Wels
Tel.: 07242/606 44
Kassen: GKK, BVA, VA, SVA, SVB
Ord.: Mo–Fr 7.30–11.30, Mo u. Do 16.30–
18.30 u. nach Vereinbarung

Dr. Westreicher, Claudia
Bahnhofstraße 9, 4655 Vorchdorf
Tel.: 07614/62 25
Keine Kassen
Ord.: Mo, Di, Do, Fr 8–12, Sa 8–10,
Do 17–19

Dr. Wied-Baumgartner, Sabine
Landstraße 15 A, 4020 Linz
Keine Kassen
Ord.: nach Vereinbarung

Dr. Wiesmayr-Niggas, Anna
Salzburger Straße 21, 4840 Vöcklabruck
Tel.: 07672/230 88
Kassen: GKK, BVA, VA, SVA, SVB
Ord.: Mo, Di, Do, Fr 8–11.30,
Mo u. Do 17–19, Sa 8–10

OBERÖSTERREICH

AKUPUNKTUR

Allgemeinmedizin

Dr. Wiesner-Zechmeister, Max
Hoher Markt 4, 4910 Ried im Innkreis
Tel.: 07752/821 58-0
Kassen: GKK, BVA, VA, SVA, SVB
Ord.: Mo–Fr 9–12, Mo, Di, Do 16–18
u. nach Vereinbarung

Dr. Winkler, Peter
Eitzinger Straße 12, 4971 Aurolzmünster
Tel.: 07752/856 44
Keine Kassen
Ord.: nach Vereinbarung
Zusätzlich: Manuelle Medizin

Dr. Wurm, Ingrid
Ferihumerstraße 30/35, 4040 Linz
Keine Kassen
Ord.: nach Vereinbarung
Zusätzlich: Manuelle Medizin,
Neuraltherapie

Dr. Zambarloukos, Renate
Ferd. Markl-Straße 39/11, 4040 Linz
Tel.: 0732/250 484
Keine Kassen
Ord.: Mo–Do12–18, Fr 7–10
Zusätzlich: Manuelle Medizin

Dr. Zeileis, Michaela
Hoheneckstraße 13, 4713 Gallspach
Tel.: 07248/637 60-0
Keine Kassen
Ord.: nach Vereinbarung
Zusätzlich: Manuelle Medizin

Dr. Zielbauer, Hanns Peter
St. Berthold-Allee 23, 4451 Garsten
Tel.: 07252/448 44-0
Kassen: GKK, BVA, VA, SVA, SVB
Ord.: Mo, Mi, Do, Fr 8–11.30, Di 10–14,
Mi 17–19

Dr. Zillig, Wolfgang
Grundbachweg 42, 4020 Linz
Tel.: 0732/672 107
Kassen: GKK, BVA, VA, SVA, SVB
Ord.: Mo, Di, Do, Fr 8–11.30,
Mi 8–11u. 16.30–18
Zusätzlich: Manuelle Medizin

Dr. Zitterl, Herward
Frauengasse 8, 4820 Bad Ischl
Tel.: 06132/219 70-0
Keine Kassen
Ord.: nach Vereinbarung
Zusätzlich: Homöopathie

Dr. Zöpfl, Wolfgang
Wagnerstraße 2, 4672 Bachmanning
Tel.: 07735/70 03-0
Kassen: GKK, BVA, VA, SVA, SVB
Ord.: nach Vereinbarung
Zusätzlich: Manuelle Medizin

Anästhesiologie und Intensivmedizin

Dr. Adelsgruber, Walter
Kolbestraße 11, 4722 Peuerbach
Tel.: 07276/23 87
Kassen: GKK, BVA, VA
Ord.: nach Vereinbarung

Prim. Dr. Antlinger, Franz
Silberzeile 12, 4780 Schärding
Tel.: 07712/31 22
Keine Kassen
Ord.: nach Vereinbarung

Dr. Bauer, Norbert
Hauptstraße 33, 4040 Linz
Keine Kassen
Ord.: nach Vereinbarung

Dr. Brunsteiner, Kornelia
Volksfeststraße 2, 4020 Linz
Tel.: 0732/782 982
Keine Kassen
Ord.: Di, Do 14–18, Mi 9–12
nach Vereinbarung

Dr. Dabrowski, Tomasz
Billrothstraße 105, 4600 Wels
Tel.: 07242/729 22
Keine Kassen
Ord.: nach Vereinbarung

Dr. Flatscher, Jutta
Ursprung 12, 4522 Sierning
Tel.: 07259/44 02
Keine Kassen
Ord.: nach Vereinbarung

Dr. Hoflehner, Günther
Haratzmüllerstraße 31, 4400 Steyr
Tel.: 07252/477 19
Keine Kassen
Ord.: Di u. Do 14–18
Zusätzlich: Manuelle Medizin

Dr. Kiesl, Walter Erwin
Lenaustraße 8, 4840 Vöcklabruck
Keine Kassen
Ord.: nach Vereinbarung

Prim. Dr. Maurer, Stefan
Pfarrgasse 25/1, 4240 Freistadt
Tel.: 07942/746 44
Keine Kassen
Ord.: Mo–Fr 17–19, nach Vereinbarung
Zusätzlich: Manuelle Medizin

Dr. Panholzer, Reinhard
Oepping Nr. 57,
4150 Rohrbach in Oberösterreich
Tel.: 07289/61 52
Kassen: GKK, BVA, VA, SVA, SVB
Ord.: nach Vereinbarung

Augenheilkunde und Optometrie

Dr. Feichtinger, Markus
Harrachstraße 14, 4020 Linz
Keine Kassen
Ord.: nach Vereinbarung

Frauenheilkunde und Geburtshilfe

Dr. Aigner, Markus
Herrenstraße 20, 4020 Linz
Keine Kassen
Ord.: nach Vereinbarung

Dr. Dohle, Emil
Schillerstraße 7, 4600 Wels
Tel.: 07242/440 33-0
Kassen: GKK, BVA, VA, SVA, SVB
Ord.: Mo, Di 8–12, Mi Do 14–18, Fr 8–12

Dr. Rossboth, Klaus
Friedr.-Thurner-Straße 16,
4910 Ried im Innkreis
Tel.: 07752/807 88
Kassen: GKK, BVA, VA, SVA, SVB
Ord.: Di, Mi, Fr 8–12, Mo u.
Do 14–18 nach Vereinbarung
Zusätzlich: Manuelle Medizin

Dr. Taucher, Andreas
Rooseveltstraße 12, 4400 Steyr
Keine Kassen
Ord.: nach Vereinbarung

Dr. Wallner, Johann
Unterstadtgries 1 A, 4840 Vöcklabruck
Tel.: 07672/261 70-0
Kassen: GKK, BVA, VA, SVA, SVB
Ord.: Mo, Di, Mi, 8–12, Fr 8–11,
Mo 14–16, Do 15–19

Dr. Wolfram, Gerhard
Am Fraunholz 15, 4710 Grieskirchen
Tel.: 07248/612 88-1
Keine Kassen
Ord.: Di 16–19 nach Vereinbarung

Hals-, Nasen-, Ohrenkrankheiten

Dr. Haßlböck, Gottfried
Etrichstraße 9, 4240 Freistadt
Tel.: 07942/747 11-0
Kassen: GKK, BVA, VA, SVA, SVB
Ord.: Mo 14–17, Di, Mi u. Fr 8.30–13, Do 14–18

Dr. Klein, Michael
Danglstraße 1, 4810 Gmunden
Tel.: 07612/622 66
Kassen: GKK, BVA, VA, SVA, SVB
Ord.: Mo, Di, Do, Fr 8–12, Mo u. Mi 16–18 nach Vereinbarung

Dr. Kobler, Heinrich
Preuenhueberstraße 5, 4400 Steyr
Tel.: 07252/522 65
Kassen: GKK, BVA, VA, SVA
Ord.: Mo 14–16, Di 6.30–12, Mi 8–12 u. 14–16, Do 8–12, Fr 8–10.30 nach Vereinbarung

Haut- und Geschlechtskrankheiten

Dr. Bell, Claudia Maria
Spillheide 5, 4060 Leonding
Tel.: 0732/674 060
Kassen: GKK, BVA, VA, SVA, SVB
Ord.: Di, Do, Fr 9–13, Mo, Mi 14–18

Innere Medizin

DDr. Jirak, Paul
Dornacherstraße 8/4, 4040 Linz
Tel.: 0732/243 585
Keine Kassen
Ord.: nach Vereinbarung

Dr. Knapp, Johannes
Reindlstraße 14, 4040 Linz
Keine Kassen
Ord.: nach Vereinbarung

Dr. Nimeth, Christian
Hof 3, 4922 Geiersberg
Tel.: 07753/28 16
Keine Kassen
Ord.: nach Vereinbarung
Zusätzlich: Manuelle Medizin

Prim. Dr. Pesl, Harald
Kirchenplatz 6/6, 4910 Ried im Innkreis
Tel.: 07752/818 11
Keine Kassen
Ord.: Di u. Do 14–17

Dr. Pfaffenwimmer, Hedwig
Stelzhamerstraße 7, 4400 Steyr
Tel.: 07252/416 94
Kassen: GKK, BVA, VA, SVA, SVB
Ord.: nach Vereinbarung
Zusätzlich: Homöopathie

Dr. Pixner, Norbert Josef
Schmideggstraße 9, 4810 Gmunden
Keine Kassen
Ord.: nach Vereinbarung

Dr. Rohringer, Jörg
Ruflinger Straße 17, 4060 Leonding
Tel.: 0732/680 056
Keine Kassen
Ord.: Mo 16.30–19.30, Di u. Mi 15.30–17.30, Fr 10–15 nach Vereinbarung

Dr. Stowasser, Günther Karl
Bayrhammergasse 1, 4910 Ried im Innkreis
Tel.: 0664/170 90 53
Keine Kassen
Ord.: nach Vereinbarung

Dr. Tremetsberger, Raimund
Dr.-H.-Sperl-Straße 3, 3335 Weyer
Tel.: 07355/78 37
Keine Kassen
Ord.: nach Vereinbarung

Dr. Zeileis, Friedrich G.
Brucknerstraße 1, 4713 Gallspach
Tel.: 07248/637 60-0
Keine Kassen
Ord.: nach Vereinbarung

Kinder- und Jugendheilkunde

Dr. Grabner, Claudia
Mitterweg 12, 4861 Schörfling am Attersee
Tel.: 07662/64 95
Keine Kassen
Ord.: nach Vereinbarung

Dr. Haslinger, Susanne
Johann Strauss-Straße 2 A, 4020 Linz
Tel.: 0732/657 388-0
Kassen: GKK, BVA, VA, SVA, SVB
Ord.: Mo–Fr 8.30–11.30, Mo u. Fr 15.30–18

Dr. Kahr, Peter Markus
Eisenhandstraße 46, 4020 Linz
Tel.: 0732/771 699
Keine Kassen
Ord.: Mo, Mi, Fr 8–12, Di 14–17

Dr. Peherstorfer, Karl
Glimpfingerstraße 96, 4020 Linz
Tel.: 0732/330 880
Kassen: GKK, BVA, VA, SVA, SVB
Ord.: Mo, Di, Do, Fr 8–11.30, Mo u. Mi 15–18

Dr. Peter, Veronika
Schiffslände 3-4, 4810 Gmunden
Tel.: 07612/700 99

Keine Kassen
Ord.: Mo, Di, Do, Fr 8.30–13, Mi 14–18

Dr. Pramendorfer, Hermann
Dr. Alfred-Klar-Straße 2, 4400 Steyr
Tel.: 07252/764 66
Kassen: GKK, BVA, VA, SVA, SVB
Ord.: Mo–Fr 8–11, Di u. Do 16–18.30 u. nach Vereinbarung

Dr. Puchberger, Ernst
Schiffmannstraße 7, 4020 Linz
Tel.: 0732/382 277
Kassen: GKK, BVA, VA, SVA, SVB
Ord.: Mo–Fr 8.30–12, Mo u. Mi 16–18

Dr. Schober, Susanne
Klosterplatz 3, 4650 Lambach
Tel.: 07245/311 40
Kassen: GKK, BVA, VA, SVA, SVB
Ord.: Mo, Di, Mi, Fr 8–12, Mo, Do 14–16 nach Vereinbarung

Dr. Schobermayr, Waltraud
Robert Kunz Straße 11, 4840 Vöcklabruck
Tel.: 07672/788 65
Kassen: GKK, BVA, VA, SVA, SVB
Ord.: Mo, Di, Do, Fr 8.30–12, Mo u. Mi 14–17 nach Vereinbarung

Dr. Schwarzinger, Edwin
Naarner Straße 12, 4320 Perg
Keine Kassen
Ord.: nach Vereinbarung

Dr. Zauner, Hans-Peter
Stülzstraße 1, 4840 Vöcklabruck
Tel.: 07672/238 75
Kassen: GKK, BVA, VA, SVA, SVB
Ord.: Mo 9–12, Di–Fr 8–12, Mo u. Do 14–16, nach Vereinbarung

Neurologie/Psychiatrie

Dr. Jetzinger, Maria-Anna
Roßmarkt 36, 4710 Grieskirchen

OBERÖSTERREICH

AKTUPUNKTUR

Neurologie/Psychiatrie

Tel.: 07248/663 39
Kassen: GKK, BVA, VA, SVA
Ord.: Mo u. Mi 13–16, Di–Fr 8.30–12,
Voranm erb

Dr. Kreczi, Thomas
Kaarstraße 2, 4040 Linz
Tel.: 0732/739 587-0
Kassen: GKK, BVA, VA, SVA, SVB
Ord.: Mo–Fr 8.30–12, Di u. Do 13–15

Dr. Rettensteiner, Gabriele
Herrenstraße 42, 4320 Perg
Tel.: 07262/544 49
Kassen: GKK, BVA, VA, SVA, SVB
Ord.: Mo u. Mi 15–19, Di, Do u. Fr 8–12
nach Vereinbarung

Dr. Sampson, Horace
Wiener Straße 85, 4020 Linz
Tel.: 0732/667 035
Kassen: GKK, VA, SVA
Ord.: Mo–Do 9–12 u. nach Vereinbarung

Orthopädie und orthopädische Chirurgie

Prim. Dr. Dallinger, Reinhold
Herrengasse 5, 4600 Wels
Tel.: 07242/612 11-0
Keine Kassen
Ord.: nach Vereinbarung

Dr. Mallinger, Josef
Hauptplatz 25, 4560 Kirchdorf a.d. Krems
Tel.: 07582/606 50
Kassen: GKK, BVA, VA, SVA, SVB
Ord.: Mo–Mi 8–12, Di u. Do 15–18, Fr 8–11
Zusätzlich: Manuelle Medizin

Dr. Zerobin, Josef
Hirschgasse 68, 4020 Linz
Tel.: 0732/384 490-0
Kassen: GKK, BVA, VA, SVA, SVB
Ord.: Mo 14–18, Di 9–14, Mi 14–17.30,
Do 9–13, Fr 8.30–12 nach Vereinbarung

Dr. Zerobin, Karin
Hirschgasse 68, 4020 Linz
Tel.: 0732/701 426
Kassen: GKK, BVA, VA, SVA, SVB
Ord.: Mo, Di, Mi, Fr 8–12, Do 15–18 nach
Vereinbarung

Physikalische Medizin

Dr. Wallner, Anna
Hochstraße 16, 4400 Steyr
Tel.: 07252/811 50
Keine Kassen
Ord.: nach Vereinbarung
Zusätzlich: Manuelle Medizin

Unfallchirurgie

Dr. Ploberger, Erwin
Bahnhofstraße 17, 4752 Riedau
Tel.: 07764/61 10
Keine Kassen
Ord.: nach Vereinbarung

Zahn-, Mund- und Kieferheilkunde

Dr. Adelsgruber, Walter
Kolbestraße 11, 4722 Peuerbach
Tel.: 07276/23 87
Kassen: GKK, BVA, VA
Ord.: nach Vereinbarung

Dr. Kaltenhauser, Arno
Friedrichsdorf 36,
5145 Neukirchen a.d. Enknach
Tel.: 07729/29 55
Kassen: GKK, BVA, VA, SVA, SVB
Ord.: Mo u. Mi 14–17, Di–Fr 8.30–12
nach Vereinbarung

Dr. Kampits, Helga Anna
Dauphinestraße 89, 4030 Linz
Tel.: 0732/302 066
Kassen: GKK, BVA, VA, SVA, SVB
Ord.: Mo, Do 13–17, Di, Mi, Fr 8–12

Dr. Kreminger, Wolfgang
Spillheide 5, 4060 Leonding
Tel.: 0732/672 500-0
Kassen: GKK, BVA, VA, SVA, SVB
Ord.: Mo 15–19, Di u. Do 8–12 u. 15–18,
Mi 8–12, Fr 9–10 nach Vereinbarung

Dr. Krichbaumer, Erika
Kirchengasse 8,
4501 Neuhofen a.d. Krems
Tel.: 07227/65 89
Kassen: GKK, BVA
Ord.: Di–Fr 9–13, Mo u. Do 14–17 u. nach
Vereinbarung

Psychiatrie/Neurologie

Dr. Jetzinger, Maria-Anna
Roßmarkt 36, 4710 Grieskirchen
Tel.: 07248/663 39
Kassen: GKK, BVA, VA, SVA
Ord.: Mo u. Mi 13–16, Di–Fr 8.30–12,
Voranm erb

Dr. Menzl, Anton
Hasnerstraße 9, 4020 Linz
Tel.: 0732/611 300
Kassen: GKK, BVA, VA, SVA, SVB
Ord.: Mo, Di, Do, Fr 8.30–12,
Mo u. Mi 15–18

Prim. Dr. Silberbauer, Christoph
Dr.-Gross-Straße 26, 4600 Wels
Tel.: 07242/703 71
Keine Kassen
Ord.: nach Vereinbarung

Neurologie

Dr. Watschinger, Christine
Preuenhüberstraße 2/4, 4400 Steyr
Keine Kassen
Ord.: nach Vereinbarung

F.X. MAYR

Allgemeinmedizin

Dr. Harich, Jutta
Stadtplatz 12, 4840 Vöcklabruck
Tel.: 07672/225 79
Keine Kassen
Ord.: Mo, Di, Do, Fr 8–14
nach Vereinbarung

Dr. Hofmann, Gudrun
Hauptstraße 3-5, 4040 Linz
Keine Kassen
Ord.: nach Vereinbarung
Zusätzlich: Manuelle Medizin

Dr. Jörgner, Thomas
Dr. Franz Müller-Straße 5, 5310 Mondsee
Tel.: 06232/44 12-0
Kassen: GKK, BVA, VA, SVA, SVB
Ord.: Mo–Fr 8–11, Mi, Fr 17–19

Dr. Mayrhofer, Heinz
Khevenhüllerstraße 23, 4020 Linz
Tel.: 0732/663 656-0
Kassen: GKK, BVA, VA, SVA
Ord.: Mo–Fr 9–12, Mo u. Do 17–18
Zusätzlich: Manuelle Medizin

Dr. Pröll, Christian
Südtirolerstraße 16, 4020 Linz
Tel.: 0732/665 170-0
Kassen: GKK, BVA, VA, SVA, SVB

Ord.: nach Vereinbarung
Zusätzlich: Anthroposophische Medizin, Homöopathie

Dr. Sobczak, Margareta
Biberweg 28, 4033 Linz-Ebelsberg
Tel.: 0732/320 961
Kassen: GKK, BVA, VA, SVA, SVB
Ord.: nach Vereinbarung

Dr. Tischler, Wilhelm
Feldgasse 7, 4540 Bad Hall
Tel.: 07258/48 68
Kassen: BVA, VA, SVA, SVB
Ord.: nach Vereinbarung
Zusätzlich: Neuraltherapie, Akupunktur

Dr. Überegger, Günter
Waldburg 87, 4240 Freistadt
Tel.: 07942/80 22
Kassen: GKK, BVA, VA, SVA, SVB
Ord.: Mo–Sa 7.30–10.30, Di u. Mi 16.30–19
Zusätzlich: Homöopathie

Dr. Wolfschütz, Gerald
Oberhauserstraße 7, 4470 Enns
Keine Kassen
Ord.: nach Vereinbarung
Zusätzlich: Manuelle Medizin

OSTEOPATHIE

Allgemeinmedizin

Dr. Huemer, Manfred
Eisenhower Straße 27, 4600 Wels
Tel.: 07242/454 18 oder 07242/206 061-0
E-Mail: manfred.huemer@ooegkk.at
Keine Kassen
Ord.: Mo, Mi, Do 16–18
u. nach Vereinbarung
Zusätzlich: Manuelle Medizin, Neuraltherapie, Akupunktur

Dr. Krenner, Eberhard
Linzerstr.13, 4310 Mauthausen
Tel.: 07238/21 82
E-Mail: dr.eberhard.krenner@aon.at
Keine Kassen
Ord.: nach Vereinbarung

Dr. Schönfelder, Sigrun
Hohe Straße 115, 4040 Linz
Tel.: 0732/717 838 oder 0664/551 21 23
Keine Kassen
Ord.: nach Vereinbarung

Dr. Wiesinger, Johann
Rosenau 31, 4710 Schlüsslberg
Tel.: 0650/683 44 01
E-Mail: wiesinger_j@gmx.at
Keine Kassen
Ord.: nach Vereinbarung

Ohne medizinische Ausbildung

Berger, Gislind
Am Hummelhof 8, 4600 Talheim/Wels
Tel.: 07612/736 00
Keine Kassen
Ord.: nach Vereinbarung

Bergthaler, Heinz
Brucknerstraße 5, 4820 Bad Ischl
Tel.: 06132/219 61
Keine Kassen
Ord.: nach Vereinbarung

Bramberger-Kirchmayr, Monika
Ziegeleistr.72, 4020 Linz
Tel.: 0664/393 34 37
E-Mail: praxis@osteopathie.cc
Keine Kassen
Ord.: nach Vereinbarung

Eilmsteiner, Bernhard
Marbachstr. 117, 4312 Ried/Riedmark
Tel.: 07238/58 43
E-Mail: eilmsteiner@everyday.com
Keine Kassen
Ord.: nach Vereinbarung

Feichtinger, Rainer
Winkelstr.1, 4060 Leonding
Tel.: 0699/109 774 75
E-Mail: r.feichtinger@direkt.at
Keine Kassen
Ord.: nach Vereinbarung

Fritsch, Sonja
Hafferlstr. 2, 4020 Linz
Tel.: 0699/121 309 62
Keine Kassen
Ord.: nach Vereinbarung

Grabner, Andrea
Konrad Vogel Str. 13, 4020 Linz
Tel.: 0732/772 295 oder 0676/309 82 14
Keine Kassen
Ord.: nach Vereinbarung

Hiptmair, Karin
Damberggasse 27, 4400 Steyr
Tel.: 07252/473 152
Keine Kassen
Ord.: nach Vereinbarung
Zusätzlich: Osteopathie

Kargl, Doris
Hauptstr.38, 4421 Aschach/Steyr
Tel.: 0676/943 16 80
Keine Kassen
Ord.: nach Vereinbarung

Kirchmayr-Bramberger, Monika
Ziegeleistr. 72, 4020 Linz
Tel.: 0664/393 34 37 oder
E-Mail: praxis@osteopathie.cc
Keine Kassen
Ord.: nach Vereinbarung

OBERÖSTERREICH

OSTEOPATHIE

Ohne medizinische Ausbildung

Krampl, Ruth
Tegetthoffstr.38, 4020 Linz
Tel.: 0732/780 66 17-0
Keine Kassen
Ord.: nach Vereinbarung

Dr. Peer, Herbert
Lahnstr. 69, 4802 Ebensee
Tel.: 0699/110 171 87
Keine Kassen
Ord.: nach Vereinbarung

Pesendorfer, Manfred
Grünbachplatz 10/1, 4600 Wels
Tel.: 07242/643 55
Keine Kassen
Ord.: nach Vereinbarung

Plamberger, Martina
Im Pfandstil 13, 4073 Wilhering
Tel.: 07226/37 82
E-Mail: martina.plamberger@utanet.at
Keine Kassen
Ord.: nach Vereinbarung

Purer, Christian
Herzog-Odilo Str. 49, 5310 Mondsee
Tel.: 06232/66 21
Keine Kassen
Ord.: nach Vereinbarung

Putschögl, Jürgen
Hafferlstr.2, 4020 Linz
Tel.: 0732/250 647
Keine Kassen
Ord.: nach Vereinbarung

Stadler, Karin
Bahnhofstrr.71A, 4614 Marchtrenk
Tel.: 07229/636 22
Web: www.stadler-osteopathie.at
Keine Kassen
Ord.: nach Vereinbarung

OSTEOPATHIE

Ohne medizinische Ausbildung

Stadler, Karin
Kremstalerstr. 20/19, 4050 Traun
Tel.: 07229/636 22 oder
Keine Kassen
Ord.: nach Vereinbarung

Strohmaier, Birgit
Stadtplatz 36/3, 4840 Vöcklabruck
Tel.: 0676/483 24 43
E-Mail: birgit.bernd@utanet.at
Keine Kassen
Ord.: nach Vereinbarung

NEURALTHERAPIE

Allgemeinmedizin

Dr. Aumayr, Reinhard
Alte Hauptstraße 25, 4072 Alkoven
Tel.: 07274/63 25-0
Kassen: GKK, BVA, VA, SVA, SVB, KFA
Ord.: Mo, Mi, Do 7–11, Di 7–10 u. 16–18, Sa 7–10
Zusätzlich: Manuelle Medizin, Akupunktur

Dr. Bocksleitner, Christian
Michaelnbach Nr. 107, 4712 Michaelnbach
Tel.: 07277/29 99
Kassen: GKK, BVA, VA, SVA
Ord.: Mo, Di, Do, Fr 8–11.30, Sa 9–11, Mo u. Do 16–18

Dr. Breslmair, Jörg
Max-Pagl-Straße 38, 4651 Stadl-Paura
Tel.: 07245/289 72
Keine Kassen
Ord.: nach Vereinbarung
Zusätzlich: Manuelle Medizin

Dr. Ghamarian, Hossein Thomas
Plesching 35, 4040 Linz
Tel.: 0732/750 875
Kassen: GKK, BVA, VA, SVA, SVB
Ord.: Mo 8–11, 16–18, Di u. Mi 8–12, Do 8–12, 16–18, Fr 8–12
Zusätzlich: Manuelle Medizin, Akupunktur

Dr. Ghamarian, Marietta
Plesching 35, 4040 Linz
Tel.: 0732/750 875
Keine Kassen
Ord.: Mo 8–11, 16–18, Di u. Mi 8–12, Do 8–12, 16–18, Fr 8–12
Zusätzlich: Manuelle Medizin, Akupunktur, Homöopathie

Dr. Höller, Roland
Oftering Nr. 41, 4064 Oftering
Tel.: 07221/634 26-0
Kassen: GKK, BVA, VA, SVA
Ord.: Mo 8.30–13, Di 8.30–11.30 u. 15–18, Mi 8.30–11.30, Do 15–18, Fr 8.30–13

Dr. Huemer, Manfred
Eisenhower Straße 27, 4600 Wels
Tel.: 07242/454 18 oder 07242/206 061-0
E-Mail: manfred.huemer@ooegkk.at
Keine Kassen
Ord.: Mo, Mi, Do 16–18 u. nach Vereinbarung
Zusätzlich: Manuelle Medizin, Akupunktur, Osteopathie

Dr. Kallab, Issa
Stadlerstraße 5, 4020 Linz
Tel.: 0732/347 339
Kassen: GKK, BVA, VA, SVA, SVB
Ord.: Mo 8–12, Di–Fr 8–11, Di u. Do 16–18
Zusätzlich: Manuelle Medizin

Dr. Lachmayr, Gerhard
Taufkirchner Straße 15, 4770 Andorf
Tel.: 07766/40 05-0
Kassen: GKK, BVA, VA, SVA
Ord.: nach Vereinbarung

Dr. Landlinger, Josef
Jakitschgasse 13, 4880 St. Georgen im Attergau
Tel.: 07667/65 50
Kassen: GKK, BVA, VA, SVA, SVB
Ord.: Mo 7.30–11.30 u. 17–19, Di, Mi u. Fr 7.30–11.30, Sa 7.30–11
Zusätzlich: Manuelle Medizin

Dr. Ocenasek, Helmuth
Dametzstraße 7, 4020 Linz
Tel.: 0732/782 322
Keine Kassen
Ord.: nach Vereinbarung
Zusätzlich: Manuelle Medizin

Dr. Ocenasek, Sylvia
Dametzstraße 7, 4020 Linz
Tel.: 0732/782 322
Keine Kassen
Ord.: nach Vereinbarung
Zusätzlich: Akupunktur

Dr. Pötscher, Kurt
Oberer Markt 2, 4262 Leopoldschlag
Tel.: 07949/81 44-0
Kassen: GKK, BVA, VA, SVA, SVB
Ord.: nach Vereinbarung
Zusätzlich: Manuelle Medizin, Akupunktur

Dr. Scheuer, Andreas
Pesenbach 88, 4101 Feldkirchen a.d. Donau
Tel.: 07233/68 12-0
Kassen: GKK, BVA, VA, SVA, SVB
Ord.: Mo, Mi, Do, Fr 8–12, Mi u. Fr 17–18, Sa 8–10
Zusätzlich: Manuelle Medizin, Akupunktur

Dr. Schneglberger, Josef
Reichersberg 170, 4981 Reichersberg
Tel.: 07758/20 30
Kassen: GKK, BVA, VA, SVA, SVB
Ord.: Mo, Di, Mi, Fr 8–11.30, Di u. Fr 17–18.30, Sa 8–10
Zusätzlich: Manuelle Medizin, Akupunktur

Dr. Semm, Johann
Am Schachafeld 5, 4971 Aurolzmünster
Tel.: 07752/800 88
Kassen: GKK, BVA, VA, SVA, SVB
Ord.: nach Vereinbarung

Dr. Tischler, Wilhelm
Feldgasse 7, 4540 Bad Hall
Tel.: 07258/48 68
Kassen: BVA, VA, SVA, SVB
Ord.: nach Vereinbarung
Zusätzlich: F.X. Mayr, Akupunktur

Dr. Winkelströter, Helmut
Stadtplatz 1, 4400 Steyr
Tel.: 07252/454 54
Kassen: GKK, BVA, VA, SVA
Ord.: nach Vereinbarung
Zusätzlich: Manuelle Medizin

Dr. Wurm, Ingrid
Ferihumerstraße 30/35, 4040 Linz
Keine Kassen
Ord.: nach Vereinbarung
Zusätzlich: Manuelle Medizin, Akupunktur

Dr. Zischkin, Reinhold
Reinberghof 2, 4600 Wels
Tel.: 07242/727 34
Kassen: GKK, BVA, VA, SVA, SVB
Ord.: nach Vereinbarung

Radiologie

Dr. Hannesschläger, Gerald
Etrichstraße 9-13, 4240 Freistadt
Tel.: 07942/749 94
Kassen: GKK, BVA, VA, SVA, SVB
Ord.: Mo 13–19, Mi 13–17, Di, Do, Fr 8.30–13 nach Vereinbarung

ANTHROPOSOPHISCHE MEDIZIN

Allgemeinmedizin

Dr. Hirsch, Michael
Spaunstraße 36, 4020 Linz
Tel.: 0732/342 455
Kassen: VA, SVA, SVB
Ord.: Mo–Fr 8.30–12, Mo u. Do 17–18
Zusätzlich: Homöopathie

Dr. Pröll, Christian
Südtirolerstraße 16, 4020 Linz
Tel.: 0732/665 170-0
Kassen: GKK, BVA, VA, SVA, SVB
Ord.: nach Vereinbarung
Zusätzlich: F.X. Mayr, Homöopathie

Dr. Rabensteiner, Hermann
Südtirolerstraße 16, 4020 Linz
Tel.: 0732/661 840-0
Kassen: GKK, BVA, VA, SVA, SVB, KFA
Ord.: nach Vereinbarung

Psychiatrie/Neurologie

Dr. Menzl-Steinbrecher, Maria Anna
Hasnerstraße 9, 4020 Linz
Tel.: 0732/611 300
Keine Kassen
Ord.: nach Vereinbarung

MANUELLE MEDIZIN

Allgemeinmedizin

Dr. Aichinger, Franz Josef
Bergstraße 9, 4052 Ansfelden
Tel.: 07229/891 05
Kassen: GKK, BVA, VA, SVA, SVB
Ord.: nach Vereinbarung

Dr. Aigner, Peter
Eiselsbergstraße 31 A, 4600 Wels
Tel.: 07242/468 08
Kassen: GKK, BVA, VA, SVA, SVB
Ord.: Mo–Fr 7.30–11, Di u. Do 17–18.30
Zusätzlich: Akupunktur

Dr. Angleitner, Christian
Thermenplatz 1, Vitalzentrum,
4943 Geinberg
Keine Kassen
Ord.: nach Vereinbarung
Zusätzlich: Akupunktur

Dr. Aumayr, Reinhard
Alte Hauptstraße 25, 4072 Alkoven
Tel.: 07274/63 25-0
Kassen: GKK, BVA, VA, SVA, SVB, KFA
Ord.: Mo, Mi, Do 7–11, Di 7–10 u. 16–18,
Sa 7–10
Zusätzlich: Neuraltherapie, Akupunktur

Dr. Bangerl, Egon
Geboltskirchen 104, 4682 Geboltskirchen
Tel.: 07732/38 88-0
Kassen: GKK, BVA, VA, SVA, SVB
Ord.: nach Vereinbarung
Zusätzlich: Akupunktur

MR. Dr. Beck, Gerhard
Hoehnhart Nr. 61, 5251 Höhnhart
Tel.: 07755/51 20-0
Kassen: GKK, BVA, VA, SVA, SVB
Ord.: nach Vereinbarung

Dr. Binder, Martin
Parkbadgasse 5,
4560 Kirchdorf a.d. Krems
Tel.: 07582/649 22-0
Kassen: GKK, BVA, VA, SVA, SVB
Ord.: Mo–Fr 8–11.30, Di u. Fr 17–18.30

Dr. Brandstetter, Johannes
Marienstraße 10, 4400 Steyr
Tel.: 07252/454 25-0
Kassen: GKK, BVA, VA, SVA, SVB
Ord.: Mo–Fr 8–11.30, Do 16–18

Dr. Brandstetter, Walter
Kinostraße 600, 4580 Windischgarsten
Tel.: 07562/88 44-0
Kassen: GKK, BVA, VA, SVA, SVB
Ord.: nach Vereinbarung

Dr. Breitwieser, Fritz
Rablstraße 1, 4600 Wels
Tel.: 07242/471 17
Kassen: GKK, BVA, VA, SVA, SVB
Ord.: Mo, Di, Mi, Fr 8–12, Di 17–18.30,
Do 16–18.30

Dr. Breslmair, Jörg
Max-Pagl-Straße 38, 4651 Stadl-Paura
Tel.: 07245/289 72
Keine Kassen
Ord.: nach Vereinbarung
Zusätzlich: Neuraltherapie

Dr. Brunthaler, Karl
Stadtplatz 19, 4400 Steyr
Tel.: 07252/522 62-0
Kassen: GKK, BVA, VA, SVA, SVB
Ord.: nach Vereinbarung
Zusätzlich: Akupunktur

Dr. Buchberger, Josef
Schulstraße 11, 4323 Münzbach
Tel.: 07264/45 12
Kassen: GKK, BVA, VA, SVA, SVB
Ord.: nach Vereinbarung
Zusätzlich: Homöopathie

Dr. Buchschachermayr, Claudia
Rennweg 9, 4810 Gmunden
Tel.: 07612/739 33
Keine Kassen

MANUELLE MEDIZIN

Allgemeinmedizin

Ord.: nach Vereinbarung
Zusätzlich: Akupunktur

Dr. Burghuber, Franz
Hanriederstraße 14,
4150 Rohrbach
Tel.: 07289/81 71-0
Kassen: GKK, BVA, VA, SVA, SVB
Ord.: Mo, Di, Mi, Fr, Sa 8–12

Dr. Daringer, Franz
Mettmach Nr. 119, 4931 Mettmach
Tel.: 07755/64 84
Keine Kassen
Ord.: nach Vereinbarung

Dr. Daurer, Michael Walter
Stiftsfeld 4,
4652 Steinerkirchen a.d. Traun
Tel.: 07241/59 31
Kassen: GKK, BVA, VA, SVA, SVB
Ord.: Mo–Fr 8–11.30, Di u. Mi 17–19

Dr. Denk, Alois
Rooseveltstraße 2 A, 4400 Steyr
Tel.: 07252/710 07-0
Kassen: GKK, BVA, VA, SVA, SVB
Ord.: Mo, Di, Mi, Fr 8–11.30, Di 16–19,
Do 14–17
Zusätzlich: Homöopathie

Dr. Diwald, Heinrich
Weberstraße 26,
4560 Kirchdorf a.d. Krems
Tel.: 07582/636 40-0
Kassen: GKK, BVA, VA, SVA, SVB
Ord.: Mo–Fr 8–12, Do 17–19

Dr. Duncan, Jeffrey
Zemannstraße 13, 4240 Freistadt
Keine Kassen
Ord.: nach Vereinbarung
Zusätzlich: Akupunktur, Homöopathie

Dr. Ebner, Emil
Mayrhansenstraße 17, 4060 Leonding
Tel.: 0732/671 001

Kassen: GKK, BVA, VA, SVA, SVB
Ord.: Mo–Fr 8–11, Mi 17–18
Zusätzlich: Akupunktur

Dr. Eckhard, Maximilian
Kreuzleitenstraße 3, 4451 Garsten
Tel.: 07252/546 98
Kassen: GKK, BVA, VA, SVA, SVB
Ord.: Mo–Fr 8–11.30, Do 17–19

Dr. Eder, Franz
Waldhausen im Strudengau Nr. 55,
4391 Waldhausen im Strudengau
Tel.: 07260/43 11
Kassen: GKK, BVA, VA, SVA, SVB
Ord.: Mo, Di, Mi, Fr, Sa 7–11

Dr. Eichinger, Roland
Bahnhofstraße 6, 4522 Sierning
Tel.: 07259/36 26-0
Kassen: GKK, BVA, VA, SVA, SVB
Ord.: Mo, Mi, Do, Fr 7–11, Sa 9–11,
Mi 17–19

Dr. Eilmsteiner, Erich
Hauptstraße 31,
4211 Alberndorf in der Riedmark
Tel.: 07235/71 14-0
Kassen: GKK, BVA, VA, SVA, SVB
Ord.: nach Vereinbarung

Dr. Fegerl, Alfred
Pfarrkirchen Nr. 75,
4141 Pfarrkirchen im Mühlkreis
Tel.: 07285/62 60-0
Kassen: GKK, BVA, VA, SVA, SVB
Ord.: nach Vereinbarung

Dr. Firmötz, Michael
Blütenstraße 3, 4040 Linz
Tel.: 0732/732 180
Kassen: GKK, BVA, VA, SVA, SVB
Ord.: Mo, Di, Do u. Fr 8–12, Mo u. Mi 17–19

Dr. Fizek, Andreas
Stadtplatz 40, 4710 Grieskirchen
Tel.: 07248/624 92-0
Kassen: GKK, BVA, VA, SVA, SVB
Ord.: Mo, Fr, 7.45–12, Di, Do, 7.45–10 u.
15.30–18, Mi 10–12 nach Vereinbarung
Zusätzlich: Akupunktur, Homöopathie

Mag. Dr. Friedl, Wolfgang
Höhenstraße 10,
4153 Peilstein im Mühlviertel
Tel.: 07287/73 30-0
Kassen: GKK, BVA, VA, SVA, SVB
Ord.: nach Vereinbarung

Dr. Fürst, Klaus
Lederergasse 12,
4132 Lembach im Mühlkreis
Tel.: 07286/72 00
Kassen: GKK, BVA, VA, SVA, SVB
Ord.: nach Vereinbarung

Dr. Furthmayr, Wolfgang
Wiener Straße 482, 4030 Linz
Tel.: 0732/301 645
Kassen: GKK, BVA, VA, SVA, SVB
Ord.: Mo, Di, Do, Fr 8–12, Mi 15–18

Dr. Füssel, Helmut
Lambacherstraße 75, 4623 Gunskirchen
Tel.: 07246/86 00
Kassen: GKK, BVA, VA, SVA, SVB
Ord.: Mo, Di, Do, Fr 8–12, Sa 8–10.30,
Di 17–18.30

Dr. Geweszler, Alfred
Linzer Straße 25, 4614 Marchtrenk
Kassen: GKK, BVA, VA, SVA, SVB
Ord.: nach Vereinbarung

Dr. Ghamarian, Hossein Thomas
Plesching 35, 4040 Linz
Tel.: 0732/750 875
Kassen: GKK, BVA, VA, SVA, SVB
Ord.: Mo 8–11, 16–18, Di u. Mi 8–12,
Do 8–12, 16–18, Fr 8–12
Zusätzlich: Neuraltherapie, Akupunktur

Dr. Ghamarian, Marietta
Plesching 35, 4040 Linz
Tel.: 0732/750 875
Keine Kassen
Ord.: Mo 8–11, 16–18, Di u. Mi 8–12,
Do 8–12, 16–18, Fr 8–12
Zusätzlich: Neuraltherapie, Akupunktur,
Homöopathie

Dr. Grassner, Wolfgang
Bad Goisern Nr. 556, 4822 Bad Goisern
Tel.: 06135/85 31
Keine Kassen
Ord.: nach Vereinbarung
Zusätzlich: Akupunktur

Dr. Gringinger, Franz
Goethestraße 17, 4600 Wels
Tel.: 07242/441 18
Keine Kassen
Ord.: Di, Do 16–18 u. nach Vereinbarung
Zusätzlich: Akupunktur

Dr. Gruber, Gerhard
Schloßplatz 15, 4655 Vorchdorf
Tel.: 07614/63 94
Kassen: GKK, BVA, VA, SVA, SVB
Ord.: Mo, Di, Mi, Fr 8–12, Di 17–19,
Sa 8–10

Dr. Grünberger, Christian
Hofmark 11, 4792 Munzkirchen
Tel.: 07716/72 09-0
Kassen: GKK, BVA, VA, SVA, SVB
Ord.: nach Vereinbarung

Dr. Grünberger, Heinrich
Schardenberg Nr. 162, 4784 Schardenberg
Tel.: 07713/62 62
Kassen: GKK, BVA, SVA, SVB
Ord.: Mo, Di, Do u. Fr 7.30–11, Di 17–18,
Sa 8–10

Dr. Grünberger, Sylvia
Schardenberg Nr. 162, 4784 Schardenberg
Tel.: 07713/62 62
Kassen: VA
Ord.: Mo, Di, Do u. Fr 7.30–11, Di 17–18,
Sa 8–10

Dr. Gussner-Langl, Andrea
Hamerlingstraße 32, 4020 Linz
Tel.: 0732/651 463
Kassen: GKK, BVA, VA, SVA, SVB
Ord.: Mo, Mi, Fr 8–12, Di 8–10 u. 16–18,
Do 14–18

Dr. Haberbusch, Norbert
Bauordenstraße 23, 4600 Wels
Tel.: 07242/450 80
Kassen: GKK, BVA, VA, SVA, SVB
Ord.: Mo, Mi, Do, Fr 8–12, Di 16–19,
Do 17–19

Dr. Hack-Payrleithner, Ulrike
Sierninger Straße 28, 4400 Steyr
Tel.: 07252/757 23-0
Kassen: GKK, BVA, VA, SVA, SVB
Ord.: Mo 10–12, 16–18, Di, Do, Fr 8–12,
Mi 13–17

Dr. Hager, Klaus
Pettenbach Nr. 288, 4643 Pettenbach
Tel.: 07586/82 87-0
Kassen: GKK, BVA, VA, SVA, SVB
Ord.: nach Vereinbarung

Dr. Hahn, Ferdinand
Schottweg 3, 4020 Linz
Tel.: 0732/380 211-0
Kassen: GKK, BVA, VA, SVA, SVB
Ord.: Mo–Fr 7.30–11.30, Di 16–18

Dr. Hammel, Ursula
Pramhöhe 16, Ärztehaus, 4780 Schärding
Keine Kassen
Ord.: nach Vereinbarung

Dr. Hanner, Barbara
Greinerhofgasse 14, 4040 Linz

Tel.: 0732/700 650
Keine Kassen
Ord.: Mo u. Fr 10–14, Di u. Do 10–13, 17–20
nach Vereinbarung

Dr. Harringer, Doris
Reisenbichlerstraße 13 C, 4810 Gmunden
Keine Kassen
Ord.: nach Vereinbarung
Zusätzlich: Akupunktur

Dr. Heim, Maria
Saarstraße 6, 4600 Wels
Keine Kassen
Ord.: nach Vereinbarung
Zusätzlich: Akupunktur

Dr. Heiter, Helmut
Kaiserfeld 1, 4673 Gaspoltshofen
Tel.: 07735/60 84-0
Kassen: GKK, BVA, VA, SVA, SVB
Ord.: Mo, Di, Mi, Fr 8–11.30, Sa 8–12,
Mo, Mi 18–19

Dr. Hofmann, Gudrun
Hauptstraße 3-5, 4040 Linz
Keine Kassen
Ord.: nach Vereinbarung
Zusätzlich: F.X. Mayr

Dr. Hohensinn, Franz
Leonfeldnerstraße 24 C, 4040 Linz
Tel.: 0732/739 768
Kassen: GKK, BVA, VA, SVA, SVB
Ord.: Mo 7.45–13.30, Mi 16–19,
Di, Do u. Fr 7.45–11.15
Zusätzlich: Akupunktur

Dr. Holzner, Josef
Ulmenweg 1, 4052 Ansfelden
Tel.: 0732/307 249
Kassen: GKK, BVA, VA, SVA, SVB
Ord.: Mo, Di, Do, Fr 7.30–11.30, Do 17–19,
Sa 8–10

Dr. Hörtenhuber, Herbert
Alte Hauptstraße 1, 4072 Alkoven
Tel.: 07274/64 24
Kassen: GKK, BVA, VA, SVA, SVB
Ord.: nach Vereinbarung

Dr. Hrebicek, Hansjörg
Haidgattern 17, 4030 Linz
Tel.: 0732/380 660
Kassen: GKK, BVA, VA, SVA, SVB
Ord.: Mo, Di, Mi 8–11.30, Mo 17–19,
Do 15.30–18.30, Fr 8–12.30

Dr. Huemer, Manfred
Eisenhower Straße 27, 4600 Wels
Tel.: 07242/454 18 oder 07242/206 061-0
E-Mail: manfred.huemer@ooegkk.at
Keine Kassen
Ord.: Mo, Mi, Do 16–18
u. nach Vereinbarung
Zusätzlich: Neuraltherapie,
Akupunktur, Osteopathie

Dr. Hutter, Thomas
Rettenbachweg 4b, 4820 Bad Ischl
Keine Kassen
Ord.: nach Vereinbarung

Dr. Jakesch, Wolfgang
Pichl 200, 4580 Windischgarsten
Tel.: 07562/53 00
Kassen: GKK, BVA, SVA, SVB
Ord.: nach Vereinbarung

Dr. Janout, Helmut
Nußbach Nr. 75, 4542 Nußbach
Tel.: 07587/84 05-0
Kassen: GKK, BVA, VA, SVA, SVB
Ord.: Mo, Mi, Do, Fr 7.45–11.45,
Mo 16.30–18.30, Sa 8.30–10.30
Zusätzlich: Akupunktur

Dr. Jedinger, Josef
Rainerweg 5,
4873 Frankenburg am Hausruck
Tel.: 07683/70 58-0
Kassen: GKK, BVA, VA, SVA, SVB
Ord.: Mo–Mi u. Fr 8–12, Di 17–18, Sa 8–11

Dr. Kabelka, Dietmar Bruno
Waldeggstraße 123/6, 4020 Linz
Tel.: 0732/682 868
Kassen: GKK, BVA, VA, SVA, SVB
Ord.: Mo–Fr 8–11, Mo, Mi, Fr 16–18

Dr. Kain, Herbert
Dr.-V.-Adler-Straße 3, 4523 Neuzeug
Tel.: 07259/30 26-0
Kassen: GKK, BVA, VA, SVA, SVB
Ord.: nach Vereinbarung

Dr. Kallab, Issa
Stadlerstraße 5, 4020 Linz
Tel.: 0732/347 339
Kassen: GKK, BVA, VA, SVA, SVB
Ord.: Mo 8–12, Di–Fr 8–11, Di u. Do 16–18
Zusätzlich: Neuraltherapie

Dr. Kaltseis, Engelbert
Stroheim Nr. 60, 4074 Stroheim
Tel.: 07272/64 00-0
Kassen: GKK, BVA, VA, SVA, SVB
Ord.: Mo, Mi, Fr 8–12, Di, Do 8–11 u. 17–18

Dr. Kaltseis, Erwin
Engelhartszell 12, 4090 Engelhartszell
Tel.: 07717/80 03-0
Kassen: GKK, BVA, VA, SVA, SVB
Ord.: nach Vereinbarung

Dr. Kaltseis, Theresia
Hauptstraße 9, 4594 Grünburg
Tel.: 07257/76 21-0
Kassen: BVA, VA, SVA, SVB
Ord.: nach Vereinbarung
Zusätzlich: Akupunktur

Dr. Kammerer, Anton
Weitersfelden Nr. 36, 4272 Weitersfelden
Tel.: 07952/62 18-0
Kassen: GKK, BVA, VA, SVA, SVB
Ord.: nach Vereinbarung
Zusätzlich: Akupunktur

Dr. Kautz, Helmut
Julbach 207, 4162 Julbach
Tel.: 07288/82 93
Kassen: GKK, BVA, VA, SVA, SVB
Ord.: nach Vereinbarung
Zusätzlich: Akupunktur

Dr. Kiblböck, Berthold
Zöchstraße 5, 4203 Altenberg bei Linz
Tel.: 07230/74 51-0
Kassen: GKK, BVA, VA, SVA, SVB
Ord.: Mo, Di, Do, Fr 8–11, Di 17–18,
Sa 8–10
Zusätzlich: Akupunktur

Dr. Kimeswenger, Josef
Flußgasse 13, 4040 Linz
Tel.: 0732/732 631
Kassen: GKK, BVA, VA, SVA, SVB
Ord.: Mo 8–13, Di u. Mi 8–12, Fr 8–11,
Mo u. Do 16–18

Dr. Kirschbichler, Michael
Dorfstraße 4, 4040 Linz
Tel.: 07239/55 66-0
Kassen: GKK, BVA, VA, SVA, SVB
Ord.: Mo, Mi, Do, Fr 7.30–11, Di 8–10,
Mo u. Do 17–19
Zusätzlich: Akupunktur

Dr. Kitzberger, Friedrich
Niederwaldkirchen Nr. 3,
4174 Niederwaldkirchen
Tel.: 07231/22 44
Kassen: GKK, BVA, VA, SVA, SVB
Ord.: nach Vereinbarung

Dr. Kortschak, Werner
Waidhofner Straße 3, 3335 Weyer
Tel.: 07355/64 20-0
Kassen: GKK, BVA, VA, SVA, SVB
Ord.: nach Vereinbarung

Allgemeinmedizin

Dr. Krause, Rudolf
Maximilian Pagl-Straße 38,
4651 Stadl-Paura
Tel.: 07245/289 72
Kassen: GKK, BVA, VA, SVA, SVB, KFA
Ord.: nach Vereinbarung

Dr. Krenmayr, Reinhard
Südtiroler Straße 15,
4690 Schwanenstadt
Tel.: 07673/34 67-0
Kassen: GKK, BVA, VA, SVA, SVB
Ord.: Mo–Do 8–12, Di 17–19, Sa 8–10

Dr. Laimer, Wolfgang
Hörstorf 100, 4343 Mitterkirchen
Tel.: 07269/84 44-0
Kassen: GKK, BVA, VA, SVA, SVB
Ord.: nach Vereinbarung

Dr. Lambert, Josef
Wieserfeldplatz 11, 4400 Steyr
Tel.: 07252/802 30
Kassen: GKK, VA, SVA, SVB
Ord.: Mo, Fr 9–12.30, Di, Mi 8–11.30, Di 16–17.30, Do 10–14.30

Dr. Landlinger, Josef
Jakitschgasse 13,
4880 St. Georgen im Attergau
Tel.: 07667/65 50
Kassen: GKK, BVA, VA, SVA, SVB
Ord.: Mo 7.30–11.30 u. 17–19, Di, Mi u. Fr 7.30–11.30, Sa 7.30–11
Zusätzlich: Neuraltherapie

Dr. Lang, Andreas
Krumauerstraße 1/1,
4160 Aigen im Mühlkreis
Tel.: 07281/87 87-0
Kassen: GKK, BVA, VA, SVA, SVB
Ord.: nach Vereinbarung

Dr. Lettner, Johann
Naarnerstraße 17, 4320 Perg
Tel.: 07262/583 44
Kassen: GKK, BVA, VA, SVA, SVB
Ord.: Mo, Di, Mi, Fr 7–11, Di 15–17, Sa 8–10

Dr. Leyrer, Heinz
Oidenerstraße 75, 4030 Linz
Tel.: 0732/320 144
Kassen: GKK, BVA, VA, SVA, SVB
Ord.: Mo, Mi, Fr 8–11.30, Di u. Do 14–18

Dr. Löffler, Klaus
Marktstraße 406, 4760 Raab
Tel.: 07762/20 50-0
Kassen: GKK, BVA, VA, SVA, SVB
Ord.: nach Vereinbarung

Dr. Ludwig, Roland
Ortskai 3, 4400 Steyr
Tel.: 07252/730 85
Kassen: GKK, BVA, SVA, SVB
Ord.: Mo–Fr 8–11

Dr. Luegmair, Gerhard
Neukirchen am Walde Nr. 73,
4724 Neukirchen am Walde
Tel.: 07278/31 22-0
Kassen: GKK, BVA, VA, SVA, SVB
Ord.: nach Vereinbarung

Dr. Lutz, Gerhard
Marktplatz 49, 4680 Haag am Hausruck
Tel.: 07732/22 15-0
Kassen: GKK, BVA, VA, SVA, SVB
Ord.: nach Vereinbarung

Dr. Mayr, Michael Anton
Schiffmannstraße 7, 4020 Linz
Tel.: 0732/383 686
Kassen: GKK, BVA, VA, SVA, SVB
Ord.: Mo, Di, Mi, Fr 8.30–12, Di, Do 16–19

Dr. Mayrhofer, Hana
In der Aichwiesen 4, 4040 Linz
Tel.: 0732/730 390
Keine Kassen
Ord.: nach Vereinbarung
Zusätzlich: Akupunktur

Dr. Mayrhofer, Heinz
Khevenhüllerstraße 23, 4020 Linz
Tel.: 0732/663 656-0
Kassen: GKK, BVA, VA, SVA
Ord.: Mo–Fr 9–12, Mo u. Do 17–18
Zusätzlich: F.X. Mayr

Dr. Merz, Christian
Hauptstraße 33/1. Stock, 4040 Linz
Tel.: 0732/732 661
Kassen: GKK, BVA, VA, SVA, SVB
Ord.: Mo 7.30–12.30, Di 7.30–11.30 u. 16–18.30, Mi 16–18.30, Do u. Fr 9–12

Dr. Mühlberghuber, Peter
Styriastraße 2, 5230 Mattighofen
Tel.: 07742/22 91-0
Kassen: GKK, BVA, VA, SVA
Ord.: Mo, Di, Do, Fr 8–12, Di u. Do 16.30–18, Mi 8–10 u. nach Vereinbarung

Dr. Muth, Roland
Mariahilfgasse 24/ E, 4020 Linz
Keine Kassen
Ord.: nach Vereinbarung

Dr. Neckam, Klaus
Hallestraße 17, 4020 Linz
Tel.: 0732/302 056
Kassen: GKK, BVA, SVA, SVB
Ord.: Mo u. Mi 8–12.30, Fr 8–12, Di u. Do 15.30–18.30

Dr. Nimmerfall, Helmut Gerd
Albrechtsstraße 24 A, 4600 Wels
Tel.: 07242/605 60-0
Kassen: GKK, BVA, VA, SVA, SVB
Ord.: Mo, Di, Mi, Fr 8–12, Mo 17–19, Do 16–18.30

Dr. Obenhuber, Josef
Andrichtsfurt 48, 4754 Andrichsfurt
Tel.: 07750/34 40
Keine Kassen
Ord.: nach Vereinbarung

Dr. Oberroithmair, Helmut
Dörnbach 130, 4061 Pasching
Tel.: 07221/888 16
Kassen: GKK, BVA, VA, SVA, SVB
Ord.: Mo–Fr 8–12, Mo 14–15, Mi 17–19, Sa 8–10
Zusätzlich: Akupunktur

Dr. Ocenasek, Helmuth
Dametzstraße 7, 4020 Linz
Tel.: 0732/782 322
Keine Kassen
Ord.: nach Vereinbarung
Zusätzlich: Neuraltherapie

Dr. Öllinger, Heidemarie
Welserstraße 2, 4701 Bad Schallerbach
Tel.: 07249/482 25-0
Keine Kassen
Ord.: Mo–Fr 7.30–11, Di 7.30–11 u. 16–18
Zusätzlich: Akupunktur

Dr. Öllinger, Josef
Welser Straße 2, 4701 Bad Schallerbach
Tel.: 07249/482 25-0
Kassen: GKK, BVA, VA, SVA, SVB
Ord.: Mo–Fr 7.30–11, Di 7.30–11 u. 16–18

Dr. Ortbauer, Franz
Enzenkirchen Nr. 176, 4761 Enzenkirchen
Tel.: 07762/40 40
Kassen: GKK, BVA, VA, SVA, SVB
Ord.: nach Vereinbarung
Zusätzlich: Akupunktur

Dr. Palzinsky, Michael
M.-Guggenbichler-Weg 1,
4893 Zell am Moos
Tel.: 06234/82 12
Keine Kassen
Ord.: Di 9–11, Do 17–19

u. nach Vereinbarung
Zusätzlich: Akupunktur

Dr. Pernegger-Schardax, Josef
Schlierbach 369, 4553 Schlierbach
Tel.: 07582/812 66-0
Kassen: GKK, BVA, VA, SVA, SVB
Ord.: Mo, Di, Do, Fr 7.30–11.30,
Mo, Do 17–18, Sa 8–10

Dr. Pisecky, Franz Christian
Landstraße 76, 4020 Linz
Tel.: 0732/664 680-0
Kassen: GKK, BVA, VA, SVA, SVB
Ord.: Mo u. Do 9–12 u. 14–15,
Di, Mi u. Fr 9–13 u. nach Vereinbarung

Dr. Pitzeier, Doris
Bürgerstraße 39, 4020 Linz
Tel.: 0664/110 53 93
Keine Kassen
Ord.: nach Vereinbarung

Dr. Plaimer, Oswald Karl
Utzenaich 130, 4972 Utzenaich
Tel.: 07751/82 85
Kassen: GKK, BVA, VA, SVA, SVB
Ord.: nach Vereinbarung
Zusätzlich: Akupunktur

Dr. Pötscher, Kurt
Oberer Markt 2, 4262 Leopoldschlag
Tel.: 07949/81 44-0
Kassen: GKK, BVA, VA, SVA, SVB
Ord.: nach Vereinbarung
Zusätzlich: Neuraltherapie, Akupunktur

Dr. Raffetseder, Irene
Schulstraße 4,
4261 Rainbach im Mühlkreis
Tel.: 07949/62 67-0
Kassen: GKK, BVA, VA, SVA, SVB
Ord.: nach Vereinbarung

Dr. Raus, Wolfgang
Vogelweiderplatz 3, 4600 Wels
Tel.: 07242/694 40-0
Kassen: GKK, BVA, VA, SVA, SVB
Ord.: Mo, Di, Mi u. Fr 8–12, Mo u. Do 16–18
Zusätzlich: Akupunktur

Dr. Rausch, Manfred
Franz-Sebek-Straße 14, 4400 Steyr
Tel.: 07252/763 64-0
Kassen: GKK, BVA, VA, SVA, SVB
Ord.: Mo 8–13.30, Di, Mi 8–11.30,
Do 8–11.30 u. 16–17.30, Fr 8–10.30
Zusätzlich: Akupunktur

Dr. Rebhandl, Erwin
Marktplatz 43, 4170 Haslach a.d. Mühl
Tel.: 07289/715 04
Kassen: GKK, BVA, VA, SVA, SVB
Ord.: nach Vereinbarung

Dr. Rechberger, Michael
Leonfeldnerstraße 17, 4184 Helfenberg
Keine Kassen
Ord.: nach Vereinbarung

Dr. Reiter, Johann
Marktstraße 30, 4201 Gramastetten
Kassen: GKK, BVA, VA, SVA, SVB
Ord.: nach Vereinbarung

Dr. Retschitzegger, Harald
Inzersdorf i. Kremstal Nr. 116,
4560 Kirchdorf a.d. Krems
Tel.: 07582/820 98
Kassen: GKK, BVA, VA, SVA, SVB
Ord.: Mo, Di, Do 7.30–12, Fr 7.30–11,
Mo u. Mi 16.30–18 u. nach Vereinbarung
Zusätzlich: Akupunktur

Dr. Richter, Peter
Stelzhamerstraße 15 A, 4810 Gmunden
Tel.: 07612/641 24
Kassen: GKK, BVA, VA, SVA, SVB
Ord.: Mo–Fr 7.45–10.15,
Mo u. Do 16.30–18.30
Zusätzlich: Akupunktur

Dr. Rinnofner, Gabriele
Hauptstraße 106, 4890 Frankenmarkt
Tel.: 07684/81 99
Keine Kassen
Ord.: nach Vereinbarung

Dr. Rudelics, Stefan
Bahnhofstraße 18, 4400 Steyr
Tel.: 07252/456 66
Kassen: GKK, BVA, VA, SVA, SVB
Ord.: Mo, Mi, Do, Fr 8–11.30, Di 10–14.30,
Do 16.30–18

Dr. Schäffer, Herbert
Schulstraße 9, 4040 Linz
Tel.: 0732/711 333
Keine Kassen
Ord.: nach Vereinbarung
Zusätzlich: Akupunktur

Dr. Schamberger, Engelbert
Bahnhofallee 14, 4701 Bad Schallerbach
Tel.: 07249/424 00
Kassen: GKK, BVA, VA, SVA, SVB
Ord.: Mo–Fr 8–12, Sa 9–11, Mo u. Do 17–19
Zusätzlich: Akupunktur

Dr. Schatz, Norbert
Ried In D. Riedmark Nr. 32,
4312 Ried in der Riedmark
Tel.: 07238/26 98-0
Kassen: GKK, BVA, VA, SVA, SVB
Ord.: nach Vereinbarung

Dr. Scheuer, Andreas
Pesenbach 88,
4101 Feldkirchen a.d. Donau
Tel.: 07233/68 12-0
Kassen: GKK, BVA, VA, SVA, SVB
Ord.: Mo, Mi, Do, Fr 8–12,
Mi u. Fr 17–18, Sa 8–10
Zusätzlich: Neuraltherapie, Akupunktur

Dr. Scheuer-Mittendorfer, Silvia
Pesenbach 88,
4101 Feldkirchen a.d. Donau
Keine Kassen
Ord.: nach Vereinbarung

Dr. Schiller, Heinz
Sechterberg 14 A,
4101 Feldkirchen a.d. Donau
Tel.: 07233/63 81
Kassen: GKK, BVA, VA, SVA, SVB
Ord.: nach Vereinbarung

Dr. Schleyer, Bernhard
Familiengasse 2, 4452 Ternberg
Tel.: 07256/60 30-0
Kassen: GKK, BVA, SVA
Ord.: nach Vereinbarung
Zusätzlich: Akupunktur

Dr. Schlömmer, Eduard
Römerstraße 5, 4690 Schwanenstadt
Tel.: 07673/47 67-0
Kassen: GKK, BVA, VA, SVA, SVB
Ord.: Mo–Fr 7.30–11.30, Mo u. Do 17–19

Dr. Schlosser, Bernhard
Liebenau Nr. 128, 4252 Liebenau
Tel.: 07953/205-0
Kassen: GKK, BVA, VA, SVA, SVB
Ord.: Di–Sa 8–11, Di u. Fr 16–18.30

Dr. Schmid, Andreas
Hauptstraße 29,
4224 Wartberg ob der Aist
Tel.: 07236/31 44-0
Kassen: GKK, BVA, VA, SVA, SVB
Ord.: Mo, Di, Mi, Fr 8–12, Mo, Mi 17–18,
Sa 8–10

Dr. Schmöller, Emil
Putzleinsdorf Nr. 195, 4134 Putzleinsdorf
Tel.: 07286/83 89-0
Kassen: GKK, BVA, VA, SVA, SVB
Ord.: nach Vereinbarung

OBERÖSTERREICH

MANUELLE MEDIZIN

Allgemeinmedizin

Dr. Schneglberger, Josef
Reichersberg 170, 4981 Reichersberg
Tel.: 07758/20 30
Kassen: GKK, BVA, VA, SVA, SVB
Ord.: Mo, Di, Mi, Fr 8–11.30,
Di u. Fr 17–18.30, Sa 8–10
Zusätzlich: Neuraltherapie, Akupunktur

Dr. Schodermayr, Michael
Hans Wagner-Straße 2-4, 4400 Steyr
Tel.: 07252/878 77-0
Kassen: GKK, BVA, SVA
Ord.: nach Vereinbarung

Dr. Schramm, Franz
Leondinger Straße 63, 4050 Traun
Tel.: 07229/705 70
E-Mail: ordination@schramm.at
Kassen: GKK, BVA, VA, SVA, SVB
Ord.: Mo 8–11.30 u. 16–18, Di, Mi 8–11, Do 8–11 u. 16–19, Fr 8–11 nach Vereinbarung

Dr. Schreiner, Walter
Koglerstraße 11, 4463 Großraming
Tel.: 07245/82 62-0
Kassen: GKK, BVA, VA, SVB
Ord.: nach Vereinbarung

Dr. Schützenberger, Josef
Schulstrasse 32, 4280 Königswiesen
Tel.: 07955/67 40
Kassen: GKK, BVA, VA, SVA, SVB
Ord.: nach Vereinbarung

Dr. Schwarz, Michael Andreas
Lenaustraße 4, 4663 Laakirchen
Tel.: 07613/80 00-0
Kassen: GKK, BVA, VA, SVA, SVB
Ord.: Mo, Di, Do, Fr 8–12, Mi 15–19

Dr. Schweninger, Oskar
Wohnstättenstraße 1, 4600 Wels
Tel.: 07242/468 40
Kassen: GKK, BVA, VA, SVA, SVB
Ord.: Mo–Fr 8–11 nach Vereinbarung

Dr. Spitzbart, Franz
Heckenweg 7, 4952 Weng im Innkreis
Tel.: 07723/56 07-0
Kassen: GKK, BVA, VA, SVA, SVB
Ord.: Mo, Di, Fr 7–11, Mi 16–18, Do 7–9, nach Vereinbarung

Dr. Stadlmayr, Johann
Bachweg 11,
4873 Frankenburg am Hausruck
Tel.: 07683/50 36
Kassen: GKK, BVA, VA, SVA, SVB
Ord.: nach Vereinbarung
Zusätzlich: Akupunktur

Dr. Stegfellner, Ferdinand
Perger Straße 26,
4331 Naarn im Machland
Tel.: 07262/583 85
Kassen: GKK, BVA, VA, SVA, SVB
Ord.: Mo, Di, Mi, Fr 7.30–11.30,
Di u. Fr 17–18, Sa 8–11

Dr. Stieger, Wolfgang
Marktplatz 11, 3335 Weyer
Tel.: 072355/62 82
Kassen: GKK, VA, SVA, SVB
Ord.: nach Vereinbarung

Dr. Stöttner, Franz
Bahnhofstraße 69, 4230 Pregarten
Tel.: 07236/70 77-0
Kassen: GKK, BVA, VA, SVA, SVB
Ord.: Mo, Di, Mi, Fr 7.30–11.30, Sa 7.30–10

Dr. Straszmayr, Leopold
Wiener Straße 2, 4490 St.Florian
Kassen: GKK, BVA, VA, SVA, SVB
Ord.: nach Vereinbarung
Zusätzlich: Akupunktur

Dr. Strauß, Johannes
Kirchenplatz 14, 4407 Steyr-Gleink
Tel.: 07252/388 40-0
Kassen: GKK, BVA, VA, SVA, SVB
Ord.: nach Vereinbarung

Dr. Streicher, Josef
Pogbergstraße 17, 4720 Neumarkt im Hausruckkreis
Tel.: 07733/73 40
Kassen: GKK, BVA, VA, SVA, SVB
Ord.: nach Vereinbarung

Dr. Strohmaier, Adolf
Ried in der Riedmark 210,
4312 Ried in der Riedmark
Tel.: 07238/32 02-0
Kassen: GKK, BVA, SVA, SVB
Ord.: nach Vereinbarung

Dr. Tockner, Elmar
Kirchdorfer Straße 4, 4673 Gaspoltshofen
Tel.: 07735/68 42
Kassen: GKK, BVA, VA, SVB
Ord.: nach Vereinbarung

Dr. Urban, Elisabeth
Karl Punzer-Straße 60 A, 4400 Steyr
Tel.: 07252/736 63
Kassen: BVA, SVA, SVB
Ord.: Mo–Mi 8–12, Do 8–12, 16–18,
Fr 8–10

Dr. Urban, Peter
Karl Punzer-Straße 60 A, 4400 Steyr
Tel.: 07252/736 63
Kassen: GKK, BVA, VA, SVA, SVB
Ord.: Mo–Mi 8–12, Do 8–12, 16–18,
Fr 8–10
Zusätzlich: Akupunktur

Dr. Wagenbichler, Dieter
Sebastian-Kneipp-Gasse 8,
4780 Schärding
Tel.: 07712/52 55
Keine Kassen
Ord.: nach Vereinbarung
Zusätzlich: Akupunktur

Dr. Weingartner, Michael
Keplerstraße 1, 4550 Kremsmünster
Tel.: 07583/55 33
Kassen: GKK, BVA, VA, SVA
Ord.: Mo, Di, Do, Fr 7.30–11.30,
Mi u. Fr 15.30–17.30

Dr. Weitersberger, Erich
Dorfstraße 19, 4282 Pierbach
Tel.: 07267/82 43-0
Kassen: BVA, VA, SVA, SVB
Ord.: nach Vereinbarung

Dr. Werl, Regina
Rainerstraße 15, 4020 Linz
Keine Kassen
Ord.: nach Vereinbarung

Dr. Werner-Tutschku, Volker
Grüne Zeile 10, 4600 Wels
Tel.: 07242/438 63
Kassen: GKK, BVA, VA, SVA, SVB
Ord.: Mo–Fr 8–11.30, Mo u. Mi 17–18.30
u. nach Vereinbarung

Dr. Wiesner, Klaus
Hauptstraße 17,
4863 Seewalchen am Attersee
Tel.: 07662/22 43-0
Kassen: GKK, BVA, VA, SVA, SVB
Ord.: Mo, Mi, Do, Fr 7.30–11.30,
Di, Do 17–19

Dr. Willinger, Gerold
Kaarstraße 5, 4040 Linz
Keine Kassen
Ord.: nach Vereinbarung

Dr. Winkelströter, Helmut
Stadtplatz 1, 4400 Steyr
Tel.: 07252/454 54
Kassen: GKK, BVA, VA, SVA
Ord.: nach Vereinbarung
Zusätzlich: Neuraltherapie

Dr. Winkler, Peter
Eitzinger Straße 12, 4971 Aurolzmünster
Tel.: 07752/856 44
Keine Kassen
Ord.: nach Vereinbarung
Zusätzlich: Akupunktur

Dr. Witzmann, Georg
Salzstrasse 27,
4212 Neumarkt im Mühlkreis
Tel.: 07941/82 77-0
Kassen: GKK, BVA, VA, SVA, SVB
Ord.: nach Vereinbarung

Dr. Wolfschütz, Gerald
Oberhauserstraße 7, 4470 Enns
Keine Kassen
Ord.: nach Vereinbarung
Zusätzlich: F.X. Mayr

Dr. Wolfsgruber, Brigitte
Weyregg am Attersee Nr. 54,
4852 Weyregg am Attersee
Keine Kassen
Ord.: nach Vereinbarung

Dr. Wolfsgruber, Markus
Weyregg Am Attersee Nr. 54,
4852 Weyregg am Attersee
Tel.: 07664/20 15-0
Kassen: GKK, BVA, VA, SVA
Ord.: Mo, Di, Do, Fr 7.30–12,
Mo, Mi 16.30–18

Dr. Wurm, Ingrid
Ferihumerstraße 30/35, 4040 Linz
Keine Kassen
Ord.: nach Vereinbarung
Zusätzlich: Neuraltherapie, Akupunktur

Dr. Zambarloukos, Renate
Ferd. Markl-Straße 39/11, 4040 Linz
Tel.: 0732/250 484
Keine Kassen
Ord.: Mo–Do 12–18, Fr 7–10
Zusätzlich: Akupunktur

Dr. Zeileis, Michaela
Hoheneckstraße 13, 4713 Gallspach
Tel.: 07248/637 60-0
Keine Kassen
Ord.: nach Vereinbarung
Zusätzlich: Akupunktur

Dr. Zillig, Wolfgang
Grundbachweg 42, 4020 Linz
Tel.: 0732/672 107
Kassen: GKK, BVA, VA, SVA, SVB
Ord.: Mo, Di, Do, Fr 8–11.30,
Mi 8–11u. 16.30–18
Zusätzlich: Akupunktur

Dr. Zöpfl, Wolfgang
Wagnerstraße 2, 4672 Bachmanning
Tel.: 07735/70 03-0
Kassen: GKK, BVA, VA, SVA, SVB
Ord.: nach Vereinbarung
Zusätzlich: Akupunktur

Anästhesiologie und Intensivmedizin

Dr. Hoflehner, Günther
Haratzmüllerstraße 31, 4400 Steyr
Tel.: 07252/477 19
Keine Kassen
Ord.: Di u. Do 14–18
Zusätzlich: Akupunktur

Dr. Macher, Josef
Landstraße 66, 4020 Linz
Tel.: 0732/783 783
Keine Kassen
Ord.: nach Vereinbarung

Prim. Dr. Maurer, Stefan
Pfarrgasse 25/1, 4240 Freistadt
Tel.: 07942/746 44
Keine Kassen
Ord.: Mo–Fr 17–19,nach Vereinbarung
Zusätzlich: Akupunktur

Frauenheilkunde und Geburtshilfe

Dr. Rossboth, Klaus
Friedr.-Thurner-Straße 16,
4910 Ried im Innkreis
Tel.: 07752/807 88
Kassen: GKK, BVA, VA, SVA, SVB
Ord.: Di, Mi, Fr 8–12, Mo u. Do 14–18
nach Vereinbarung
Zusätzlich: Akupunktur

Prim. Dr. Trabitzsch, Gottfried
Roßmarkt 14, 4710 Grieskirchen
Tel.: 07248/617 61
Keine Kassen
Ord.: Mo 10–13, Mi 14–17
nach Vereinbarung

Hals-, Nasen-, Ohrenkrankheiten

Dr. Reisenberger, Peter
Miller v. Aichholz-Straße 38a,
4810 Gmunden
Tel.: 07612/634 18-0
Kassen: GKK, BVA, VA, SVA, SVB
Ord.: Mo, Mi, Fr 8–12, Di u. Do 14–18
nach Vereinbarung

Dr. Strihavka, Christian
Marktplatz 6, 4702 Wallern a.d. Trattnach
Keine Kassen
Ord.: nach Vereinbarung

Innere Medizin

Dr. Nimeth, Christian
Hof 3, 4922 Geiersberg
Tel.: 07753/28 16

Keine Kassen
Ord.: nach Vereinbarung
Zusätzlich: Akupunktur

Neurologie/Psychiatrie

Dr. Wohlfartstädter, Helene
Karl Wiser-Straße 13, 4020 Linz
Tel.: 0732/664 852
Kassen: GKK, BVA, VA, SVA, SVB
Ord.: Di–Fr 8–11.30, Mo u. Do 14–18

Orthopädie und orthopädische Chirurgie

Dr. Anderle, Dieter
Alfred Kubin-Straße 21, 4780 Schärding
Tel.: 07712/26 58
Keine Kassen
Ord.: Mi 17–20 u. nach Vereinbarung

Dr. Ecker, Josef
Rainerstraße 21, 4020 Linz
Tel.: 0732/668 169-0
Kassen: BVA, VA, SVA, SVB
Ord.: Mo, Do 8–11, Mi 14–17,
Fr 8–10 u. 12–14 nach Vereinbarung

Dr. Eggl, Helmuth
Auböckplatz 7, 4820 Bad Ischl
Tel.: 0662/884 422
Keine Kassen
Ord.: Di 17–19 u. nach Vereinbarung

Dr. Freilinger, Wolfgang
Nelkenstraße 7,
4222 St. Georgen a.d. Gusen
Tel.: 07237/21 35
Keine Kassen
Ord.: nach Vereinbarung

Dr. Harich, Bernhard
Wiesingerstraße 8, 4820 Bad Ischl
Tel.: 06132/291 90
Kassen: GKK, BVA, VA, SVA

OBERÖSTERREICH

MANUELLE MEDIZIN

Orthopädie und orthopädische Chirurgie

Ord.: Mo 14–18, Di 8–12, Mi 14–19,
Do 8–12, Fr 8–11 nach Vereinbarung

Dr. Heuberer, Heribert Ingomar
Mozartstraße 25, 4020 Linz
Tel.: 0732/778 112
Kassen: GKK, BVA, VA, SVA, SVB
Ord.: Mo 13–18, Di 8–13, Mi 8–13,
Do 13–18, Fr 8–12 nach Vereinbarung

Dr. Hingsammer, Richard
In Der Enge 31, 4400 Steyr
Tel.: 07252/541 51-0
Kassen: GKK, BVA, VA, SVA, SVB
Ord.: Mo 8–12 u. 14–17, Mi u. Fr 8–11, Do 8–12 u. 14–16 nach Vereinbarung

Dr. Hofstätter, Reinhard
Stadtplatz 36, 4840 Vöcklabruck
Tel.: 07672/204 44
Kassen: GKK, BVA, VA, SVA, SVB
Ord.: nach Vereinbarung

Dr. Hofstätter, Walter
Heinrich-Gruber-Straße 9, 4050 Traun
Tel.: 07229/711 11
Kassen: GKK, BVA, VA, SVA, SVB
Ord.: Mo 8–14, Di 14–17, Mi 8–13, Do 8–12, Fr 8–11 nach Vereinbarung

Dr. Infanger, Andreas
Landstraße 32/2, 4020 Linz
Tel.: 0732/773 733
Kassen: GKK, BVA, VA, SVA, SVB
Ord.: Mo u. Do 13–18, Di u. Mi 8–12,
Fr 8–10 u. nach Vereinbarung

Dr. Kellner, Gerhard
Hafergasse 3, 4600 Wels
Tel.: 07242/609 86-0
Kassen: GKK, BVA, VA, SVA, SVB
Ord.: nach Vereinbarung
Zusätzlich: Manuelle Medizin

Dr. Kraupatz, Jörg
Gütlweg 10, 4813 Altmünster
Tel.: 07612/887 56
Keine Kassen
Ord.: Mo u. Mi 17–19, nach Vereinbarung

Dr. Lefenda, Wolfgang
Bahnhofstraße 33, 4320 Perg
Tel.: 07262/570 54
Kassen: GKK, BVA, SVA, SVB
Ord.: Mo u. Do 14–17.30, Di u. Fr 8–12,
Mi 8–12 u. 14–17.30 nach Vereinbarung

Dr. Lehner, Johann
Römerstraße 80 A, 4600 Wels
Keine Kassen
Ord.: nach Vereinbarung

Dr. Mallinger, Josef
Hauptplatz 25, 4560 Kirchdorf a.d. Krems
Tel.: 07582/606 50
Kassen: GKK, BVA, VA, SVA, SVB
Ord.: Mo–Mi 8–12, Di u. Do 15–18, Fr 8–11
Zusätzlich: Akupunktur

Dr. Markowski, Heinz Peter
Brahmsstöcklweg 14, 4810 Gmunden
Tel.: 07612/712 31-0
Kassen: GKK, BVA, VA, SVA, SVB
Ord.: Mo, Di, Do 14–18,
Mi, Fr 8–12 nach Vereinbarung

Dr. Michlmayr, Christoph
Stadtplatz 26,
4150 Rohrbach in Oberösterreich
Tel.: 07289/207 00-0
Keine Kassen
Ord.: nach Vereinbarung
Zusätzlich: Manuelle Medizin

Dr. Neumüller, Hertwig
Etrichstraße 13, 4240 Freistadt
Tel.: 07642/749 95
Kassen: GKK, BVA, VA, SVA, SVB
Ord.: Mo 12–18, Do 13–17,
Di, Mi u. Fr 8.30–13 nach Vereinbarung

Dr. Ostheimer, Wolfgang
Am Sonnenhang 5, 4910 Ried im Innkreis
Tel.: 07752/867 76
Keine Kassen
Ord.: nach Vereinbarung

Dr. Patsch, Christian
Spielau 8, Kurhaus, 4190 Bad Leonfelden
Tel.: 07213/63 63-450
Keine Kassen
Ord.: nach Vereinbarung

Dr. Ranzenberger, Wolfgang
Pollheimerstraße 15, 4600 Wels
Keine Kassen
Ord.: nach Vereinbarung

Dr. Schardtmüller, Michael
Museumstraße 21, 4020 Linz
Tel.: 0732/784 272
Keine Kassen
Ord.: nach Vereinbarung

Dr. Schauer, Manfred Josef
Kronbergweg 35, 4407 Steyr-Gleink
Tel.: 07252/871 38
Keine Kassen
Ord.: nach Vereinbarung

Dr. Schellmann, Karl
Badgasse 4, 4810 Gmunden
Tel.: 07612/722 15
Keine Kassen
Ord.: Mo, Do 16–18 nach Vereinbarung

Dr. Seidl, Heinz
Färbergasse 3, 4400 Steyr
Tel.: 07252/533 21
Kassen: GKK, BVA, VA, SVA, SVB
Ord.: Mo u. Mi 8–12, Di 8–15, Do 14–18,
Fr 8–11 u. nach Vereinbarung

Dr. Stock, Manfred Harald
Bahnhofstraße 8, 4050 Traun
Keine Kassen
Ord.: nach Vereinbarung

Prim. Dr. Strasser, Renate
Linzer Straße 22, 4701 Bad Schallerbach
Tel.: 07249/489 48
Keine Kassen
Ord.: nach Vereinbarung

Dr. Weber, Georg Friedrich
Landstraße 70/4. St., 4020 Linz
Tel.: 0732/777 423
Keine Kassen
Ord.: Di 16–18

Physikalische Medizin

Prim. Dr. Habelsberger, Winfried
Anemonenweg 29, 4020 Linz
Tel.: 0732/603 410
Keine Kassen
Ord.: nach Vereinbarung

Dr. Heim, Michael
Grillparzerstraße 1,
4560 Kirchdorf a.d. Krems
Keine Kassen
Ord.: nach Vereinbarung

Dr. Kisling, Rüdiger
Dukartstraße 15-17, 4400 Steyr
Tel.: 07252/423 13
Keine Kassen
Ord.: nach Vereinbarung

Dr. Wallner, Anna
Hochstraße 16, 4400 Steyr
Tel.: 07252/811 50
Keine Kassen
Ord.: nach Vereinbarung
Zusätzlich: Akupunktur

Dr. Zeileis, Martin
Valentin-Zeileis-Straße 33,
4713 Gallspach

Keine Kassen
Ord.: nach Vereinbarung

Unfallchirurgie

Dr. Csanady, Michael
Pfarrgasse 25, 4240 Freistadt
Tel.: 07942/759 75
Keine Kassen
Ord.: nach Vereinbarung

Prim. Dr. Csillag, Helmut
Gruberstraße 23, 4020 Linz
Tel.: 0732/777 491-33
Kassen: BVA, VA
Ord.: nach Vereinbarung

Univ.-Doz. Dr. Habernek, Hans
Kaiser Franz Josef Straße 14,
4820 Bad Ischl
Keine Kassen
Ord.: nach Vereinbarung

Dr. Helml, Friedrich
Hauptstraße 83-85, 4040 Linz
Tel.: 0732/711 500-0
Kassen: GKK, BVA, VA, SVA, SVB
Ord.: Mo 14–18, Di 14–17, Mi 8–13,
Do 8–13, Fr 8–11 nach Vereinbarung
Zusätzlich: Manuelle Medizin

Dr. Hochdaninger, Wolfgang
Marktgasse 5, 4802 Ebensee
Keine Kassen
Ord.: nach Vereinbarung

Dr. Humer, Klaus Johannes
Landstraße 66/3, 4020 Linz
Keine Kassen
Ord.: nach Vereinbarung

Dr. Klein, Heimo
Dukartstraße 15, 4400 Steyr
Tel.: 07252/712 88
Keine Kassen
Ord.: nach Vereinbarung

Dr. Lefenda, Wolfgang
Bahnhofstraße 33, 4320 Perg
Tel.: 07262/570 54
Kassen: GKK, BVA, SVA, SVB
Ord.: Mo u. Do 14–17.30, Di u. Fr 8–12,
Mi 8–12 u. 14–17.30 nach Vereinbarung

Dr. Mihalic, Alexander
Robert Kunz-Straße 11, 4840 Vöcklabruck
Tel.: 07672/751 00
Keine Kassen
Ord.: nach Vereinbarung

Dr. Ranzenberger, Wolfgang
Pollheimerstraße 15, 4600 Wels
Keine Kassen
Ord.: nach Vereinbarung

Dr. Stolba, Sabine
Traunuferarkade 1, 4600 Wels
Tel.: 07242/608 56
Keine Kassen
Ord.: nach Vereinbarung

Dr. Unger, Franz
Römerstraße 80 A, 4600 Wels
Keine Kassen
Ord.: nach Vereinbarung

Zahn-, Mund- und Kieferheilkunde

Dr. Grünberger, Egon
Pram 100, 4775 Taufkirchen a.d. Pram
Tel.: 07719/81 18
Kassen: GKK, BVA, VA, SVA, SVB
Ord.: nach Vereinbarung

Dr. Stadlmayr, Josef
Theatergasse 2, 4810 Gmunden
Tel.: 07612/760 01
Keine Kassen
Ord.: nach Vereinbarung

SALZBURG

HOMÖOPATHIE

Allgemeinmedizin

Dr. Aboufazeli, Houshang
Wallackstraße 11,
5671 Bruck a. d. Großglocknerstr.
Kassen: GKK, BVA, VA, SVA, SVB
Ord.: nach Vereinbarung
Zusätzlich: Neuraltherapie, Akupunktur

Dr. Bargehr, Birgit
Marktplatz 10, 5303 Thalgau
Tel.: 06235/73 88-0
Kassen: GKK, BVA, VA, SVA, SVB
Ord.: Mo, Di, Mi, Fr 8.30–12, Do 17–19,
Sa 8.30–10

Dr. Connert, Peter Klaus
Hochwiesenstraße 13,
5203 Köstendorf bei Salzburg
Tel.: 06216/52 54-0
Kassen: GKK, BVA, VA, SVA, SVB
Ord.: Mo, Di, Mi, Fr 7.30–11, Di u. Do 17–19
Zusätzlich: Manuelle Medizin,
Neuraltherapie

Dr. Dölzlmüller, Clemens
Firmianstraße 1, 5020 Salzburg
Tel.: 0662/829 697
Keine Kassen
Ord.: nach Vereinbarung

Dr. Fartek, Peter
Langmoos 23, 5621 St. Veit im Pongau
Tel.: 06415/77 28

Keine Kassen
Ord.: nach Vereinbarung

Dr. Frey, Margarethe
Mühlbacherhofweg 4/1/7, 5020 Salzburg
Tel.: 0662/840 850
Keine Kassen
Ord.: Mo, Di, Mi, Fr 8–12, Di 16–18,
Do 15–18
Zusätzlich: Akupunktur

Dr. Gappmaier, Bernhard
Ottingweg 297, 5580 Tamsweg
Tel.: 06474/80 00
Keine Kassen
Ord.: nach Vereinbarung

Dr. Gasperl, Hans Karl
Filzmoserstraße 241, 5531 Eben i. Pongau
Tel.: 06458/81 38-0
Kassen: GKK, BVA, VA, SVA, SVB
Ord.: Mo, Di, Mi, Fr 8.30–12, Do 16–18
u. nach Vereinbarung

Dr. Haas, Andreas
Kleszhamerweg 186,
5071 Wals bei Salzburg
Tel.: 0662/850 926
Kassen: GKK, BVA, VA, SVA, SVB
Ord.: Mo–Fr 8–11.30, Mo u. Do 16.30–18

Dr. Hickmann, Gustav
Hof bei Salzburg Nr. 280,
5322 Hof bei Salzburg
Tel.: 06229/23 08-0
Kassen: GKK, BVA, VA, SVA, SVB
Ord.: Mo, Mi, Fr 8–11.30,
Di 8–11.30 u. 17–19, Sa 8–10
Zusätzlich: Manuelle Medizin

Dr. Jäger-Waldau, Roswitha
Wolf-Dietrich-Straße 6 A, 5020 Salzburg
Tel.: 0662/877 305
Keine Kassen
Ord.: Mo, Mi, Fr 10–11.30
nach Vereinbarung

SALZBURG

HOMÖOPATHIE

Allgemeinmedizin

Dr. Katholnigg, Susanne
Traunstraße 10, 5020 Salzburg
Tel.: 0662/640 977
Keine Kassen
Ord.: nach Vereinbarung

Dr. Klotz, Alois
Sonnfeld 4, 5621 St. Veit im Pongau
Tel.: 06415/66 47
Kassen: GKK, BVA, VA, SVA, SVB
Ord.: Mo, Di, Fr 8–12,
Mi 8–10 u. 16.30–18.30

Dr. Lifka, Viola
Bergstraße 22/24/37, 5020 Salzburg
Tel.: 0662/880 762
Keine Kassen
Ord.: nach Vereinbarung
Zusätzlich: Akupunktur

Dr. Lindmoser, Wolfgang
Firmianstraße 1, 5020 Salzburg
Tel.: 0662/832 555
Keine Kassen
Ord.: nach Vereinbarung

Dr. Lohfeyer, Franz
Franz Mohshammer Platz 14,
5500 Bischofshofen
Tel.: 06462/51 10-0
Kassen: GKK, BVA, VA, SVA, SVB
Ord.: Mo–Do 8–11.30, Mi 17–19
Zusätzlich: Manuelle Medizin

Dr. Marschall, Astrid
Römergasse 12, 5020 Salzburg
Tel.: 0662/844 223
Keine Kassen
Ord.: nach Vereinbarung
Zusätzlich: Akupunktur

Dr. Marte-Rotter, Elisabeth
Plainstraße 32, 5020 Salzburg
Tel.: 0662/877 640
Keine Kassen
Ord.: nach Vereinbarung

Dr. Payrhuber, Dietmar
Eduard-Baumgartner-Straße 8,
5020 Salzburg
Tel.: 0662/849 925
Keine Kassen
Ord.: nach Vereinbarung

Dr. Pohl, Karin
Eduard-Baumgartner-Straße 8/2,
5020 Salzburg
Tel.: 0662/841 674
Keine Kassen
Ord.: nach Vereinbarung

Dr. Roschger, Michael
Schwedenstraße 4, 5020 Salzburg
Tel.: 0662/834 045
Kassen: GKK, BVA, VA, SVA, SVB
Ord.: Mo, Di, Do, Fr 8–11.30,
Mi 15–18.30 u. nach Vereinbarung
Zusätzlich: Akupunktur

Dr. Rosenlechner, Helmut
Anton Behacker-Straße 2, 5020 Salzburg
Tel.: 0662/848 384-0
Keine Kassen
Ord.: nach Vereinbarung

Dr. Schierhuber, Wolfgang
Michaelbeuern Nr. 65,
5152 Michaelbeuern
Tel.: 06274/82 33-0
Kassen: GKK, BVA, VA, SVA, SVB
Ord.: Mo, Mi u. Fr 8–11, Di 15.30–18.30, Do 7.30–10

Dr. Schöppl, Adolf
Faberstraße 7 A, 5020 Salzburg
Tel.: 0664/384 27 04
Keine Kassen
Ord.: nach Vereinbarung
Zusätzlich: Manuelle Medizin,
Neuraltherapie

Dr. Schwaninger, Margarethe
Plainstraße 19, 5020 Salzburg
Tel.: 0662/882 260
Keine Kassen
Ord.: nach Vereinbarung

Dr. Seiss, Andrea
Pöllnstraße 2, 5600 St. Johann i. Pongau
Tel.: 0664/442 86 30
Keine Kassen
Ord.: nach Vereinbarung
Zusätzlich: Akupunktur

Dr. Sprohar, Günter
Friedensstraße 1, 5020 Salzburg
Tel.: 0662/620 033
Kassen: GKK, BVA, VA, SVA, SVB
Ord.: Mo, Di, Do, Fr 9–12.30, Mo 16–18,
Mi 14–18 nach Vereinbarung

Dr. Truschnowitz, Heinz
Glangasse 4 B, 5020 Salzburg
Tel.: 0662/829 382-0
Keine Kassen
Ord.: nach Vereinbarung

Dr. Vockner, Barbara
Ritzenseestraße 6 A,
5760 Saalfelden am St. Meer
Tel.: 06582/768 88
Keine Kassen
Ord.: nach Vereinbarung
Zusätzlich: Manuelle Medizin, Akupunktur

Dr. Widerin, Christian
Ferdinand-Spannring-Straße 10,
5020 Salzburg
Tel.: 0662/640 588
Kassen: GKK, BVA, VA, SVA, SVB
Ord.: Mo, Mi, Fr 8.30–12.30, Di u. Do 15–19

Dr. Winkler, Ulrike
Linzer Bundesstraße 84, 5020 Salzburg
Tel.: 0662/665 797-66
Keine Kassen
Ord.: Mo u. Do 9–11 u. nach Vereinb.
Zusätzlich: Manuelle Medizin

Dr. Ziller, Hans
Hofhaymer Allee 17, 5020 Salzburg
Tel.: 0662/820 327-0
Kassen: GKK, BVA, VA, SVA, KFA
Ord.: Mo 14.30–18, Di 9.30–13,
Mi u. Fr 8.30–12 u. nach Vereinbarung
Zusätzlich: F.X. Mayr

Augenheilkunde und Optometrie

Dr. Kurz, Michael
Saalfeldner Straße 12, 5700 Zell am See
Tel.: 06542/737 59-0
Kassen: BVA, VA, SVA, KFA
Ord.: nach Vereinbarung

Frauenheilkunde und Geburtshilfe

Dr. Rucker, Wolfgang
Erentrudisstraße 19/15, 5020 Salzburg
Tel.: 0662/623 333
Kassen: BVA, VA, SVA, SVB
Ord.: Mo, Di, Do, Fr 9–13, Mi 14–18

Innere Medizin

Dr. Fussenegger, Hiltraut
Mirabellplatz 6/II, 5020 Salzburg
Tel.: 0662/871 734
Kassen: GKK, BVA, VA, SVA, SVB
Ord.: Mo–Fr 8.30–11.30, Do 9.30–12
nach Vereinbarung

Dr. Kubicek, Stanislaus F.
Kuffergasse 9, 5400 Hallein
Kassen: GKK, BVA, VA, SVA, SVB
Ord.: nach Vereinbarung
Zusätzlich: Manuelle Medizin, Akupunktur

Kinder- und Jugendheilkunde

Dr. Ginzel, Hellmut
Alte Bundesstraße 26,
5500 Bischofshofen
Tel.: 06462/35 70
Kassen: GKK, BVA, VA, SVA, SVB
Ord.: Mo, Mi, Fr 9–12 u. 15–18, Sa 9–11

Dr. Ölsböck, Bruno
Bayerhamerplatz 3, 5400 Hallein
Tel.: 06245/854 84-0
Kassen: GKK, BVA, VA, SVA, SVB
Ord.: Mo, Mi, Fr 8–12, Di 15–18, Do 9–12

MR Dr. Pallasser, Helmut
Kleßheimer Allee 93, 5015 Salzburg
Tel.: 0662/434 560
Kassen: GKK, BVA, VA, SVA, SVB, KFA
Ord.: Mo 8–13, Di–Fr 8–12, Di u. Do 16–18
nach Vereinbarung

Zahn-, Mund- und Kieferheilkunde

Dr. Mühlthau, Brita
Dürnbichlstraße 5, 5301 Eugendorf
Tel.: 06225/85 23-0
Kassen: GKK, BVA
Ord.: nach Vereinbarung

Psychiatrie/Neurologie

Dr. Mayr, Rosemarie
Waagplatz 1, 5020 Salzburg
Tel.: 0662/840 568
Keine Kassen
Ord.: nach Vereinbarung

AKUPUNKTUR

Allgemeinmedizin

Dr. Aboufazeli, Houshang
Wallackstraße 11,
5671 Bruck a.d. Großglocknerstr.
Kassen: GKK, BVA, VA, SVA, SVB
Ord.: nach Vereinbarung
Zusätzlich: Neuraltherapie, Homöopathie

Dr. Altmann, Herta
Wolf Dietrich-Weg 412, 5163 Mattsee
Keine Kassen
Ord.: nach Vereinbarung

Dr. Bernhart, Klaus
Faistauergasse 23, 5020 Salzburg
Tel.: 0662/629 630
Kassen: GKK, BVA, VA, SVA, SVB
Ord.: Mo, Di, Mi, Fr 8.30–12, Do 10–12,
Mo u. Do 16–18

Dr. Blümel, Wolfgang
Linzer Bundesstraße 33/1,
5023 Salzburg-Gnigl
Tel.: 0662/640 631-0
Kassen: GKK, BVA, VA, SVA, SVB
Ord.: Mo–Fr 8.30–11.30, Mo u. Do 16–18.30
u. nach Vereinbarung
Zusätzlich: Manuelle Medizin

Dr. Borchardt, Peter
Golling A. D. Salzach Nr. 166,
5440 Golling a.d. Salzach
Tel.: 06244/61 61-0
Kassen: GKK, BVA, VA, SVA, SVB
Ord.: Mo–Fr 8–12

Dr. Chalupny, Paul
Hans Treml-Straße 2, 5500 Bischofshofen
Tel.: 06462/23 58-0
Kassen: GKK, BVA, VA, SVA, SVB, KFA
Ord.: nach Vereinbarung
Zusätzlich: Manuelle Medizin,
Neuraltherapie, F.X. Mayr

Dr. Chalupny, Stefan
Hildmannplatz 6, 5020 Salzburg
Tel.: 06462/23 58
Keine Kassen
Ord.: nach Vereinbarung

Dr. Chuang-Quehenberger, Hedwig
Zillnerstraße 6, 5020 Salzburg
Tel.: 0662/833 404
Keine Kassen
Ord.: nach Vereinbarung

Dr. Czech, Alexander
Hauptstraße 16 A,
5201 Seekirchen am Wallersee
Tel.: 06212/21 04
Keine Kassen
Ord.: Mo, Do 16–18.30, Di, Fr 8–11, Sa 8–10
Zusätzlich: Manuelle Medizin

Dr. Dachs, Christoph
Rifer Hauptstraße 34, 5400 Hallein
Tel.: 06245/762 20-0
Kassen: GKK, BVA, SVA, SVB
Ord.: nach Vereinbarung
Zusätzlich: Manuelle Medizin

Dr. Damisch, Gerda
Firmianstraße 5, 5020 Salzburg
Tel.: 0662/825 028-0
Keine Kassen
Ord.: nach Vereinbarung

Dr. Danner, Johanna
Peregrinstraße 11, 5020 Salzburg
Tel.: 0662/829 400-0
Keine Kassen
Ord.: nach Vereinbarung

Dr. Daschil, Johannes
Samstraße 30/top 30,
5023 Salzburg-Gnigl
Tel.: 0662/661 794

SALZBURG

AKUPUNKTUR

Allgemeinmedizin

Keine Kassen
Ord.: nach Vereinbarung

Dr. Dechant-Haslinger, Ursula
Heinrich Puthon-Straße 8, 5020 Salzburg
Tel.: 0664/122 90 45
Keine Kassen
Ord.: nach Vereinbarung

Dr. Dobretsberger, Otto
Bergstraße 2,
5760 Saalfelden am St. Meer
Tel.: 06582/724 74-0
Kassen: GKK, BVA, VA, SVA, SVB
Ord.: Mo–Fr 8.30–12, Di 16–18.30
u. nach Vereinbarung

Dr. Erhart, Peter
Gen. Arnold-Straße 6, 5020 Salzburg
Tel.: 0699/178 627 45
Keine Kassen
Ord.: nach Vereinbarung

Dr. Finder, Hans
Eichstraße 33, 5023 Salzburg-Gnigl
Tel.: 0662/457 383
E-Mail: dr.finder@salzburg.co.at
Keine Kassen
Ord.: nach Vereinbarung
Zusätzlich: F.X. Mayr

Dr. Franzelin, Kirsten
Joseph-Messner-Straße 26,
5020 Salzburg
Tel.: 0662/642 374
Keine Kassen
Ord.: nach Vereinbarung

Dr. Frey, Margarethe
Mühlbacherhofweg 4/1/7, 5020 Salzburg
Tel.: 0662/840 850
Keine Kassen
Ord.: Mo, Di, Mi, Fr 8–12, Di 16–18,
Do 15–18
Zusätzlich: Homöopathie

SALZBURG

AKUPUNKTUR

Allgemeinmedizin

Dr. Fürthauer, Evelin
Dorfwerfen 116, 5452 Pfarrwerfen
Tel.: 06468/54 02-0
Keine Kassen
Ord.: Mo, Di, Mi, Fr 7.30–11, Mo u. Mi 17–18

Dr. Gasser, Klaus
Aglassingerstraße 2, 5020 Salzburg
Tel.: 0662/640 682
Kassen: GKK, BVA, VA, SVA, SVB
Ord.: Mo 9–12.30 u. 17–19, Di 8–12.30, Mi 16–19, Do 8–12.30, Fr 9–12.30

Dr. Gastager, Herbert
Kaigasse 27, 5020 Salzburg
Tel.: 0662/840 017
Keine Kassen
Ord.: Mo, Di, Do, Fr 9–12, Mi 15–18

Dr. Gürtler, Werner
Ederstraße 6, 5400 Hallein
Tel.: 06245/804 01
Kassen: GKK, BVA, VA, SVA, SVB, KFA
Ord.: Mo, Di, Do, Fr 8–11, Mi 15–18 u. nach Vereinbarung
Zusätzlich: Manuelle Medizin

Dr. Hertlein, Brigitte
Kaltnergasse 1, 5020 Salzburg
Tel.: 0662/622 000
Keine Kassen
Ord.: nach Vereinbarung

Dr. Hübl, Walter
Adnet Nr. 79, 5421 Adnet
Tel.: 06245/850 60-0
Kassen: GKK, BVA, VA, SVA, SVB
Ord.: Mo u. Fr 16–18, Di, Mi, Do 8–12

Dr. Janz, Michael
Wiesenweg 216, 5440 Golling a.d. Salzach
Keine Kassen
Ord.: nach Vereinbarung

Dr. Kommar-Schöpf, Giseltrud
Friedrich V. Walchen-Straße 21, 5020 Salzburg
Keine Kassen
Ord.: nach Vereinbarung

Dr. Laimböck-Suette, Margrit
M. Bayrhamerstraße 20, 5201 Seekirchen am Wallersee
Tel.: 06212/23 67
Keine Kassen
Ord.: nach Vereinbarung

Dr. Lang, Helmut
Münzgasse 2, 5020 Salzburg
Tel.: 0662/841 447-0
Kassen: GKK, BVA, VA, SVA, SVB, KFA
Ord.: Mo, Di, Do u. Fr 9–13, Mi 16–18
Zusätzlich: Manuelle Medizin

Dr. Langer, Christoph
Karl-Rödhammer-Weg 91, 5424 Vigaun
Tel.: 06245/899 96 72
Keine Kassen
Ord.: nach Vereinbarung

Dr. Langer, Karl-Heinz
Hauptstraße 21, 5201 Seekirchen am Wallersee
Tel.: 06212/23 27-0
Kassen: GKK, BVA, VA, SVA, SVB
Ord.: Mo–Fr 8–11.30, Mi 17–19 u. nach Vereinbarung
Zusätzlich: F.X. Mayr

Dr. Lifka, Viola
Bergstraße 22/24/37, 5020 Salzburg
Tel.: 0662/880 762
Keine Kassen
Ord.: nach Vereinbarung
Zusätzlich: Homöopathie

Dr. Linnemayr, Werner
Lamprechtshausen 54, 5112 Lamprechtshausen
Kassen: GKK, BVA, VA, SVB
Ord.: nach Vereinbarung

Dr. Lohninger, Helga
Hof bei Salzburg Nr. 250, 5322 Hof bei Salzburg
Tel.: 06229/37 50-0
Keine Kassen
Ord.: nach Vereinbarung

Dr. Marschall, Astrid
Römergasse 12, 5020 Salzburg
Tel.: 0662/844 223
Keine Kassen
Ord.: nach Vereinbarung
Zusätzlich: Homöopathie

Dr. Oberthaler-Moosburger, Birgit
Aignerstraße 29, Igia, 5020 Salzburg
Keine Kassen
Ord.: nach Vereinbarung

Dr. Rabl-Rösslhuber, Elisabeth
Dorfstraße 39, 5101 Bergheim bei Salzburg
Tel.: 0662/457 170-0
Kassen: GKK, BVA, VA, SVA
Ord.: Mo, Di, Mi, Fr 8–12, Mo, Do 17–19

Dr. Reininger, Manfred Johann
Markt 400, 5421 Adnet
Keine Kassen
Ord.: nach Vereinbarung

Dr. Reinprecht, Werner
Dorf 153, 5733 Bramberg am Wildkogel
Kassen: GKK, BVA, VA, SVB
Ord.: nach Vereinbarung

Dr. Reith, Martin
Salzburger Straße 7, 5630 Bad Hofgastein
Tel.: 0664/201 00 35
Keine Kassen
Ord.: Mo–Fr 9–12 nach Vereinbarung
Zusätzlich: Manuelle Medizin, Neuraltherapie

Dr. Roschger, Michael
Schwedenstraße 4, 5020 Salzburg
Tel.: 0662/834 045
Kassen: GKK, BVA, VA, SVA, SVB
Ord.: Mo, Di, Do, Fr 8–11.30, Mi 15–18.30 u. nach Vereinbarung
Zusätzlich: Homöopathie

Dr. Schaller, Sigrun
Brucker Bundesstraße 11, 5700 Zell am See
Tel.: 06542/722 73-0
Keine Kassen
Ord.: Mo–Do 8–11 u. nach Vereinb.

Dr. Schuffert, Ingeborg
Moosstraße 67 B, 5020 Salzburg
Tel.: 0662/824 703
Keine Kassen
Ord.: nach Vereinbarung

Dr. Sedlmeyer, Franz Xaver
Wiener Bundesstraße 9, 5300 Hallwang bei Salzburg
Tel.: 0662/661 844
Kassen: GKK, BVA, VA, SVA, SVB
Ord.: Mo, Di, Mi, Fr 8–12, Di 16.30–18.30, Fr 16–18

Dr. Seiringer, Wolfgang
Julius-Haagn-Straße 15, 5020 Salzburg
Tel.: 0662/459 185
Keine Kassen
Ord.: nach Vereinbarung

Dr. Seiss, Andrea
Pöllnstraße 2, 5600 St. Johann im Pongau
Tel.: 0664/442 86 30
Keine Kassen
Ord.: nach Vereinbarung
Zusätzlich: Homöopathie

Dr. Sinnißbichler, Thomas
Hauptstraße 39, 5202 Neumarkt am Wallersee

Tel.: 06216/41 11-0
Kassen: GKK, BVA, VA, SVA, SVB
Ord.: Mo–Do 8–12, Di u. Do 17–19

Dr. Skopek, Heidemarie
Hellbrunner Straße 7 A, 5020 Salzburg
Tel.: 0662/845 500
Keine Kassen
Ord.: nach Vereinbarung

Dr. Sturm, Peter
Lendstraße 2, 5730 Mittersill
Tel.: 06562/47 77-0
Kassen: GKK, BVA, VA, SVA, SVB
Ord.: nach Vereinbarung

Dr. Tama, Mustafa
St. Julien-Straße 7 A/6, 5020 Salzburg
Tel.: 0662/886 621-0
Kassen: GKK, BVA, VA, SVA
Ord.: Mo–Fr 8.30–11.30, Mo, Di, Do, Fr 13–15.30, Mi 16–18.30 nach Vereinbarung

Dr. Traintinger, Markus
Sigmund-Haffner-Gasse 3/1,
5020 Salzburg
Tel.: 0662/843 326
Kassen: GKK, BVA, VA, SVA, SVB
Ord.: Mo, Mi, Fr 8–12, Di u. Do 15–18
u. nach Vereinbarung

Dr. Vockner, Barbara
Ritzenseestraße 6 A,
5760 Saalfelden am St. Meer
Tel.: 06582/768 88
Keine Kassen
Ord.: nach Vereinbarung
Zusätzlich: Manuelle Medizin,
Homöopathie

Dr. Wäger, Gerhard
Linzer Gasse 55/1, 5020 Salzburg
Keine Kassen
Ord.: nach Vereinbarung

Dr. Wallner, Gudrun
Sparkassenstraße 2, 5500 Bischofshofen
Tel.: 06462/28 28-0
Kassen: GKK, BVA, VA, SVA
Ord.: nach Vereinbarung

Dr. Wehlend-Fleisz, Andrea
Birkenring 20, 5640 Bad Gastein
Tel.: 06434/40 12
Kassen: BVA, VA, SVA, SVB
Ord.: nach Vereinbarung

Dr. Weihs-Felsing, Isabelle
Kirchplatz 5, 5110 Oberndorf bei Salzburg
Tel.: 06272/52 22-25
Keine Kassen
Ord.: Mi 8–12 u. nach Vereinbarung

Dr. Wenzel, Gerhard
Alte Bundesstraße 25,
5620 Schwarzach i. Pongau
Tel.: 06415/61 90
Kassen: BVA, VA, SVB
Ord.: Mo–Do 8–10 u. nach Vereinbarung

Dr. Xu, Phillip Shifan
Schwarzstraße 21, 5020 Salzburg
Tel.: 0662/874 584
Keine Kassen
Ord.: nach Vereinbarung

Anästhesiologie und Intensivmedizin

Dr. Hasslacher-Zehentner, Gertrude Maria
Auerspergstraße 2, 5020 Salzburg
Tel.: 0662/883 54 40
Keine Kassen
Ord.: nach Vereinbarung

Dr. Rudek, Josef
Kirchenstraße 252,
5723 Uttendorf, Pinzgau
Tel.: 06563/89 00-89
Keine Kassen
Ord.: Di u. Do 16–18 nach Vereinbarung

Chirurgie

Dr. Uy, Jose
Schoarerbergstraße 12,
5302 Henndorf am Wallersee
Tel.: 0662/828 088
Keine Kassen
Ord.: nach Vereinbarung

Frauenheilkunde und Geburtshilfe

Dr. Bernhart, Sigrid
Schulstraße 10/3, 5700 Zell am See
Tel.: 06542/473 78
Keine Kassen
Ord.: nach Vereinbarung

Haut- und Geschlechtskrankheiten

Dr. Kriechbaum, Irmgard
Kühbergstraße 36, 5020 Salzburg
Tel.: 0662/642 274
Keine Kassen
Ord.: Di, Mi, Fr 9.30–12, Mo 14.30–17,
nach Vereinbarung

Innere Medizin

Dr. Babadostu, Ahmet Sirzat
Leisnitzgasse 293, 5580 Tamsweg
Tel.: 0664/102 22 63
Keine Kassen
Ord.: nach Vereinbarung

Dr. Kubicek, Stanislaus F.
Kuffergasse 9, 5400 Hallein
Kassen: GKK, BVA, VA, SVA, SVB

Ord.: nach Vereinbarung
Zusätzlich: Manuelle Medizin,
Homöopathie

Dr. Machreich, Kurt
Schmalenbergham 4,
5760 Saalfelden am St. Meer
Tel.: 0663/061 321
Keine Kassen
Ord.: nach Vereinbarung

Kinder- und Jugendheilkunde

Dr. Brunauer-Pichler, Doris
Fürstenbrunnstraße 6, 5020 Salzburg
Tel.: 0662/844 149
Kassen: BVA, VA, SVA
Ord.: Mo, Di 14–16, Do, Fr 9–12
u. nach Vereinbarung

Dr. Schmied, Reinhard
Schönauerhofstraße 3, 5202 Neumarkt am Wallersee
Tel.: 06216/200 10
Kassen: GKK, BVA, VA, SVA
Ord.: Mo 8–12, 15–18, Di 8–12, Do 8–12,
Fr 8–12 u. 15–18 nach Vereinbarung

Dr. Wenger, Ernst
Ederstraße 5, 5400 Hallein
Tel.: 06245/875 64
Kassen: GKK, BVA, VA, SVA, SVB
Ord.: Mo, Di, Do, Fr 8.30–12, Mo, Mi 15–18
nach Vereinbarung

Lungenkrankheiten

Dr. Zehetner, Elisabeth
Leitenhaus 52, 5441 Abtenau
Tel.: 0664/534 79 40
Keine Kassen
Ord.: nach Vereinbarung

SALZBURG

AKUPUNKTUR

Neurologie/Psychiatrie

Dr. Novak, Helmut
Salzburgerstraße 56,
5110 Oberndorf bei Salzburg
Keine Kassen
Ord.: nach Vereinbarung
Zusätzlich: Manuelle Medizin

Orthopädie und orthopädische Chirurgie

Dipl.Med. Naumann, Peter
Stumpfagergasse 3, 5020 Salzburg
Keine Kassen
Ord.: nach Vereinbarung

Physikalische Medizin

Dr. Gottsbacher, Herbert
Maxglaner Hauptstraße 54,
5020 Salzburg
Tel.: 0662/835 506
Keine Kassen
Ord.: nach Vereinbarung
Zusätzlich: Manuelle Medizin,
Osteopathie

Dr. Selhofer, Adalbert
Adolf Bekk-Straße 14, 5020 Salzburg
Tel.: 0662/846 620
Keine Kassen
Ord.: nach Vereinbarung
Zusätzlich: Manuelle Medizin,
Neuraltherapie

Zahn-, Mund- und Kieferheilkunde

Dr. Puhr, Roland Josef
Hauptstraße 61 A,
5302 Henndorf am Wallersee
Tel.: 06214/62 71
Kassen: GKK, BVA, VA, SVA
Ord.: nach Vereinbarung

Dr. Raska, Josef
Bahnhofstraße 28, 5500 Bischofshofen
Tel.: 06462/55 22
Kassen: GKK, BVA, VA
Ord.: Mo, Di, Do 8.30–11.30 u. 13–15.30,
Mi 12–18.30, Fr 8–12

Dr. Rudek, Krystyna
Kirchenstraße 252,
5723 Uttendorf, Pinzgau
Tel.: 06563/89 00-0
Kassen: GKK, BVA, VA
Ord.: Mo–Fr 8–12, Do 14–18
u. nach Vereinb.

Dr. Sarmini, Omar Sehdi
Wolf-Dietrich-Straße 9, 5020 Salzburg
Tel.: 0662/883 988
Kassen: GKK, BVA, VA
Ord.: Mo–Do 9–13 Nachmittag
u. Fr n Vereinb.

Dr. Walker, Peter
Erherzog Eugen-Straße 33, 5020 Salzburg
Tel.: 0662/459 945
Kassen: GKK, BVA, VA, SVA
Ord.: nach Vereinbarung

Dr. Werner, Viktoria
Aignerstraße 21, 5026 Salzburg-Aigen
Tel.: 0662/646 476
Kassen: BVA, VA, SVA
Ord.: nach Vereinbarung

Neurochirurgie

Prim. Dr. Kollmann, Heinz Georg
Peregrinstraße 16, 5020 Salzburg
Tel.: 0662/834 884-0
E-Mail: kollmann.salzburg@aon.at
Keine Kassen
Ord.: Di, Do 16–17 u. nach Vereinbarung
Zusätzlich: Manuelle Medizin

TCM ERNÄHRUNG

Ohne medizinische Ausbildung

Graf, Maria Elisabeth
Hickmanngasse 1/3, 5310 Mondsee
Tel.: 07665/86 94 oder 0664/273 95 05
E-Mail: maria.e.graf@utanet.at
Web: www.tcm-ernaehrung.at
Keine Kassen
Ord.: nach Vereinbarung

Dr. Kikinger, Gabriele
Mirabellplatz 6, 5020 Salzburg
Tel.: 0664/263 70 63
E-Mail: gabi.kikinger@utanet.at
Keine Kassen
Ord.: nach Vereinbarung

F.X. MAYR

Allgemeinmedizin

Dr. Barth, Helmuth
Sportplatzstraße 12, 5700 Zell am See
Tel.: 06542/567 66-0
Keine Kassen
Ord.: Mo–Mi 8.30–12, Mo–Do 15–19,
Fr 17–20
Zusätzlich: Neuraltherapie

Dr. Battre, Heinz Peter
Wehrgasse 11, 5020 Salzburg
Tel.: 0662/832 369
Keine Kassen
Ord.: nach Vereinbarung

Dr. Chalupny, Paul
Hans Treml-Straße 2, 5500 Bischofshofen
Tel.: 06462/23 58-0
Kassen: GKK, BVA, VA, SVA, SVB, KFA
Ord.: nach Vereinbarung
Zusätzlich: Manuelle Medizin,
Neuraltherapie, Akupunktur

Dr. Fegerl, Sepp
Morzger Straße 38 A, 5020 Salzburg
Tel.: 0662/820 991
Keine Kassen
Ord.: nach Vereinbarung

Dr. Finder, Hans
Eichstraße 33, 5023 Salzburg-Gnigl
Tel.: 0662/457 383
E-Mail: dr.finder@salzburg.co.at
Keine Kassen
Ord.: nach Vereinbarung
Zusätzlich: Akupunktur

Dr. Gruber, Magdalena
Fuxpointweg 1, 5204 Straßwalchen
Tel.: 06215/60 00-0
Keine Kassen
Ord.: nach Vereinbarung

Dr. Jakobitsch, Udo
Höch 144/156 Reitdorf, 5542 Flachau
Keine Kassen
Ord.: nach Vereinbarung
Zusätzlich: Manuelle Medizin

Dr. Kasseroller, Renato
Nonntaler Hauptstraße 56 A,
5020 Salzburg
Tel.: 0662/831 308-0
Keine Kassen
Ord.: nach Vereinbarung

Dr. Langer, Karl-Heinz
Hauptstraße 21,
5201 Seekirchen am Wallersee
Tel.: 06212/23 27-0
Kassen: GKK, BVA, VA, SVA, SVB
Ord.: Mo–Fr 8–11.30, Mi 17–19

u. nach Vereinbarung
Zusätzlich: Akupunktur

Dr. Pichler, Gudrun
Fadingerstraße 1a, 5020 Salzburg
Tel.: 0662/887 453
Keine Kassen
Ord.: nach Vereinbarung

Dr. Steinacher-Fuchs, Eva
Otto-von-Lilienthal-Straße 80,
5020 Salzburg
Tel.: 0662/433 425-0
Kassen: GKK, BVA, VA, SVA, SVB
Ord.: Mo, Di, Mi, Fr 8–12, Di 13–15, Do 16–18 nach Vereinbarung

Dr. Steinbauer, Bernd
Klausen 20, 5730 Mittersill
Tel.: 06562/62 72-0
Kassen: GKK, BVA, VA, SVA, SVB
Ord.: Mo, Mi, Do, Fr 8–12, Do 16–18 nach Vereinbarung

Dr. Walter, Karl
Stadtplatz 8, 5550 Radstadt
Tel.: 06452/42 80-0
Kassen: GKK, BVA, VA, SVA, SVB
Ord.: Mo, Di, Mi u. Fr 8.30–12, Mi 17–19 nach Vereinbarung
Zusätzlich: Manuelle Medizin

Dr. Ziller, Hans
Hofhaymer Allee 17, 5020 Salzburg
Tel.: 0662/820 327-0
Kassen: GKK, BVA, VA, SVA, KFA
Ord.: Mo 14.30–18, Di 9.30–13,
Mi u. Fr 8.30–12 u. nach Vereinbarung
Zusätzlich: Homöopathie

Innere Medizin

Dr. Geissler, Wilfried
Vierthalertr. 7, 5020 Salzburg
Tel.: 0662 873211
Keine Kassen
Ord.: nach Vereinbarung

OSTEOPATHIE

Ohne medizinische Ausbildung

Bauer, Ulrike
St. Julienstraße 2/6/621, 5020 Salzburg
Tel.: 0662/881 558
Keine Kassen
Ord.: nach Vereinbarung

Brandstötter, Ludwig
Thumeggerstr.26b, 5020 Salzburg
Tel.: 0662/821 729
Keine Kassen
Ord.: nach Vereinbarung

Brunner, Burgi
Schrannengasse 2/1/5, 5020 Salzburg
Tel.: 0662/878 710
E-Mail: burgi_brunner@everyday.com
Keine Kassen
Ord.: nach Vereinbarung

Corman-Mühlfellner, Gabrielle
Raphael-Donnerstr.15, 5026 Salzburg
Tel.: 0662/628 449
Keine Kassen
Ord.: nach Vereinbarung

Felder, Nadja
Watzmannstr.9A, 5110 Oberndorf
Tel.: 06272/730 73
E-Mail: felder@osteopath.at
Keine Kassen
Ord.: nach Vereinbarung

Felder, Reinhard
Watzmannstr.9A, 5110 Oberndorf
Tel.: 06272/730 73
E-Mail: felder@osteopath.at
Web: www.osteopath.at
Keine Kassen
Ord.: nach Vereinbarung

Kapper, Astrid
Kaserngasse 7, 5020 Salzburg
E-Mail: astrid@kapper.net
Keine Kassen
Ord.: nach Vereinbarung

Karl-Schindler, Heike
Gaisbergstr. 21, 5110 Oberndorf
Tel.: 06272/70 21
E-Mail: Karl-Schindler@netway.at
Keine Kassen
Ord.: nach Vereinbarung

Kober, Elisabeth
Hauptstr.25A, 5600 St.Johann/Pongau
Tel.: 06412/66 86
E-Mail: e.kober@utanet.at
Keine Kassen
Ord.: nach Vereinbarung

Mitterlehner, Thomas
Maxglaner Hauptstr.54, 5020 Salzburg
Tel.: 0662/835 506
Keine Kassen
Ord.: nach Vereinbarung

Mühlfellner, Gernot
Raphael Donnerstr.15, 5026 Salzburg
Tel.: 0662/628 449
Keine Kassen
Ord.: nach Vereinbarung

Peinbauer, Pauline
Hammerauerstr.48A, 5020 Salzburg
Tel.: 0662/820 638 oder 0662/451 149
Keine Kassen
Ord.: nach Vereinbarung

Reiter-Horngacher, Maria
Glanfeldstr. 32/4, 5020 Salzburg
Tel.: 0664/144 87 74
Keine Kassen
Ord.: nach Vereinbarung

Riepler-Reisecker, Ingrid
Traunstr.10, 5026 Salzburg
Tel.: 0662/622 799
E-Mail: i.riepler-reisecker@utanet.at
Keine Kassen
Ord.: nach Vereinbarung

Salzmann, Michael
Ernest-Thunstr. 9, 5020 Salzburg
Tel.: 0662/886 999
Keine Kassen
Ord.: nach Vereinbarung

Scheiterbauer, Fred
Sonnenweg 9A, 5301 Eugendorf
Tel.: 06225/77 98
Keine Kassen
Ord.: nach Vereinbarung

Schlatte, Bettina
Furthmühlstr.2, 5101 Bergheim
Tel.: 0662/451 149
Keine Kassen
Ord.: nach Vereinbarung

Seifner, Norbert
Wolf Dietrich Str.10, 5020 Salzburg
Tel.: 0662/873 462
E-Mail: physio@salzburg.co.at
Keine Kassen
Ord.: nach Vereinbarung

Stemeseder, Harald
Sonnenweg 9., 5301 Eugendorf
Tel.: 06225/77 98
E-Mail: stemeseder@direkt.at
Keine Kassen
Ord.: nach Vereinbarung

Wojna, Christian
Schrannengasse 2/1/5, 5020 Salzburg

SALZBURG

OSTEOPATHIE

Ohne medizinische Ausbildung

Tel.: 0650/706 19 70
E-Mail: christian.wojna@gmx.at
Keine Kassen
Ord.: nach Vereinbarung

Wojna, Sandra
Ernest-Thun-Straße 9, 5020 Salzburg
Tel.: 0662/886 999
E-Mail: sandra.wojna@gmx.at
Keine Kassen
Ord.: nach Vereinbarung

Physikalische Medizin

Dr. Gottsbacher, Herbert
Maxglaner Hauptstraße 54,
5020 Salzburg
Tel.: 0662/835 506
Keine Kassen
Ord.: nach Vereinbarung
Zusätzlich: Manuelle Medizin,
Akupunktur

NEURALTHERAPIE

Allgemeinmedizin

Dr. Aboufazeli, Houshang
Wallackstraße 11,
5671 Bruck a.d. Großglocknerstr.
Kassen: GKK, BVA, VA, SVA, SVB
Ord.: nach Vereinbarung
Zusätzlich: Akupunktur, Homöopathie

Dr. Barth, Helmuth
Sportplatzstraße 12, 5700 Zell am See
Tel.: 06542/567 66-0
Keine Kassen
Ord.: Mo–Mi 8.30–12, Mo–Do 15–19,
Fr 17–20
Zusätzlich: F.X. Mayr

Dr. Chalupny, Paul
Hans Treml-Straße 2, 5500 Bischofshofen
Tel.: 06462/23 58-0
Kassen: GKK, BVA, VA, SVA, SVB, KFA
Ord.: nach Vereinbarung
Zusätzlich: Manuelle Medizin, F.X. Mayr,
Akupunktur

Dr. Connert, Peter Klaus
Hochwiesenstraße 13,
5203 Köstendorf bei Salzburg
Tel.: 06216/52 54-0
Kassen: GKK, BVA, VA, SVA, SVB
Ord.: Mo, Di, Mi, Fr 7.30–11, Di u. Do 17–19
Zusätzlich: Manuelle Medizin,
Homöopathie

Dr. Foisner, Wolfgang
Giesenstein 13, 5630 Bad Hofgastein
Tel.: 06432/82 93-23
Keine Kassen
Ord.: Mo–Fr 8–12 u. 14–17, Sa 8–12

Dr. Hubner, Christoph M.
Markt 107, 5570 Mauterndorf, Lungau
Tel.: 06472/72 84-0
Keine Kassen
Ord.: Mo, Di, Mi, Fr 7–11.30, Mo u. Fr 16–18
Zusätzlich: Manuelle Medizin

Dr. Leimgruber, Johannes
Neutorstraße 18, 5020 Salzburg
Tel.: 0662/843 343
Keine Kassen
Ord.: nach Vereinbarung
Zusätzlich: Manuelle Medizin

Dr. Rass, Josef
Kugelhofstraße 7, 5020 Salzburg
Kassen: GKK, BVA, VA, SVA, SVB
Ord.: nach Vereinbarung
Zusätzlich: Manuelle Medizin

Dr. Reith, Martin
Salzburger Straße 7, 5630 Bad Hofgastein
Tel.: 0664/201 00 35
Keine Kassen
Ord.: Mo–Fr 9–12 nach Vereinbarung
Zusätzlich: Manuelle Medizin,
Akupunktur

Dr. Schöppl, Adolf
Faberstraße 7 A, 5020 Salzburg
Tel.: 0664/384 27 04
Keine Kassen
Ord.: nach Vereinbarung
Zusätzlich: Manuelle Medizin,
Homöopathie

Dr. Walter, Erwin
Egger Lienz-Gasse 17/Top 21,
5020 Salzburg
Tel.: 0662/883 100
Keine Kassen
Ord.: nach Vereinbarung

Physikalische Medizin

Dr. Selhofer, Adalbert
Adolf Bekk-Straße 14, 5020 Salzburg
Tel.: 0662/846 620
Keine Kassen
Ord.: nach Vereinbarung
Zusätzlich: Manuelle Medizin,
Akupunktur

Prim. Univ.-Doz. Mag. DDr. Wicker, Anton
Kurzentrum Vigaun, 5400 Hallein
Keine Kassen
Ord.: nach Vereinbarung
Zusätzlich: Manuelle Medizin

ANTHROPOSOPHISCHE MEDIZIN

Allgemeinmedizin

Dr. Hopferwieser, Herbert
Wolf Dietrich-Straße 2/1, 5020 Salzburg
Tel.: 0662/872 755
Kassen: BVA, VA, SVA, SVB
Ord.: Mo, Di, Do, Fr 8.30–11,
Di, Mi, Fr 17–19

Dr. Hopferwieser, Markus
Mühlbachstraße 52,
5201 Seekirchen am Wallersee
Keine Kassen
Ord.: nach Vereinbarung

Augenheilkunde und Optometrie

Dr. Schwaiger, Johann
Ziegelstadelstraße 12,
5026 Salzburg-Aigen
Kassen: BVA, VA, SVA, SVB
Ord.: nach Vereinbarung

Innere Medizin

Dr. Golth, Dietmar
Aignerstraße 54 C, 5026 Salzburg-Aigen
Tel.: 0662/621 333
Kassen: GKK, BVA, VA, SVA, SVB
Ord.: Mo–Fr 9–12, Di u. Do 17–19 u. nach
Vereinbarung

MANUELLE MEDIZIN

Allgemeinmedizin

Dr. Arnsteiner, Ludwig
Dr.-Veitl-Weg 3,
5620 Schwarzach im Pongau
Tel.: 06415/43 66
Kassen: GKK, BVA, VA, SVA, SVB
Ord.: Mo, Do, Fr 8–12, Di 15.30–18.30,
Mi 9–11.30

Dr. Auer, Erich
Franz Xaver Grimm-Straße 28,
5110 Oberndorf bei Salzburg
Tel.: 06272/42 77-0
Kassen: GKK, BVA, VA, SVA, SVB
Ord.: Mo–Fr 8–12, Di u. Do 17–19

Dr. Bargehr, Benno Maria
Marktplatz 10, 5303 Thalgau
Tel.: 06235/73 88-0
Keine Kassen
Ord.: nach Vereinbarung

Dr. Blümel, Wolfgang
Linzer Bundesstraße 33/1,
5023 Salzburg-Gnigl
Tel.: 0662/640 631-0
Kassen: GKK, BVA, VA, SVA, SVB
Ord.: Mo–Fr 8.30–11.30, Mo u. Do 16–18.30
u. nach Vereinbarung
Zusätzlich: Akupunktur

Dr. Brandstätter, Ferdinand
Strandbadgasse 303, 5350 Strobl
Tel.: 06137/73 93-0
Kassen: GKK, BVA, VA, SVA, SVB
Ord.: Mo, Di, Mi, Fr 8–12, Mi 16–18
nach Vereinbarung

Dr. Chalupny, Paul
Hans Treml-Straße 2, 5500 Bischofshofen
Tel.: 06462/23 58-0
Kassen: GKK, BVA, VA, SVA, SVB, KFA
Ord.: nach Vereinbarung
Zusätzlich: Neuraltherapie, F.X. Mayr,
Akupunktur

Dr. Connert, Peter Klaus
Hochwiesenstraße 13,
5203 Köstendorf bei Salzburg
Tel.: 06216/52 54-0
Kassen: GKK, BVA, VA, SVA, SVB
Ord.: Mo, Di, Mi, Fr 7.30–11, Di u. Do 17–19
Zusätzlich: Neuraltherapie, Homöopathie

Dr. Czech, Alexander
Hauptstraße 16 A,
5201 Seekirchen am Wallersee
Tel.: 06212/21 04
Keine Kassen
Ord.: Mo, Do 16–18.30, Di, Fr 8–11, Sa 8–10
Zusätzlich: Akupunktur

Dr. Dachs, Christoph
Rifer Hauptstraße 34, 5400 Hallein
Tel.: 06245/762 20-0
Kassen: GKK, BVA, SVA, SVB
Ord.: nach Vereinbarung
Zusätzlich: Akupunktur

Dr. Fürthauer, Bernhard
Am Feld 17, 5751 Maishofen
Tel.: 06542/682 64-0
Kassen: GKK, BVA, VA, SVA, SVB
Ord.: Mo 7.45–12, Di, Do, Fr 7.45–11,
Mo u. Do 16.30–18 nach Vereinbarung

Dr. Gersdorf, Klaus
Unterberg 133, 5611 Großarl
Tel.: 06414/86 86
Kassen: GKK, BVA, VA, SVA, SVB
Ord.: Mo, Di, Mi, Fr 8.30–12, Di, Fr 17–19
u. nach Vereinbarung

Dr. Gräff, Peter
Morzgerstraße 73, 5020 Salzburg
Tel.: 0662/820 967
Kassen: GKK, BVA, VA, SVA
Ord.: Mo–Fr 8–11.30, Mo 16–17.30
nach Vereinbarung

Dr. Gürtler, Werner
Ederstraße 6, 5400 Hallein
Tel.: 06245/804 01
Kassen: GKK, BVA, VA, SVA, SVB, KFA
Ord.: Mo, Di, Do, Fr 8–11, Mi 15–18
u. nach Vereinbarung
Zusätzlich: Akupunktur

Dr. Hennermann, Ingrid
Dorfplatz 7, 5110 Oberndorf bei Salzburg
Tel.: 06272/85 41
Kassen: GKK, BVA, VA, SVA, SVB
Ord.: nach Vereinbarung

Dr. Hickmann, Gustav
Hof bei Salzburg Nr. 280,
5322 Hof bei Salzburg
Tel.: 06229/23 08-0
Kassen: GKK, BVA, VA, SVA, SVB
Ord.: Mo, Mi, Fr 8–11.30, Di 8–11.30
u. 17–19, Sa 8–10
Zusätzlich: Homöopathie

Dr. Hofer, Rudolf
Dorf 73, 5761 Maria Alm am St. Meer
Tel.: 06584/74 00-0
Kassen: GKK, BVA, VA, SVA, SVB
Ord.: Mo–Fr 9–12, Mo 18–19
nach Vereinbarung

Dr. Hubner, Christoph M.
Markt 107, 5570 Mauterndorf, Lungau
Tel.: 06472/72 84-0
Keine Kassen
Ord.: Mo, Di, Mi, Fr 7–11.30,
Mo u. Fr 16–18.
Zusätzlich: Neuraltherapie

SALZBURG

MANUELLE MEDIZIN

Allgemeinmedizin

Dr. Költringer, Robert
Monuthweg 4, 5630 Bad Hofgastein
Tel.: 06432/74 47
Kassen: GKK, BVA, VA, SVA, SVB
Ord.: nach Vereinbarung

Dr. Kopetzky, Michael
Salzburger-Schützen-Straße 12,
5020 Salzburg
Tel.: 0662/450 530
Kassen: GKK, BVA, VA, SVA, SVB
Ord.: Mo, Mi, Do, Fr 8–11.30,
Mo, Mi 17–18.30 u. nach Vereinbarung

Dr. Kopic, Eva
Kurgartenstraße 27 B,
5630 Bad Hofgastein
Tel.: 06432/68 08
Kassen: BVA, VA, SVA, SVB
Ord.: nach Vereinbarung

Dr. Kowatsch, Peter
Salzburger Straße 4, 5340 St. Gilgen
Tel.: 06227/23 07
Kassen: GKK, BVA, VA, SVA, SVB
Ord.: Mo, Mi, Do, Fr 7.30–11.30,
Mo, Fr 18–19, u. nach Vereinbarung

Dr. Lang, Helmut
Münzgasse 2, 5020 Salzburg
Tel.: 0662/841 447-0
Kassen: GKK, BVA, VA, SVA, SVB, KFA
Ord.: Mo, Di, Do u. Fr 9–13, Mi 16–18
Zusätzlich: Akupunktur

Dr. Langegger, Johann
Hauptstraße 13,
5600 St. Johann im Pongau
Tel.: 06412/57 77-0
Kassen: GKK, SVA
Ord.: Mo, Mi, Do, Fr 9.15–12, Di 16–18.30
u. nach Vereinbarung

Dr. Lehner, Katharina
Haunspergerstraße 50a, 5020 Salzburg
Tel.: 0662/454 635
Kassen: GKK, BVA, VA, SVA

SALZBURG

MANUELLE MEDIZIN

Allgemeinmedizin

Ord.: Do 18–19, Mi 8–9
u. nach Vereinbarung

Dr. Leimgruber, Johannes
Neutorstraße 18, 5020 Salzburg
Tel.: 0662/843 343
Keine Kassen
Ord.: nach Vereinbarung
Zusätzlich: Neuraltherapie

Dr. Lohfeyer, Franz
Franz Mohshammer Platz 14,
5500 Bischofshofen
Tel.: 06462/51 10-0
Kassen: GKK, BVA, VA, SVA, SVB
Ord.: Mo–Do 8–11.30, Mi 17–19
Zusätzlich: Homöopathie

Dr. Mair, Anneliese Maria
Graf Zeppelin-Platz 19, 5020 Salzburg
Tel.: 0662/438 080
Keine Kassen
Ord.: nach Vereinbarung

Dr. Mair, Johannes Stefan
Graf Zeppelin-Platz 19, 5020 Salzburg
Tel.: 0662/438 080
Kassen: GKK, BVA, VA, SVA, SVB
Ord.: Mo 8–12 u. 16–18.30, Di, Mi 8–12,
Do 13–16, Fr 8–12

Dr. Nagl, Heinz-Christian
Elisabethstraße 47, 5020 Salzburg
Tel.: 0662/450 744-0
Kassen: GKK, BVA, VA, SVA, SVB
Ord.: Mo, Di, Do 10–13 u. 14–16, Fr 10–14
u. nach Vereinbarung

Dr. Novotna-Krabbe, Ingrid
Hintergasse 2, 5730 Mittersill
Tel.: 06562/200 62
Keine Kassen
Ord.: Di–Do 10–12, Di u. Mi 17–19
nach Vereinbarung

Dr. Perfler, Alban
Sportplatzstraße 414,
5541 Altenmarkt im Pongau
Tel.: 06452/54 13
Kassen: GKK, BVA, VA, SVA
Ord.: nach Vereinbarung

Dr. Radlinger, Wolfgang
Müllner Hauptstraße 33, 5020 Salzburg
Tel.: 0662/432 444-0
Kassen: GKK, BVA, VA, SVA, SVB
Ord.: Mo–Fr 9–12, Mo u. Do 16.30–18.30
u. nach Vereinbarung

Dr. Rass, Josef
Kugelhofstraße 7, 5020 Salzburg
Tel.: 0662/826 866
Kassen: GKK, BVA, VA, SVA, SVB
Ord.: nach Vereinbarung
Zusätzlich: Neuraltherapie

Dr. Reith, Martin
Salzburger Straße 7, 5630 Bad Hofgastein
Tel.: 0664/201 00 35
Keine Kassen
Ord.: Mo–Fr 9–12 nach Vereinbarung
Zusätzlich: Neuraltherapie, Akupunktur

Dr. Riener, Michael
Dorf 15 A, 5301 Eugendorf
Tel.: 06225/33 60-0
Kassen: GKK, BVA, VA, SVA, SVB
Ord.: Mo, Di, Mi, Fr 8–12, Di u. Do 16.30–18.30, tel. Voranmeldung erbeten

Dr. Salzborn, Michaela
Stauffenstraße 9a, 5020 Salzburg
Tel.: 0664/414 83 48
Keine Kassen
Ord.: nach Vereinbarung

Dr. Schöppl, Adolf
Faberstraße 7 A, 5020 Salzburg
Tel.: 0664/384 27 04
Keine Kassen
Ord.: nach Vereinbarung
Zusätzlich: Neuraltherapie, Homöopathie

Dr. Schreiner, Thomas Karl
Vogelweiderstraße 38, 5020 Salzburg
Tel.: 0662/871 204
Kassen: GKK, BVA, VA, SVA, SVB
Ord.: Mo–Fr 8–11, Mo, Mi, Fr 17–18.30

Dr. Schulz, Ilse Anna
Kreuzbergpromenade 20, 5020 Salzburg
Tel.: 0662/641 361-0
Kassen: GKK, BVA, VA, SVA
Ord.: Mo u. Di, Do u. Fr 11–12, 17–18.30
nach Vereinbarung

Dr. Seeleitner, Josef
Waldburgergasse 19, 5020 Salzburg
Tel.: 0662/624 117-0
Kassen: GKK, BVA, VA, SVA, SVB
Ord.: Mo–Fr 8.15–11, Mo u. Do 16–18

Dr. Spalt, Gerhard
Anger 195, 5324 Faistenau
Tel.: 06228/71 68
Kassen: GKK, BVA, VA, SVA, SVB
Ord.: Mo, Di, Mi, Fr 8–12, Mi, Fr 17.30–19,
Sa 9–11

Dr. Stölzl, Karl Franz
Hefenscher 194, 5524 Annaberg
Tel.: 06463/81 62-0
Kassen: GKK, BVA, VA, SVA, SVB
Ord.: Mo, Do 7.45–12, Di 16–18,
Mi 7.45–10, Fr 7.45–10 u. 17–18

Dr. Untner, Johannes
Südtirolerstraße 5, 5645 Böckstein
Tel.: 06434/60 77-0
Kassen: GKK, BVA, VA, SVA, SVB
Ord.: Mo–Fr 8.30–11.30, Mo u. Mi 16.30–19
nach Vereinbarung

Dr. Vockner, Barbara
Ritzenseestraße 6 A,
5760 Saalfelden am St. Meer
Tel.: 06582/768 88
Keine Kassen
Ord.: nach Vereinbarung
Zusätzlich: Akupunktur, Homöopathie

Dr. Wallner, Roland
Davisstraße 7, 5400 Hallein
Tel.: 06245/868 21
Kassen: GKK, BVA, VA, SVA, SVB
Ord.: Mo 8–13, Di 16–19, Mi–Fr 8–12,
nach Vereinbarung

Dr. Walter, Karl
Stadtplatz 8, 5550 Radstadt
Tel.: 06452/42 80-0
Kassen: GKK, BVA, VA, SVA, SVB
Ord.: Mo, Di, Mi u. Fr 8.30–12, Mi 17–19
nach Vereinbarung
Zusätzlich: F.X. Mayr

Dr. Winkler, Ulrike
Linzer Bundesstraße 84, 5020 Salzburg
Tel.: 0662/665 797-66
Keine Kassen
Ord.: Mo u. Do 9–11 u. nach Vereinbarung
Zusätzlich: Homöopathie

Dr. Zadra, Eugen
Widmannstraße 10, 5020 Salzburg
Tel.: 0662/849 766-0
Kassen: GKK, BVA, VA, SVA, SVB
Ord.: Mo, Di, Fr 7.30–11.30, Mo 17–19,
Do 16–18 nach Vereinbarung

Innere Medizin

Prim. Dr. Aglas, Ferdinand
Privatklinik St. Barbara, 5424 St. Pölten
Tel.: 06245/89 99-613
Kassen: BVA, SVA
Ord.: nach Vereinbarung

Dr. Kubicek, Stanislaus F.
Kuffergasse 9, 5400 Hallein

Kassen: GKK, BVA, VA, SVA, SVB
Ord.: nach Vereinbarung
Zusätzlich: Akupunktur, Homöopathie

Neurologie/Psychiatrie

Dr. Heß-Eberle, Isolde
Rosenthal 1, 5500 Bischofshofen
Tel.: 06462/57 57
Kassen: VA, SVA
Ord.: Mo–Do 8–12, Mo 15–17, Mi 17–19
nach Vereinbarung

Dr. Luthringshausen, Gernot
Mandlgasse 3, 5026 Salzburg-Aigen
Tel.: 0662/625 220-0
Keine Kassen
Ord.: nach Vereinbarung

Dr. Novak, Helmut
Salzburgerstraße 56,
5110 Oberndorf bei Salzburg
Keine Kassen
Ord.: nach Vereinbarung
Zusätzlich: Akupunktur

Orthopädie und orthopädische Chirurgie

Dr. Eggl, Helmuth
Max Ott-Platz 6, 5020 Salzburg
Tel.: 0662/884 422
Kassen: BVA, SVA
Ord.: Do 16–18 nach Vereinbarung

Dr. Hattwich, Michael
Otto Holzbauer-Straße 1, 5020 Salzburg
Tel.: 0662/628 409-0
Kassen: GKK, BVA, VA, SVA
Ord.: Mo, Do, Fr 8.30–11.30, Di, Mi 15–17
nach Vereinbarung

Dr. Kleinschuster, Josef
Strubergasse 6, 5700 Zell am See
Tel.: 06542/722 34-0
Kassen: GKK, BVA, VA, SVA, SVB
Ord.: Mo u. Mi 14–17, Di, Do u. Fr 8–12,
nach Vereinbarung

Dr. Lassmann, Silvie
Imbergstraße 25, 5020 Salzburg
Keine Kassen
Ord.: nach Vereinbarung

Dr. Schmidt, Wolfram
Klausgasse 14, 5730 Mittersill
Keine Kassen
Ord.: nach Vereinbarung

Dr. Wakolbinger, Helmut
Salzburger Straße 5,
5202 Neumarkt am Wallersee
Tel.: 06216/72 16-0
Kassen: GKK, BVA, VA, SVA, SVB
Ord.: Mo, Mi, Do, Fr 9–12, Do 15–18 u.
nach Vereinbarung

Physikalische Medizin

Dr. Gottsbacher, Herbert
Maxglaner Hauptstraße 54,
5020 Salzburg
Tel.: 0662/835 506
Keine Kassen
Ord.: nach Vereinbarung
Zusätzlich: Akupunktur, Osteopathie

Dr. Selhofer, Adalbert
Adolf Bekk-Straße 14, 5020 Salzburg
Tel.: 0662/846 620
Keine Kassen
Ord.: nach Vereinbarung
Zusätzlich: Neuraltherapie, Akupunktur

Prim. Univ.-Doz. Mag. DDr. Wicker, Anton
Kurzentrum Vigaun, 5400 Hallein
Tel.: 06462/22 21
Keine Kassen
Ord.: nach Vereinbarung
Zusätzlich: Neuraltherapie

Unfallchirurgie

Prim. Dr. Betzler, Werner
Göra 695, 5580 Tamsweg
Tel.: 06474/76 82
Kassen: GKK, BVA, VA, SVA, SVB
Ord.: nach Vereinbarung

Dr. Oberthaler, Gerhard
Aigner Straße 29, 5020 Salzburg
Tel.: 0662/649 377-0
Keine Kassen
Ord.: nach Vereinbarung

Zahn-, Mund- und Kieferheilkunde

Dr. Pitamic, Alexander
Dr. Franz Rehrl-Platz 2, 5020 Salzburg
Tel.: 0662/650 066
Keine Kassen
Ord.: nach Vereinbarung

Neurochirurgie

Prim. Dr. Kollmann, Heinz Georg
Peregrinstraße 16, 5020 Salzburg
Tel.: 0662/834 884-0
E-Mail: kollmann.salzburg@aon.at
Keine Kassen
Ord.: Di, Do 16–17 u. nach Vereinbarung
Zusätzlich: Akupunktur

Dr. Sommerauer, Josef
Quellenstraße 7,
5201 Seekirchen am Wallersee
Tel.: 06212/21 86
Keine Kassen
Ord.: nach Vereinbarung

STEIERMARK

HOMÖOPATHIE

Allgemeinmedizin

Dr. Ackerl, Barbara
Mariatroster Straße 36,
8043 Graz-Kroisbach
Tel.: 0316/337 194
Kassen: KFA
Ord.: nach Vereinbarung

Dr. Andersch-Hartner, Peter
Burenstraße 49, 8020 Graz
Tel.: 0316/571 545
Keine Kassen
Ord.: nach Vereinbarung
Zusätzlich: F.X. Mayr

Dr. Bielau, Klaus
Krenngasse 25, 8010 Graz
Tel.: 0316/817 714
Keine Kassen
Ord.: nach Vereinbarung

Dr. Brennessel, Eva
Zauchen 151, 8983 Bad Mitterndorf
Tel.: 03623/31 53 oder 0664/195 02 08
Keine Kassen
Ord.: nach Vereinbarung

Dr. Dorner, Helen
Grazer Straße 14, 8480 Mureck
Tel.: 03472/375 03
Keine Kassen
Ord.: nach Vereinbarung

Dr. Egger, Doris Maria
Andritzer Reichsstraße 62 E,
8045 Graz-Andritz
Tel.: 0316/695 511
Keine Kassen
Ord.: nach Vereinbarung
Zusätzlich: Akupunktur

Dr. Feil, Otto
Voitsberger Straße 5, 8572 Bärnbach
Tel.: 03142/625 56-0
Kassen: GKK, BVA, VA, SVA, SVB
Ord.: Mo, Di, Do 8–12, Fr 8–11, Mi 14–18
nach Vereinbarung
Zusätzlich: Akupunktur

Allgemeinmedizin

Dr. Fuchs, Karin
Popelkaring 33, 8045 Graz-Andritz
Tel.: 0676/425 58 82
Kassen: SVA, KFA
Ord.: nach Vereinbarung

Dr. Gollowitsch, Petra
Kollerbergweg 33, 8052 Graz-Wetzelsdorf
Tel.: 0316/582 356-0
Kassen: GKK, KFA
Ord.: nach Vereinbarung
Zusätzlich: Akupunktur

Dr. Griesbeck, Heilke
Bahnhofstraße 8, 8510 Stainz
Tel.: 0676/353 76 43
Keine Kassen
Ord.: nach Vereinbarung

Dr. Grün, Helmut
Rein Nr. 247, 8103 Rein
Tel.: 03124/534 80
Keine Kassen
Ord.: nach Vereinbarung

Dr. Gungl, Christiana
Kirchberg A. D. Raab Nr. 97,
8324 Kirchberg a.d. Raab
Tel.: 03115/23 20-0
Kassen: KFA
Ord.: nach Vereinbarung

Dr. Häusler-Gleis, Ute
Schubertstraße 16 A/1, 8010 Graz
Tel.: 0316/381 220
Keine Kassen
Ord.: nach Vereinbarung
Zusätzlich: Akupunktur

Dr. Kelz, Willibald
St. Margarethen 181,
8321 St. Margarethen a.d. Raab
Tel.: 03115/32 44-0
Kassen: GKK, BVA, VA, SVA, SVB, KFA
Ord.: nach Vereinbarung
Zusätzlich: Manuelle Medizin

Dr. Kleber, Annemarie
Scheigergasse 190/3, 8042 Graz-St. Peter
Tel.: 0316/474 399
Keine Kassen
Ord.: Mo, Mi, Fr 10–12
u. nach Vereinbarung

Dr. Klement, Johannes
Sparkassenplatz 2, 8010 Graz
Tel.: 0316/847 751
Keine Kassen
Ord.: nach Vereinbarung

Dr. Kozel, Gloria
Kindermanngasse 29, 8020 Graz
Tel.: 0316/715 446-0
Kassen: BVA, SVA, SVB
Ord.: Mo–Fr 8–12.30, Mi 15.30–18.30
u. nach Vereinbarung

Dr. Krassnig, Christine
Leonhardstraße 54/5/28, 8010 Graz
Tel.: 0316/351 786
Keine Kassen
Ord.: nach Vereinbarung

Dr. Kunisch, Sigrid
Riesstraße 96 F, 8010 Graz
Tel.: 0316/382 680-2
Keine Kassen
Ord.: nach Vereinbarung
Zusätzlich: Akupunktur

Dr. Lasser, Reinhard
Leitnergasse 15/2, 8010 Graz
Tel.: 0316/846 286
Kassen: KFA
Ord.: Di, Do, Fr 9–11, Mo, Do 14.30–16.30
nach Vereinbarung
Zusätzlich: Akupunktur

Dr. Matscheko, Peter
Lannergasse 4, 8605 Kapfenberg
Tel.: 03862/311 66-0
Kassen: GKK, BVA, VA, SVA, SVB, KFA
Ord.: nach Vereinbarung
Zusätzlich: F.X. Mayr, Akupunktur

Dr. Neuhold, Willibald
Scheigergasse 190/3, 8042 Graz-St. Peter
Tel.: 0316/464 684
Keine Kassen
Ord.: Mo–Fr 8.30–11 nach Vereinbarung

Dr. Papenberg, Brigitta
Burenstraße 49, 8020 Graz
Tel.: 0316/570 112
Keine Kassen
Ord.: nach Vereinbarung

Dr. Perz, Albin
Plüddemanngasse 75 D, 8010 Graz
Tel.: 0316/463 388-0
Keine Kassen
Ord.: Mo, Di, Do u. Fr 13–18, Di u. Do 8–10
nach Vereinbarung

Dr. Perz, Felizitas
Hönigtaler Straße 2, 8010 Graz
Tel.: 0316/303 000
Kassen: SVA, KFA
Ord.: nach Vereinbarung
Zusätzlich: Manuelle Medizin,
Akupunktur

Dr. Preißler, Lisbeth
Pischelsdorf 414,
8212 Pischelsdorf in Steiermark
Tel.: 03113/80 44-0
Keine Kassen
Ord.: nach Vereinbarung

Dr. Pretzler, Christa
Oberaich 24, 8600 Bruck a.d. Mur
Tel.: 03862/533 10
Keine Kassen
Ord.: nach Vereinbarung

Dr. Reimond, Walter
Kapellenstraße 15, 8301 Laßnitzhöhe
Tel.: 03133/29 29
Kassen: GKK, BVA, VA, SVA, SVB, KFA
Ord.: Mo–Fr 8–11.30, Mo u. Do 16–18.30

Dr. Rohrer, Anton
Dorfplatz 2, 8734 Großlobming
Tel.: 03512/868 86
Keine Kassen
Ord.: nach Vereinbarung

Dr. Schatz, Christa
Oberhuberweg 13, 8051 Graz-Gösting
Tel.: 0316/676 660
Keine Kassen
Ord.: nach Vereinbarung

Dr. Schiestl, Jörg
Feldgasse 6, 8160 Weiz
Tel.: 03172/444 66
Keine Kassen
Ord.: nach Vereinbarung

Dr. Schild, Gerhard Hans
Radegunder Straße 77, 8045 Graz-Andritz
Tel.: 0316/696 150-0
Kassen: SVA, KFA
Ord.: nach Vereinbarung

Dr. Schmid, Georg
Friedrich Hebbel-Gasse 2/p, 8010 Graz
Tel.: 0316/718 705
Keine Kassen
Ord.: nach Vereinbarung

Dr. Schmidt, Herta
Opernring 14, 8010 Graz
Tel.: 0316/822 015
Keine Kassen
Ord.: nach Vereinbarung

Dr. Sippel, Christoph
Dr. Karl-Renner-Straße 6, 8761 Pöls
Tel.: 03579/83 40-0

Kassen: GKK, BVA, VA, SVA, SVB
Ord.: Mo, Mi–Fr 7.30–12, Sa 8–11

Dr. Skerbisch, Irmfried
Katzianergasse 11, 8010 Graz
Tel.: 0316/822 264
Keine Kassen
Ord.: nach Vereinbarung

Dr. Stenzel, Hans-Christoph
Rosenberggürtel 20, 8010 Graz
Tel.: 0316/324 069
Kassen: KFA
Ord.: Mo–Fr 7.30–10 nach Vereinbarung

Dr. Stoschitzky, Monika
Franz-Josef-Straße 3 A, 8200 Gleisdorf
Tel.: 03112/72 44
Keine Kassen
Ord.: nach Vereinbarung

Dr. Titscher, Hansjörg
Bürgergasse 3/1, 8330 Feldbach
Tel.: 03152/42 87
Keine Kassen
Ord.: nach Vereinbarung

Dr. Tschauner, Doris
Anna-Neumann-Straße 28, 8850 Murau
Tel.: 03532/42 01
Keine Kassen
Ord.: nach Vereinbarung
Zusätzlich: Akupunktur

Dr. Wagner, Siegfried
Matzelsdorf 16, 8411 Hengsberg
Tel.: 03185/25 34-0
Keine Kassen
Ord.: nach Vereinbarung

Dr. Wakonig, Wilbirg
Schöckelbachweg 33, 8045 Graz-Andritz
Tel.: 0316/685 366-0
Kassen: KFA
Ord.: nach Vereinbarung

Dr. Weiland, Gerhard
Münzgrabengürtel 19, 8010 Graz
Tel.: 0316/837 423
Kassen: BVA, VA, SVA, SVB, KFA
Ord.: nach Vereinbarung

Dr. Zechner, Josef
Klosterwiesgasse 47/1, 8010 Graz
Tel.: 0316/844 071
Keine Kassen
Ord.: nach Vereinbarung
Zusätzlich: Akupunktur

Dr. Zenz, Gunter
Grazer Vorstadt 13, 8570 Voitsberg
Tel.: 03142/289 00
Kassen: GKK, BVA, VA, SVA, KFA
Ord.: nach Vereinbarung

Dr. Zorn, Thomas
Hauptplatz 40, 8970 Schladming
Tel.: 03687/237 68 oder 0664/224 99 43
Kassen: SVA, KFA
Ord.: Di 14–18, Mi 8–12 u. 14–18,
Fr 11–13 u.14–17 u. nach Vereinbarung

Kinder- und Jugendheilkunde

Dr. Resch, Doris
Ressavarstraße 12-14, 8230 Hartberg
Tel.: 03332/643 99-0
Kassen: GKK, BVA, VA, SVA, KFA
Ord.: Mo–Fr 8–11.30, Mo u. Fr 16–18
nach Vereinbarung

Dr. Schwarz, Reinhard
Quellengasse 42, 8010 Graz
Tel.: 0316/327 017-0
Kassen: VA
Ord.: Mo–Do 15–18 nach Vereinbarung
Zusätzlich: Anthroposophische Medizin

Lungenkrankheiten

Dr. Trinker, Eduard
Gollweg 5, 8053 Graz-Neuhart
Tel.: 0316/278 999
Keine Kassen
Ord.: nach Vereinbarung
Zusätzlich: Anthroposophische Medizin,
Akupunktur

Zahn-, Mund- und Kieferheilkunde

Dr. List, Emil
Gaswerkstraße 47, 8020 Graz
Tel.: 0316/586 903
Kassen: GKK, BVA, VA, SVA, SVB, KFA
Ord.: Mo, Di 8–16, Mi, Fr 8–12, Do 15–18
nach Vereinbarung

AKUPUNKTUR

Allgemeinmedizin

Dr. Aluani, Peter
Triester Straße 32,
8073 Feldkirchen bei Graz
Tel.: 0316/293 210
Kassen: KFA
Ord.: nach Vereinbarung
Zusätzlich: Manuelle Medizin

Dr. Babo, Gusztav
Ziehrerweg 6, 8401 Kalsdorf bei Graz
Tel.: 03135/515 52
Keine Kassen
Ord.: nach Vereinbarung
Zusätzlich: Manuelle Medizin

Dr. Berner, Iris
Herzog Ernst-Gasse 28,
8600 Bruck a.d. Mur
Tel.: 03862/594 64-0
Keine Kassen
Ord.: nach Vereinbarung

Dr. Bertha, Martin
Gartengasse 3, 8820 Neumarkt
Tel.: 03584/38 50-0
Kassen: GKK, BVA, VA, SVA, SVB, KFA
Ord.: Mo–Fr 8–11.30, Mo u. Di 17–19
u. nach Vereinbarung

Dr. Brodnik, Richard
Hartberg Nr. 153, 8230 Hartberg
Tel.: 03332/644 23
Kassen: SVA, SVB, KFA
Ord.: nach Vereinbarung

Dr. Bucher, Heike
Raiming 76, 8832 Oberwölz
Tel.: 03581/73 76
Keine Kassen
Ord.: nach Vereinbarung

Dr. Budiman, Sastro
Feldgasse 5, 8662 Mitterdorf im Mürztal
Tel.: 03858/26 25-0
Kassen: GKK, BVA, VA, SVA, SVB, KFA
Ord.: nach Vereinbarung

Dr. Dietmaier, Gerhard
Schulgasse 10, 8740 Zeltweg
Tel.: 03577/251 15-0
Kassen: GKK, BVA, VA, SVA, SVB, KFA
Ord.: Mo 8.30–12 u. 15.30–18, Di u. Do
8.30–12.30, Mi 15.30–18, Fr 8–11

Dr. Doppelhofer-Farkas, Elke
Neudau Nr. 178, 8292 Neudau
Tel.: 03383/23 26
Kassen: KFA
Ord.: nach Vereinbarung

Dr. Dorfer, Leopold
Peinlichgasse 3, 8010 Graz
Tel.: 0316/674 208-0
Kassen: KFA
Ord.: nach Vereinbarung

AKUPUNKTUR

Allgemeinmedizin

Dr. Dragy-Brunlechner, Iris
Rudolfstraße 45, 8010 Graz
Tel.: 0316/482 435
Keine Kassen
Ord.: nach Vereinbarung

Dr. Egger, Doris Maria
Andritzer Reichsstraße 62 E,
8045 Graz-Andritz
Tel.: 0316/695 511
Keine Kassen
Ord.: nach Vereinbarung
Zusätzlich: Homöopathie

Dr. Eisner, Elke
Gaisfeld 20, 8564 Krottendorf-Gaisfeld
Tel.: 03143/28 00
Keine Kassen
Ord.: nach Vereinbarung

Dr. Feil, Otto
Voitsberger Straße 5, 8572 Bärnbach
Tel.: 03142/625 56-0
Kassen: GKK, BVA, VA, SVA, SVB
Ord.: Mo, Di, Do 8–12, Fr 8–11, Mi 14–18 nach Vereinbarung
Zusätzlich: Homöopathie

Dr. Fiala, Eva
Carnerigasse 14, 8010 Graz
Tel.: 0316/681 370-0
Kassen: BVA, VA, SVA, SVB, KFA
Ord.: Mo, Mi, Fr 8–11, Di, Do 14–16.30
Zusätzlich: F.X. Mayr

Dr. Fiala, Walter
Carnerigasse 14, 8010 Graz
Tel.: 0316/681 370-0
Kassen: BVA, VA, SVA, SVB, KFA
Ord.: Mo, Mi, Fr 8–11, Di, Do 14–16.30
Zusätzlich: Manuelle Medizin

Dr. Finder, Wolfgang
Parkstraße 17, 8720 Knittelfeld
Tel.: 03512/822 73
Kassen: GKK, BVA, VA, SVA, SVB, KFA
Ord.: nach Vereinbarung

Dr. Friedl, Hannelore
Friedrichgasse 6/1, 8010 Graz
Tel.: 0316/833 999
Keine Kassen
Ord.: Mo, Do 15–18, Di 8.30–11.30

Dr. Frühwirth, Barbara
Bahnhofstraße 5, 8430 Leibnitz
Tel.: 0676/616 84 99
Keine Kassen
Ord.: nach Vereinbarung

Dr. Fuchs, Robert
Peinlichgasse 3, 8010 Graz
Tel.: 0664/414 55 25
Keine Kassen
Ord.: nach Vereinbarung
Zusätzlich: Manuelle Medizin

Dr. Fürnschuss, Christa
Hollmeggerstraße 10,
8530 Deutschlandsberg
Tel.: 03462/302 30
Keine Kassen
Ord.: nach Vereinbarung

Dr. Golestani, Reyhaneh
Körblergasse 10, 8010 Graz
Tel.: 0699/116 710 60
Keine Kassen
Ord.: nach Vereinbarung

Dr. Gollowitsch, Petra
Kollerbergweg 33, 8052 Graz-Wetzelsdorf
Tel.: 0316/582 356-0
Kassen: GKK, KFA
Ord.: nach Vereinbarung
Zusätzlich: Homöopathie

Dr. Gosch, Marianne
Klostergasse 14, 8280 Fürstenfeld
Tel.: 03382/523 00
Kassen: KFA
Ord.: nach Vereinbarung

Dr. Grablowitz, Helga
Gratweiner Straße 17,
8111 Judendorf-Straßengel
Tel.: 03124/545 11 oder 0676/412 05 86
Kassen: GKK, BVA, SVA, KFA
Ord.: nach Vereinbarung
Zusätzlich: Manuelle Medizin

Dr. Grohs, Andreas
Hauptstraße 5 B, 8753 Fohnsdorf
Tel.: 0664/522 46 60
Kassen: SVA, KFA
Ord.: nach Vereinbarung
Zusätzlich: Manuelle Medizin

Dr. Gröschl, Werner
Raubergasse 11, 8010 Graz
Tel.: 0316/828 682
Kassen: SVA, KFA
Ord.: nach Vereinbarung

Dr. Hacker, Judith
Harrachgasse 2, 8010 Graz
Tel.: 0676/414 56 02
Keine Kassen
Ord.: nach Vereinbarung

Dr. Hagen, Barbara
Hauptplatz 4, 8552 Eibiswald
Tel.: 03466/433 22
Kassen: GKK, BVA, VA, SVA, SVB
Ord.: nach Vereinbarung

Dr. Hainzl, Eva Susanne
8761 Pöls
Tel.: 03579/88 51
Keine Kassen
Ord.: nach Vereinbarung

Dr. Handler, Karin
Unterrohr Nr. 182,
8294 Unterrohr bei Hartberg
Tel.: 03332/81 11-0
Kassen: GKK, BVA, VA, SVA, SVB
Ord.: nach Vereinbarung

Dr. Harkamp, Anton
St. Gallen 216,
8933 St. Gallen, Steiermark
Tel.: 03632/71 87-0
Kassen: GKK, BVA, VA, SVA, SVB, KFA
Ord.: nach Vereinbarung

Dr. Häusler-Gleis, Ute
Schubertstraße 16 A/1, 8010 Graz
Tel.: 0316/381 220
Keine Kassen
Ord.: nach Vereinbarung
Zusätzlich: Homöopathie

Dr. Heindl, Astrid
Pistorf Nr. 158, 8443 Gleinstätten
Tel.: 03457/33 19
Kassen: GKK, SVA
Ord.: nach Vereinbarung

Dr. Hödl, Wolfgang
Hauptstraße 8, 8712 Niklasdorf
Tel.: 03842/834 93
Kassen: GKK, BVA, VA, SVA, KFA
Ord.: nach Vereinbarung

Dr. Holler, Johann Anton
Dr. Billroth-Weg 66, 8435 Wagna
Tel.: 03452/744 70-0
Kassen: GKK, BVA, VA, SVA, SVB, KFA
Ord.: Mo 7.30–10 u. 16–18, Di, Mi, Fr 7.30–12, Sa 8–10

Dr. Holweg, Karin
Pacherstraße 83, 8501 Lieboch
Kassen: GKK, KFA
Ord.: nach Vereinbarung

Dr. Hörmann, Johann
Packerstraße 128, 8501 Lieboch
Tel.: 03136/620 72
Kassen: GKK, BVA, VA, SVA, SVB, KFA

Ord.: nach Vereinbarung
Zusätzlich: Manuelle Medizin

Dr. Huber, Renate
Norbert Ehrlich-Siedlung 12,
8530 Deutschlandsberg
Tel.: 03462/69 79
Keine Kassen
Ord.: nach Vereinbarung
Zusätzlich: Manuelle Medizin

Dr. Joast, Gerhard
Ardning Nr. 50, 8904 Ardning
Tel.: 03612/76 66-0
Kassen: GKK, BVA, VA, SVA, SVB, KFA
Ord.: Mo, Mi, Fr 8–12, Sa 8–10, Mo u. Di 17–19, Mi 16–18 u. nach Vereinbarung

Dr. Jöbstl, Andreas
Eibiswald Nr. 26/1, 8552 Eibiswald
Tel.: 03466/422 19-0
Kassen: GKK, BVA, VA, SVA, SVB, KFA
Ord.: nach Vereinbarung

Dr. Kalsulkar, Eveline
Raiffeisenstraße 15, 8243 Pinggau
Tel.: 03339/242 11-0
Keine Kassen
Ord.: nach Vereinbarung

Dr. Kamenschek, Werner
Schönaugasse 6/1, 8010 Graz
Tel.: 0316/832 423
Kassen: GKK, BVA, VA, SVA, SVB, KFA
Ord.: Mo, Mi, Fr 15–18
u. nach Vereinbarung
Zusätzlich: Manuelle Medizin

Dr. Kaul, Gopi Krishen
Anna Neumann-Straße 13, 8850 Murau
Tel.: 03532/33 01-0
Kassen: GKK, BVA, VA, SVA, SVB, KFA
Ord.: Mo, Di, Do, Fr 8–12, Mo u. Mi 16–18

Dr. Kelz, Renate
St. Margarethen 181, 8321 St. Margarethen a.d. Raab
Tel.: 03115/32 44-0
Kassen: BVA, VA, SVA, KFA
Ord.: nach Vereinbarung

Dr. Kerschbaumer, Bernd
Steyrergasse 91, 8010 Graz
Tel.: 0316/847 444-0
Keine Kassen
Ord.: nach Vereinbarung

Dr. Kettenbach, Christian
Carnerigasse 14, 8010 Graz
Tel.: 0316/681 370
E-Mail: kettenbach.ord@chello.at
Kassen: KFA
Ord.: Mo, Mi, Fr 14.30–16.30
u. Di, Do 8–11.30 u. nach Vereinbarung
Zusätzlich: Manuelle Medizin

Dr. Kiesel, Christine
Grazbachgasse 13, 8010 Graz
Tel.: 0316/818 366-0
Kassen: SVA, KFA
Ord.: Mo, Mi, Do 8.30–11.30, Di 15–19
nach Vereinbarung

Dr. Knoblauch, Renate
St. Peter-Pfarrweg 30/4,
8042 Graz-St. Peter
Tel.: 0316/426 608
Keine Kassen
Ord.: Mo, Di, Do, Fr 9–12, Mi 15–18
u. nach Vereinbarung

Dr. Kolland, Heidrun
Mariatrosterstraße 196 A,
8044 Graz-Mariatrost
Tel.: 0664/105 11 95
Keine Kassen
Ord.: nach Vereinbarung

Dr. Koller, Winfried
Stein am Anger Straße 23, 8243 Pinggau
Tel.: 03339/222 57-0
Kassen: GKK, BVA, VA, SVA, SVB, KFA
Ord.: nach Vereinbarung

Dr. Koo-Haar, Birgit
Raiffeisenstraße 126, 8041 Graz-Liebenau
Tel.: 0316/261 966
Kassen: GKK, BVA, VA, SVA, KFA
Ord.: nach Vereinbarung

Dr. Kotzent, Franz
Ausseer Straße 27, 8940 Liezen
Tel.: 03612/243 66-0
Kassen: BVA, VA, SVA, SVB, KFA
Ord.: nach Vereinbarung

Dr. Krenn, Henrike
Fürstenstandweg 1b, 8051 Graz-Gösting
Tel.: 0664/110 89 46
Keine Kassen
Ord.: nach Vereinbarung

Dr. Kunisch, Sigrid
Riesstraße 96 F, 8010 Graz
Tel.: 0316/382 680-2
Keine Kassen
Ord.: nach Vereinbarung
Zusätzlich: Homöopathie

Dr. Lasser, Reinhard
Leitnergasse 15/2, 8010 Graz
Tel.: 0316/846 286
Kassen: KFA
Ord.: Di, Do, Fr 9–11, Mo, Do 14.30–16.30
nach Vereinbarung
Zusätzlich: Homöopathie

Dr. Marak, Manfred
Marktpassage 1,
8724 Spielberg bei Knittelfeld
Tel.: 03512/741 36
Kassen: GKK, BVA, VA, SVA, SVB, KFA
Ord.: Mo–Do 8.30–12, Mo, Do 16–18,
Fr 8.30–11

Dr. Matscheko, Peter
Lannergasse 4, 8605 Kapfenberg
Tel.: 03862/311 66-0
Kassen: GKK, BVA, VA, SVA, SVB, KFA
Ord.: nach Vereinbarung
Zusätzlich: F.X. Mayr, Homöopathie

Dr. Mayer, Kurt
Seizer Straße 68, 8793 Trofaiach
Tel.: 03847/68 44-0
Kassen: KFA
Ord.: nach Vereinbarung
Zusätzlich: Manuelle Medizin

Dr. Niederwieser, Ulrike
Breitenweg 14, 8042 Graz-St. Peter
Tel.: 0316/464 500
Keine Kassen
Ord.: Di 17–19 u. Do 9–11

Dr. Nistl, Helmut
Sporgasse 23, 8010 Graz
Tel.: 0676/943 04 81
Kassen: BVA, VA, SVA, SVB, KFA
Ord.: nach Vereinbarung

Dr. Nußmüller, Horst
Fabrikstraße 16, 8530 Deutschlandsberg
Tel.: 03462/31 60-0
Kassen: GKK, BVA, VA, SVA, SVB, KFA
Ord.: Mo, Mi 8–11, Di, Fr 8–12
u. Mo, Do 16–19

Dr. Ofner, Franz
Hauptstraße 16, 8813 St. Lambrecht
Tel.: 03585/22 16
Kassen: GKK, BVA, VA, SVA, SVB, KFA
Ord.: nach Vereinbarung

Dr. Pachmajer, Uwe
Wiener Straße 2, 8665 Langenwang
Tel.: 03854/28 96
Kassen: GKK, BVA, VA, SVA, SVB, KFA
Ord.: nach Vereinbarung

STEIERMARK

AKUPUNKTUR

Allgemeinmedizin

Dr. Paulitsch, Dagmar
Johann-Haiden-Straße 29, 8020 Graz
Tel.: 0316/583 315
Keine Kassen
Ord.: Mo, Do 16–19, Mi 9–12
nach Vereinbarung

Dr. Perz, Felizitas
Hönigtaler Straße 2, 8010 Graz
Tel.: 0316/303 000
Kassen: SVA, KFA
Ord.: nach Vereinbarung
Zusätzlich: Manuelle Medizin, Homöopathie

Dr. Pfniß, Elisabeth
Mandellstraße 16, 8010 Graz
Tel.: 0316/825 064-0
Kassen: GKK, BVA, VA, SVA, SVB, KFA
Ord.: Mo, Di, Do, Fr 7.30–11.30, Mo 14–16, Mi 17–19 nach Vereinbarung

Dr. Pichler, Olga
Schleifbachgasse 11, 8020 Graz
Tel.: 0316/671 855
Keine Kassen
Ord.: Di 8–10 u. nach Vereinbarung

Dr. Pinter, Kurt
Berliner Ring 75, 8047 Graz-Ragnitz
Tel.: 0316/301 983-0
Kassen: GKK, BVA, VA, SVA, SVB, KFA
Ord.: Mo, Mi, Do, Fr 8–12, Di 15–18, Do 15–16

Dr. Ploder, Franz
Stein an der Enns Nr. 159,
8961 Stein a.d. Enns
Tel.: 03685/243 20-0
Kassen: GKK, BVA, VA, SVA, SVB, KFA
Ord.: Mo, Di, Do 7.30–11, Do 16–19,
Fr 15–19, Sa 7.30–10
Zusätzlich: Manuelle Medizin

Dr. Pölzl, Stephan
Franz-Josef-Straße 3a, 8200 Gleisdorf
Tel.: 0664/191 56 07
Keine Kassen
Ord.: nach Vereinbarung

Dr. Possert, Rainer
Liebenauer Hauptstraße 104,
8041 Graz-Liebenau
Tel.: 0316/462 340-0
Kassen: GKK, BVA, VA, SVA, SVB, KFA
Ord.: Mo, Di, Mi, Fr 8–12, Do 16–18
nach Vereinbarung

Dr. Pribyl, Andrea
Rafensedergasse 11, 8043 Graz-Kroisbach
Tel.: 0316/388 195
Keine Kassen
Ord.: nach Vereinbarung

Mag. DDr. Probst, Franz
Wielandgasse 38, 8010 Graz
Tel.: 0316/822 452
Kassen: GKK, BVA, VA, SVA, KFA
Ord.: nach Vereinbarung

Dr. Prügger, Susanne
Lengheimerweg 2, 8054 Graz-Straßgang
Tel.: 0316/252 930-0
Kassen: GKK, BVA, VA, SVA, SVB, KFA
Ord.: Mo 8.30–13.30, Di 14–17,
Mi u. Fr 8.30–12.30, Do 14–18

Dr. Puskuris, Athanasius
Josef-Krainer-Straße 42, 8074 Raaba
Tel.: 0316/405 588
Kassen: KFA
Ord.: nach Vereinbarung

Dr. Ranegger, Matthias
Wiesgasse 3, 8190 Birkfeld
Tel.: 03174/48 44-0
Kassen: GKK, BVA, VA, SVA, SVB, KFA
Ord.: Di–Do 7.30–12, Fr 14–18, Sa 7.30–10

Dr. Rauch, Heribert
Gnas Nr. 179, 8342 Gnas
Tel.: 03151/85 11
Kassen: GKK, BVA, VA, SVA, KFA
Ord.: Mo, Di, Do, Fr 7.30–12, Do 16–18,
Sa 9–11
Zusätzlich: Manuelle Medizin, Neuraltherapie

Dr. Rauh-Oswald, Irene
Hauptplatz 11, 8480 Mureck
Tel.: 03472/20 14
Keine Kassen
Ord.: nach Vereinbarung

Dr. Regitnig-Baumhackl, Monika
Bundesstraße 172, 8071 Hausmannstätten
Tel.: 03135/482 76
Kassen: KFA
Ord.: nach Vereinbarung

Dr. Reichelt, Eveline
Schulgasse 1, 8072 Fernitz bei Graz
Tel.: 03135/522 00 oder 0664/404 47 97
Kassen: SVA, KFA
Ord.: Mo u. Di 8–12, Do 15.30–19, Fr 8–10.30 u. 15.30–18, Sa 9–11.30

Dr. Richter, Birgit
Peinlichgasse 3, 8010 Graz
Tel.: 0316/
Kassen: KFA
Ord.: nach Vereinbarung

Dr. Riedel, Monika
Steyrergasse 25, 8010 Graz
Tel.: 0316/821 314
Keine Kassen
Ord.: Mo–Do 14–18, Di, Do, Fr 8–11, nach Vereinbarung

Dr. Rinnhofer, Martina
Tauplitz Nr. 14, 8982 Tauplitz
Tel.: 0664/403 13 17
Kassen: GKK, BVA, SVA, KFA
Ord.: nach Vereinbarung

Dr. Sauer, Ursula
Vorau Nr. 33, 8250 Vorau
Tel.: 03337/31 24-0
Kassen: GKK, BVA, VA, SVA, SVB, KFA
Ord.: nach Vereinbarung

Dr. Schatz, Christian
Hauptplatz 2, 8712 Niklasdorf
Kassen: KFA
Ord.: nach Vereinbarung

Dr. Scheucher, Wolfgang
Quergasse 6, 8350 Fehring
Tel.: 03155/22 07
Kassen: GKK, BVA, VA, SVA, KFA
Ord.: nach Vereinbarung

Dr. Schied, Renate
Körösistraße 3/1, 8010 Graz
Keine Kassen
Ord.: nach Vereinbarung
Zusätzlich: F.X. Mayr

Dr. Schmid-Duque, Sandra
Lendkai 27, 8020 Graz
Tel.: 0316/718 700
Keine Kassen
Ord.: nach Vereinbarung

Dr. Schuster, Beate
Dr.-Robert-Graf-Straße 42, 8010 Graz
Tel.: 0316/472 126-0
Keine Kassen
Ord.: Mo, Mi, Fr 9–12, Di u. Do 15–18
u. nach Vereinbarung

Dr. Schuster, Monika
Meierhöfenstraße 7, 8062 Kumberg
Tel.: 03132/39 77-0
Kassen: GKK, BVA, VA, SVA, SVB, KFA
Ord.: Mo 16–19, Di, Mi 8–12,
Do 8–12 u. 18–20, Fr 8–11

Dr. Sedaghat, Parviz
Niokolaus-Dumba-Straße 17, 8940 Liezen
Tel.: 03612/246 46-0
Kassen: GKK
Ord.: nach Vereinbarung

Dr. Smids, Ulrike
Hans-Sachs-Gasse 14, 8010 Graz
Tel.: 0664/303 52 52
Keine Kassen
Ord.: nach Vereinbarung
Zusätzlich: Manuelle Medizin

Dr. Sonnleitner, Rose-Bernadett
Kalvarienbergstraße 5,
8061 St. Radegund bei Graz
Tel.: 03132/22 53-0
Kassen: GKK, BVA, VA, SVA, SVB, KFA
Ord.: nach Vereinbarung
Zusätzlich: F.X. Mayr

Dr. Spreitzhofer, Karl
Burggasse 7, 8750 Judenburg
Tel.: 03572/826 70-0
Kassen: GKK, BVA, VA, SVA, SVB, KFA
Ord.: Mo–Fr 9–12.30, Mo 18–20, Mi 14–16
nach Vereinbarung
Zusätzlich: Manuelle Medizin, F.X. Mayr

Dr. Stadler-Pock, Notburga
Thermenhotel, 8490 Bad Radkersburg
Tel.: 03476/35 60-561
Keine Kassen
Ord.: nach Vereinbarung
Zusätzlich: Manuelle Medizin

Dr. Steger, Brigitta
Bodenfeldgasse 16, 8020 Graz
Tel.: 0316/574 747-0
Keine Kassen
Ord.: nach Vereinbarung

Dr. Stöffelmayr, Ingrid
Kleinsemmering 148, 8160 Weiz
Tel.: 03172/83 00-0
Kassen: GKK, BVA, VA, SVA, SVB, KFA
Ord.: nach Vereinbarung

Dr. Streitmayer, Jürgen
Judendorfer Straße 2, 8700 Leoben
Tel.: 03842/429 76-0
Kassen: GKK, BVA, VA, SVA, SVB, KFA
Ord.: Mo, Di, Mi, Fr 7.30–11.30,
Mo u. Do 16.30–18.30

Dr. Streitmayer, Michael
Bahnhofstraße 26,
8714 Kraubath a.d. Mur
Tel.: 03832/26 84-0
Kassen: GKK, BVA, VA, SVA, SVB, KFA
Ord.: Mo, Di, Mi, Fr 8–12, Mo u. Do 17–19

Dr. Suette, Elke
Schulstraße 5, 8072 Fernitz bei Graz
Tel.: 0316/402 940-0
Kassen: GKK, BVA, VA, SVA, SVB, KFA
Ord.: nach Vereinbarung

Dr. Sui, Yali
Jungferngasse 3, 8010 Graz
Tel.: 0316/833 509
Keine Kassen
Ord.: nach Vereinbarung

Dr. Thaler, Maria Theresia
Bahnhofstraße 14, 8350 Fehring
Tel.: 03155/33 73-0
Kassen: GKK, BVA, VA, SVA, SVB, KFA
Ord.: nach Vereinbarung
Zusätzlich: Manuelle Medizin

Dr. Tschauner, Doris
Anna-Neumann-Straße 28, 8850 Murau
Tel.: 03532/42 01
Keine Kassen
Ord.: nach Vereinbarung
Zusätzlich: Homöopathie

Dr. Wächter, Alexander
Hauptstraße 46, 8632 Gußwerk
Tel.: 03882/27 10
Keine Kassen
Ord.: nach Vereinbarung

Dr. Wahlhütter, Brigitta
Conrad-von-Hötzendorf-Straße 32,
8010 Graz
Tel.: 0316/813 98 7
Kassen: GKK, BVA, VA, SVA, KFA
Ord.: Mo, Di 9–12, Mi 17–20, Do 16–18
u. nach Vereinbarung

Dr. Walcher, Heribert
Rathausplatz 1, 8580 Köflach
Tel.: 03144/63 95
Keine Kassen
Ord.: nach Vereinbarung

Dr. Wallenböck, Gertrud
Plüddemanngasse 14/1/4, 8010 Graz
Tel.: 0316/839 002
Keine Kassen
Ord.: nach Vereinbarung

Dr. Wasler, Peter
Brandhofgasse 24/3/17, 8010 Graz
Tel.: 0316/384 438-0
Keine Kassen
Ord.: nach Vereinbarung
Zusätzlich: Manuelle Medizin, F.X. Mayr

Dr. Weber, Georg
Grabenstraße 16, 8010 Graz
Tel.: 0316/681 240
Kassen: GKK, BVA, VA, SVA, SVB, KFA
Ord.: Mo, Mi, Do, Fr 8–11.30, Di u. Do
15.30–18.30
Zusätzlich: Manuelle Medizin

Dr. Wedenig, Adelheid
Schubertstraße 10,
8641 St. Marein im Mürztal
Tel.: 0664/420 04 49
Keine Kassen
Ord.: nach Vereinbarung

Dr. Wehle, Franz
Tobelbader Straße 180, 8144 Tobelbad
Tel.: 03136/539 37-0
Kassen: GKK, BVA, VA, SVA, SVB, KFA
Ord.: Mo, Di, Do, Fr 8–12, Mi 15–18
Zusätzlich: Manuelle Medizin,
Neuraltherapie, F.X. Mayr

Dr. Weingraber-Blanke, Monika
Steyrergasse 50, 8010 Graz
Tel.: 0316/814 700
Kassen: KFA
Ord.: nach Vereinbarung

Dr. Weiß, Ronald
Flurgasse 35, 8010 Graz
Tel.: 0316/462 958
Keine Kassen
Ord.: nach Vereinbarung

Dr. Weizenhofer, Peter
Allerheiligen bei Wildon 106,
8412 Allerheiligen bei Wildon
Tel.: 03182/85 25
Kassen: GKK, BVA, VA, SVA, SVB, KFA
Ord.: nach Vereinbarung

Dr. Wendler, Eva-Maria
St. Veiter-Straße 32, 8046 Graz-St. Veit
Tel.: 0316/691 950-0
Keine Kassen
Ord.: Mo, Di, Do, Fr 8–11.30, Mo u. Mi 16–18.30

Dr. Woi, Rudolf
Hauptplatz 14/1, 8490 Bad Radkersburg
Tel.: 03476/27 00
Kassen: GKK, BVA, VA, SVA, SVB
Ord.: Mo, Mi, Fr, Sa 8–12, Di 14–18

Dr. Zechner, Josef
Klosterwiesgasse 47/1, 8010 Graz
Tel.: 0316/844 071
Keine Kassen
Ord.: nach Vereinbarung
Zusätzlich: Homöopathie

STEIERMARK

AKUPUNKTUR

Anästhesiologie und Intensivmedizin

Dr. Ahirzaman, Tahsin
Hauptstraße 140, 8301 Laßnitzhöhe
Keine Kassen
Ord.: nach Vereinbarung

Dr. Heiml, Markus Rudolf
Industriestraße 4, 8600 Bruck a.d. Mur
Kassen: KFA
Ord.: nach Vereinbarung

Dr. Menner, Johannes
Am Sendergrund 12, 8143 Dobl
Keine Kassen
Ord.: nach Vereinbarung

Dr. Streit, Helga
Schönaugasse 4, 8010 Graz
Tel.: 0316/810 118
Keine Kassen
Ord.: nach Vereinbarung

Chirurgie

Dr. Babos, Janos
Fettingergasse 6, 8430 Leibnitz
Tel.: 03452/839 00
Keine Kassen
Ord.: Mo u. Di 16–19 u. nach Vereinbarung

Dr. Giebler, Alexander
Mandellstraße 6, 8010 Graz
Tel.: 0316/835 416
Kassen: VA, SVA, KFA
Ord.: Mo, Di, Do, Fr 15.30–18
Zusätzlich: Manuelle Medizin

Frauenheilkunde und Geburtshilfe

Dr. Adelwöhrer, Norbert Erich
Ludwig-Schlacher-Gasse 25, 8160 Weiz
Tel.: 03172/26 21-0
Kassen: GKK, BVA, VA, SVA, SVB, KFA
Ord.: Mo, Mi 14–17, Di, Do 8–13, Fr 8–13, Fr 8–12

Dr. Heydarfadai, Michaela
Bergmanngasse 18 / P, 8010 Graz
Tel.: 0316/365 499
Kassen: GKK, SVA, KFA
Ord.: nach Vereinbarung

Prof. DDr. Ots, Thomas
St. Peter Hauptstraße 31 F, 8042 Graz-St. Peter
Tel.: 0316/424 823-0
Keine Kassen
Ord.: nach Vereinbarung

Dr. Pötsch, Eveline
Irdning 2, 8952 Irdning
Tel.: 03682/244 41
Keine Kassen
Ord.: Mo–Do 8–12, Mo u. Mi 14–16 nach Vereinbarung

Dr. Reihs, Maria
Weinzöttlstraße 1 A/2, 8045 Graz-Andritz
Tel.: 0316/676 620-0
Kassen: KFA
Ord.: Di 9–14, Do 14–18 nach Vereinbarung

Haut- und Geschlechtskrankheiten

Dr. Rieger-Ziegler, Verena
Frauentaler Straße 51, 8530 Deutschlandsberg
Tel.: 03462/73 70
Kassen: KFA
Ord.: Mo, Mi 14–18, Di, Do, Fr 8–12

Dr. Zöchling, Natalie
Joh.-Fux-Gasse 8/3/ecke Geidorfgasse, 8010 Graz
Tel.: 0676/690 81 87
Keine Kassen
Ord.: nach Vereinbarung

Innere Medizin

Dr. Dominik, Karin
Schröttergasse 1, 8010 Graz
Tel.: 0316/326 060
Kassen: KFA
Ord.: nach Vereinbarung

Dr. Goritschan, Michael
Vösendorfplatz 1, 8650 Kindberg
Tel.: 03865/36 00
Kassen: BVA, VA, SVA, KFA
Ord.: Mo u. Do 8–11,16–19, Di u. Fr 8–14, Mi 16–19 nach Vereinbarung

Kinder- und Jugendheilkunde

Dr. Fritsch, Brigitte
Lindenhofweg 2, 8043 Graz-Kroisbach
Tel.: 0316/327 930-0
Kassen: GKK, BVA, VA, SVA, KFA
Ord.: Mo, Di, Do u. Fr 9–12, Mi 14–17 nach Vereinbarung

Dr. Fuchs, Klaus
Klostergasse 28, 8280 Fürstenfeld
Tel.: 03382/553 11
Kassen: GKK, BVA, VA, SVA, SVB, KFA
Ord.: Mo, Mi, Fr 9–13, Di u. Do 14 18

Dr. Maurer, Ute
Friedrichgasse 6/v, 8010 Graz
Tel.: 0676/308 00 24
Keine Kassen
Ord.: Di, Mi 16–19 nach Vereinbarung

Dr. Puschnik-Maurer, Gertraud
Ernst-Moser-Weg 12, 8042 Graz-St. Peter
Tel.: 0316/464 760
Keine Kassen
Ord.: nach Vereinbarung

Lungenkrankheiten

Dr. Trinker, Eduard
Gollweg 5, 8053 Graz-Neuhart
Tel.: 0316/278 999
Keine Kassen
Ord.: nach Vereinbarung
Zusätzlich: Anthroposophische Medizin, Homöopathie

Neurologie/Psychiatrie

Dr. Fuchs, Dieter
Theodor-Körner-Straße 48, 8010 Graz
Tel.: 0316/673 367
Kassen: KFA
Ord.: Mo, Mi, Fr 15–17 u. nach Vereinbarung

Dr. Gindl, Hans-Kurt
Grünhüblgasse 6, 8750 Judenburg
Tel.: 03572/448 80-0
Kassen: GKK, BVA, VA, SVA, SVB, KFA
Ord.: Mo 14–18, Di, Mi, Fr 9–13, Do 13–17
Zusätzlich: Manuelle Medizin

Dr. Zidek, Dagmar Martina
Hermann Aust-Gasse 3/iv, 8053 Graz-Neuhart
Tel.: 0664/184 16 75
Keine Kassen
Ord.: nach Vereinbarung

Orthopädie und orthopädische Chirurgie

Dr. Pontasch, Thomas Walter
Ressavarstraße 12-14, 8230 Hartberg
Tel.: 03332/629 64-0
Kassen: GKK, BVA, VA, SVA, SVB, KFA
Ord.: Mo u. Mi 11–15, Di u. Do 9–13, Fr 8–12
Zusätzlich: Manuelle Medizin

Zahn-, Mund- und Kieferheilkunde

Dr. Braun De Praun, Gerald
Glacisstraße 1/1, 8010 Graz
Tel.: 0316/322 306
Kassen: GKK, BVA, VA, SVB, KFA
Ord.: nach Vereinbarung

Dr. Filzwieser, Josef
Schulgasse 29, 8530 Deutschlandsberg
Tel.: 3462/26 68
Kassen: VA, SVA, SVB, KFA
Ord.: nach Vereinbarung

DDr. Kern, Siegfried
Am Kammersberg 85/6,
8843 St. Peter am Kammersberg
Tel.: 03536/76 36
Kassen: GKK, BVA, VA, SVA, SVB, KFA
Ord.: Mo 8–12 u. 14–18, Mi u. Fr 8–12,
Do 14–20 nach Vereinbarung
Zusätzlich: Neuraltherapie

Dr. Kristoferitsch, Hansjörg
Bismarckstraße 8, 8330 Feldbach
Tel.: 03152/24 84
Kassen: GKK, BVA, VA, SVA, KFA
Ord.: nach Vereinbarung

Dr. Pinter, Andrea
Kärntner Straße 410,
8054 Graz-Straßgang
Tel.: 0316/281 628
Kassen: GKK, BVA, VA, SVA, SVB, KFA
Ord.: Mo 8–12, Di u. Mi 15–19,
Do u. Fr 8–12

Dr. Röschel, Dieter
Erzherzog-Johann-Straße 15,
8670 Krieglach
Tel.: 03855/23 24
Kassen: GKK, BVA, VA, KFA
Ord.: nach Vereinbarung

Dr. Sorger, Gerhard
Bahnhofstraße 7, 8200 Gleisdorf
Tel.: 03112/46 45
Kassen: GKK, BVA, VA, SVB, KFA
Ord.: nach Vereinbarung
Zusätzlich: Neuraltherapie

Psychiatrie/Neurologie

Dr. Piwonka, Paul
Dr.-Karl-Widdmann-Straße 6, 8160 Weiz
Tel.: 03172/53 20
Kassen: GKK, BVA, VA, SVA, SVB, KFA
Ord.: Mo–Fr 8.30–11.30, Di u. Do 15–17.30
nach Vereinbarung

Dr. Tröbinger-Steinreiter, Eva
Blümelstraße 29, 8020 Graz
Tel.: 0316/572 500-11
Kassen: GKK
Ord.: nach Vereinbarung

TCM ERNÄHRUNG

Ohne medizinische Ausbildung

Jacoby-Daul, Ursula
Theodor Körnerstraße 62, 8020 Graz
Tel.: 0316/678 678
Keine Kassen
Ord.: nach Vereinbarung

Mayer, Siglinde
Seizerstraße 68, 8793 Edling
Tel.: 03847/68 44
E-Mail: drkurtmayer@aon.at
Keine Kassen
Ord.: nach Vereinbarung

F.X. MAYR

Allgemeinmedizin

Dr. Amsüss, Linda
Hauptstraße 40, 8692 Neuberg a.d. Mürz
Tel.: 03857/86 00-44
Keine Kassen
Ord.: nach Vereinbarung

Dr. Andersch-Hartner, Peter
Burenstraße 49, 8020 Graz
Tel.: 0316/571 545
Keine Kassen
Ord.: nach Vereinbarung
Zusätzlich: Homöopathie

Dr. Fiala, Eva
Carnerigasse 14, 8010 Graz
Tel.: 0316/681 370-0
Kassen: BVA, VA, SVA, SVB, KFA
Ord.: Mo, Mi, Fr 8–11, Di, Do 14–16.30
Zusätzlich: Akupunktur

Dr. Fritz, Sabine
Hauptstraße 4/Gesundheitshof, 8692
Neuberg a.d. Mürz
Tel.: 03857/86 00
Keine Kassen
Ord.: nach Vereinbarung

Dr. Huber, Erika
Leonhardstraße 79, 8010 Graz
Tel.: 0316/381 930 oder 0663/913 67 25
Kassen: GKK, BVA, VA, SVA, SVB, KFA
Ord.: Mo, Mi u. Fr 9–13,
Di u. Do 14.30–18.30

Dr. Jakobitsch, Udo
Stoderplatz 65, 8962 Gröbming
Tel.: 03685/221 060
Keine Kassen
Ord.: nach Vereinbarung
Zusätzlich: Manuelle Medizin

STEIERMARK

F.X. MAYR

Allgemeinmedizin

Dr. Klinger, Berta
Glacisstraße 37, 8010 Graz
Tel.: 0316/326 311-0
Kassen: GKK, BVA, VA, SVA, SVB, KFA
Ord.: Mo 16–19, Di, Mi, Fr 7.30–11.30,
Zusätzlich: Manuelle Medizin

Dr. Matscheko, Peter
Lannergasse 4, 8605 Kapfenberg
Tel.: 03862/311 66-0
Kassen: GKK, BVA, VA, SVA, SVB, KFA
Ord.: nach Vereinbarung
Zusätzlich: Akupunktur, Homöopathie

Dr. Schied, Renate
Körösistraße 3/1, 8010 Graz
Tel.: 0316/675 560
Keine Kassen
Ord.: nach Vereinbarung
Zusätzlich: Akupunktur

Dr. Sigmund, Peter
Gamlitz Nr. 353, 8462 Gamlitz
Tel.: 03453/27 56-0
Kassen: GKK, BVA, VA, SVA, SVB, KFA
Ord.: Mo, Di, Mi, Fr 7.30–11.30, Do 15–18,
Fr 15–16
Zusätzlich: Manuelle Medizin

Dr. Sonnleitner, Rose-Bernadett
Kalvarienbergstraße 5,
8061 St. Radegund bei Graz
Tel.: 03132/22 53-0
Kassen: GKK, BVA, VA, SVA, SVB, KFA
Ord.: nach Vereinbarung
Zusätzlich: Akupunktur

Dr. Spreitzhofer, Karl
Burggasse 7, 8750 Judenburg
Tel.: 03572/826 70-0
Kassen: GKK, BVA, VA, SVA, SVB, KFA
Ord.: Mo–Fr 9–12.30, Mo 18–20, Mi 14–16
nach Vereinbarung
Zusätzlich: Manuelle Medizin,
Akupunktur

STEIERMARK

F.X. MAYR

Allgemeinmedizin

Dr. Wasler, Peter
Brandhofgasse 24/3/17, 8010 Graz
Tel.: 0316/384 438-0
Keine Kassen
Ord.: nach Vereinbarung
Zusätzlich: Manuelle Medizin, Akupunktur

Dr. Wehle, Franz
Tobelbader Straße 180, 8144 Tobelbad
Tel.: 03136/539 37-0
Kassen: GKK, BVA, VA, SVA, SVB, KFA
Ord.: Mo, Di, Do, Fr 8–12, Mi 15–18
Zusätzlich: Manuelle Medizin, Neuraltherapie, Akupunktur

OSTEOPATHIE

Allgemeinmedizin

Dr. Muszi, Thomas
St.Peter Pfarrweg 30/4, 8042 Graz
Tel.: 0676/315 05 61
E-Mail: muszi@aon.at
Keine Kassen
Ord.: nach Vereinbarung

Ohne medizinische Ausbildung

Dr. Egner, Sigrun
Leonhardstr.75, 8010 Graz
Tel.: 0316/374 145
Keine Kassen
Ord.: nach Vereinbarung

Fink, Birgit
Alleeg.3, 8045 Graz
Tel.: 0676/434 10 29
E-Mail: birgit.fink@gmx.net
Keine Kassen
Ord.: nach Vereinbarung

Friess, Gertrude
Schillerstraße 7-9, 8160 Weiz
Tel.: 03172/35 56 oder
E-Mail: physio.friess.weiz@utanet.at
Keine Kassen
Ord.: nach Vereinbarung

Fürpaß, Elke
Rechbauerstr.6, 8010 Graz
Tel.: 0316/830 163
Keine Kassen
Ord.: nach Vereinbarung

Gritsch, Joachim
Theodor Körner Str. 175/6, 8010 Graz
Tel.: 0699/282 139 63
Keine Kassen
Ord.: nach Vereinbarung

Huber-Huber, Doris
Am Brunnfeld 12, 8940 Liezen
Tel.: 03612/259 10
E-Mail: doris_huhu@gmx.at
Keine Kassen
Ord.: nach Vereinbarung

Hubmann, Birgit
Die Praxis, Sauerbrunnstraße 6, 8510 Stainz
Tel.: 03463/46 50
Keine Kassen
Ord.: nach Vereinbarung

Kiegerl, Gabriele
Aichegg 39, 8541 Schwanberg
Tel.: 03467/78 30
Keine Kassen
Ord.: nach Vereinbarung

Kollingbaum-Fabian, Sabine
Rothweg 9, 8047 Graz
Tel.: 0316/303 559
Keine Kassen
Ord.: nach Vereinbarung

Krasser, Eva
Davidgasse 4, 8010 Graz
Tel.: 0316/821 786 oder 0316/815 070
Keine Kassen
Ord.: nach Vereinbarung

Krasser, Walter
Davidgasse 4, 8010 Graz
Tel.: 0316/815 070 oder 0316/815 070
E-Mail: krasser.osteopathie@aon.at
Keine Kassen
Ord.: nach Vereinbarung

Neubauer, Claudia
Langegasse 384, 8970 Schladming
Tel.: 03687/ 226 65-6
E-Mail: claudia.neubauer@aon.at
Keine Kassen
Ord.: nach Vereinbarung

Neuhold, Gudrun
Davidg.4/II, 8020 Graz
Tel.: 0699/221 565 16
E-Mail: gudrun_n@yahoo.com
Keine Kassen
Ord.: nach Vereinbarung

Rupp, Gudrun
Rothweg 9, 8047 Hart bei Graz
Tel.: 0316/303 559 oder 0664/345 28 55
Keine Kassen
Ord.: nach Vereinbarung

Schöggl, Elke
Fritz-Matzner Weg 24, 8402 Werndorf
Tel.: 0699/104 022 38
Keine Kassen
Ord.: nach Vereinbarung

Schögler, Maria
Ludwig Binder Str.14, 8200 Gleisdorf
E-Mail: physio.friess.gleisdorf@utanet.at
Keine Kassen
Ord.: nach Vereinbarung

Schögler, Maria
Hirtenfeld 32, 8302 Nestelbach
Tel.: 03172/35 56 oder 03172/34 04
E-Mail: physio.friess.gleisdorf@utanet.at
Keine Kassen
Ord.: nach Vereinbarung

Schwaiger-Felfer, Brigitte
Peter-Tunnerstrasse 22, 8700 Leoben
Tel.: 03842/484 54
Keine Kassen
Ord.: nach Vereinbarung

NEURALTHERAPIE

Allgemeinmedizin

Dr. Auer, Wolfgang
Wiener Straße 16, 8820 Neumarkt
Tel.: 03584/33 33-0
Kassen: GKK, BVA, VA, SVA, SVB, KFA
Ord.: Mo 8–12 u.17–19, Di 14–18, Mi u. Do 8–12, Fr 8–11

Dr. Gaube, Winfried
Hauptschulstraße 10, 8724 Spielberg bei Knittelfeld
Tel.: 03512/839 80-0
Kassen: GKK, BVA, VA, SVA, SVB
Ord.: Mo, Mi u. Fr 15–19, Di u. Do 8–12
Zusätzlich: Manuelle Medizin

Dr. Gungl, Peter
Kirchberg A. D. Raab 97, 8324 Kirchberg a.d. Raab
Tel.: 03115/23 20-0
Kassen: GKK, BVA, VA, SVA, SVB, KFA
Ord.: nach Vereinbarung
Zusätzlich: Manuelle Medizin

Dr. Koller, Leopold
Raiffeisenstraße 119, 8041 Graz-Liebenau
Tel.: 0316/472 275-0
Kassen: GKK, BVA, VA, SVA, SVB, KFA

Ord.: Mo, Mi, Do 8–12, Di u. Fr 8–11, Mi 16–18
Zusätzlich: Manuelle Medizin

Dr. List, Walter
Kirchberg A. D. Raab 81,
8324 Kirchberg a.d. Raab
Tel.: 03115/31 00-0
Kassen: GKK, BVA, VA, SVA, SVB, KFA
Ord.: nach Vereinbarung
Zusätzlich: Manuelle Medizin

Dr. Rauch, Heribert
Gnas Nr. 179, 8342 Gnas
Tel.: 03151/85 11
Kassen: GKK, BVA, VA, SVA, KFA
Ord.: Mo, Di, Do, Fr 7.30–12, Do 16–18, Sa 9–11
Zusätzlich: Manuelle Medizin, Akupunktur

Dr. Wehle, Franz
Tobelbader Straße 180, 8144 Tobelbad
Tel.: 03136/539 37-0
Kassen: GKK, BVA, VA, SVA, SVB, KFA
Ord.: Mo, Di, Do, Fr 8–12, Mi 15–18
Zusätzlich: Manuelle Medizin, F.X. Mayr, Akupunktur

Innere Medizin

Dr. Muhri, Winfried Günter
Wastiangasse 6, 8010 Graz
Tel.: 0316/828 894
Kassen: SVA, KFA
Ord.: nach Vereinbarung

Neurologie/Psychiatrie

Dr. Killmann, Herbert
Kommendegasse 5, 8280 Fürstenfeld
Tel.: 03382/548 84-0
Kassen: GKK, BVA, VA, SVA, SVB, KFA
Ord.: Mo, Mi u. Fr 8–12, Di u. Do 14–18 nach Vereinbarung

Unfallchirurgie

Dr. Brennessel, Martin
Zauchen 151, 8983 Bad Mitterndorf
Tel.: 03623/31 53
Keine Kassen
Ord.: nach Vereinbarung

Zahn-, Mund- und Kieferheilkunde

DDr. Kern, Siegfried
Am Kammersberg 85/6,
8843 St. Peter am Kammersberg
Tel.: 03536/76 36
Kassen: GKK, BVA, VA, SVA, SVB, KFA
Ord.: Mo 8–12 u. 14–18, Mi u. Fr 8–12, Do 14–20 nach Vereinbarung
Zusätzlich: Akupunktur

Dr. Sorger, Gerhard
Bahnhofstraße 7, 8200 Gleisdorf
Tel.: 03112/46 45
Kassen: GKK, BVA, VA, SVB, KFA
Ord.: nach Vereinbarung
Zusätzlich: Akupunktur

ANTHROPOSOPHISCHE MEDIZIN

Allgemeinmedizin

Dr. Lehner, Ernst
Burenstraße 72, 8052 Graz-Wetzelsdorf
Tel.: 0316/572 603-0
Kassen: GKK, BVA, VA, SVA, SVB, KFA
Ord.: Mo, Di, Mi u. Fr 8–12, Di u. Do 16–18

Dr. Polla, Dan Christian
Fasangasse 44, 8075 Hart bei Graz
Tel.: 0316/493 546
Keine Kassen
Ord.: nach Vereinbarung

Dr. Wonisch, Olaf
Hauptstraße 22 A,
8093 St. Peter am Ottersbach
Tel.: 03477/21 79-0
Kassen: GKK, BVA, VA, SVA, SVB, KFA
Ord.: nach Vereinbarung

Kinder- und Jugendheilkunde

Dr. Schwarz, Reinhard
Quellengasse 42, 8010 Graz
Tel.: 0316/327 017-0
Kassen: VA
Ord.: Mo–Do 15–18 nach Vereinbarung
Zusätzlich: Homöopathie

Lungenkrankheiten

Dr. Trinker, Eduard
Gollweg 5, 8053 Graz-Neuhart
Tel.: 0316/278 999
Keine Kassen
Ord.: nach Vereinbarung
Zusätzlich: Akupunktur, Homöopathie

Orthopädie und orthopädische Chirurgie

Dr. Jeserschek, Reinhard Karl
Sonnenstraße 2, 8010 Graz
Tel.: 0316/321 072-72
Keine Kassen
Ord.: Mi 17.30–19.30 nach Vereinbarung

STEIERMARK

MANUELLE MEDIZIN

Allgemeinmedizin

Dr. Absenger, Gudrun-Jasmine
Rathausgasse 17, 8200 Gleisdorf
Tel.: 03112/64 44-0
Kassen: GKK, BVA, VA, SVA, SVB, KFA
Ord.: Mo, Di, Do, Fr 8–12, Mo u. Mi 16–18

Dr. Adam, Christian
Gößgrabenstraße 2 A, 8793 Trofaiach
Tel.: 03847/22 42-0
Kassen: GKK, BVA, VA, SVA, SVB
Ord.: Mo–Fr 8–11, Mo u. Mi 16–17.30

Dr. Aluani, Peter
Triester Straße 32,
8073 Feldkirchen bei Graz
Tel.: 0316/293 210
Kassen: KFA
Ord.: nach Vereinbarung
Zusätzlich: Akupunktur

Dr. Angermeier, Susanne
Raimund-Obendrauf-Straße 15,
8230 Hartberg
Tel.: 03332/642 50
Keine Kassen
Ord.: nach Vereinbarung

Dr. Arrunategui, Marianne
Andritzer Reichsstraße 58 C, 8010 Graz
Tel.: 0316/695 308
Kassen: SVA, KFA
Ord.: Mo, Do, Fr 15–17 nach Vereinbarung

Dr. Artner, Roman
Packerstraße 83, 8501 Lieboch
Tel.: 03136/613 15-0
Kassen: GKK, BVA, VA, SVA, SVB, KFA
Ord.: Mo, Mi, Do, Fr 7–11, Di, Do 16–18

Dr. Babo, Gusztav
Ziehrerweg 6, 8401 Kalsdorf bei Graz
Tel.: 03135/515 52
Keine Kassen
Ord.: nach Vereinbarung
Zusätzlich: Akupunktur

STEIERMARK

MANUELLE MEDIZIN

Allgemeinmedizin

Dr. Bauer, Hannes
Hans von der Sann-Straße 23,
8790 Eisenerz
Tel.: 03848/22 83-0
Kassen: GKK, BVA, VA, SVA, SVB, KFA
Ord.: Mo–Fr 8–11, Di 16–18, Do 15–18

Dr. Bauly, Manfred
Schönaugasse 8, 8010 Graz
Tel.: 0316/810 023
Kassen: GKK, BVA, VA, SVA, SVB, KFA
Ord.: Mo, Mi, Fr 7–12, Di u. Do 13–17 u. nach Vereinbarung

Univ.-Prof. Dr. Eder, Manfred
Schönaugasse 4/1, 8010 Graz
Tel.: 0316/830 214
Kassen: BVA
Ord.: nach Vereinbarung

Dr. Ederer, Herbert
Siegfried Esterl-Gasse 40, 8160 Weiz
Tel.: 03172/29 00-0
Kassen: GKK, BVA, VA, SVA, SVB, KFA
Ord.: nach Vereinbarung

Dr. Fiala, Walter
Carnerigasse 14, 8010 Graz
Tel.: 0316/681 370-0
Kassen: BVA, VA, SVA, SVB, KFA
Ord.: Mo, Mi, Fr 8–11, Di, Do 14–16.30
Zusätzlich: Akupunktur

Dr. Fitz, Thomas
Hauptstraße 145, 8990 Bad Aussee
Tel.: 03622/545 53-0
Kassen: GKK, BVA, VA, SVA, SVB, KFA
Ord.: Mo, Mi, Fr 8–12, Di u. Do 8–10 u. 16–19

Dr. Fritsch, Georg
Lange Gasse 384, 8970 Schladming
Tel.: 03687/226 65-0
Kassen: BVA, VA, SVA, SVB, KFA
Ord.: Mo, Di, Mi, Fr 8–12.30, Do 13–17

Dr. Fuchs, Robert
Peinlichgasse 3, 8010 Graz
Tel.: 0664/414 55 25
Keine Kassen
Ord.: nach Vereinbarung
Zusätzlich: Akupunktur

Dr. Gaube, Winfried
Hauptschulstraße 10,
8724 Spielberg bei Knittelfeld
Tel.: 03512/839 80-0
Kassen: GKK, BVA, VA, SVA, SVB
Ord.: Mo, Mi u. Fr 15–19, Di u. Do 8–12
Zusätzlich: Neuraltherapie

Dr. Geier, Wolfgang
Tobis 100, 8504 Preding
Tel.: 03185/88 33-0
Kassen: GKK, BVA, VA, SVA, SVB, KFA
Ord.: Mo, Di u. Fr 7.30–11.30, Mi 7.30–11 u. 17–18.30, Do 15–18

Dr. Gerhold, Georg-Wilhelm
Hauptplatz 15, 8490 Bad Radkersburg
Tel.: 03476/23 71-0
Kassen: GKK, BVA, VA, SVA, SVB, KFA
Ord.: Mo–Do 8–12, Mi 17–19, Sa 8–10

Dr. Glehr, Reinhold
Michaeligasse 12, 8230 Hartberg
Tel.: 03332/635 11-0
Kassen: GKK, BVA, VA, SVA, SVB
Ord.: Mo, Di, Do, Fr 8–11, Mi 14–17

Dr. Grablowitz, Helga
Gratweiner Straße 17,
8111 Judendorf-Straßengel
Tel.: 03124/545 11 oder 0676/412 05 86
Kassen: GKK, BVA, SVA, KFA
Ord.: nach Vereinbarung
Zusätzlich: Akupunktur

Dr. Gradnig, Franz
Blücherstraße 14, 8280 Fürstenfeld
Tel.: 03382/553 68
Kassen: SVA, KFA
Ord.: nach Vereinbarung

Dr. Griesmaier, Bernd
Irdning Nr. 67, 8952 Irdning
Tel.: 03682/224 55-0
Kassen: GKK, BVA, VA, SVA, SVB
Ord.: nach Vereinbarung

Dr. Grillitsch, Michaela
Schiffgasse 6/I, 8020 Graz
Tel.: 0316/716 160
E-Mail: med.grillitsch@aon.at
Kassen: SVA, KFA
Ord.: Mo, Mi, Do, Fr 8–11, Mo u. Do 17–19

Dr. Grohs, Andreas
Hauptstraße 5 B, 8753 Fohnsdorf
Tel.: 0664/522 46 60
Kassen: SVA, KFA
Ord.: nach Vereinbarung
Zusätzlich: Akupunktur

Dr. Gründler, Nina Irmgard
Alte Poststraße 446, 8055 Graz-Puntigam
Tel.: 0316/471 652-0
Kassen: GKK, BVA, SVA, KFA
Ord.: nach Vereinbarung

Dr. Gsöllpointner, Walter
Gaishorn Am See Nr. 47,
8783 Gaishorn am See
Tel.: 03617/24 55-0
Kassen: GKK, BVA, VA, SVA, SVB, KFA
Ord.: Mo–Fr 8–12, Do 16–18

Dr. Gungl, Peter
Kirchberg A. D. Raab 97,
8324 Kirchberg a.d. Raab
Tel.: 03115/23 20-0
Kassen: GKK, BVA, VA, SVA, SVB, KFA
Ord.: nach Vereinbarung
Zusätzlich: Neuraltherapie

Dr. Guschlbauer, Reinhard
Hilmgasse 15/1/5, 8010 Graz
Tel.: 0316/326 322
Keine Kassen
Ord.: nach Vereinbarung

Dr. Habersatter-Theil, Daniela
Schulstraße 400, 8962 Gröbming
Tel.: 03685/222 23-0
Keine Kassen
Ord.: nach Vereinbarung

Dr. Hadl, Martina
Pachernbergweg 22 A, 8075 Hart bei Graz
Tel.: 0316/491 300
Keine Kassen
Ord.: nach Vereinbarung

Dr. Hammer, Stefan
Parkstraße 6, 8562 Mooskirchen
Tel.: 03137/30 96
Keine Kassen
Ord.: nach Vereinbarung

Dr. Haring, Winfried
Schießstattweg 90, 8240 Friedberg
Tel.: 03339/222 24-0
Kassen: GKK, BVA, VA, SVA, SVB, KFA
Ord.: nach Vereinbarung

Mag. DDr. Harler, Anton
Ehrenhausen Nr. 90, 8461 Ehrenhausen
Tel.: 03453/34 00
Kassen: GKK, BVA, VA, SVA, SVB, KFA
Ord.: nach Vereinbarung

Dr. Hasiba, Michael
Strallegg 10, 8192 Strallegg
Tel.: 03174/20 20-0
Kassen: GKK, BVA, VA, SVA, SVB, KFA
Ord.: nach Vereinbarung

Dr. Herbst, Karl
Pischelsdorf Nr. 339,
8212 Pischelsdorf in Steiermark
Tel.: 03113/24 19
Kassen: GKK, BVA, VA, SVA, SVB, KFA
Ord.: Mo–Fr 7.30–12

Dr. Herker, Peter
Elisabethstraße 65, 8010 Graz
Tel.: 0316/325 006
Keine Kassen
Ord.: Mo, Mi, Fr 9–12, Di, Do 15–18
u. nach Vereinbarung

Dr. Hiden, Alfred
Bergweg 60, 8283 Blumau in Steiermark
Tel.: 03383/22 04-0
Kassen: GKK, BVA, VA, SVA, SVB, KFA
Ord.: Mo, Di, Do, Fr 8–12, Fr 16–18,
Sa 8–10

Dr. Hitziger, Martin Heinz
Hauptplatz 41, 8130 Frohnleiten
Tel.: 03126/44 61-0
Kassen: GKK, BVA, VA, SVB, KFA
Ord.: Mo, Mi, Do, Fr 8–12, Mo 17–18,
Di 16–19

Dr. Höfler, Reinhild
Alte Poststraße 139/p, 8020 Graz
Tel.: 0316/583 251
Kassen: GKK, BVA, VA, SVA, SVB, KFA
Ord.: Mo–Do 8–12, Di u. Fr 14–16

Dr. Holik, Heimo
Obergralla Nr. 168 C, 8430 Leibnitz
Tel.: 03452/725 05-0
Kassen: SVA, KFA
Ord.: Mo, Di, Fr 8–12, Do 8–12 u. 17–19,
Sa 8–10

Dr. Holzmüller, Norbert Lothar
Gams 124, 8922 Gams bei Hieflau
Tel.: 03637/350-0
Kassen: GKK, BVA, VA, SVA, SVB, KFA
Ord.: Di, Do, Fr 8–12, Mi 15–18 u. Sa 9–11

Dr. Hörmann, Johann
Packerstraße 128, 8501 Lieboch
Tel.: 03136/620 72
Kassen: GKK, BVA, VA, SVA, SVB, KFA
Ord.: nach Vereinbarung
Zusätzlich: Akupunktur

Dr. Huber, Ernst
Weissenbach a.d. Enns Nr. 55,
8932 Weißenbach a.d. Enns
Tel.: 03632/372
Kassen: GKK, BVA, VA, SVA, SVB
Ord.: Mo, Mi, Do, Fr 7.30–12, Di 17–19,
Mi 14–16

Dr. Huber, Renate
Norbert Ehrlich-Siedlung 12,
8530 Deutschlandsberg
Tel.: 03462/69 79
Keine Kassen
Ord.: nach Vereinbarung
Zusätzlich: Akupunktur

Dr. Jakobitsch, Udo
Stoderplatz 65, 8962 Gröbming
Tel.: 03685/221 060
Keine Kassen
Ord.: nach Vereinbarung
Zusätzlich: F.X. Mayr

Dr. Kager, Klaus
Tannhofweg 8/2, 8044 Graz-Mariatrost
Tel.: 0316/391 315-0
Kassen: GKK, BVA, VA, SVA, SVB, KFA
Ord.: Mo–Fr 7.30–11, Di u. Do 16.30 –18.30

Dr. Kamenschek, Werner
Schönaugasse 6/1, 8010 Graz
Tel.: 0316/832 423
Kassen: GKK, BVA, VA, SVA, SVB, KFA
Ord.: Mo, Mi, Fr 15–18
u. nach Vereinbarung
Zusätzlich: Akupunktur

Dr. Kellner, Kurt Günter
Schöder 140, 8844 Schöder
Tel.: 03536/73 00
Kassen: GKK, BVA, VA, SVA, SVB, KFA
Ord.: nach Vereinbarung

Dr. Kelz, Willibald
St. Margarethen 181,
8321 St. Margarethen a.d. Raab
Tel.: 03115/32 44-0
Kassen: GKK, BVA, VA, SVA, SVB, KFA
Ord.: nach Vereinbarung
Zusätzlich: Homöopathie

Dr. Kettenbach, Christian
Carnerigasse 14, 8010 Graz
Tel.: 0316/681 370
Kassen: KFA
Ord.: Mo, Mi, Fr 14.30–16.30
u. Di, Do 8–11.30 u. nach Vereinbarung
Zusätzlich: Akupunktur

Dr. Kilzer, Udo
Kirchplatz 5, 8101 Gratkorn
Tel.: 03124/253 70
Keine Kassen
Ord.: nach Vereinbarung

Dr. Kirchmayer, Bernd
Eggenfelderstraße 18, 8101 Gratkorn
Tel.: 03124/234 56
Keine Kassen
Ord.: nach Vereinbarung

Dr. Kirisits, Andreas
Obere Hauptstraße 46,
8181 St. Ruprecht a.d. Raab
Kassen: GKK, BVA, VA, SVA, SVB, KFA
Ord.: nach Vereinbarung

Dr. Klinger, Berta
Glacisstraße 37, 8010 Graz
Tel.: 0316/326 311-0
Kassen: GKK, BVA, VA, SVA, SVB, KFA
Ord.: Mo 16–19, Di, Mi, Fr 7.30–11.30
Zusätzlich: F.X. Mayr

Dr. Klinger, Heinz
Heinrichstraße 47, 8010 Graz
Tel.: 0316/322 077-0
Kassen: GKK, BVA, VA, SVA, SVB, KFA
Ord.: Mo 16–18.30, Di 7.30–12, Mi 7.30–12,
Fr 7.30–12 u. nach Vereinbarung

Dr. Kogler, Wolfgang
Gemeindestraße 27,
8071 Hausmannstätten
Tel.: 03135/482 64
Kassen: GKK, BVA, VA, SVA, KFA
Ord.: Mo, Mi, Fr 8–12, Di 16–19, Mi 14–16,
Do 16–19 nach Vereinbarung

Dr. Koller, Leopold
Raiffeisenstraße 119, 8041 Graz-Liebenau
Tel.: 0316/472 275-0
Kassen: GKK, BVA, VA, SVA, SVB, KFA
Ord.: Mo, Mi, Do 8–12, Di u. Fr 8–11,
Mi 16–18
Zusätzlich: Neuraltherapie

Dr. Kozel, Alexander
Kindermanngasse 29, 8020 Graz
Tel.: 0316/715 446-0
Kassen: KFA
Ord.: Mo, Di, Do, Fr 9.30–12.30,
Mi 15.30–18.30

Dr. Kraus, Walter
Parksiedlung 8, 8101 Gratkorn
Tel.: 03124/225 50-0
Kassen: GKK, BVA, VA, SVA, SVB, KFA
Ord.: nach Vereinbarung

Dr. Kroißenbrunner, Franz
Marktplatz 17, 8625 Turnau
Tel.: 03863/25 90-0
Kassen: GKK, BVA, VA, SVA, KFA

STEIERMARK

MANUELLE MEDIZIN

Allgemeinmedizin

Ord.: Mo 8–11.30, 16–18, Di, Do,Fr 8–12, Mi 16–19

Dr. Kryza-Gersch, Friedrich
Vorau 42, 8250 Vorau
Tel.: 03337/23 71-0
Kassen: GKK, BVA, VA, SVA, SVB, KFA
Ord.: nach Vereinbarung

Dr. Kummer, Gerhard
Döllacher Straße 10, 8940 Liezen
Tel.: 03612/222 77-0
Kassen: GKK, BVA, VA, SVA, SVB, KFA
Ord.: Mo–Fr 8.30–11.30, Di u. Do 16–18.30

Dr. Kuntner, Franz
Wiener Straße 93, 8240 Friedberg
Tel.: 03339/251 40-0
Kassen: GKK, BVA, VA, SVA, SVB, KFA
Ord.: Di–Fr 7–12, Sa 7–10, Fr 17–19

Dr. Lamprecht, Josef Bernd
Radmer an der Stube 42c, 8795 Radmer
Tel.: 03635/31 11-0
Kassen: GKK, BVA, VA, SVA, SVB, KFA
Ord.: nach Vereinbarung

Dr. Lichtenegger, Josef
Grazer Straße 22, 8680 Mürzzuschlag
Tel.: 03852/22 39
Kassen: GKK, BVA, VA, SVA, SVB, KFA
Ord.: Mo, Di, Do, Fr 7.30–11.30, Mo, 17–19, Mi 16–18

Dr. Lienhart, Markus
Luderschergasse 8, 8570 Voitsberg
Tel.: 03142/224 05
Kassen: GKK, BVA, VA, SVA, SVB
Ord.: nach Vereinbarung

Dr. List, Walter
Kirchberg A. D. Raab 81,
8324 Kirchberg a.d. Raab
Tel.: 03115/31 00-0
Kassen: GKK, BVA, VA, SVA, SVB, KFA
Ord.: nach Vereinbarung
Zusätzlich: Neuraltherapie

Dr. Mayer, Kurt
Seizer Straße 68, 8793 Trofaiach
Tel.: 03847/68 44-0
Kassen: KFA
Ord.: nach Vereinbarung
Zusätzlich: Akupunktur

Dr. Mengemann, Heinz
Matthias-Tropper-Weg 3,
8046 Graz-St. Veit
Tel.: 0316/692 570
Kassen: SVA, KFA
Ord.: nach Vereinbarung

Dr. Passler, Petrus
Körblergasse 35, 8010 Graz
Tel.: 0316/381 996-0
Kassen: GKK, BVA, VA, SVA, SVB
Ord.: Mo, Di, Mi, Fr 8–12, Di 16–18, Do 14–18

Dr. Pauer, Martin
Kalwang Nr. 26, 8775 Kalwang
Tel.: 03846/81 17-0
Kassen: GKK, BVA, VA, SVA, KFA
Ord.: nach Vereinbarung

Dr. Perz, Felizitas
Hönigtaler Straße 2, 8010 Graz
Tel.: 0316/303 000
Kassen: SVA, KFA
Ord.: nach Vereinbarung
Zusätzlich: Akupunktur, Homöopathie

Dr. Petermichl, Herbert
Obere Hauptstraße 41/1,
8181 St. Ruprecht a.d. Raab
Tel.: 03178/27 88
Kassen: GKK, BVA, VA, SVA, SVB, KFA
Ord.: nach Vereinbarung

Dr. Petritsch, Hans
Fischerndorf 61-Gemeindeamt,
8992 Altaussee
Tel.: 03622/716 87-0
Kassen: GKK, BVA, VA, SVA, SVB
Ord.: nach Vereinbarung

Dr. Pintar, Wilhelm
Peter Rosegger-Straße 306,
8950 Stainach
Tel.: 03682/244 03-0
Kassen: GKK, BVA, VA, SVA, SVB, KFA
Ord.: Mo, Di, Do, Fr 8–12, Sa 8–10, Di 16–18

Dr. Ploder, Franz
Stein an der Enns Nr. 159,
8961 Stein a.d. Enns
Tel.: 03685/243 20-0
Kassen: GKK, BVA, VA, SVA, SVB, KFA
Ord.: Mo, Di, Do 7.30–11, Do 16–19, Fr 15–19, Sa 7.30–10
Zusätzlich: Akupunktur

Dr. Pösinger, Edwin
Dr. Karl-Renner-Gasse 6, 8160 Weiz
Tel.: 03172/26 03
Kassen: GKK, BVA, VA, SVA, SVB, KFA
Ord.: nach Vereinbarung

Dr. Prack, Karl
Bachsdorfer Weg 11, 8403 Lebring
Tel.: 03182/23 26
Kassen: GKK, BVA, VA, SVB, KFA
Ord.: Di, Mi, Do 8–12, Fr 8–10 u. 16–18, Sa 8–10

Dr. Puster, Josef
Pirching am Traubenberg 90,
8081 Heiligenkreuz am Waasen
Tel.: 03134/24 00-0
Kassen: GKK, BVA, VA, SVA, SVB, KFA
Ord.: nach Vereinbarung

Dr. Putz, Anton
Wagerberg 125, „Steirerhof",
8271 Bad Waltersdorf
Tel.: 03333/32 11-351
Keine Kassen
Ord.: nach Vereinbarung

Dr. Raimann, Dieter
Aigen 75, 8354 St. Anna am Aigen
Tel.: 03158/23 24-0
Kassen: GKK, BVA, VA, SVA, KFA
Ord.: nach Vereinbarung

Dr. Rampler, Josef
Hauptplatz 3, 8940 Liezen
Tel.: 03612/226 33-0
Kassen: GKK, BVA, VA, SVA, SVB, KFA
Ord.: Mo 7–12, 15.30–17.30, Di, Mi, Fr 8.30–12, Do 16–19

Dr. Rauch, Heribert
Gnas Nr. 179, 8342 Gnas
Tel.: 03151/85 11
Kassen: GKK, BVA, VA, SVA, KFA
Ord.: Mo, Di, Do, Fr 7.30–12, Do 16–18, Sa 9–11
Zusätzlich: Neuraltherapie, Akupunktur

Dr. Reinbacher, Walter
Franz Josef-Straße 12, 8200 Gleisdorf
Tel.: 03112/56 44-0
Kassen: GKK, BVA, VA, SVA, SVB, KFA
Ord.: nach Vereinbarung

Dr. Reisenhofer, Wolfgang
Griesplatz 11/1, 8020 Graz
Tel.: 0316/712 423
Kassen: GKK, BVA, VA, SVA, SVB, KFA
Ord.: Mo–Fr 9–12, Mo u. Mi 16.30–19

Dr. Ritter, Friedrich
Sonnleitberg 38, 8616 Gasen
Tel.: 03171/380-0
Kassen: GKK, BVA, VA, SVA, SVB, KFA
Ord.: Mo 8–12, Di 8–12, 17–19, Do 10.30–12.30, Fr 8–10, Sa 8–10

Dr. Rosenberger, Peter
Brandhofgasse 24/3, 8010 Graz
Keine Kassen
Ord.: nach Vereinbarung

Dr. Schatz, Jürgen
Hauptplatz 2, 8712 Niklasdorf
Tel.: 03842/813 55
Kassen: GKK, BVA, VA, SVA, SVB
Ord.: Mo–Fr 8–12

Dr. Schmidt, Wolfgang
Hauptstraße 37, 8071 Hausmannstätten
Tel.: 0664/514 23 60
Kassen: KFA
Ord.: nach Vereinbarung

Dr. Schönauer, Erwin
Bahnstraße 5, 8720 Knittelfeld
Tel.: 03512/839 75
Kassen: GKK, BVA, VA, SVA, SVB
Ord.: Mo, Di, Do, Fr 8.30–11, Mi 15–18.30

Dr. Schubert, Klaus
Adalbert-Stifter-Gasse 30, 8020 Graz
Tel.: 0316/274 415-0
Kassen: GKK, BVA, VA, SVA, SVB, KFA
Ord.: nach Vereinbarung

Dr. Schwarz, Gustav
Parkstraße 3, 8562 Mooskirchen
Kassen: GKK, VA, SVA, KFA
Ord.: nach Vereinbarung

Dr. Seiser, Rolf-Michael
Wörschach 199, 8942 Wörschach
Tel.: 03682/241 10-0
Kassen: GKK, BVA, VA, SVA, SVB, KFA
Ord.: Mo, Fr 9–12.30, Di, Do 9–13,
Mo 16– 18, Mi 16–19

Dr. Sigmund, Peter
Gamlitz Nr. 353, 8462 Gamlitz
Tel.: 03453/27 56-0
Kassen: GKK, BVA, VA, SVA, SVB, KFA
Ord.: Mo, Di, Mi, Fr 7.30–11.30, Do 15–18,
Fr 15–16
Zusätzlich: F.X. Mayr

Dr. Skreiner, Herbert
Puch Bei Weiz Nr. 86, 8182 Puch bei Weiz
Tel.: 03177/21 44-0
Kassen: GKK, BVA, VA, SVA, SVB, KFA
Ord.: nach Vereinbarung

Dr. Smids, Ulrike
Hans-Sachs-Gasse 14, 8010 Graz
Tel.: 0664/303 52 52
Keine Kassen
Ord.: nach Vereinbarung
Zusätzlich: Akupunktur

Dr. Sommerbauer, Franz
Ligist Nr. 11, 8563 Ligist
Tel.: 03143/23 24
Keine Kassen
Ord.: Mo–Fr v 8–12, Mi 17–19

Dr. Spreitzhofer, Karl
Burggasse 7, 8750 Judenburg
Tel.: 03572/826 70-0
Kassen: GKK, BVA, VA, SVA, SVB, KFA
Ord.: Mo–Fr 9–12.30, Mo 18–20, Mi 14–16
nach Vereinbarung
Zusätzlich: F.X. Mayr, Akupunktur

Dr. Stadler-Pock, Notburga
Thermenhotel, 8490 Bad Radkersburg
Tel.: 03476/35 60-561
Keine Kassen
Ord.: nach Vereinbarung
Zusätzlich: Akupunktur

Dr. Strohmeier, Günther
Grossklein Nr. 90 B, 8452 Großklein
Tel.: 03456/23 75
Kassen: GKK, BVA, SVA, KFA
Ord.: nach Vereinbarung

Dr. Stulnig, Willibald
Lindenweg 3, 8142 Wundschuh
Tel.: 03135/524 44-0
Kassen: GKK, BVA, VA, SVA, KFA
Ord.: nach Vereinbarung

Dr. Thaler, Maria Theresia
Bahnhofstraße 14, 8350 Fehring
Tel.: 03155/33 73-0
Kassen: GKK, BVA, VA, SVA, SVB, KFA
Ord.: nach Vereinbarung
Zusätzlich: Akupunktur

Dr. Thalhammer, Gottfried
Rohrbach Nr. 106a,
8234 Rohrbach a.d. Lafnitz
Tel.: 03338/23 55-0
Kassen: GKK, BVA, VA, SVA, SVB, KFA
Ord.: nach Vereinbarung

Dr. Thausing, Albrecht
Hauptstraße 60, 8301 Laßnitzhöhe
Tel.: 03133/22 77-0
Kassen: GKK, BVA, VA, SVA, SVB, KFA
Ord.: Di–Sa 8–11.30

Dr. Theil, Manfred
Gröbming 400, 8962 Gröbming
Tel.: 03685/222 23-0
Kassen: GKK, BVA, VA, SVA, SVB, KFA
Ord.: nach Vereinbarung

Dr. Tupi, Thomas
Brunngasse 5, 8950 Stainach
Tel.: 03682/257 12-0
Keine Kassen
Ord.: nach Vereinbarung

Dr. Tutsch, Walter
Grazer Straße 45, 8045 Graz-Andritz
Tel.: 0316/691 737
Kassen: GKK, BVA, VA, SVA, SVB, KFA
Ord.: Mo–Fr 9–12, Di u. Do 16.30–19 u.
nach Vereinbarung

Dr. Uray, Heribert
Loosstraße 1 A, 8665 Langenwang
Tel.: 03854/24 70-0
Kassen: GKK, BVA, VA, SVA, SVB, KFA
Ord.: nach Vereinbarung

Dr. Walkner, Alfred
Vogeltenn 1, 8813 St.Lambrecht
Tel.: 03585/21 27
Kassen: GKK, BVA, VA, SVA, SVB
Ord.: nach Vereinbarung

Dr. Wasler, Peter
Brandhofgasse 24/3/17, 8010 Graz
Tel.: 0316/384 438-0
Keine Kassen
Ord.: nach Vereinbarung
Zusätzlich: F.X. Mayr, Akupunktur

Dr. Weber, Georg
Grabenstraße 16, 8010 Graz
Tel.: 0316/681 240
Kassen: GKK, BVA, VA, SVA, SVB, KFA
Ord.: Mo, Mi, Do, Fr 8–11.30,
Di u. Do 15.30–18.30
Zusätzlich: Akupunktur

Dr. Wehle, Franz
Tobelbader Straße 180, 8144 Tobelbad
Tel.: 03136/539 37-0
Kassen: GKK, BVA, VA, SVA, SVB, KFA
Ord.: Mo, Di, Do, Fr 8–12, Mi 15–18
Zusätzlich: Neuraltherapie, F.X. Mayr,
Akupunktur

Dr. Weiglhofer, Ferdinand
Berthold Lindnerweg 15, 8010 Graz
Kassen: KFA
Ord.: nach Vereinbarung

Dr. Wölkhart, Klaus
Hauptplatz 5, 8580 Köflach
Tel.: 03144/711 19
Kassen: SVA, KFA
Ord.: nach Vereinbarung

Dr. Wurm, Erwin
Hauptstraße 90, 8794 Vordernberg
Tel.: 0316/251 300
Kassen: BVA, VA, SVA, KFA
Ord.: nach Vereinbarung

STEIERMARK

MANUELLE MEDIZIN

Allgemeinmedizin

Dr. Zagler, Johann
Ligist Nr. 48, 8563 Ligist
Tel.: 03143/32 00
Kassen: GKK, BVA, VA, SVA, SVB, KFA
Ord.: nach Vereinbarung

Dr. Zeck, Gerhard
Hauptstraße 86,
8582 Rosental a.d. Kainach
Tel.: 03142/212 57-0
Kassen: GKK, BVA, VA, SVA, SVB, KFA
Ord.: Mo 8–11, 17–19, Di, Mi, Fr 8–12,
Do 16–19

Anästhesiologie und Intensivmedizin

Dr. Mayer, Kurt
Seizer Straße 68, 8793 Trofaiach
Tel.: 03847/68 44-0
Kassen: KFA
Ord.: nach Vereinbarung
Zusätzlich: Akupunktur

Dr. Prack, Karl
Bachsdorfer Weg 11, 8403 Lebring
Tel.: 03182/23 26
Kassen: GKK, BVA, VA, SVB, KFA
Ord.: Di, Mi, Do 8–12, Fr 8–10 u. 16–18,
Sa 8–10

Chirurgie

Ao. Univ.-Prof. Dr. Auer, Thomas
Augasse 34, 8020 Graz
Tel.: 0316/685 946
Keine Kassen
Ord.: nach Vereinbarung

Dr. Giebler, Alexander
Mandellstraße 6, 8010 Graz
Tel.: 0316/835 416
Kassen: VA, SVA, KFA
Ord.: Mo, Di, Do, Fr 15.30–18
Zusätzlich: Akupunktur

Univ.-Prof. Dr. Kohek, Peter
Sporgasse 27, 8010 Graz
Tel.: 0316/822 833
Keine Kassen
Ord.: Mo, Mi, Fr 17–20

Hals-, Nasen-, Ohrenkrankheiten

Dr. Beranek, Marion
Kärntner Straße 451,
8054 Graz-Straßgang
Tel.: 0316/252 384
Kassen: GKK, BVA, VA, SVA, KFA
Ord.: Mo, Mi, Do, Fr 9–12, Di u. Do 15–19

Dr. Berger, Gernot
Raffaltplatz 14, 8850 Murau
Tel.: 03532/42 13-0
Kassen: GKK, BVA, VA, SVA, SVB, KFA
Ord.: Mo, Di, Do 8–12, Mo u. Mi 15–18,
Fr 8–10

Dr. Karathanassis, Stefanos
Hauptstraße 13, 8650 Kindberg
Tel.: 0664/326 74 44
Kassen: SVA
Ord.: nach Vereinbarung

Mag. Dr. Kuchler, Wolfgang
Andritzer Reichsstraße 62/eg42 A,
8045 Graz-Andritz
Tel.: 03133/61 00
Kassen: BVA, KFA
Ord.: Mi 14.15–18

Dr. Sukic, Johann Franz
Hauptplatz 8, 8430 Leibnitz
Tel.: 03452/737 66
Kassen: GKK, BVA, VA, SVA, KFA
Ord.: Mo, Mi, Fr 8–12, Di, Do 13–18

Innere Medizin

Dr. Großschädl, Manfred
Gemeindeweg 5, 8054 Graz-Straßgang
Tel.: 0316/251 656-0
Kassen: VA, SVA, KFA
Ord.: nach Vereinbarung

Dr. Kager, Heimo
Kärntner Straße 390 A,
8054 Graz-Straßgang
Tel.: 0316/253 953-0
Kassen: GKK, BVA, VA, SVA, KFA
Ord.: Mo 14–18, Di–Fr 8–12, Do 13–15.30 u.
nach Vereinbarung

Dr. Kerbl, Ulrike
Prevenhueberweg 8, 8047 Graz-Ragnitz
Tel.: 0676/643 53 68
Keine Kassen
Ord.: nach Vereinbarung

Dr. Schauer, Bernhard
Vogelweiderstraße 17/p, 8010 Graz
Tel.: 0316/685 377
Keine Kassen
Ord.: nach Vereinbarung

Dr. Wakonig, Peter
Schöckelbachweg 33, 8045 Graz-Andritz
Tel.: 0316/685 366-0
Kassen: BVA, VA, SVA, KFA
Ord.: Mo, Di, Do, 15–17, Fr 9–11

Dr. Weber, Dietmar
Gaswerkstraße 62, 8020 Graz
Tel.: 0316/571 45 50
Kassen: KFA
Ord.: nach Vereinbarung

Neurologie/Psychiatrie

Dr. Gindl, Hans-Kurt
Grünhüblgasse 6, 8750 Judenburg
Tel.: 03572/448 80-0
Kassen: GKK, BVA, VA, SVA, SVB, KFA
Ord.: Mo 14–18, Di, Mi, Fr 9–13, Do 13–17
Zusätzlich: Akupunktur

Dr. Köck, Thomas
Gustav Baltzer-Straße 11 A, 8850 Murau
Tel.: 03532/30 44-0
Kassen: GKK, BVA, VA, SVA, SVB, KFA
Ord.: nach Vereinbarung

Orthopädie und orthopädische Chirurgie

Dr. Achatz, Wolfgang
Grottenhofstraße 94, 8010 Graz
Tel.: 0316/251 300
Keine Kassen
Ord.: nach Vereinbarung

Dr. Berner, Norbert
Herzog Ernst-Gasse 28/1,
8600 Bruck a.d. Mur
Tel.: 03862/594 64-0
Kassen: GKK, BVA, VA, SVA, SVB, KFA
Ord.: Mo–Mi 14–16, Di–Fr 7.30–11.30

Prim. Univ.-Doz. Dr. Engelke, Klaus
Am Tabor 4, 8130 Frohnleiten
Tel.: 03126/31 31
Keine Kassen
Ord.: Mo u. Mi 16–18

Dr. Farkas, Peter
Dechant Thaller-Straße 37/1,
8430 Leibnitz
Keine Kassen
Ord.: nach Vereinbarung

Dr. Ghassempur, Haschem
Hauptplatz 43, 8570 Voitsberg
Tel.: 03142/223 04
Kassen: GKK, BVA, VA, SVA, SVB, KFA
Ord.: Mo, Di, Mi, Fr 8–12, Di, Do 15–17

Dr. Hauke, Gerhard
Frohnleichnamsweg 5, 8940 Liezen
Tel.: 03612/261 72-0
Kassen: GKK, BVA, VA, SVA, SVB, KFA
Ord.: Mo u. Mi 14–16.30, Di, Do u. Fr 8–13
nach Vereinbarung

Dr. Hechtl, Gerhard
Roseggerstraße 18, 8700 Leoben
Tel.: 03842/430 84-0
Kassen: GKK, BVA, VA, SVA, SVB, KFA
Ord.: nach Vereinbarung

Dr. Jessner, Alfred
Klammstraße 73, 8160 Weiz
Tel.: 03172/70 57-0
Kassen: GKK, BVA, VA, SVA, SVB, KFA
Ord.: nach Vereinbarung

Dr. Kerngast, Dieter
Gaaler Straße 69, 8720 Knittelfeld
Tel.: 0663/923 11 60
Keine Kassen
Ord.: nach Vereinbarung

Dr. Kohlmaier, Wolfgang
Grottenhofstraße 94/I,
8052 Graz-Wetzelsdorf
Tel.: 0316/251 300-0
Kassen: GKK, BVA, VA, SVA, KFA
Ord.: Mo 15–19, Di, Mi, Fr 8–12, Do 14–18
nach Vereinbarung

Dr. Neubauer, Peter
Grünhüblgasse 9, 8750 Judenburg
Tel.: 03572/879 00-0
Kassen: GKK, BVA, VA, SVA, SVB, KFA
Ord.: Mo u. Mi 14–17.30, Di u.Do 8–13,
Fr 8–11 nach Vereinbarung

Dr. Pommer, Michael
Waltendorfer Hauptstraße 86/e/1,
8010 Graz
Tel.: 0316/463 540-0
Kassen: BVA, VA, SVA
Ord.: Mo–Do 16–18 nach Vereinbarung

Dr. Pontasch, Thomas Walter
Ressavarstraße 12-14, 8230 Hartberg
Tel.: 03332/629 64-0
Kassen: GKK, BVA, VA, SVA, SVB, KFA
Ord.: Mo u. Mi 11–15, Di u. Do 9–13, Fr 8–12
Zusätzlich: Akupunktur

Dr. Reitinger, Thomas
Grieskai 104, 8020 Graz
Tel.: 0316/363 60
Kassen: KFA
Ord.: nach Vereinbarung

Dr. Saria, Wilfried
Herrengasse 23, 8720 Knittelfeld
Tel.: 03512/441 88
Kassen: GKK, BVA, VA, SVA, KFA
Ord.: Mo u. Do 13–17, Di u. Mi 8–13,
Fr 8–10 nach Vereinbarung

Dr. Trauner, Richard
Dechant-Thaller-Straße 37, 8430 Leibnitz
Tel.: 03452/837 33-0
Kassen: GKK, BVA, VA, SVA, SVB, KFA
Ord.: Mo, Di 14–18, Mi–Fr 9–13
nach Vereinbarung

Dr. Zifko, Arno
Kirchplatz 3, 8650 Kindberg
Tel.: 03865/35 90
Kassen: GKK, BVA, VA, SVA, SVB, KFA
Ord.: nach Vereinbarung

Physikalische Medizin

Dr. Fürst, Gerhard
Gaaler Straße 69/physikal. Amb.,
8720 Knittelfeld
Tel.: 03512/822 23
Keine Kassen
Ord.: nach Vereinbarung

Dr. Kinigadner, Udo
Rudolf Hans Bartsch-Straße 3,
8042 Graz-St. Peter
Tel.: 0316/471 652-0
Kassen: SVA, KFA
Ord.: Mo 14–18, Di–Fr 8–12
nach Vereinbarung

Unfallchirurgie

Dr. Friehs, Hans-Jörg
Jahnstraße 11, 8700 Leoben
Tel.: 03842/434 33-0
Kassen: BVA, VA, SVA, SVB
Ord.: Mo, Di, Do, Fr 9–12, Mo–Do 17–19,

Dr. Riedl, Ferdinand
Kalwang 149, 8775 Kalwang
Tel.: 03846/83 55
Keine Kassen
Ord.: nach Vereinbarung

Dr. Saria, Wilfried
Herrengasse 23, 8720 Knittelfeld
Tel.: 03512/441 88
Kassen: GKK, BVA, VA, SVA, KFA
Ord.: Mo u. Do 13–17, Di u. Mi 8–13, Fr 8–10 nach Vereinbarung

Ao. Univ.-Prof. Dr. Schippinger, Gert
Berthold-Linder-Weg 15,
8047 Graz-Ragnitz
Tel.: 0316/471 652-0
Keine Kassen
Ord.: Mo–Fr 8–17 nach Vereinbarung

Dr. Trauner, Richard
Dechant-Thaller-Straße 37, 8430 Leibnitz
Tel.: 03452/837 33-0
Kassen: GKK, BVA, VA, SVA, SVB, KFA
Ord.: Mo, Di 14–18, Mi–Fr 9–13
nach Vereinbarung

Zahn-, Mund- und Kieferheilkunde

Mag. DDr. Stadlober, Robert
Conrad-von-Hötzendorf-Straße 17,
8570 Voitsberg
Tel.: 03142/242 30
Kassen: GKK, BVA, VA, KFA
Ord.: Mo, Do 13.30–19.30,
Di, Mi, Fr 8–13.30

Psychiatrie/Neurologie

Dr. Dennig-Staub, Constanze
Andritzer Reichsstraße 161,
8046 Graz-St. Veit
Tel.: 0316/692 362
Kassen: BVA, VA, SVA, KFA
Ord.: Mo–Do 8–12, Di u. Do 16–18

Dr. Dominik, Dolf
Sigmund Freud-Platz 1, 8330 Feldbach
Tel.: 03152/898 100
Kassen: GKK, BVA, VA, SVA, SVB, KFA
Ord.: Mo–Fr 8–12, Di u. Do 15–18

TIROL

HOMÖOPATHIE

Allgemeinmedizin

Dr. Bachlechner, Walter
Obermarkt 49, 6600 Reutte
Tel.: 05672/722 27
Kassen: SVA, KFA
Ord.: nach Vereinbarung
Zusätzlich: Manuelle Medizin,
Neuraltherapie, F.X. Mayr

HOMÖOPATHIE

Allgemeinmedizin

Dr. Berger, Edith Helene
Wilhelm-Greil-Straße 16, 6020 Innsbruck
Tel.: 0512/586 389
Keine Kassen
Ord.: Mo–Fr 9–12 u. nach Vereinbarung

Dr. Brandl, Ulrich
Ernst Knapp-Straße 21, 6130 Schwaz
Tel.: 05242/644 85
Kassen: GKK, BVA, VA, SVA, SVB, KFA
Ord.: Mo, Di, Do, Fr 8–11, Mo, Mi 16–18
u. nach Vereinbarung
Zusätzlich: Manuelle Medizin

Dr. Briem, Walter
Berglandweg 1, 6380 St. Johann in Tirol
Tel.: 05352/621 42
Kassen: BVA, VA, SVA, KFA
Ord.: Mo, Di, Do, Fr 8.30–11, Di, Do 14–17
u. nach Vereinbarung
Zusätzlich: Neuraltherapie, Akupunktur

Dr. Bubendorfer, Ursula
Am Bach 9, 6330 Kufstein
Tel.: 05372/581 51
E-Mail: dr.bubendorfer@tirol.com
Kassen: BVA, VA, SVA
Ord.: nach Vereinbarung
Zusätzlich: Manuelle Medizin, F.X. Mayr

Dr. Eichinger, Reinhold
Lehmgrube 12, 6391 Fieberbrunn
Tel.: 05354/522 65
Keine Kassen
Ord.: nach Vereinbarung

Dr. Faes, Wolfgang
Josef Gasser-Straße 3,
9900 Lienz, Osttirol
Tel.: 04852/636 00
Kassen: GKK, BVA, VA, SVA, SVB, KFA
Ord.: Mo–Fr 8.30–12 u. 17–18
Zusätzlich: Manuelle Medizin

Dr. Forst, Manfred
Dorf 38, 6345 Kössen
Tel.: 05375/64 21
Kassen: GKK, BVA, VA, SVA, SVB, KFA
Ord.: Di–Fr 8.30–12, Mo 8–10,
Mo, Do 17–19
Zusätzlich: Akupunktur

Dr. Fraidl, Dietmar
Kranebitter Allee 144/177, 6020 Innsbruck
Tel.: 0512/291 863
Kassen: GKK, BVA, VA, SVA, SVB, KFA
Ord.: Mo–Fr 7.30–11.30,
Mo, Di, Do, Fr 17.30–19.30
Zusätzlich: Akupunktur

DDr. Geir, Walter
Kochstraße 5, 6020 Innsbruck
Tel.: 0512/576 690
Keine Kassen
Ord.: nach Vereinbarung
Zusätzlich: Manuelle Medizin

Dr. Heidegger, Hans Peter
Oberer Feldweg 19, 6091 Götzens
Tel.: 05234/337 33
Kassen: GKK, BVA, VA, SVA, SVB, KFA
Ord.: Mo–Fr 8–11 nach Vereinbarung

Dr. Iacobucci, Jeffrey
Erlerstraße 1, 6370 Kitzbühel
Tel.: 05356/645 94
Kassen: VA, SVA
Ord.: Mo–Fr 9–11 u.17–19

Dr. Knoflach, Werner
Anichstraße 5 A/2, 6020 Innsbruck
Tel.: 0512/566 945
Kassen: BVA, VA, SVA, KFA
Ord.: Mo 13–19, Di–Do 9–12
u. nach Vereinbarung
Zusätzlich: Neuraltherapie

Dr. Koch, Elisabeth
Haus St. Josef, Petersburg, 6424 Silz
Tel.: 05263/62 71
Kassen: SVB
Ord.: nach Vereinbarung

Dr. Körner, Reinhold
Riesengasse 1, 6020 Innsbruck
Tel.: 0512/576 586
Kassen: GKK, BVA, VA, SVA, KFA
Ord.: Mo, Mi 9–12, Di, Do, Fr 15–18

Dr. Körner, Roswitha
Riesengasse 1, 6020 Innsbruck
Tel.: 0512/576 583
Kassen: GKK, BVA, VA, SVA, KFA
Ord.: Mo–Fr 9.30–12.30
nach Vereinbarung

Dr. Maresch, Harald
Peter-Mayr-Straße 22, 6020 Innsbruck
Tel.: 0512/578 025
Kassen: BVA, VA, SVA, SVB, KFA
Ord.: Mo–Fr 16–18
Zusätzlich: Manuelle Medizin, F.X. Mayr,
Akupunktur

Dr. Margreiter, Andrea
Maximilianstraße 5, 6330 Kufstein
Tel.: 05372/680 70
Kassen: SVA
Ord.: Mo–Do 7.30–12, Di, Mi 17–19
nach Vereinbarung
Zusätzlich: Akupunktur

Dr. Moser, Theodora
Oberndorf 60, 6322 Kirchbichl
Tel.: 05332/772 87
Keine Kassen
Ord.: Mi 9–12, Do 13–17
u. nach Vereinbarung
Zusätzlich: Manuelle Medizin,
Neuraltherapie, F.X. Mayr, Akupunktur

Dr. Neumeier, Elisabeth
Stuben 45, 6542 Pfunds
Tel.: 05474/55 78
Keine Kassen
Ord.: nach Vereinbarung
Zusätzlich: Akupunktur

Dr. Neuner, Stefan
Bahnhofstraße 35, 6176 Völs
Tel.: 0512/302 530
Kassen: KFA
Ord.: Mo, Di, Fr 10–12 u. 17–18.30

Dr. Pfretschner, Andreas
Museumstraße 24/1, 6020 Innsbruck
Tel.: 0512/580 019
Kassen: GKK, BVA, VA, SVA, SVB, KFA
Ord.: Mo, Di, Do, Fr 8–11, Mi 8–10,
Mo 16–17
Zusätzlich: Manuelle Medizin,
Neuraltherapie, F.X. Mayr

Dr. Rauch, Heribert
Templstraße 3, 6020 Innsbruck
Tel.: 0512/576 239
Kassen: BVA, VA, SVA, KFA
Ord.: Mo, Di, Do 9.30–12.30, Fr 8.30–11.30,
Mi 16–19
Zusätzlich: Akupunktur

Dr. Rottensteiner, Maria
Tristacherstraße 63, 9900 Lienz, Osttirol
Tel.: 04852/650 60
Kassen: BVA, VA, SVA, SVB, KFA
Ord.: Mo–Fr 10–12.45
Zusätzlich: Anthroposophische Medizin

Dr. Sallaberger, Gerhard Martin
Andreas-Hofer-Straße 31 / I.,
6020 Innsbruck
Tel.: 0512/585 285
Keine Kassen
Ord.: nach Vereinbarung

Dr. Schmid, Gertrude
Aurach 446, 6370 Kitzbühel
Tel.: 05356/723 26
Kassen: BVA, VA, SVA
Ord.: Mo–Fr 8.30–11, Mo, Mi 17–19
u. nach Vereinbarung

Dr. Schöpf, Doris Johanna
Bahnhofstraße 10, 6130 Schwaz
Tel.: 05242/653 03
Kassen: GKK, BVA, VA, SVA, SVB, KFA
Ord.: Mo–Fr 8.30–11.30

Dr. Schweizer, Christine
Dickicht 4 A, 6173 Oberperfuss
Tel.: 05232/822 11
Kassen: GKK, BVA, VA, SVA, SVB, KFA
Ord.: Mo–Fr 8–11, Mo, Di, Do, Fr 17–19

Dr. Sittler, Helga
Schmitte 3, 6633 Biberwier
Tel.: 05673/22 37
Keine Kassen
Ord.: nach Vereinbarung

Dr. Trenkwalder, Klaus
Obermarktstraße 5, 6410 Telfs
Tel.: 05262/666 35
Kassen: KFA
Ord.: Mo–Fr 9–12 u. nach Vereinbarung
Zusätzlich: Akupunktur

Hals-, Nasen-, Ohrenkrankheiten

Dr. Fischer, Florian
Leopoldstraße 11, 6020 Innsbruck
Tel.: 0512/581 895
Kassen: BVA, VA, SVA, KFA
Ord.: Mo, Di, Do, Fr 10–12 und 17–19,
Mi 13–16 nach Vereinbarung

Kinder- und Jugendheilkunde

Dr. Künstle, Michael
Aflingerstraße 2, 6176 Völs
Tel.: 0512/304 051
Kassen: GKK, BVA, VA, SVA, SVB
Ord.: Mo–Fr 8.30–11.30, Di, Do 16.30–18.30

Dr. Richle, Hermann
Unt. Stadtplatz 4, 6060 Hall in Tirol
Tel.: 05223/567 47
Kassen: GKK, BVA, VA, SVA, SVB
Ord.: Mo–Fr 8.30–11.30, Mo, Do 17–19
u. nach Vereinbarung

AKUPUNKTUR

Allgemeinmedizin

Dr. Auer, Brigitte
Hunoldstraße 12, 6020 Innsbruck
Tel.: 0521/394 049
Keine Kassen
Ord.: nach Vereinbarung

Dr. Baldauf, Irene
Museumstraße 25/1, 6020 Innsbruck
Tel.: 0512/581 385 oder 0699/102 795 65
Keine Kassen
Ord.: Mo, Di, Fr 15–18

Dr. Baumann, Manuela
Lumma 4, 6410 Telfs
Tel.: 05262/624 30
Kassen: SVA, KFA
Ord.: Mo, Mi, Fr 14–17
u. nach Vereinbarung

Dr. Bischof, Adelheid
Jahnstrasse 25, 6020 Innsbruck
Tel.: 0664/444 44 94
Kassen: SVA, KFA
Ord.: Mo, Mi 17–19 u. nach Vereinbarung

Dr. Bletzacher, Bruno
Alpbach Nr. 168, 6236 Alpbach
Tel.: 05336/200 44
E-Mail: bruno.bletzacher@medway.at
Kassen: GKK, KFA
Ord.: Mo, Mi–Fr 8–11.30 u. 17–18
Zusätzlich: Manuelle Medizin

Dr. Bonn, Gabriele
Meilstraße 2, 6170 Zirl
Tel.: 05238/529 65
Kassen: GKK, BVA, VA, SVA, KFA
Ord.: Mo, Di 16.30–19, Di, Mi, Fr 10.30–13,
Do 8.30–11

Dr. Briem, Walter
Berglandweg 1, 6380 St. Johann in Tirol
Tel.: 05352/621 42
Kassen: BVA, VA, SVA, KFA
Ord.: Mo, Di, Do, Fr 8.30–11, Di, Do 14–17
u. nach Vereinbarung
Zusätzlich: Neuraltherapie, Homöopathie

Dr. Csaki, Inge
Innrain 93 / Parterre, 6020 Innsbruck
Tel.: 0512/561 069
Kassen: BVA, VA, SVA, KFA
Ord.: Mo, Mi, Fr 8–11.30, Di, Do 17–19
u. nach Vereinbarung

Dr. Defregger, Johann Hermann
Unterer Siedlerweg 3,
9900 Lienz, Osttirol
Tel.: 0676/948 24 24
Kassen: GKK, BVA, VA, SVA, SVB, KFA
Ord.: nach Vereinbarung

Dr. Dengg, Alois Josef
Hollenzen 100, 6290 Mayrhofen
Tel.: 05282/27 73
Kassen: GKK, BVA, VA, SVA, SVB
Ord.: Mo, Di, Mi, Fr 8.30–11.30,
Di, Do 17–18.30
Zusätzlich: Manuelle Medizin,
Neuraltherapie

Dr. Diaz, Oscar Nery
Südtiroler Platz 4/5, 6020 Innsbruck
Tel.: 0512/567 561
Keine Kassen
Ord.: Mo–Do 15–19
Zusätzlich: F.X. Mayr

TIROL

AKUPUNKTUR

Allgemeinmedizin

Dr. Fahringer, Martin
Hüttfeldstraße 49, 6345 Kössen
Tel.: 05375/24 56
Kassen: BVA, SVA, KFA
Ord.: Mo, Di, Mi, Fr 8.30–11.30,
Di, Do 16–18

Dr. Fassl, Alexander
Wetterherrenweg 14 A, 6020 Innsbruck
Tel.: 0512/361 665
E-Mail: fasslpraxis@tirol.com
Keine Kassen
Ord.: nach Vereinbarung
Zusätzlich: F.X. Mayr

Dr. Forst, Manfred
Dorf 38, 6345 Kössen
Tel.: 05375/64 21
Kassen: GKK, BVA, VA, SVA, SVB, KFA
Ord.: Di–Fr 8.30–12, Mo 8–10,
Mo, Do 17–19
Zusätzlich: Homöopathie

Dr. Fraidl, Dietmar
Kranebitter Allee 144/177, 6020 Innsbruck
Tel.: 0512/291 863
Kassen: GKK, BVA, VA, SVA, SVB, KFA
Ord.: Mo–Fr 7.30–11.30,
Mo, Di, Do, Fr 17.30–19.30
Zusätzlich: Homöopathie

Dr. Fritz, Silvia
Müllerstraße 3, 6020 Innsbruck
Tel.: 0512/574 528
Kassen: BVA, VA
Ord.: Mo–Fr 9–11, Di, Do 17–18

Dr. Geiger, Alexander
Münster Nr. 524, 6232 Münster
Tel.: 05337/82 50
Kassen: GKK, BVA, VA, SVA, SVB, KFA
Ord.: Mo–Fr 8.30–11.30,
Mo, Mi, Fr 17.30–19 u. nach Vereinbarung
Zusätzlich: Manuelle Medizin

Dr. Gleirscher, Johannes W.
Neustift I. Stubaital Nr. 998,

TIROL

AKUPUNKTUR

Allgemeinmedizin

6167 Neustift im Stubaital
Tel.: 05226/27 37
Kassen: GKK, BVA, VA, SVA, SVB, KFA
Ord.: Mo, Di, Do, Fr 9–11.30,
Mo–Fr 17–18.30

Dr. Greiner, Hiltrud
Dorfstraße 22, 6082 Patsch
Tel.: 0512/377 976
Keine Kassen
Ord.: Di, Do 16–18 nach Vereinbarung

Dr. Gritsch, Peter Franz
Gnadenwald Nr. 26, 6060 Hall in Tirol
Keine Kassen
Ord.: nach Vereinbarung
Zusätzlich: F.X. Mayr

Dr. Grubauer, Andrea
Hauptplatz 12, 9900 Lienz, Osttirol
Tel.: 04852/696 93
Keine Kassen
Ord.: nach Vereinbarung

Dr. Gruber, Max
Lönsstraße 21, 6020 Innsbruck
Tel.: 0512/344 211
Keine Kassen
Ord.: nach Vereinbarung

Dr. Halten, Hans
Römerweg 35 B, 6370 Kitzbühel
Tel.: 05356/664 65
E-Mail: drhalten@tirol.com
Kassen: KFA
Ord.: nach Vereinbarung
Zusätzlich: Manuelle Medizin

Dr. Hauser, Dorothea
Bruckfeldweg 36, 6511 Zams
Tel.: 05442/646 56
Keine Kassen
Ord.: nach Vereinbarung

Dr. Herz, Christian
Zellerburgstraße 23/3, 6330 Kufstein
Tel.: 05372/639 38
Kassen: VA, SVB
Ord.: nach Vereinbarung
Zusätzlich: Manuelle Medizin,
Neuraltherapie

Dr. Hirschberger-Benke, Franziska
Speckbacherstraße 3, 6020 Innsbruck
Tel.: 0512/560 305
Kassen: GKK, BVA, VA, SVA, SVB, KFA
Ord.: Mo–Fr 8.30–11, Mi 17–18

Dr. Hosp, Ernst
Lendstraße 125, 6233 Kramsach
Tel.: 05337/623 60
Kassen: GKK, BVA, VA, SVA, KFA
Ord.: Mo 8–11.30 u. 17–18.30, Di 8–11.30,
Mi 16–18.30, Do 8–11.30, Fr 8–13

Dr. Huber, Sebastian
Innstraße 3, 6020 Innsbruck
Tel.: 0512/275 583
Kassen: GKK, VA, SVA, KFA
Ord.: Mo 16–21, Di 9–11, Mi 16–18,
Fr 9–11 u.16–18
Zusätzlich: Manuelle Medizin,
Neuraltherapie

Dr. Jud, Gertrud
Unterer Stadtplatz 4, 6060 Hall in Tirol
Tel.: 05223/565 50
Kassen: GKK, BVA, VA, SVA, SVB, KFA
Ord.: Mo–Fr 8.30–11, Di, Do 17–18.15

Dr. Kapetanopoulos, Marie Luise
Innstraße 46, 6064 Rum
Tel.: 0512/263 337
Kassen: GKK, BVA, VA, SVA, SVB
Ord.: Mo–Fr 8–10, Di, Do 16.30–18

Dr. Kapp, Günter
Hotel Schwarz, 6414 Mieming
Tel.: 05264/521 20
Keine Kassen
Ord.: Mo–Fr 9–11 u. nach Vereinbarung

Dr. Kiem, Gerda
Schneeburggasse 67 A, 6020 Innsbruck
Tel.: 0512/281 313
Keine Kassen
Ord.: Mo, Mi, Fr 8–12, Di, Do 15–19

Dr. Knapp, Ilse
Peter Anich-Straße 23, 6300 Wörgl
Tel.: 05332/715 60
Kassen: BVA, VA, SVA, SVB, KFA
Ord.: Mo, Di, Do, Fr 8–10,
nach Vereinbarung

Dr. Kogelnig, Richard
Bürgerstraße 12, 6020 Innsbruck
Tel.: 0512/583 517
Kassen: GKK, BVA, VA, SVA, SVB
Ord.: Di, Do 7.30–11.30, Mo, Fr 14.30–18
Zusätzlich: Manuelle Medizin, F.X. Mayr

Dr. Kolm, Karin
Innrain 9/II, 6020 Innsbruck
Tel.: 0512/588 200
Keine Kassen
Ord.: nach Vereinbarung

Dr. Kraler, Peter
Defreggerstraße 15, 9900 Lienz, Osttirol
Tel.: 04852/645 20
Kassen: VA, SVA, SVB
Ord.: Mo, Di, Mi 17–19,
u. nach Vereinbarung

Dr. Kramer, Ingrid Renate
Bahnhofstraße 13, 6600 Reutte
Tel.: 05672/715 06
Keine Kassen
Ord.: nach Vereinbarung

Dr. Küblböck, Johann
Zeughausgasse 4 A, 6020 Innsbruck
Tel.: 0512/582 290
E-Mail: j.kueblboeck@magnet.at
Keine Kassen
Ord.: nach Vereinbarung

Dr. Ladstätter, Peter
Münchner Straße 300,
6100 Seefeld in Tirol
Tel.: 05212/37 81
Keine Kassen
Ord.: nach Vereinbarung

Dr. Laimer, Wolfgang
Unterm Hohen Rain 24, 6460 Imst
Tel.: 05412/661 00
E-Mail: laimer@medicalnet.at
Kassen: GKK, BVA, VA, SVA, SVB
Ord.: Mo–Fr 8.30–12, M, Fr 17–18.30

Dr. Laner, Karin
Arzler Straße 78 C, 6020 Innsbruck
Tel.: 0512/265 056
Keine Kassen
Ord.: nach Vereinbarung

Dr. Lengauer, Armin Johann
Innsbrucker-Straße 9, 6130 Schwaz
Tel.: 05242/637 50
Keine Kassen
Ord.: Mo–Fr 8–11 u. nach Vereinbarung

Dr. Maresch, Harald
Peter-Mayr-Straße 22, 6020 Innsbruck
Tel.: 0512/578 025
Kassen: BVA, VA, SVA, SVB, KFA
Ord.: Mo–Fr 16–18
Zusätzlich: Manuelle Medizin, F.X. Mayr,
Homöopathie

Dr. Margreiter, Andrea
Maximilianstraße 5, 6330 Kufstein
Tel.: 05372/680 70
Kassen: SVA
Ord.: nach Vereinbarung
Zusätzlich: Homöopathie

Dr. Mariacher, Mathilde
Bürgerstraße 19, 6020 Innsbruck

Tel.: 0512/586 000
Kassen: BVA, VA, SVA, KFA
Ord.: Mo, Do 13–18, Di, Fr 9–12
nach Vereinbarung

Dr. Mayer, Ingeborg
Schidlachstraße 15/1, 6020 Innsbruck
Tel.: 0512/571 371
Keine Kassen
Ord.: Mo, Di, Do, Fr 9–11, Mi 16–18
Zusätzlich: F.X. Mayr

Dr. Mitteregger, Reinhold Fr.
Hornweg 6, 6370 Kitzbühel
Tel.: 05356/711 44
E-Mail: dr.mitteregger@tirol.com
Kassen: GKK, BVA, VA, SVA, SVB, KFA
Ord.: Mo–Fr 8.30–11.30, Mo, Mi, Fr 17–19
u. nach Vereinbarung

Dr. Moriggl, Ursula
Kaiser-Franz-Josef-Straße 5,
6020 Innsbruck
Tel.: 0512/571 151
Kassen: SVA, KFA
Ord.: Di, Mi, Do 10–13, Mo, Mi 16–18

Dr. Moser, Theodora
Oberndorf 60, 6322 Kirchbichl
Tel.: 05332/772 87
Keine Kassen
Ord.: Mi 9–12, Do 13–17
u. nach Vereinbarung
Zusätzlich: Manuelle Medizin,
Neuraltherapie, F.X. Mayr, Homöopathie

Dr. Nagiller, Josef
6142 Mieders
Tel.: 05225/629 39
Kassen: GKK, BVA, VA, SVA, SVB, KFA
Ord.: Mo, Mi, DoFr 8.30–11.30,
Mo, Di, Mi 17–19, Fr 15–17

Dr. Neumeier, Elisabeth
Stuben 45, 6542 Pfunds
Tel.: 05474/55 78
Keine Kassen
Ord.: nach Vereinbarung
Zusätzlich: Homöopathie

Dr. Peer, Harald Johann
Maria Theresien-Straße 49,
6020 Innsbruck
Tel.: 0512/581 281
Kassen: BVA, VA, SVA, KFA
Ord.: Mo–Fr 9–12 u. 15–18

Dr. Prennschütz-Schützenau, Gabriele
Dorf 134, 6306 Söll
Tel.: 05333/200 50
Kassen: BVA, VA, SVA, KFA
Ord.: Mo, Di, Do, Fr 8.30–12,
Di, Do, Fr 16.30–18.30 nach Vereinbarung

Dr. Rauch, Heribert
Templstraße 3, 6020 Innsbruck
Tel.: 0512/576 239
Kassen: BVA, VA, SVA, KFA
Ord.: Mo, Di, Do 9.30–12.30,
Fr 8.30–11.30, Mi 16–19
Zusätzlich: Homöopathie

Dr. Reisch, Elke
Franz-Reisch-Straße 11, 6370 Kitzbühel
Tel.: 05356/654 57
Kassen: BVA, VA, SVA, SVB, KFA
Ord.: Mo–Fr 8.30–11.30,
Mo, Mi, Do 16.30–18
Zusätzlich: F.X. Mayr

Dr. Rettenwander, Horst
Ing.-Baller-Straße 4/I, 6460 Imst
Tel.: 05412/653 00
Kassen: SVA
Ord.: Mo–Fr 8–11.30, Mo, Di, Do, Fr 16–18
u. nach Vereinbarung

Dr. Riedmann, Josef
Garmischer Straße 16, 6632 Ehrwald
Tel.: 05673/31 88
Kassen: GKK, BVA, VA, SVA, SVB, KFA
Ord.: Mo, Fr 8–16, Di, Do 8–11 u. 16–18
u. nach Vereinbarung
Zusätzlich: Manuelle Medizin

Dr. Sailer, Michael
Erlerstraße 7, 6060 Hall in Tirol
Tel.: 05223/579 06
Kassen: GKK, BVA, VA, SVA, SVB
Ord.: Mo–Fr 8.30–11, Mo, Di, Do 17–18.30

Dr. Schaffenrath-Resi, Martina
Meinhardstraße 11/1, 6020 Innsbruck
Tel.: 0512/582 461
Keine Kassen
Ord.: Di, Do 8.30–10, Mo, Di, Do 16.30–18
u. nach Vereinbarung

Dr. Schirmer-Fereberger, Brigitte
Iglerstraße 51/Kurzentr. Parkhotel,
6080 Innsbruck-Igls
Tel.: 0512/573 541
Keine Kassen
Ord.: Mo, Mi, Fr 16–19
Zusätzlich: F.X. Mayr

Dr. Schlegel, Michael
Obergurgl Nr. 56, 6456 Obergurgl
Tel.: 05256/64 23
Kassen: BVA, VA, SVA, SVB
Ord.: Mo–Fr 9.30–11.30 u. 16–18
Zusätzlich: Manuelle Medizin

Dr. Schwaighofer, Erich
Hüttstraße 33, 6250 Kundl
Tel.: 05338/87 77
Kassen: GKK, BVA, VA, SVA, SVB, KFA
Ord.: Mo–Do 8–12, Mo, Di 17–18.30,
Do 15–17, Fr 8–12.30

Dr. Schwarz-Aigner, Elisabeth
Roseggerstraße 4, 6020 Innsbruck
Keine Kassen
Ord.: nach Vereinbarung

Dr. Schwentner, Maria-Christiane
Schulhaus, 6370 Kitzbühel
Tel.: 05356/634 24
Kassen: GKK, BVA, VA, SVA, SVB, KFA
Ord.: Mo–Fr 8–11, Di, Do 17–18

Dr. Senn, Markus
Treidelstraße 6, 6330 Kufstein
Tel.: 05372/655 74
Keine Kassen
Ord.: Mo, Fr 17–18 nach Vereinbarung

Dr. Staudinger, Gerhard
Maximilianstraße 5, 6020 Innsbruck
Tel.: 0512/577 417
Keine Kassen
Ord.: Mo, Fr 9–12, Di 9–12 u.16–19
u. nach Vereinbarung
Zusätzlich: Manuelle Medizin

Dr. Stefan, Walter
Fliess 87, 6521 Fließ
Tel.: 05449/53 16
Kassen: GKK, BVA, VA, SVA, SVB, KFA
Ord.: Mo, Mi, Do 8–11, Di 16–18, Fr 8–10
u.nd 16–18

Dr. Steger, Andreas
Auckenthalerstraße 11, 6200 Jenbach
Tel.: 05244/647 62
Kassen: GKK, BVA, VA, SVA, SVB, KFA
Ord.: Mo–Do 18–19.30, Mo, Di, Do, Fr 8–11

Dr. Steurer, Herbert
Abfaltersbach 147, 9913 Abfaltersbach
Tel.: 04846/64 00
Kassen: GKK, BVA, VA, SVA, SVB, KFA
Ord.: Mo, Di, Do, Fr 8–12, Mi 16–19
u. nach Vereinbarung
Zusätzlich: Manuelle Medizin

Dr. Trenkwalder, Klaus
Obermarktstraße 5, 6410 Telfs
Tel.: 05262/666 35
Kassen: KFA
Ord.: Mo–Fr 9–12 u. nach Vereinbarung
Zusätzlich: Homöopathie

TIROL

AKUPUNKTUR

Allgemeinmedizin

Dr. Trötscher, Gernot
Falkensteinstraße 3, 6130 Schwaz
Tel.: 05242/731 80
Keine Kassen
Ord.: nach Vereinbarung
Zusätzlich: F.X. Mayr

Dr. Turkonje, Jonel
Dorf 469, 6167 Neustift im Stubaital
Tel.: 05226/300 53
Kassen: SVA, KFA
Ord.: Mo–Fr 8.30–11.30 u. 17–19
u. nach Vereinbarung

Dr. Waldhart, Ernst
Anichstraße 34, 6020 Innsbruck
Tel.: 0676/316 14 26
Keine Kassen
Ord.: nach Vereinbarung

Dr. Worda, Wolfgang
Pradlerstraße 38, 6020 Innsbruck
Tel.: 0512/341 575
Kassen: GKK, BVA, VA, SVA, SVB
Ord.: Mo–Fr 9–12 u. 17–19

Dr. Zangl, Ursula
Kaiser-Max-Straße 37, 6060 Hall
Tel.: 05223/570 60
Kassen: GKK, BVA, VA, SVA, KFA
Ord.: Mo, Di, Do, Fr 8.30–11.30,
Mo, Mi 17–18.30

Dr. Zimmermann, Gerald
Alleestraße 22, 6344 Walchsee
Tel.: 05374/55 92
Keine Kassen
Ord.: Mo–Fr 8–12, Mo–Mi 14–18

Anästhesiologie und Intensivmedizin

Dr. Leitner, Endre
Andreas-Hofer-Straße 6/5. St.,
6020 Innsbruck
Tel.: 0512/582 709
E-Mail: e-leitner@eunet.at
Keine Kassen
Ord.: nach Vereinbarung

Dr. Berek, Angelika
Gasse-Pirmoser-Straße 13, 6330 Kufstein
Tel.: 05372/651 28
Keine Kassen
Ord.: nach Vereinbarung

Dr. Mair, Wolfgang Anton
Birkenbergstraße 17, 6410 Telfs
Tel.: 05262/622 16
Keine Kassen
Ord.: nach Vereinbarung
Zusätzlich: Manuelle Medizin,
Neuraltherapie, Akupunktur

Frauenheilkunde und Geburtshilfe

Dr. Aulitzky, Herbert
Innrain 9/4/22, 6020 Innsbruck
Tel.: 0512/572 158
Kassen: GKK, BVA, VA, SVA, SVB, KFA
Ord.: Di, Mi, Fr 8.30–12.30, Do 14–18, Mo 13–17

Dr. Marth, Elisabeth
Defregger Straße 14, 6020 Innsbruck
Tel.: 0512/393 434 41
Kassen: VA, SVB, KFA
Ord.: Mo, Di, Mi 8–12, Do 14–18

Dr. Moser, Rudolf
Herrnhausplatz 6, 6230 Brixlegg
Tel.: 05337/647 77
Keine Kassen
Ord.: nach Vereinbarung

Dr. Ruth, Norman
Giselastraße 2, 6300 Wörgl
Tel.: 05332/722 00
E-Mail: norman.ruth@magnet.at
Kassen: BVA, SVA, KFA
Ord.: Mo, Di, Do, Fr 9–13, Mi 16–20

Hals-, Nasen-, Ohrenkrankheiten

Dr. Landegger, Thomas
Dechant-Wieshofer-Straße 6,
6380 St. Johann
Tel.: 05352/612 11
Kassen: GKK, BVA, VA, SVA, SVB, KFA
Ord.: Mo 8–12 u. 14–17, Mi–Fr 8.30–11.30
nach Vereinbarung

Dr. Mihatsch, Thomas Günther
Museumstraße 34, 6020 Innsbruck
Tel.: 0512/578 064
E-Mail: mihatsch@nusurf.at
Kassen: BVA, VA
Ord.: Mo–Do 8–12 u. 15–18, Fr 8–14
nach Vereinbarung

Dr. Stricker, Christoph
Innrain 6, 6020 Innsbruck
Tel.: 0512/581 420
Kassen: GKK, BVA, VA, SVA, KFA
Ord.: Mo–Fr 11.30–13, Mo, Mi 16.30–19, Di,
Fr 14.30–16.30

Innere Medizin

Dr. Gamper, Gerhard
Spitzkofelstraße 7, 9900 Lienz
Tel.: 0664/39
Kassen: KFA
Ord.: nach Vereinbarung

Dr. Mayr, Josef
Schrofensteinstraße 12, 6500 Landeck
Tel.: 05442/633 48
Kassen: GKK, BVA, VA, SVA, SVB
Ord.: Mo–Fr 8–12, Mo, Di, Do 15.30–18

Dr. Said, Michael
Walburga Schindl-Straße 10, 6067 Absam
Tel.: 05223/525 14
E-Mail: dr.sailer@aon.at
Keine Kassen
Ord.: nach Vereinbarung

Dr. Schwaiger, Andrea
Vorderstadt 25, 6370 Kitzbühel
Tel.: 05356/736 56
Kassen: GKK, BVA, VA, SVA, SVB
Ord.: Mo, Di, Fr 8–12, Mi 8–10, Do 16–19
u. nach Vereinbarung

DDr. Wiseman, Andreas
Münchner Straße 68, 6100 Seefeld
Tel.: 0676/341 74 65
Kassen: BVA, VA, SVA, KFA
Ord.: Mo–Do 8.30–12, Fr 11–12,
Di, Do 16.30–18 nach Vereinbarung

Neurologie/Psychiatrie

Dr. Reindl, Hermine
Falkstraße 33, 6020 Innsbruck
Tel.: 0512/576 008
E-Mail: reindl.hh@aon.at
Kassen: GKK, BVA, VA, SVA, SVB, KFA
Ord.: Di, Mi, Do 9–14 nach Vereinbarung

Dr. Stahr, Gerhard
Münchner Straße 4/1, 6330 Kufstein
Tel.: 05372/721 92
Kassen: GKK, BVA, VA, SVA, KFA
Ord.: Mo–Fr 8–11 u. nach Vereinbarung

Orthopädie und orthopädische Chirurgie

Dr. Herrmann, Roland
Krankenhausstraße 39, 6600 Reutte
Tel.: 05672/719 600
Keine Kassen
Ord.: nach Vereinbarung

Physikalische Medizin

Dr. Kirchmair, Gabriele
Andreas-Hofer-Straße 43, 6020 Innsbruck
Keine Kassen
Ord.: nach Vereinbarung

Zahn-, Mund- und Kieferheilkunde

Dr. Beimbach, Adelheid
Schillerstraße 17, 6020 Innsbruck
Tel.: 0512/574 926
Kassen: GKK, BVA, VA, SVA, SVB, KFA
Ord.: Mo–Fr 8–12 u. nach Vereinbarung

Dr. Bernard, Heide
Grafendorf 21, 9900 Lienz
Tel.: 04852/646 66
Kassen: SVB
Ord.: nach Vereinbarung

Dr. Jaudl, Harald
Dorfplatz 15, 6382 Kirchdorf in Tirol
Tel.: 05352/658 68
Kassen: GKK, BVA, VA, SVA
Ord.: Mo–Do 8.30–11.30, Di, Do 8.30–13
u. nach Vereinbarung

Psychiatrie/Neurologie

Mag. DDr. Niederhofer, Helmut
Schulhausplatz 11, 6500 Landeck
Tel.: 0650/702 03 39
Keine Kassen
Ord.: nach Vereinbarung

Dr. Salvenmoser-Passin, Gabriele Christine
Giselastraße 13, 6300 Wörgl
Tel.: 05332/230 90
Kassen: SVA, KFA
Ord.: Mo, Di, Do, Fr 9–12, Di 16–19
u. nach Vereinbarung

F.X. MAYR

Allgemeinmedizin

Dr. Bachlechner, Walter
Obermarkt 49, 6600 Reutte
Tel.: 05672/722 27
Kassen: SVA, KFA
Ord.: nach Vereinbarung
Zusätzlich: Manuelle Medizin, Neuraltherapie, Homöopathie

Dr. Bubendorfer, Ursula
Am Bach 9, 6330 Kufstein
Tel.: 05372/581 51
Kassen: BVA, VA, SVA
Ord.: nach Vereinbarung
Zusätzlich: Manuelle Medizin, Homöopathie

Dr. Diaz, Oscar Nery
Südtiroler Platz 4/5, 6020 Innsbruck
Tel.: 0512/567 561
Keine Kassen
Ord.: Mo–Do 15–19
Zusätzlich: Akupunktur

Dr. Fassl, Alexander
Wetterherrenweg 14 A, 6020 Innsbruck
Tel.: 0512/361 665
E-Mail: fasslpraxis@tirol.com
Keine Kassen
Ord.: nach Vereinbarung
Zusätzlich: Akupunktur

Dr. Gritsch, Peter Franz
Gnadenwald Nr. 26, 6060 Hall in Tirol
Keine Kassen
Ord.: nach Vereinbarung
Zusätzlich: Akupunktur

Dr. Kasseroller, Renato
Alleestraße 30, 6344 Walchsee
Tel.: 05374/524 529
E-Mail: vodder-wittlinger@aon.at
Keine Kassen
Ord.: nach Vereinbarung

Dr. Kogelnig, Richard
Bürgerstraße 12, 6020 Innsbruck
Tel.: 0512/583 517
Kassen: GKK, BVA, VA, SVA, SVB
Ord.: Di, Do 7.30–11.30, Mo, Fr 14.30–18
Zusätzlich: Manuelle Medizin, Akupunktur

Dr. Lanner, Richard
Niederau Nr. 274,
6314 Wildschönau-Niederau
Tel.: 05339/83 67
Kassen: GKK, BVA, VA, SVA, SVB
Ord.: Mo–Fr 8–11.30 u. nach Vereinbarung

Dr. Maresch, Harald
Peter-Mayr-Straße 22, 6020 Innsbruck
Tel.: 0512/578 025
Kassen: BVA, VA, SVA, SVB, KFA
Ord.: Mo–Fr 16–18
Zusätzlich: Manuelle Medizin, Akupunktur, Homöopathie

Dr. Mayer, Ingeborg
Schidlachstraße 15/1, 6020 Innsbruck
Tel.: 0512/571 371
Keine Kassen
Ord.: Mo, Di, Do, Fr 9–11, Mi 16–18
Zusätzlich: Akupunktur

Dr. Moser, Theodora
Oberndorf 60, 6322 Kirchbichl
Tel.: 05332/772 87
Keine Kassen
Ord.: Mi 9–12, Do 13–17
u. nach Vereinbarung
Zusätzlich: Manuelle Medizin, Neuraltherapie, Akupunktur, Homöopathie

TIROL

F.X. MAYR

Allgemeinmedizin

Dr. Oberhofer, Andreas
Edith Stein-Weg 5, 6020 Innsbruck
Tel.: 0512/582 964
Kassen: BVA, VA, SVA, KFA
Ord.: Mo–Fr 8.30–12.30, Di, Do 15–18.30

Dr. Pfretschner, Andreas
Museumstraße 24/1, 6020 Innsbruck
Tel.: 0512/580 019
Kassen: GKK, BVA, VA, SVA, SVB, KFA
Ord.: Mo, Di, Do, Fr 8–11, Mi 8–10,
Mo 16–17
Zusätzlich: Manuelle Medizin, Neuraltherapie, Homöopathie

Dr. Reisch, Elke
Franz-Reisch-Straße 11, 6370 Kitzbühel
Tel.: 05356/654 57
Kassen: BVA, VA, SVA, SVB, KFA
Ord.: Mo–Fr 8.30–11.30,
Mo, Mi, Do 16.30–18
Zusätzlich: Akupunktur

Dr. Schirmer-Fereberger, Brigitte
Iglerstraße 51/kurzentr. Parkhotel,
6080 Innsbruck-Igls
Tel.: 0512/573 541
Keine Kassen
Ord.: Mo, Mi, Fr 16–19
Zusätzlich: Akupunktur

Dr. Seibald, Josefine
Beda-Weber-Gasse 40,
9900 Lienz, Osttirol
Tel.: 04852/625 36
E-Mail: dr.josefine.seibald.uta@at
Kassen: BVA, VA, SVA, KFA
Ord.: Mo 7.30–12, Di 10.30–16.30, Mi, Fr
8.30–12, Do 15.30–20 u. nach Vereinbarung

Dr. Stengg, Klaudia
Fiss Nr. 270, 6533 Fiss
Tel.: 05476/201 44
Kassen: GKK, SVA
Ord.: Di, Mi 10–11.30, Do 9–10.30,
Mo, Mi 17–18 nach Vereinbarung

TIROL

F.X. MAYR

Allgemeinmedizin

Dr. Trötscher, Gernot
Falkensteinstraße 3, 6130 Schwaz
Tel.: 05242/731 80
Keine Kassen
Ord.: nach Vereinbarung
Zusätzlich: Akupunktur

Dr. Winkler, Martin
Kurzentrum Parkhotel-Igls,
6080 Innsbruck-Igls
Tel.: 0512/377 305
E-Mail: f.x.mayr-zentrum.igls@tyrol.at
Kassen: SVB
Ord.: Di, Do 15–17 nach Vereinbarung

Hals-, Nasen-, Ohrenkrankheiten

Dr. Seeber, Franz
Adamgasse 7, 6020 Innsbruck
Tel.: 0512/585 428
Kassen: GKK, BVA, VA, SVA, KFA
Ord.: Mo–Fr 9–12 u. nach Vereinbarung
Zusätzlich: Neuraltherapie

Innere Medizin

Dr. Geißler, Wilfried
Templstraße 32top 6, 6020 Innsbruck
Tel.: 0512/395 910
Keine Kassen
Ord.: nach Vereinbarung

OSTEOPATHIE

Ohne medizinische Ausbildung

Aziz, Gertraud
Fügen 83, 6263 Fügen
Tel.: 05288/632 47 oder 0664/355 56 72
Keine Kassen
Ord.: nach Vereinbarung

Eccher-Seidl, Franziska
Siebererstraße 3, 6020 Innsbruck
Tel.: 0512/562 409 oder
E-Mail: skaone@i-one.at
Keine Kassen
Ord.: nach Vereinbarung

Ellmerer, Helmut
Innsbruckerstr. 51, 6300 Wörgl
Tel.: 05332/748 20
E-Mail: helmut.ellmerer@utanet.at
Keine Kassen
Ord.: nach Vereinbarung

Georgiades, Olivia
Brauweg 14, 6380 St.Johann/Tirol
Tel.: 05352/612 42
E-Mail: olivia.georgiades@aon.at
Keine Kassen
Ord.: nach Vereinbarung

Hoffmann, Friedrich
Speckbacherstraße 27/P, 6020 Innsbruck
Tel.: 0512/390 872
Keine Kassen
Ord.: nach Vereinbarung

Kofler, Gabi
balance Zentrum, Jochbergstr.96 / DLZ 2 / 7 u.9a, 6370 Kitzbühel
Tel.: 05356/665 36
E-Mail: praxis@balance-physio.at
Keine Kassen
Ord.: nach Vereinbarung

Rauter, Norbert
Innsbruckerstr.51, 6300 Wörgl
Tel.: 05332/748 20
Keine Kassen
Ord.: nach Vereinbarung

Rettenbacher, Johanna
Grauer Stein Weg 18, 6020 Innsbruck
Tel.: 0512/274 184
E-Mail: jo.rettenbacher@aon.at
Keine Kassen
Ord.: nach Vereinbarung

Rumer, Herma
Innrain 20/2, 6020 Innsbruck
Tel.: 0512/563 266
E-Mail: rumh@a1.net
Keine Kassen
Ord.: nach Vereinbarung

Steiner, Claudia
Schneeburggasse 67, 6020 Innsbruck
Tel.: 0512/284 562 oder
Keine Kassen
Ord.: nach Vereinbarung

Welz, Evi
Schneeburggasse 67, 6020 Innsbruck
Tel.: 0512/284 562 oder
Keine Kassen
Ord.: nach Vereinbarung

Wurzer, Andreas
Achenrain 5, 6233 Kramsach/Tirol
Tel.: 05337/660 66
Keine Kassen
Ord.: nach Vereinbarung

Zingerle, Marie-Luise
Siebererstraße 3, 6020 Innsbruck
Tel.: 0512/562 409 oder 0512/932 000
Keine Kassen
Ord.: nach Vereinbarung

NEURALTHERAPIE

Allgemeinmedizin

Dr. Bachlechner, Walter
Obermarkt 49, 6600 Reutte
Tel.: 05672/722 27
Kassen: SVA, KFA
Ord.: nach Vereinbarung
Zusätzlich: Manuelle Medizin, F.X. Mayr, Homöopathie

Dr. Briem, Walter
Berglandweg 1, 6380 St. Johann in Tirol
Tel.: 05352/621 42
Kassen: BVA, VA, SVA, KFA
Ord.: Mo, Di, Do, Fr 8.30–11, Di, Do 14–17 u. nach Vereinbarung
Zusätzlich: Akupunktur, Homöopathie

Dr. Dengg, Alois Josef
Hollenzen 100, 6290 Mayrhofen
Tel.: 05282/27 73
Kassen: GKK, BVA, VA, SVA, SVB
Ord.: Mo, Di, Mi, Fr 8.30–11.30, Di, Do 17–18.30
Zusätzlich: Manuelle Medizin, Akupunktur

Dr. Dosch, Josef Peter
Kirchgasse 1, 6345 Schwendt
Tel.: 05375/6703
Keine Kassen
Ord.: nach Vereinbarung

Dr. Herz, Christian
Zellerburgstraße 23/3, 6330 Kufstein
Tel.: 05372/639 38
Kassen: VA, SVB
Ord.: nach Vereinbarung
Zusätzlich: Manuelle Medizin, Akupunktur

Dr. Huber, Sebastian
Innstraße 3, 6020 Innsbruck
Tel.: 0512/275 583
Kassen: GKK, VA, SVA, KFA
Ord.: Mo 16–21, Di 9–11, Mi 16–18, Fr 9–11 u. 16–18
Zusätzlich: Manuelle Medizin, Akupunktur

Dr. Kerber, Michael
Oberlienz Nr. 193, 9900 Lienz, Osttirol
Tel.: 04852/717 27
Keine Kassen
Ord.: nach Vereinbarung

Dr. Kerle, Gerhard
Unterlangkampfen 36/1, 6322 Kirchbichl
Tel.: 05332/876 86
Kassen: GKK, BVA, VA, SVA, SVB, KFA
Ord.: Mo–Fr 8.30–11.30, Mo, Mi 16.30–18.30
Zusätzlich: Manuelle Medizin, Neuraltherapie

Dr. Knoflach, Werner
Anichstraße 5 A/2, 6020 Innsbruck
Tel.: 0512/566 945
Kassen: BVA, VA, SVA, KFA
Ord.: Mo 13–19, Di–Do 9–12 u. nach Vereinbarung
Zusätzlich: Homöopathie

Dr. Moser, Theodora
Oberndorf 60, 6322 Kirchbichl
Tel.: 05332/772 87
Keine Kassen
Ord.: Mi 9–12, Do 13–17 u. nach Vereinbarung
Zusätzlich: Manuelle Medizin, F.X. Mayr, Akupunktur, Homöopathie

Dr. Pfretschner, Andreas
Museumstraße 24/1, 6020 Innsbruck
Tel.: 0512/580 019
Kassen: GKK, BVA, VA, SVA, SVB, KFA
Ord.: Mo, Di, Do, Fr 8–11, Mi 8–10, Mo 16–17
Zusätzlich: Manuelle Medizin, F.X. Mayr, Homöopathie

Dr. Plank, Wilhelm
Dorfstraße 4, 6114 Kolsass
Tel.: 05224/687 70
Kassen: GKK, BVA, VA, SVA, SVB, KFA
Ord.: Mo, Di, Do, Fr 8–11, Mi 8–10.30, Mo, Do, Fr 16.30–17.30, Di 17.30–18.30
Zusätzlich: Manuelle Medizin, Neuraltherapie

Dr. Thym, Wolfgang
Niederndorf Nr. 95, 6342 Niederndorf bei Kufstein
Tel.: 05373/613 40
Kassen: GKK, BVA, VA, SVA, SVB
Ord.: Mo, Di, Do 8.30–12 u. 17–18.30, Fr 10–12 u.18–19 nach Vereinbarung

Dr. Wildner, Michael
Johann-Paul-Gruber-Weg 6, 6170 Zirl
Tel.: 05238/520 83
Kassen: GKK, BVA, VA, SVA, SVB
Ord.: Mo–Fr 8.30–11.30, Mo, Di, Fr 16.30–18.30

Anästhesiologie und Intensivmedizin

Dr. Mair, Wolfgang Anton
Birkenbergstraße 17, 6410 Telfs
Tel.: 05262/622 16
Keine Kassen
Ord.: nach Vereinbarung
Zusätzlich: Manuelle Medizin, Akupunktur

Hals-, Nasen-, Ohrenkrankheiten

Dr. Seeber, Franz
Adamgasse 7, 6020 Innsbruck
Tel.: 0512/585 428
Kassen: GKK, BVA, VA, SVA, KFA
Ord.: Mo–Fr 9–12 u. nach Vereinbarung
Zusätzlich: F.X. Mayr

Orthopädie und orthopädische Chirurgie

Dr. Gehmacher, Dieter
Amraserstraße 3, 6020 Innsbruck
Tel.: 0512/393 400
Kassen: GKK, VA, SVA, SVB, KFA
Ord.: Mo 8–13, Di, Do 8–9.30, Mi 13–18, Fr 8–14
Zusätzlich: Manuelle Medizin

ANTHROPOSOPHISCHE MEDIZIN

Allgemeinmedizin

Dr. Fuchs, Reinhard
Dreiheiligenstraße 3, 6020 Innsbruck
Tel.: 0512/563 560
Kassen: GKK, BVA, VA, SVA, KFA
Ord.: Mo–Fr 8–12 nach Vereinbarung

Dr. Rottensteiner, Maria
Tristacherstraße 63, 9900 Lienz, Osttirol
Tel.: 04852/650 60
Kassen: BVA, VA, SVA, SVB, KFA
Ord.: Mo–Fr 10–12.45
Zusätzlich: Homöopathie

Zahn-, Mund- und Kieferheilkunde

Univ.-Doz. DDr. Rossiwall, Bernt
Brixner Straße 3, 6020 Innsbruck
Tel.: 0512/588 424
Keine Kassen
Ord.: Mo–Do 9–13 u. nach Vereinbarung

TIROL

MANUELLE MEDIZIN

Allgemeinmedizin

Dr. Abfalter, Josef
Maurach Nr. 86 B, 6212 Maurach
Tel.: 05243/52 29
Kassen: GKK, BVA, VA, SVA, SVB, KFA
Ord.: Mo–Fr 8.30–11.30, Di, Do 16–18

Dr. Auer, Klaus
Dorf 30, 6306 Söll
Tel.: 05333/52 05
Kassen: GKK, BVA, VA, SVA, SVB
Ord.: Mo–Do 8–12, Mo, Mi 17–19, Fr 8–13.30 u. nach Vereinbarung

Dr. Bachlechner, Walter
Obermarkt 49, 6600 Reutte
Tel.: 05672/722 27
Kassen: SVA, KFA
Ord.: nach Vereinbarung
Zusätzlich: Neuraltherapie, F.X. Mayr, Homöopathie

Dr. Bartl, Eva
Marchfeldgasse 34, 6370 Kitzbühel
Tel.: 05356/630 09
Kassen: BVA, VA, SVA, KFA
Ord.: Mo–Fr 15.30–19 u. nach Vereinbarung

Dr. Berti, Michael
Dorfplatz 25, 6405 Pfaffenhofen
Tel.: 05262/624 91
Kassen: GKK, BVA, VA, SVA, SVB, KFA
Ord.: Mo–Fr 7.30–11.30, Di, Do 17–18.30

Dr. Bletzacher, Bruno
Alpbach Nr. 168, 6236 Alpbach
Tel.: 05336/200 44
E-Mail: bruno.bletzacher@medway.at
Kassen: GKK, KFA
Ord.: Mo, Mi–Fr 8–11.30 u. 17–18
Zusätzlich: Akupunktur

MR Dr. Brandl, Ulrich
Ernst Knapp-Straße 21, 6130 Schwaz
Tel.: 05242/644 85
Kassen: GKK, BVA, VA, SVA, SVB, KFA
Ord.: Mo, Di, Do, Fr 8–11, Mo, Mi 16–18

u. nach Vereinbarung
Zusätzlich: Homöopathie

Dr. Bubendorfer, Ursula
Am Bach 9, 6330 Kufstein
Tel.: 05372/581 51
E-Mail: dr.bubendorfer@tirol.com
Kassen: BVA, VA, SVA
Ord.: nach Vereinbarung
Zusätzlich: F.X. Mayr, Homöopathie

Dr. Dengg, Alois Josef
Hollenzen 100, 6290 Mayrhofen
Tel.: 05282/27 73
Kassen: GKK, BVA, VA, SVA, SVB
Ord.: Mo, Di, Mi, Fr 8.30–11.30,
Di, Do 17–18.30
Zusätzlich: Neuraltherapie, Akupunktur

Dr. Dengg, Christian
Thurnfeldgasse 4a, 6060 Hall
Tel.: 05223/567 11
Kassen: GKK, BVA, VA, SVA, SVB
Ord.: Mo–Fr 8.30–11, Di, Do 17–17.30

Dr. Egger, Norbert
Husslstraße 6, 6130 Schwaz
Tel.: 05242/633 22
Kassen: GKK, BVA, VA, SVA, SVB, KFA
Ord.: Mo, Di, Do, Fr 8.30–11.3, Di, Do 16–18

Dr. Ender, Gerald
Anichstraße 34, 6020 Innsbruck
Tel.: 0512/586 365
Kassen: SVA, KFA
Ord.: Mo–Fr 7.30–11.30, Mo, Mi, Fr 15–18,
Di, Do 17–20, Sa 10–12

Dr. Erhart, Peter
Bienerstraße 81, 6240 Rattenberg, Inn
Tel.: 05337/633 17
Kassen: GKK, BVA, VA, SVA, SVB, KFA
Ord.: Mo–Fr 9–12, Mo, Mi 16–18, Fr 15–17
nach Vereinbarung

Dr. Faes, Wolfgang
Josef Gasser-Straße 3,
9900 Lienz
Tel.: 04852/636 00
Kassen: GKK, BVA, VA, SVA, SVB, KFA
Ord.: Mo–Fr 8.30–12 u.17–18
Zusätzlich: Homöopathie

Dr. Felkel, Albert
Feldgasse 7, 6200 Jenbach
Tel.: 05244/624 90
Kassen: GKK, BVA, VA, SVA, SVB
Ord.: Mo–Fr 9–12, Mo, Mi, Fr 16–18

Dr. Gasser, Hans-Dieter
Pfarrfeld 5, 6364 Brixen im Thale
Tel.: 05334/81 81
Kassen: GKK, BVA, VA, SVA, SVB, KFA
Ord.: Mo, Di, Mi, Fr 8.30–11.30, Mo, Do,
Fr 16.30–18.30 u. nach Vereinbarung

Dr. Geiger, Alexander
Münster Nr. 524, 6232 Münster
Tel.: 05337/82 50
Kassen: GKK, BVA, VA, SVA, SVB, KFA
Ord.: Mo–Fr 8.30–11.30, Mo, Mi, Fr 17.30–
19 u. nach Vereinbarung
Zusätzlich: Akupunktur

DDr. Geir, Walter
Kochstraße 5, 6020 Innsbruck
Tel.: 0512/576 690
Keine Kassen
Ord.: nach Vereinbarung
Zusätzlich: Homöopathie

Dr. Glaser, Oliver
Dorfstraße 10, 6272 Kaltenbach, Zillertal
Tel.: 05283/22 66
E-Mail: dr.glaser@stumm.at
Kassen: GKK, VA, SVA, KFA
Ord.: Mo–Fr 8–13 u.15–18.30, Sa 10–12

Dr. Graser, Ludwig
Dorfstraße 21, 6363 Westendorf
Tel.: 05334/67 27
Kassen: GKK, BVA, VA, SVA, SVB, KFA
Ord.: Mo–Fr 9–1230, Mo, Mi, Fr 18–19
u. nach Vereinbarung

Dr. Halten, Hans
Römerweg 35 B, 6370 Kitzbühel
Tel.: 05356/664 65
E-Mail: drhalten@tirol.com
Kassen: KFA
Ord.: nach Vereinbarung
Zusätzlich: Akupunktur

Dr. Hammer, Emma
Speckbacherstraße 16, 6074 Rinn
Tel.: 05223/81 35
Kassen: VA, SVA, SVB, KFA
Ord.: Mo, Mi, Fr 17–18.30

Dr. Herz, Christian
Zellerburgstraße 23/3, 6330 Kufstein
Tel.: 05372/639 38
Kassen: VA, SVB
Ord.: nach Vereinbarung
Zusätzlich: Neuraltherapie, Akupunktur

Dr. Huber, Sebastian
Innstraße 3, 6020 Innsbruck
Tel.: 0512/275 583
Kassen: GKK, VA, SVA, KFA
Ord.: Mo16 21, Di 9 11, Mi 16–18,
Fr 9–11 u.16–18
Zusätzlich: Neuraltherapie, Akupunktur

Dr. Kätzler, Karl
Ingenuin-Fischler-Straße 14,
6020 Innsbruck
Tel.: 0512/286 216
Kassen: GKK, BVA, VA, SVA, SVB, KFA
Ord.: Mo, Mi, Do, Fr 8–11 u.17–18.30,
Di 17–18.30

Dr. Kerle, Gerhard
Unterlangkampfen 36/1, 6322 Kirchbichl
Tel.: 05332/876 86
Kassen: GKK, BVA, VA, SVA, SVB, KFA
Ord.: Mo–Fr 8.30–11.30, Mo, Mi 16.30–
18.30
Zusätzlich: Neuraltherapie

Dr. Kogelnig, Richard
Bürgerstraße 12, 6020 Innsbruck
Tel.: 0512/583 517
Kassen: GKK, BVA, VA, SVA, SVB
Ord.: Di, Do 7.30–11.30, Mo, Fr 14.30–18
Zusätzlich: F.X. Mayr, Akupunktur

Dr. Ladstätter, Franz
Dorfstraße 37, 9900 Tristach
Tel.: 04852/707 23
Kassen: SVA, KFA
Ord.: nach Vereinbarung

Dr. Laimer, Klaus
Wattener Weg 4, 6111 Volders
Tel.: 05224/531 55
Kassen: GKK, BVA, VA, SVA, SVB
Ord.: Mo–Fr 8–12, Mo, Do 17–18

Dr. Lotz, Andreas
Körnerstraße 9/2, 6020 Innsbruck
Tel.: 0512/360 462
Keine Kassen
Ord.: Mo, Do 9–12 und 16.30–18,
Di, Fr 9–15 u. nach Vereinbarung

Dr. Mantl, Peter
Mühler Straße 25 A, 6600 Reutte
Tel.: 05672/642 66
Kassen: GKK, BVA, VA, SVA, SVB, KFA
Ord.: Mo–Fr 8–11, Mo, Do 17–18

Dr. Maresch, Harald
Peter-Mayr-Straße 22, 6020 Innsbruck
Tel.: 0512/578 025
Kassen: BVA, VA, SVA, SVB, KFA
Ord.: Mo–Fr 16–18
Zusätzlich: F.X. Mayr, Akupunktur, Homöopathie

Dr. Moser, Theodora
Oberndorf 60, 6322 Kirchbichl
Tel.: 05332/772 87
Keine Kassen
Ord.: Mi 9–12, Do 13–17
u. nach Vereinbarung
Zusätzlich: Neuraltherapie, F.X. Mayr, Akupunktur, Homöopathie

Dr. Müllauer, Wolfgang
Technikerstraße 3/1, 6020 Innsbruck
Tel.: 0512/293 262
Kassen: GKK, BVA, VA, SVA, SVB, KFA
Ord.: Mo–Fr 8.30–11.30, Mo, Mi, Do 16.30–18.30 u. nach Vereinbarung

Dr. Noisternig, Wilfried
Au 61, 6143 Matrei am Brenner
Tel.: 05273/69 12
E-Mail: md.noisternig@aon.at
Kassen: BVA, VA, SVA, KFA
Ord.: Mo, Di, Do, Fr 8–11, Di, Do 16–18
u. nach Vereinbarung

Dr. Peer, Peter
Juns 592, 6293 Tux
Tel.: 05287/861 80
Kassen: BVA, VA, SVA, SVB, KFA
Ord.: Mo, Di, Do, Fr 9–12 u. 16–18, Mi 16–18

Dr. Pfefferkorn, Erwin Alois
Grän Nr. 89, 6673 Grän
Tel.: 05675/64 00
E-Mail: pfefferkorn@tirol.com
Kassen: GKK, BVA, VA, SVA, SVB, KFA
Ord.: nach Vereinbarung

Dr. Pfretschner, Andreas
Museumstraße 24/1, 6020 Innsbruck
Tel.: 0512/580 019
Kassen: GKK, BVA, VA, SVA, SVB, KFA
Ord.: Mo, Di, Do, Fr 8–11, Mi 8–10, Mo 16–17
Zusätzlich: Neuraltherapie, F.X. Mayr, Homöopathie

Dr. Pistoja, Franz
R. Wintersteller-Straße 6, 6382 Kirchdorf
Tel.: 05352/621 75
Kassen: GKK, BVA, VA, SVA, SVB, KFA
Ord.: Mo–Fr 8.30–11, Di, Mi, Fr 16.30–18 nach Vereinbarung

Dr. Pittl, Ludwig
Igler Straße 58, 6080 Innsbruck-Igls
Tel.: 0512/377 319
Kassen: GKK, BVA, VA, SVA, SVB
Ord.: Mo, Di, Mi, Fr 8.30–11.30, Mo, Do 16.30–18 nach Vereinbarung

Dr. Plank, Wilhelm
Dorfstraße 4, 6114 Kolsass
Tel.: 05224/687 70
Kassen: GKK, BVA, VA, SVA, SVB, KFA
Ord.: Mo, Di, Do, Fr 8–11, Mi 8–10.30, Mo, Do, Fr 16.30–17.30, Di 17.30–18.30
Zusätzlich: Neuraltherapie

Dr. Platzer, Christian
Recheisstraße 8 A/1, 6060 Hall
Tel.: 05223/573 01
E-Mail: c.platzer@tirol.com
Kassen: GKK, BVA, VA, SVA, SVB
Ord.: Mo–Fr 8–11, Di, Do 17.15–18.30

Dr. Ranalter, Anton
Scheibe 727, 6167 Neustift im Stubaital
Tel.: 05226/22 14
Kassen: GKK, BVA, VA, SVA, SVB, KFA
Ord.: Mo, Mi, Fr 8–11, Mo–Fr 16–18.30

Dr. Reiter, Wolfgang Anton
Sozialhaus, 6134 Vomp
Tel.: 05242/649 96
E-Mail: dr.wolfgang.reiter@netway.at
Kassen: GKK, BVA, VA, SVA, SVB
Ord.: Mo–Fr 8.30–12, Mo, Di, Do 16–18

Dr. Riccabona, Michael
Salzbergstraße 93, 6067 Absam
Tel.: 05223/532 80
Kassen: GKK, BVA, VA, SVA, SVB, KFA
Ord.: Mo–Fr 8.30–11.30, Mo, Mi, Fr 16.30–18 nach Vereinbarung

Dr. Riedmann, Josef
Garmischer Straße 16, 6632 Ehrwald
Tel.: 05673/31 88
Kassen: GKK, BVA, VA, SVA, SVB, KFA
Ord.: MoFr 8–16, Di, Do 8–11 und 16–18, Mi nach Vereinbarung
Zusätzlich: Akupunktur

Dr. Schalber, Josef
Dorfbahnstraße 17, 6534 Serfaus
Tel.: 05476/65 44
E-Mail: dr.josef.schalber@aon.at
Kassen: BVA, VA, SVA, SVB, KFA
Ord.: Mo–Fr 8–11, DiFr 17–19

Dr. Schartner, Kurt
Schalserstraße 1 C, 6200 Jenbach
Tel.: 05244/622 56
E-Mail: schartner@aon.at
Kassen: GKK, BVA, VA, SVA, SVB
Ord.: Mo–Fr 9–12, Mo, Di 16–18, Do 18–19.30

Dr. Schernthaner, Josef
Speckbacherstraße 5, 6300 Wörgl
Tel.: 05332/727 66
Kassen: GKK, BVA, VA, SVA, SVB
Ord.: Mo–Fr 9–12.30, Di, Do 16.30–18.30 nach Vereinbarung

Dr. Schlegel, Michael
Obergurgl Nr. 56, 6456 Obergurgl
Tel.: 05256/64 23
Kassen: BVA, VA, SVA, SVB
Ord.: Mo–Fr 9.30–11.30 u. 16–18
Zusätzlich: Akupunktur

Dr. Staudinger, Gerhard
Maximilianstraße 5, 6020 Innsbruck
Tel.: 0512/577 417
E-Mail: laowai@tirol.com
Keine Kassen
Ord.: Mo, Fr 9–12, Di 9–12 u.16–19
u. nach Vereinbarung
Zusätzlich: Akupunktur

Dr. Steiner, Hubert
Dölsach Nr. 135, 9991 Dölsach
Tel.: 04852/689 50
Kassen: GKK, BVA, VA, SVA, SVB
Ord.: Mo–Fr 8–12, Mo, Di, Do, Fr 17–18.30

Dr. Steurer, Herbert
Abfaltersbach 147, 9913 Abfaltersbach
Tel.: 04846/64 00
E-Mail: herbert.s@netway.at
Kassen: GKK, BVA, VA, SVA, SVB, KFA
Ord.: Mo, Di, Do, Fr 8–12, Mi 16–19
u. nach Vereinbarung
Zusätzlich: Akupunktur

Dr. Tinzl, Karl
Umhausen 249, 6441 Umhausen
Tel.: 05255/52 11
Kassen: GKK, BVA, VA, SVA, SVB
Ord.: Mo–Fr 8–11, Mo, Do 16.30–17.30
u. nach Vereinbarung

Dr. Umach, Wolfgang
Meinhardstraße 9/5, 6020 Innsbruck
Tel.: 0512/580 166
Kassen: GKK, BVA, VA, SVA, SVB
Ord.: Mo–Fr 9–11.30, Mo, Di, Do 17–18.30

Dr. Walch, Bruno
Gufeltalweg 7, 6020 Innsbruck
Tel.: 0512/286 521
Keine Kassen
Ord.: Mo–Fr 9–12 u. nach Vereinbarung

Dr. Weiler, Herbert
Wallpachgasse 11, 6060 Hall
Tel.: 05223/564 73
E-Mail: h.weiler@netway.at

MANUELLE MEDIZIN

Allgemeinmedizin

Kassen: GKK, BVA, VA, SVA, SVB
Ord.: Mo–Fr 8–12, Di, Do 17–19

Dr. Zöhrer, Armin
6271 Uderns
Tel.: 05288/648 00
Kassen: BVA, VA, SVA, KFA
Ord.: Mo–Fr 8–11 u.16.30–18.30 u. nach Vereinbarung

Anästhesiologie und Intensivmedizin

Dr. Mair, Wolfgang Anton
Birkenbergstraße 17, 6410 Telfs
Tel.: 05262/622 16
Keine Kassen
Ord.: nach Vereinbarung
Zusätzlich: Neuraltherapie, Akupunktur

Innere Medizin

Dr. Brussee, Peter
Franz-Stockmayer-Straße 33, 6410 Telfs
Tel.: 0512/584 610
Kassen: KFA
Ord.: Mo–Do 13–18 u. nach Vereinbarung

Orthopädie und orthopädische Chirurgie

Dr. Achammer, Thomas
Klostergasse 4, 6020 Innsbruck
Tel.: 0512/564 700
Keine Kassen
Ord.: nach Vereinbarung

Dr. Bodner, Wolfgang
Oberhofenweg 4, 6380 St. Johann
Tel.: 05352/624 00
Kassen: GKK, BVA, VA, SVA, KFA
Ord.: Di, Do, Fr 9–12, Mo, Do 13–16 u. nach Vereinbarung

Dr. Dialer, Wolfgang
Salurner Straße 48, 6330 Kufstein
Tel.: 05372/660 87
E-Mail: wdialer@aon.at
Kassen: VA, SVA, KFA
Ord.: nach Vereinbarung

Dr. Gehmacher, Dieter
Amraserstraße 3, 6020 Innsbruck
Tel.: 0512/393 400
Kassen: GKK, VA, SVA, SVB, KFA
Ord.: Mo 8–13, Di, Do 8–9.30, Mi 13–18, Fr 8–14
Zusätzlich: Neuraltherapie

Dr. Hochholzer, Thomas
Amraserstraße 3, 6020 Innsbruck
Tel.: 0512/393 400
E-Mail: thoho@magnet.at
Kassen: GKK, BVA, VA, SVA, SVB, KFA
Ord.: Mo 15–18, Di 8–13 und 14–16, Mi 8–12, Fr 8–13

Dr. Huter, Bernhard
Franz-Fischer-Straße 10, 6020 Innsbruck
Tel.: 0512/560 056
E-Mail: huter.02@tirol.com
Kassen: GKK, BVA, VA, SVA, SVB, KFA
Ord.: Mo, Di, Mi 8–12, Do 8–11

Ao. Univ.-Prof. Dr. Klestil, Thomas Robert
Marktgraben 25, 6020 Innsbruck
Tel.: 0664/338 23 70
E-Mail: thomas.klestil@uibk.ac.at
Keine Kassen
Ord.: nach Vereinbarung

Dr. Rachbauer, Franz
Oberkoflerweg 2, 6020 Innsbruck
Tel.: 0512/268 957
Keine Kassen
Ord.: nach Vereinbarung

Dr. Schimanek, Christian
Ramsau 4, 6283 Hippach
Tel.: 05282/49 39
Kassen: BVA, VA, SVA
Ord.: Di, Mi, Do 9–12, Do 16–20 nach Vereinbarung
Zusätzlich: Manuelle Medizin

Dr. Schmidt, Wolfram
J. Pirchl-Straße 40, 6370 Kitzbühel
Tel.: 05356/712 13 11
E-Mail: w.schmidt@eunet.at
Keine Kassen
Ord.: Mo, Di 8.30–16, Mi 8.30–12, Do 12–20, Fr 8.30–12 nach Vereinbarung

Dr. Schwaberger, Franz
Innerkoflerstraße 18, 6020 Innsbruck
Tel.: 0512/577 295
Kassen: BVA, VA, SVB, KFA
Ord.: Mo 14–17, Di 8.30–11.30, 15.30–17.30, Do 8.30–11.30, 16–18 u. nach Vereinbarung

Prim. Dr. Siorpaes, Robert
Bahnhofstraße 11, 6380 St. Johann
Tel.: 05352/640 44
Kassen: SVA, SVB, KFA
Ord.: Mo, Di, Do 9–12, Mi 9–11, Di, Do 16–18

Dr. Sterzinger, Wolfgang
Franz-Fischer-Straße 10, 6020 Innsbruck
Tel.: 0512/560 056
E-Mail: sterzinger.02@tirol.com
Kassen: GKK, BVA, VA, SVA, SVB, KFA
Ord.: Mo–Do 9–12, Di, Mi 15–20

Dr. Trobos, Stefan
Andreas-Hofer-Straße 3, 6130 Schwaz
Tel.: 05242/662 77
Kassen: KFA
Ord.: nach Vereinbarung

Unfallchirurgie

Dr. Canal, Christoph
Salurner Straße 15, 6020 Innsbruck
Tel.: 0512/570 814
Keine Kassen
Ord.: nach Vereinbarung

Ao. Univ.-Prof. Dr. Klestil, Thomas Robert
Marktgraben 25, 6020 Innsbruck
Tel.: 0664/338 23 70
E-Mail: thomas.klestil@uibk.ac.at
Keine Kassen
Ord.: nach Vereinbarung

Zahn-, Mund- und Kieferheilkunde

Dr. Sellner, Ingo
Meierhofgasse 14, 6361 Hopfgarten im Brixental
Kassen: GKK, BVA, SVA, KFA
Ord.: nach Vereinbarung

Psychiatrie/Neurologie

Univ.-Prof. Dr. Schubert, Harald
Erlerstraße 13/7/IV, 6020 Innsbruck
Tel.: 0512/562 028
E-Mail: harald.schubert@tilak.or.at
Keine Kassen
Ord.: nach Vereinbarung

VORARLBERG

HOMÖOPATHIE

Allgemeinmedizin

Dr. Androschin, Christine Maria
Watzenegg 64, 6850 Dornbirn
Tel.: 05572/386 34 31
Keine Kassen
Ord.: nach Vereinbarung

Dr. Anzenbacher, Erika
Haselstauderstraße 5, 6850 Dornbirn
Tel.: 05572/243 20-0
Keine Kassen
Ord.: nach Vereinbarung

Dr. Anzenbacher, Hermann
Haselstauderstraße 5, 6850 Dornbirn
Tel.: 05572/243 20-0
Keine Kassen
Ord.: nach Vereinbarung

Dr. Bannmüller-Truppe, Katharina
Am Sportplatz 4, 6912 Hörbranz
Tel.: 05574/544 17
Keine Kassen
Ord.: nach Vereinbarung
Zusätzlich: Manuelle Medizin

Dr. Czuba, Claudia
Bahnhofstraße 26, 6850 Dornbirn
Tel.: 0664/282 04 24
Keine Kassen
Ord.: nach Vereinbarung

Dr. Drexler, Leopold
Zeughausgasse 3/27, 6800 Feldkirch
Tel.: 05522/728 13
Keine Kassen
Ord.: nach Vereinbarung

Dr. Ender, Edith Anna M.
Bahnstrasse 6 B, 6844 Altach
Tel.: 05576/768 29
Keine Kassen
Ord.: nach Vereinbarung
Zusätzlich: Akupunktur

Dr. Gnaiger-Rathmanner, Jutta
Hirschgraben 15, 6800 Feldkirch
Tel.: 05522/720 97-0
Keine Kassen
Ord.: nach Vereinbarung
Zusätzlich: F.X. Mayr

Dr. Hammerschmidt, Heinz
Herrengartenweg 13, 6971 Hard
Tel.: 05574/731 40
Keine Kassen
Ord.: nach Vereinbarung

Dr. Maier, Manfred
Hauptstraße 28 / gem. Zentrum,
6712 Bludesch
Tel.: 05550/33 40-0
Kassen: GKK, BVA, VA, SVA, SVB, KFA
Ord.: Mo, Do, Fr 8.30–12.30, Mi 15–19
u. nach Vereinbarung
Zusätzlich: F.X. Mayr, Homöopathie

Dr. Parschalk, Karin
Bahnhofstraße 26, 6850 Dornbirn
Tel.: 05572/266 96
Keine Kassen
Ord.: nach Vereinbarung

Dr. Schwendinger, Franz
Marktstraße 65, 6850 Dornbirn
Tel.: 05572/231 40
Kassen: GKK, BVA, VA, SVA, SVB
Ord.: Mo–Fr 8–11, Mi 15–17
nach Vereinbarung

Dr. Thurnher, Agnes
Kreuzstraße 2, 6922 Wolfurt
Tel.: 05574/719 84
Keine Kassen
Ord.: nach Vereinbarung
Zusätzlich: F.X. Mayr, Homöopathie

Dr. Zumtobel, Gernot
Pfründeweg 5, 6840 Götzis
Tel.: 05523/648 21
Keine Kassen
Ord.: Mo–Fr 9–12, Mo, Mi, Fr 15–18
u. nach Vereinbarung

Kinder- und Jugendheilkunde

Dr. Böhler, Juliane
Im Acker 29, 6971 Hard, Vorarlberg
Tel.: 05574/760 30-0
Kassen: GKK, BVA, VA, SVA, SVB, KFA
Ord.: Di, Mi, Do, Fr 8–12

Zahn-, Mund- und Kieferheilkunde

Dr. Wladika, Verena
Klaudiastraße 6/2, 6850 Dornbirn
Tel.: 05572/243 10
Keine Kassen
Ord.: nach Vereinbarung

AKUPUNKTUR

Allgemeinmedizin

Dr. Amann, Markus
Lustenauerstraße 8 / KH, 6850 Dornbirn
Tel.: 05572/303-1125
Keine Kassen
Ord.: nach Vereinbarung

VORARLBERG

AKUPUNKTUR

Allgemeinmedizin

Dr. Androschin, Christine Maria
Watzenegg 64, 6850 Dornbirn
Tel.: 05572/386 34 31
Keine Kassen
Ord.: nach Vereinbarung
Zusätzlich: Homöopathie

Dr. Asamer, Hans-Werner
Pulverturmstraße 2/9, 6700 Bludenz
Tel.: 05552/332 23
Keine Kassen
Ord.: nach Vereinbarung

Dr. Brändle, Elisabeth
Montfortstraße 4, 6840 Götzis
Tel.: 05523/583 08
Kassen: GKK, BVA, VA, SVA, SVB, KFA
Ord.: Mo, Di, Do, Fr 8–12, Mi 15–18

Dr. Burtscher, Eugen
Eisengasse 6/2, 6850 Dornbirn
Tel.: 05572/319 45-15
Keine Kassen
Ord.: nach Vereinbarung
Zusätzlich: Neuraltherapie

Dr. Egger, Josef
Am Steinbruch 1, 6706 Bürs
Tel.: 05552/665 22
Kassen: GKK, BVA, VA, SVA, SVB, KFA
Ord.: Mo–Fr 8.30–11.30, Di
u. Do 16.30–18.30 nach Vereinbarung

Dr. Ender, Edith Anna M.
Bahnstrasse 6 B, 6844 Altach
Tel.: 05576/768 29
Keine Kassen
Ord.: nach Vereinbarung
Zusätzlich: Homöopathie

Dr. Flaig, Christian
Kapuzinerstraße 20, 6700 Bludenz
Tel.: 05552/621 44
Keine Kassen
Ord.: nach Vereinbarung

VORARLBERG

AKUPUNKTUR

Allgemeinmedizin

Dr. Hechenberger, Franz
Karl Höll-Straße 15, 6923 Lauterach
Tel.: 05574/789 88
Kassen: GKK, BVA, VA, SVA, SVB, KFA
Ord.: Mo, Di, Mi, Fr 8–11.30 u. Di 16–18

Dr. Heinz, Rolf
Bahnhofstraße 28, 6850 Dornbirn
Tel.: 05572/231 41
Kassen: GKK, BVA, VA, SVA, SVB
Ord.: Mo–Fr 8–11, Mo u. Mi 15–18

Dr. Horvath, Thomas Csaba
Reutelestraße 31, 6971 Hard, Vorarlberg
Tel.: 05574/614 04
Kassen: GKK, BVA, VA, SVA, SVB, KFA
Ord.: Mo, Di, Do, Fr 9–12, Mo, Mi, Fr 16–19

Dr. Ilg-Rieger, Christine
Feldgasse 24, 6850 Dornbirn
Keine Kassen
Ord.: nach Vereinbarung

Dr. Jeleff, Michael
Arlbergstraße 72, 6751 Braz
Tel.: 05552/284 44
Kassen: GKK, BVA, VA, SVA, SVB, KFA
Ord.: Mo, Di, Do, Fr 8–12, Mo u. Do 17–19

Dr. Klett, Brigitte
Hotel Post, 6870 Bezau
Keine Kassen
Ord.: nach Vereinbarung

Mag. Dr. Lenz, Armin
Josef-Huter-Straße 15, 6900 Bregenz
Tel.: 05574/520 74
Keine Kassen
Ord.: nach Vereinbarung

Dr. Mann, Eva Maria
Habsburgerstraße 1, 6830 Rankweil
Tel.: 05522/431 33
Kassen: GKK, BVA, VA, SVA, SVB, KFA
Ord.: Mo, Di, Do, Fr 8–11.30
u. nach Vereinbarung

Dr. Mayer, Norbert
Dr. Alfons Heinzle-Straße 41, 6840 Götzis
Tel.: 05523/511 22
Kassen: GKK, BVA, VA, SVA, SVB
Ord.: Mo, Di, Do, Fr 8.30–12.30,
Di 17–18.30 u. nach Vereinbarung

Dr. Mayrhofer, Monika
Sebastianstraße 2,
6805 Feldkirch-Gisingen
Tel.: 05522/768 23
Keine Kassen
Ord.: nach Vereinbarung

Dr. Moosburger, Wolfgang
Kurhotel Rickatschwende 1,
6850 Dornbirn
Tel.: 05572/253 50-420
Keine Kassen
Ord.: nach Vereinbarung
Zusätzlich: Manuelle Medizin,
Neuraltherapie, F.X. Mayr

Dr. Nardin, Josef
Pfister 1104, 6863 Egg, Vorarlberg
Tel.: 05512/21 11-0
Kassen: GKK, BVA, VA, SVA, SVB, KFA
Ord.: nach Vereinbarung

Dr. Pircher, Peter Ernst
Bahnhofstraße 11, 6820 Frastanz
Tel.: 05522/524 00
Kassen: GKK, BVA, VA, SVA, SVB, KFA
Ord.: Mo, Mi, Do, Fr 7.30–11,
Mo u. Do 16.30–18.30

Dr. Plötzeneder, Ferdinand
Am Platz 326, 6952 Hittisau
Tel.: 05513/62 02
Kassen: GKK, BVA, VA, SVA, SVB, KFA
Ord.: Mo, Mi, Do u. Fr 8–12

Dr. Schiemer, Ilga
Rohrbach 44, 6850 Dornbirn
Tel.: 05572/249 83-0
Kassen: BVA, VA, SVA, SVB, KFA
Ord.: nach Vereinbarung

Dr. Steininger, Alexandra
Klaudiastraße 6/36, 6850 Dornbirn
Tel.: 05554/521 30
Keine Kassen
Ord.: nach Vereinbarung

Dr. Stöckl, Axel Erich
Kirchstraße 18, 6971 Hard, Vorarlberg
Tel.: 05574/759 62-0
Kassen: GKK, BVA, VA, SVA, SVB, KFA
Ord.: Mo, Di, Mi, Fr 8–11, Mo u. Mi 17–19
u. nach Vereinbarung

Dr. Tonko, Michael
Unterlinden 24, 6922 Wolfurt
Tel.: 05574/713 22-0
Kassen: GKK, BVA, VA, SVA, SVB, KFA
Ord.: Mo, Di, Mi, Fr 7.30–11.30, Di, Do
16.30–18.30 u. nach Vereinbarung

Dr. Tonko, Walter
Hofsteigstraße 9, 6971 Hard, Vorarlberg
Tel.: 05574/731 26
Kassen: GKK, BVA, VA, SVA, SVB, KFA
Ord.: Mo 8–12 u.17–19, Mi 8–12 u. 17–19,
Do u. Fr 8–12

Dr. Virleitner, Peter
Linaweg 35, 6800 Feldkirch
Tel.: 05522/390 50
Keine Kassen
Ord.: nach Vereinbarung
Zusätzlich: Manuelle Medizin

Dr. Vonblon, Erich
Untersteinstraße 22 A, 6700 Bludenz
Tel.: 05552/638 70
Kassen: GKK, BVA, VA, SVA, SVB
Ord.: Mo, Di, Do, Fr 8–11, Mi 8–10,
Di u. Do 17–19 u. nach Vereinbarung

Dr. Walz, Albert
Sand 35, 6731 Sonntag
Tel.: 05554/52 13-0
Kassen: GKK, VA, SVA
Ord.: Mo–Fr 8–12, Di u.Do L17–19, Sa 9–11
nach Vereinbarung

Dr. Witzemann, Georg
Eisengasse 9, 6973 Höchst, Vorarlberg
Tel.: 05578/752 67-0
Kassen: GKK, BVA, VA, SVA, SVB, KFA
Ord.: Mo, Di, Do, Fr 8–11, Do 17–19

Dr. Zehenter, Claudia
Ringstraße 11, 6830 Rankweil
Tel.: 05522/431 33
Keine Kassen
Ord.: nach Vereinbarung
Zusätzlich: F.X. Mayr

Anästhesiologie und Intensivmedizin

Dr. Hirn, Arno Wilhelm
Rösslepark 1, 6800 Feldkirch
Tel.: 05522/768 02
Keine Kassen
Ord.: nach Vereinbarung

Dr. Müller, Bernd
Außergasse 13, 6700 Bludenz
Tel.: 05552/662 75
Keine Kassen
Ord.: nach Vereinbarung

Dr. Sawires, Roman
Gutenbergstraße 15, 6850 Dornbirn
Tel.: 05572/231 52
Keine Kassen
Ord.: nach Vereinbarung
Zusätzlich: Neuraltherapie

Augenheilkunde und Optometrie

Dr. Schreinzer, Werner
Marktstraße 16 A, 6850 Dornbirn
Tel.: 05572/235 16
Kassen: GKK, BVA, VA, SVA, SVB, KFA
Ord.: Mo, Di, Do, Fr 8.30–11.30, Di u. Do 14–16 nach Vereinbarung

Frauenheilkunde und Geburtshilfe

Dr. Zajac, Robert
Angelika-Kauffmann-Straße 8,
6845 Hohenems
Tel.: 05576/740 10
Kassen: GKK, BVA, VA, SVA, SVB, KFA
Ord.: Mo 9-12, Di 14–18, Mi 9–12 u. 14–18.30, Do 9–12 u. nach Vereinbarung

Hals-, Nasen-, Ohrenkrankheiten

Dr. Hämmerle, Gernot
Mutterstraße 9, 6800 Feldkirch
Tel.: 05522/720 39
Kassen: GKK, BVA, VA, SVA, SVB, KFA
Ord.: Mo, Di, Mi u. Fr 8.30–11.30,
Mo u. Mi 15.30–17.30

Dr. Kanonier, Georg
Mozartstraße 5 A, 6850 Dornbirn
Tel.: 05572/547 47
Keine Kassen
Ord.: nach Vereinbarung
Zusätzlich: Manuelle Medizin

Innere Medizin

Dr. Mäser, Erich
Marktplatz 6, 6850 Dornbirn
Tel.: 05572/214 00
Kassen: GKK, BVA, VA, SVA, SVB, KFA
Ord.: Mo, Di, Do, Fr 8–12,
nach Vereinbarung

Dr. Reichsöllner, Franz
Montfortstraße 17, 6840 Götzis
Tel.: 05523/645 95
Keine Kassen
Ord.: nach Vereinbarung

Dr. Zadra, Gerhard
Schillerstraße 24 A, 6890 Lustenau
Tel.: 05577/843 21
Kassen: GKK, BVA, VA, SVA, SVB
Ord.: Mo u. Do 15.30–18, Di u. Fr 8–14
nach Vereinbarung

Kinder- und Jugendheilkunde

Dr. Amann, Werner
Saalbaugasse 4, 6800 Feldkirch
Tel.: 05522/747 37
Kassen: GKK, BVA, VA, SVA, SVB, KFA
Ord.: Mo–Fr 9–11.30, Mo u. Mi 15–17
nach Vereinbarung

Dr. Lingenhel, Maria Edeltraud
Bergstraße 8, 6900 Bregenz
Tel.: 05574/428 81
Keine Kassen
Ord.: Mo, Mi, Fr 9–11, Mo, Fr 15–17
nach Vereinbarung

Neurochirurgie

Univ.-Doz. Dr. Witzmann, Alfred
Carinagasse 47-49, 6807 Feldkirch-Tisis
Tel.: 05522/303-1900
Keine Kassen
Ord.: nach Vereinbarung
Zusätzlich: Manuelle Medizin

Orthopädie und orthopädische Chirurgie

Dr. Jopp, Martin
Franz-Michael-Felderstraße 1,
6850 Dornbirn
Tel.: 05572/225 80
Kassen: GKK, BVA, VA, SVA, SVB
Ord.: Mo, Di, Do, Fr 9–12, Mo, Mi,
Do 15–17 nach Vereinbarung
Zusätzlich: Manuelle Medizin,
Neuraltherapie

Zahn-, Mund- und Kieferheilkunde

Dr. Fengler, Heinz Jürgen
Altweg 7, 6850 Dornbirn
Tel.: 05572/254 35
Kassen: BVA, VA, SVA, SVB
Ord.: Mo–Do 8.30–11.30,
nach Vereinbarung

Dr. Fritz, Erich
Silvrettastraße 4, 6791 St.Gallenkirch
Tel.: 05557/23 33
Keine Kassen
Ord.: Mo 8.30–12.30 u. 14–16,
Di, Do u. Fr 8.30–12.30, Mi 14–19
u. nach Vereinbarung

Dr. Piskaty, Edmund
Gerberstraße 1, 6900 Bregenz
Tel.: 05574/455 00
Keine Kassen
Ord.: nach Vereinbarung

Dr. Simma-Kletschka, Irmgard
Arlbergstraße 139, 6900 Bregenz
Tel.: 05574/767 52
Kassen: SVB
Ord.: nach Vereinbarung

VORARLBERG

F.X. MAYR

Allgemeinmedizin

Dr. Gnaiger-Rathmanner, Jutta
Hirschgraben 15, 6800 Feldkirch
Tel.: 05522/720 97-0
Keine Kassen
Ord.: nach Vereinbarung
Zusätzlich: Homöopathie

Dr. Ingrisch, Rudolf
Haus Nr. 77, 6721 Thüringerberg
Tel.: 05550/39 79
Keine Kassen
Ord.: nach Vereinbarung
Zusätzlich: Manuelle Medizin,
Osteopathie

Dr. Köb, Friedbert
Im Weingarten 1,
6858 Schwarzach, Vorarlberg
Tel.: 05572/588 39-0
Kassen: GKK, BVA, VA, SVA, SVB, KFA
Ord.: Mo, Di, Mi, Fr 7.30–11.30
u. nach Vereinbarung
Zusätzlich: F.X. Mayr

Dr. Maier, Manfred
Hauptstraße 28 / gem. Zentrum,
6712 Bludesch
Tel.: 05550/33 40-0
Kassen: GKK, BVA, VA, SVA, SVB, KFA
Ord.: Mo, Do, Fr 8.30–12.30, Mi 15–19
u. nach Vereinbarung
Zusätzlich: Homöopathie

Dr. Moosburger, Wolfgang
Kurhotel Rickatschwende 1,
6850 Dornbirn
Tel.: 05572/253 50-420
Keine Kassen
Ord.: nach Vereinbarung
Zusätzlich: Manuelle Medizin,
Neuraltherapie, Akupunktur

VORARLBERG

F.X. MAYR

Allgemeinmedizin

Dr. Muxel, Reinhard
Anger 137, 6764 Lech
Tel.: 05583/33 00-0
Kassen: GKK, BVA, VA, SVA, SVB, KFA
Ord.: nach Vereinbarung
Zusätzlich: Manuelle Medizin

Dr. Schimpfössl, Maria
Frutzolen 23, 6830 Rankweil
Tel.: 05522/432 76
Keine Kassen
Ord.: nach Vereinbarung

Dr. Thurnher, Agnes
Kreuzstraße 2, 6922 Wolfurt
Tel.: 05574/719 84
Keine Kassen
Ord.: nach Vereinbarung
Zusätzlich: Homöopathie

Dr. Zehenter, Claudia
Ringstraße 11, 6830 Rankweil
Tel.: 05522/431 33
Keine Kassen
Ord.: nach Vereinbarung
Zusätzlich: Akupunktur

OSTEOPATHIE

Allgemeinmedizin

Dr. Ingrisch, Rudolf
Haus Nr. 77, 6721 Thüringerberg
Tel.: 05550/39 79
Keine Kassen
Ord.: nach Vereinbarung
Zusätzlich: Manuelle Medizin, F.X. Mayr

Ohne medizinische Ausbildung

Giesinger, Julia
Bahnhofstraße 21, 6900 Bregenz
Tel.: 05574/456 22
Keine Kassen
Ord.: nach Vereinbarung

Mätzler, Marcel
Wirth 447, 6866 Andelsbuch
Tel.: 05512/260 33
E-Mail: marcel.m@tzler.at
Keine Kassen
Ord.: nach Vereinbarung

Staffa, Uwe
Färbergasse 15 - ROT 14, 6850 Dornbirn
Tel.: 05572/398 519 oder 0676/550 79 19
E-Mail: staffa.osteopathie@vol.at
Keine Kassen
Ord.: nach Vereinbarung

NEURALTHERAPIE

Allgemeinmedizin

Dr. Burtscher, Eugen
Eisengasse 6/2, 6850 Dornbirn
Tel.: 05572/319 45-15
Keine Kassen
Ord.: nach Vereinbarung
Zusätzlich: Akupunktur

Dr. Moosburger, Wolfgang
Kurhotel Rickatschwende 1,
6850 Dornbirn
Tel.: 05572/253 50-420
Keine Kassen
Ord.: nach Vereinbarung
Zusätzlich: Manuelle Medizin, F.X. Mayr, Akupunktur

Anästhesiologie und Intensivmedizin

Dr. Sawires, Roman
Gutenbergstraße 15, 6850 Dornbirn
Tel.: 05572/231 52
Keine Kassen
Ord.: nach Vereinbarung
Zusätzlich: Akupunktur

Orthopädie und orthopädische Chirurgie

Dr. Jopp, Martin
Franz-Michael-Felderstraße 1,
6850 Dornbirn
Tel.: 05572/225 80
Kassen: GKK, BVA, VA, SVA, SVB
Ord.: Mo, Di, Do, Fr 9–12,
Mo, Mi, Do 15–17 nach Vereinbarung
Zusätzlich: Manuelle Medizin, Akupunktur

Psychiatrie/Neurologie

Dr. Hampl, Dagmar
Leopoldstraße 1, 6850 Dornbirn
Tel.: 05572/355 58
Keine Kassen
Ord.: Mo, Mi u. Fr 9–12, Mo, Di u. Do 15–18
nach Vereinbarung
Zusätzlich: Manuelle Medizin

MANUELLE MEDIZIN

Allgemeinmedizin

Dr. Albrecht, Markus
Marktstraße 30, 6850 Dornbirn
Tel.: 05572/216 80
Kassen: GKK, BVA, VA, SVA
Ord.: nach Vereinbarung

Dr. Bannmüller-Truppe, Katharina
Am Sportplatz 4, 6912 Hörbranz
Tel.: 05574/544 17
Keine Kassen
Ord.: nach Vereinbarung
Zusätzlich: Homöopathie

Dr. Bergmeister, Christian
In Der Grütza 29,
6804 Feldkirch-Altenstadt
Tel.: 05522/722 85-0
Kassen: GKK, BVA, VA, SVA, SVB, KFA
Ord.: Mo, Di, Mi, Fr 8–12, Mo u. Mi 16–18

Dr. Bertolini, Helmut
Heldendankstraße 20, 6900 Bregenz
Tel.: 05574/422 04
Kassen: GKK, BVA, VA, SVA, SVB
Ord.: Mo, Di, Mi u. Fr 9–11.30, Mo u. Do 15.30–17.30 u. nach Vereinbarung

Dr. Brändle, Elisabeth
Hans-Berchtold-Straße 51, 6840 Götzis
Tel.: 05523/583 08
Keine Kassen
Ord.: Mo, Di, Do, Fr 8–12, Mi 15–18

Dr. Fink, Jodok Hermann
Greben 571, 6870 Bezau
Tel.: 05514/20 22
Kassen: GKK, BVA, VA, SVA, SVB, KFA
Ord.: nach Vereinbarung

Dr. Giacomuzzi, Peter Wilhelm
Rathausgasse 20, 6700 Bludenz
Tel.: 05552/625 70-0
Kassen: GKK, BVA, VA, SVA, SVB, KFA
Ord.: Mo, Di, Mi, Fr 8–11u.16–18,
Do u. Sa nach Vereinbarung

Psychiatrie/Neurologie

Dr. Hampl, Dagmar
Leopoldstraße 1, 6850 Dornbirn
Tel.: 05572/355 58
Keine Kassen
Ord.: Mo, Mi u. Fr 9–12, Mo, Di
u. Do 15–18 nach Vereinbarung
Zusätzlich: Neuraltherapie

Dr. Hinteregger, Guntram
Hof 579, 6861 Alberschwende
Tel.: 05579/42 12
Kassen: GKK, BVA, VA, SVA, SVB
Ord.: Mo, Mi, Do, Fr 8–11.30, Do 17–19

Dr. Hinteregger, Lukas
Hof Nr. 579, 6861 Alberschwende
Tel.: 05579/42 12
Keine Kassen
Ord.: Mo, Di, Mi, Fr 8–11.30, Mo 17–19

Dr. Ingrisch, Rudolf
Haus Nr. 77, 6721 Thüringerberg
Tel.: 05550/39 79
Keine Kassen
Ord.: nach Vereinbarung
Zusätzlich: F.X. Mayr, Osteopathie

Dr. Jenny, Kurt Otto
Färberstraße 10, 6700 Bludenz
Tel.: 05552/628 77
Kassen: GKK, BVA, VA, SVA, SVB, KFA
Ord.: Mo, Mi u. Do 7–11, Di u. Do 16–19 u.
nach Vereinbarung

Dr. Jopp, Martin
Franz-Michael-Felderstraße 1,
6850 Dornbirn
Tel.: 05572/225 80
Kassen: GKK, BVA, VA, SVA, SVB
Ord.: Mo, Di, Do, Fr 9–12,
Mo, Mi, Do 15–17 nach Vereinbarung
Zusätzlich: Neuraltherapie, Akupunktur

Dr. Moosburger, Wolfgang
Kurhotel Rickatschwende 1,
6850 Dornbirn
Tel.: 05572/253 50-420
Keine Kassen
Ord.: nach Vereinbarung
Zusätzlich: Neuraltherapie, F.X. Mayr,
Akupunktur

Dr. Muxel, Reinhard
Anger 137, 6764 Lech
Tel.: 05583/33 00-0
Kassen: GKK, BVA, VA, SVA, SVB, KFA
Ord.: nach Vereinbarung
Zusätzlich: F.X. Mayr

Dr. Rüscher, Rudolf
Hof 368, 6866 Andelsbuch
Tel.: 05512/23 17-0
Kassen: GKK, BVA, VA, SVA, SVB, KFA
Ord.: Mo, Di, Do, Fr 8.30–12, Di 17–19,
nach Vereinbarung

Dr. Schlocker, Harald
Josef-Wolf-Platz 4, 6700 Bludenz
Tel.: 05552/630 21-0
Kassen: GKK, BVA, VA, SVA, SVB, KFA
Ord.: Mo–Fr 8.30–11, Mi u. Do 16.30–18.30

Dr. Spiegel, Robert Wilhelm
Moosmahdstraße 15, 6850 Dornbirn
Tel.: 05572/224 30-0
Kassen: GKK, BVA, VA, SVA, SVB, KFA
Ord.: Mo, Di, Do, Fr 8–11, 16–18 nach Vereinbarung

Dr. Virleitner, Peter
Linaweg 35, 6800 Feldkirch
Tel.: 05522/390 50
Keine Kassen
Ord.: nach Vereinbarung
Zusätzlich: Akupunktur

Dr. Winsauer, Martin
Linaweg 33a, 6800 Feldkirch
Tel.: 05522/720 09-0
Kassen: GKK, BVA, VA, SVA, SVB, KFA
Ord.: Mo, Do, Fr 7.30–11.30, Di 8–11 u.
16.30–18.30 nach Vereinbarung

Dr. Winsauer, Paul
Marktstraße 57/1, 6850 Dornbirn
Tel.: 05572/241 37
Kassen: GKK, BVA, VA, SVA, SVB, KFA
Ord.: Mo, Di, Mi, Fr 8–11, Mo, Mi, Fr 16.30–
18.30 u. nach Vereinbarung

Dr. Wüstner, Josef
Schoppernau 231, 6886 Schoppernau
Tel.: 05515/41 44
Kassen: GKK, BVA, VA, SVA, SVB
Ord.: nach Vereinbarung

Dr. Xander, Hansjörg
Hämmerlestraße 11, 6800 Feldkirch
Tel.: 05522/398 88
Kassen: GKK, BVA, VA, SVA, SVB, KFA
Ord.: Mo, Mi, Do, Fr 8–11, Di, Do, 14–16
nach Vereinbarung

Hals-, Nasen-, Ohrenkrankheiten

Dr. Kanonier, Georg
Mozartstraße 5 A, 6850 Dornbirn
Tel.: 05572/547 47
Keine Kassen
Ord.: nach Vereinbarung
Zusätzlich: Akupunktur

Neurochirurgie

Univ.Doz. Dr. Witzmann, Alfred
Carinagasse 47-49/neurochir. Amb.,
6807 Feldkirch-Tisis
Tel.: 05522/303-1900
Keine Kassen
Ord.: nach Vereinbarung
Zusätzlich: Akupunktur

Orthopädie und orthopädische Chirurgie

Dr. Jopp, Martin
Franz-Michael-Felderstraße 1,
6850 Dornbirn
Tel.: 05572/225 80
Kassen: GKK, BVA, VA, SVA, SVB
Ord.: Mo, Di, Do, Fr 9–12, Mo, Mi,
Do 15–17 nach Vereinbarung
Zusätzlich: Neuraltherapie, Akupunktur

Physikalische Medizin

Prim.Univ.Doz. Dr. Bochdansky, Thomas
Valdunastraße 16 / LKH, 6830 Rankweil
Tel.: 05522/403-524
Keine Kassen
Ord.: nach Vereinbarung

1010 Wien

Allgemeinmedizin

Dr. Landauf, Eleonore
Himmelpfortgasse 13/Top 4
Tel.: 0676/559 90 70
Keine Kassen
Ord.: nach Vereinbarung

Dr. Lifka, Viola
Wollzeile 36/2
Tel.: 01/512 83 21-0
Keine Kassen
Ord.: nach Vereinbarung
Zusätzlich: Akupunktur

Dr. Stelzig, Adriena
Sterngasse 2/15
Tel.: 01/535 21 68
Keine Kassen
Ord.: nach Vereinbarung

1020 Wien

Allgemeinmedizin

Dr. Reichfeld, Eva
Ausstellungsstraße 17/2
Tel.: 01/728 39 11
Kassen: GKK, BVA, VA, SVA, KFA
Ord.: Mo, Mi, Do 8.30–11.30, Di 16–19, Fr 13–16 u. nach Vereinbarung

Frauenheilkunde und Geburtshilfe

Dr. Kafka, Margit
Max Winter-Platz 10/41
Tel.: 0676/703 26 54
Keine Kassen
Ord.: nach Vereinbarung
Zusätzlich: Akupunktur

1030 Wien

Allgemeinmedizin

Dr. Dittrich, Irene
Dannebergplatz 6/8
Tel.: 01/715 41 76
Kassen: GKK, BVA, VA, SVA, SVB, KFA
Ord.: Mo 14.30–18–30, Di 7.30–12, Mi 14.30–18.30, Do 7.30–12, Fr 13–16

Dr. Ehrhardt-Felkl, Bettina
Rudolf von Alt-Platz 7/3
Tel.: 01/715 51 00 oder 01/751 51 01
Kassen: GKK, BVA, VA, KFA
Ord.: Mo u. Do 9–13, Di u. Mi 16–19 u. Fr 14–17

Dr. Gartmayer, Margaretha
Lorbeergasse 12/1
Tel.: 01/713 63 01 oder 01/710 35 08
Kassen: GKK, BVA, VA, SVA, KFA
Ord.: Mo u. Mi 8–11, Di u. Do 16–19, Fr 13–16

Dr. Tschulik, Andrea Gisela
Baumannstraße 4/6
Keine Kassen
Ord.: nach Vereinbarung
Zusätzlich: Akupunktur

Kinder- und Jugendheilkunde

Dr. Baltacis, Bettina
Mechelgasse 8/6
Keine Kassen
Ord.: nach Vereinbarung

1040 Wien

Allgemeinmedizin

Dr. Frass, Herbert
Margaretenstraße 45/15
Tel.: 01/587 33 77
Kassen: GKK, BVA, VA, SVA, KFA
Ord.: Mo 16–19, Di, Mi 8–11, Do 14–18, Fr 14–16 u. nach Vereinbarung

Dr. Krautschneider, Sabine
Rienösslgasse 14/5
Tel.: 01/586 92 81
E-Mail: dr.sabine.krautschneider@xpoin
Keine Kassen
Ord.: nach Vereinbarung
Zusätzlich: Manuelle Medizin

Dr. Tauer, Heinz
Kleine Neugasse 10/9
Tel.: 01/586 66 65
Keine Kassen
Ord.: nach Vereinbarung

Neurologie/Psychiatrie

Dr. Gam, Elisabeth
Graf Starhemberg-Gasse 6/28
Tel.: 01/504 17 44
Keine Kassen
Ord.: nach Vereinbarung

1050 Wien

Allgemeinmedizin

Dr. Kenyeres, Sabine
Schloßgasse 18 A/3
Tel.: 01/544 38 38
Keine Kassen
Ord.: nach Vereinbarung
Zusätzlich: Akupunktur

Dr. List, Jana
Schönbrunner Straße 127
Tel.: 01/545 24 98
E-Mail: list@eunet.at
Keine Kassen
Ord.: nach Vereinbarung

Dr. Payer-Neundlinger, Gabriela
Schönbrunner Straße 42/9
Tel.: 01/545 15 15
E-Mail: gabriela.neundlinger@omv.com
Keine Kassen
Ord.: nach Vereinbarung
Zusätzlich: Manuelle Medizin, Neuraltherapie

Dr. Pirker, Dolores
Gartengasse 5/2/1/3
Tel.: 01/544 29 88
Kassen: GKK, BVA, VA, SVA, SVB, KFA
Ord.: Mo, Di u. Do 9–12, Mi 16.30–19.30, Fr 13–16

Dr. Von Bonin-Schulmeister, Ruth
Schönbrunner Straße 147/8
Tel.: 01/545 041 2
Keine Kassen
Ord.: nach Vereinbarung

Kinder- und Jugendheilkunde

Dr. Herzel, Wolfgang
Reinprechtsdorfer Straße 1b/46
Tel.: 01/544 13 72 oder 01/544 77 50
E-Mail: herzel@netway.at
Kassen: GKK, BVA, VA, SVA, KFA
Ord.: Mo, Di, Mi, Fr 8.30–12.30 u. 14–17

1060 Wien

Allgemeinmedizin

Dr. Weiss, Günter
Rahlgasse 6/2
Tel.: 01/586 18 18
Keine Kassen
Ord.: nach Vereinbarung
Zusätzlich: Akupunktur

1070 Wien

Allgemeinmedizin

Dr. Böhm, Christine
Mariahilfer Straße 110
Tel.: 01/523 83 41
Keine Kassen
Ord.: Mo, Fr 16–19 u. Di 9–13

Dr. Flick, Reinhard Franz
Neustiftgasse 64/36
Tel.: 01/523 62 94
Keine Kassen
Ord.: nach Vereinbarung
Zusätzlich: Akupunktur

Dr. Höpflinger, Wolfgang
Mariahilfer Straße 110/1/1
Tel.: 01/522 20 28 oder 0664/201 36 08
Keine Kassen
Ord.: nach Vereinbarung
Zusätzlich: F.X. Mayr

Dr. Swoboda, Franz Thomas
Mariahilfer Straße 110
Tel.: 01/523 08 88
Keine Kassen
Ord.: nach Vereinbarung

Dr. Zwerger, Christine
Westbahnstraße 9/30
Tel.: 01/523 45 63
Keine Kassen
Ord.: nach Vereinbarung

Innere Medizin

Dr. Resch, Gerhard
Mariahilfer Straße 74 B/9
Tel.: 01/523 44 14
Keine Kassen
Ord.: nach Vereinbarung
Zusätzlich: Homöopathie

Dr. Siber, Harald
Apollogasse 30/7
Tel.: 01/526 43 43
E-Mail: sih@sop.magwien.gv.at
Keine Kassen
Ord.: nach Vereinbarung
Zusätzlich: Anthroposophische Medizin

1080 Wien

Allgemeinmedizin

Dr. Böck, Eva
Tulpengasse 5/2
Tel.: 01/408 06 44
Kassen: BVA, VA, SVA, KFA
Ord.: Mo 16–19, Di, Mi 13.30–16.30, Do 9–12 u. nach Vereinbarung
Zusätzlich: Akupunktur

Dr. Keil, Ursula
Lederergasse 16/3
Tel.: 0664/415 01 99 oder 01/409 543 44
Keine Kassen
Ord.: nach Vereinbarung
Zusätzlich: Akupunktur

Dr. Meisl, Irina
Breitenfelder Gasse 10/1
Tel.: 01/406 66 00-15
E-Mail: irina.meisl@w3.to
Keine Kassen
Ord.: nach Vereinbarung

Hals-, Nasen-, Ohrenkrankheiten

Dr. Bernhard, Margit
Josefstädter Straße 35/1
Tel.: 01/408 27 00
Kassen: GKK, BVA, VA, SVA, KFA
Ord.: Mo, Mi 16–18, Di, Do 9–12 u. nach Vereinbarung
Zusätzlich: Neuraltherapie

Psychiatrie/Neurologie

Dr. Malek, Renate
Maria Treugasse 1/5 C
Tel.: 01/409 43 38
Keine Kassen
Ord.: nach Vereinbarung

1090 Wien

Allgemeinmedizin

Dr. Pichler, Erfried
Gilgegasse 16/8
Tel.: 01/402 63 35
Keine Kassen
Ord.: nach Vereinbarung
Zusätzlich: Manuelle Medizin, Neuraltherapie

Dr. Stracker-Jandl, Ilse
Beethovengasse 1/1/8
Tel.: 01/407 93 33
Kassen: GKK, BVA, VA, SVA, KFA
Ord.: Mo, Mi 9–12.30, Di, Do 14.30–18, Fr 15–16 u. nach Vereinbarung
Zusätzlich: Akupunktur

1090 Wien

Dr. Wolkenstein, Evemarie
Sechsschimmelgasse 22/18
Tel.: 01/319 594 4
Keine Kassen
Ord.: nach Vereinbarung
Zusätzlich: Akupunktur

Frauenheilkunde und Geburtshilfe

Dr. Urbanek, Beatrix
Heiligenstädter Straße 12/23
Tel.: 01/310 71 70
E-Mail: trixi.-ainer@aon.at
Keine Kassen
Ord.: Mo 8.30–12, 14–17, Mi 13.30–18.30, Do 8.30–13 nach Vereinbarung
Zusätzlich: Osteopathie

Innere Medizin

Univ.-Prof. Dr. Frass, Michael
Lustkandlgasse 49
Tel.: 01/319 97 45
Keine Kassen
Ord.: nach Vereinbarung

Dr. Kühnen, Wolfgang
Liechtensteinstraße 63
Tel.: 01/319 62 66
Keine Kassen
Ord.: nach Vereinbarung
Zusätzlich: F.X. Mayr

Zahn-, Mund- und Kieferheilkunde

Dr. Vetter-Scheidl, Birgit
Liechtensteinstraße 62/3
Tel.: 01/319 56 50
Keine Kassen
Ord.: nach Vereinbarung
Zusätzlich: Akupunktur

1100 Wien

Allgemeinmedizin

Dr. Hajek, Kamilla
Ada Christen-Gasse 2/f/8
Tel.: 01/689 22 80
Keine Kassen
Ord.: nach Vereinbarung

1120 Wien

Allgemeinmedizin

Dr. Abbassi Nik-Riemer, Anneliese
Pohlgasse 2
Tel.: 01/813 12 82
Keine Kassen
Ord.: Mo–Fr 15–18

Dr. Cselley, Aurelia Maria
Schönbrunner Schloßstraße 45/10
Tel.: 01/813 79 66
Keine Kassen
Ord.: nach Vereinbarung
Zusätzlich: F.X. Mayr

Dr. Eichler, Wolfgang
Eichenstraße 50-52/2/1
Tel.: 01/813 09 88
Keine Kassen
Ord.: nach Vereinbarung
Zusätzlich: Akupunktur

Dr. Hartlieb, Clarissa A.
Meidlinger Hauptstraße 77/3
Tel.: 01/815 03 16
Keine Kassen
Ord.: nach Vereinbarung
Zusätzlich: Akupunktur

Dr. Heu, Doris
Schönbrunner Allee 60/6
Tel.: 01/804 86 84 oder 0676/414 04 51
Keine Kassen
Ord.: nach Vereinbarung

Dr. Lesigang, Helga
Grünbergstraße 9/6
Tel.: 01/810 23 52
Keine Kassen
Ord.: Mo–Fr 14–18

Dr. Sakl, Irma Maria
Grünbergstraße 9
Keine Kassen
Ord.: nach Vereinbarung
Zusätzlich: Manuelle Medizin, Neuraltherapie, F.X. Mayr, Akupunktur

Dr. Steinacker, Jutta
Arndtstraße 77/3
Tel.: 01/817 24 44 oder 01/817 24 45
Keine Kassen
Ord.: nach Vereinbarung

Dr. Unger, Gerlinde
Schönbrunner Schloßstraße 45/10
Tel.: 01/813 796 7
Keine Kassen
Ord.: nach Vereinbarung

Dr. Wieser, Sabine
Arndtstraße 96/5
Tel.: 01/813 46 88
Kassen: GKK, BVA, VA, SVA, SVB, KFA
Ord.: Mo, Mi, Do 8–11, Di 15–18, Fr 14–17

Haut- und Geschlechtskrankheiten

Dr. Pelzl, Maria Anna
Eichenstraße 20
Tel.: 01/810 13 13
Kassen: KFA
Ord.: Mo 8–12, Di 15–19, Mi 7.30–11, Fr 14–18.30 nach Vereinbarung

Innere Medizin

Dr. Skok, Diana
Strohberggasse 14/3
Tel.: 01/804 76 04
Kassen: GKK, BVA, VA, SVA, KFA
Ord.: Mo, Mi 14–20, Di, Fr 9–14

1130 Wien

Allgemeinmedizin

Dr. Diez, Susanne
Geylinggasse 11/5
Tel.: 01/876 68 79
Keine Kassen
Ord.: nach Vereinbarung

Dr. Kastinger-Mayr, Christa
Wattmanngasse 14
Tel.: 01/876 48 48
Keine Kassen
Ord.: nach Vereinbarung
Zusätzlich: Akupunktur

Dr. Laschkolnig, Christine
Gogolgasse 4
Tel.: 01/876 84 84
Keine Kassen
Ord.: nach Vereinbarung

Dr. Spona, Ingrid
Adolfstorgasse 11
Tel.: 01/876 23 95
Keine Kassen
Ord.: nach Vereinbarung
Zusätzlich: Akupunktur

Dr. Stöckl-Gibs, Susanne
Auhofstraße 156 A/1
Tel.: 01/877 29 62
Keine Kassen
Ord.: nach Vereinbarung

Dr. Zorzi, Michaela
Hietzinger Hauptstraße 34 B/2
Tel.: 01/879 49 74
Keine Kassen
Ord.: nach Vereinbarung

Innere Medizin

Dr. Hauer, Josef
Hietzinger Hauptstraße 88
Tel.: 01/877 30 72
E-Mail: josef_hauer@compuserve.com
Keine Kassen
Ord.: nach Vereinbarung

Physikalische Medizin

Dr. Stuchly, Ines Maria
Versorgungsheimstraße 25
Tel.: 01/804 04 35
Keine Kassen
Ord.: nach Vereinbarung
Zusätzlich: Manuelle Medizin

Zahn-, Mund- und Kieferheilkunde

Dr. Patay-Kremliczka, Bettina E.
Rohrbacherstraße 25
Tel.: 01/876 63 50
Kassen: BVA, VA, SVA, SVB, KFA
Ord.: Mo 14–20, Di, Do, Fr 9–12 u. 14–18 nach Vereinbarung

Psychiatrie/Neurologie

Dr. Willinger, Gerhard
Linzackergasse 1/3
Tel.: 01/877 86 74
Keine Kassen
Ord.: nach Vereinbarung

1140 Wien

Allgemeinmedizin

Dr. Bretis, Gerlinde
Breitenseer Straße 20-22/17
Tel.: 01/786 61 15
Keine Kassen
Ord.: nach Vereinbarung
Zusätzlich: Homöopathie

Dr. Pertiller, Maria
Lützowgasse 8/4/3
Tel.: 01/416 54 56
Keine Kassen
Ord.: nach Vereinbarung
Zusätzlich: Akupunktur

Dr. Prager, Christiane Maria
Hadikgasse 100/2
Tel.: 01/894 547 6
Keine Kassen
Ord.: Mo, Do 16.30–19.30, Di 9–11
nach Vereinbarung

Dr. Ryslavy, Susanne Ilse
Hütteldorfer Straße 167/19
Tel.: 01/914 26 37
Keine Kassen
Ord.: nach Vereinbarung

DDr. Schoitsch, Silvia M.
Linzer Straße 285-287/2/3
Tel.: 01/914 99 62
Keine Kassen
Ord.: nach Vereinbarung
Zusätzlich: Akupunktur

Dr. Strauch, Katrin
Matznergasse 8/1
Tel.: 01/988 98-450
E-Mail: KATRIN.STRAUCH@blackbox.at
Keine Kassen
Ord.: nach Vereinbarung

Dr. Wessely, Ulrike
Diesterweggasse 19/2/2
Tel.: 01/894 31 83
Keine Kassen
Ord.: nach Vereinbarung
Zusätzlich: F.X. Mayr

1150 Wien

Allgemeinmedizin

Dr. Denk, Anna
Krebsengartengasse 3-5/2/2
Keine Kassen
Ord.: nach Vereinbarung
Zusätzlich: Akupunktur

Dr. Zeiner, Susanne
Pilgerimgasse 10-20/13/4+5
Tel.: 01/982 45 25
Keine Kassen
Ord.: nach Vereinbarung

Kinder- und Jugendheilkunde

Dr. Eckhard, Eva Marie
Wurmsergasse 46/4/1/5
Tel.: 01/983 14 97
Kassen: BVA, VA, SVA, KFA
Ord.: Mo 9–12, Di 15–18, Do u. Fr 9–11
nach Vereinbarung

1160 Wien

Allgemeinmedizin

Dr. Haller, Bernadette
Hasnerstrasse 29/7 u. 9
Tel.: 01/495 82 79 oder 01/495 82 79-19
Keine Kassen
Ord.: nach Vereinbarung
Zusätzlich: Akupunktur

Dr. Jansky-Glück, Friederike
Roseggergasse 37/3
Tel.: 01/493 59 73
Kassen: GKK, BVA, VA, KFA
Ord.: Mo u. Mo 8–30–11.30, Di u. Do 8.30–11.30 u. 16–19, Fr 14–16

Dr. Pauliny, Brigitte
Michalekgasse 2/7/3
Tel.: 01/914 33 31
Kassen: GKK, BVA, VA, SVA, KFA
Ord.: nach Vereinbarung
Zusätzlich: Akupunktur

1170 Wien

Allgemeinmedizin

Dr. Badelt, Felix
Lascygasse 20/1/7
Tel.: 01/486 23 80
Kassen: GKK, BVA, VA, SVA, SVB, KFA
Ord.: Mo 8.30–12.30, Di 8.30–11.30, Mi, Do 15.30–18.30, Fr 15.30–17.30
Zusätzlich: Akupunktur

Dr. Freitag, Ingrid
Zeillergasse 13/19
Tel.: 01/480 76 95
E-Mail: gfreitag@compuserve.com
Keine Kassen
Ord.: nach Vereinbarung

1180 Wien

Allgemeinmedizin

Dr. Kastner, Renate
Staudgasse 7/1
Tel.: 01/406 57 15
Keine Kassen
Ord.: nach Vereinbarung

Dr. Santos Santiago-König, Uta
Sternwartestraße 82
Tel.: 01/478 94 44
Keine Kassen
Ord.: nach Vereinbarung

Dr. Schachinger, Lucia
Gentzgasse 6
Tel.: 0676/526 27 97
Keine Kassen
Ord.: nach Vereinbarung
Zusätzlich: Akupunktur

Dr. Schiesbühl, Andrea
Gentzgasse. 6
Tel.: 01/479 54 93-0
Keine Kassen
Ord.: nach Vereinbarung
Zusätzlich: F.X. Mayr

Dr. Schröfl, Georg
Kutschkergasse 22/11
Tel.: 01/408 63 15
Keine Kassen
Ord.: nach Vereinbarung
Zusätzlich: Neuraltherapie

Dr. Sellner, Reinhard
Martinstraße 85/2
Tel.: 01/408 36 08
Keine Kassen
Ord.: nach Vereinbarung
Zusätzlich: F.X. Mayr

1190 Wien

Allgemeinmedizin

Dr. Faber, Susanne
Felix Dahn-Straße 39
Tel.: 01/470 91 09
Keine Kassen
Ord.: nach Vereinbarung

WIEN

HOMÖOPATHIE

1190 Wien

Dr. Ortmann, Helene
Krottenbachstraße 106/20/3
Keine Kassen
Ord.: nach Vereinbarung

Dr. Richter, Helga
Grinziger Allee 39
Tel.: 01/320 14 46
Keine Kassen
Ord.: nach Vereinbarung

Dr. Russ, Daniela
Osterleitengasse 2/3
Tel.: 01/403 27 75
Keine Kassen
Ord.: nach Vereinbarung
Zusätzlich: F.X. Mayr

Dr. Zeiler, Heribert
Gebhardtgasse 8/3
Tel.: 01/368 52 00
Keine Kassen
Ord.: Mo, Mi, Fr 14–18 nach Vereinbarung

1200 Wien

Allgemeinmedizin

Dr. Kogler, Ursula
Brigittenauer Lände 46/14
Tel.: 01/330 78 86
Keine Kassen
Ord.: nach Vereinbarung

Dr. Kohler, Petra
Klosterneuburger Straße 5/6
Tel.: 01/334 38 92 oder 01/330 724 24
Keine Kassen
Ord.: nach Vereinbarung

Dr. Meindl, Hildegard
Brigittagasse 19-21/1
Tel.: 01/332 49 82
Keine Kassen
Ord.: Mo 9–12, Mi 14–19
nach Vereinbarung

1210 Wien

Allgemeinmedizin

Dr. Rambausek, Franz
Erbpostgasse 7
Tel.: 01/715 57 03
Keine Kassen
Ord.: nach Vereinbarung

1220 Wien

Allgemeinmedizin

Dr. Ammer, Bedina Elke
Süßenbrunner Hauptstraße 22
Tel.: 01/255 91 09
Kassen: GKK, BVA, VA, SVA, KFA
Ord.: Mo 13–18, Di 17–20, Mi 8–12, Do 14–19, Fr 14–17 nach Vereinbarung
Zusätzlich: F.X. Mayr

Dr. Varkonyi, Thomas
Steigenteschgasse 16
Tel.: 01/203 61 72
Keine Kassen
Ord.: Di u. Fr 9–17 u. nach Vereinbarung
Zusätzlich: Akupunktur

Dr. Wehr, Cornelia
Seeadlerweg 31
Tel.: 01/280 67 82
Keine Kassen
Ord.: nach Vereinbarung

Zahn-, Mund- und Kieferheilkunde

Dr. Jenik, Ulrike
Donaustadtstraße 30
Tel.: 01/203 476 0
Kassen: GKK, BVA, VA, SVA, SVB, KFA
Ord.: nach Vereinbarung

1230 Wien

Allgemeinmedizin

Dr. Czedik-Eysenberg, Jutta
Ketzergasse 471/1
Tel.: 01/888 51 34-20
E-Mail: czedik@compuserve.com
Keine Kassen
Ord.: Mi–Fr 8.30–12 u. nach Vereinbarung

Dr. Hudler, Brigitte
Rodauner Straße 47
Tel.: 01/888 32 34
Kassen: GKK, BVA, VA, SVA, KFA
Ord.: Mo u. Mi 8–11, Di, Do, Fr 15–18
nach Vereinbarung
Zusätzlich: Akupunktur

Dr. Nowotny, Ingrid
Kanitzgasse 7/5
Tel.: 01/889 39 33
Keine Kassen
Ord.: nach Vereinbarung
Zusätzlich: Neuraltherapie, Akupunktur

AKUPUNKTUR

1010 Wien

Allgemeinmedizin

Dr. Adam, Ingrid
Schottengasse 3
Tel.: 01/535 56 55
Kassen: GKK, BVA, VA, SVA, KFA
Ord.: nach Vereinbarung

Dr. Fykatas-Guth, Birgit
Himmelpfortgasse 13
Tel.: 01/479 95 64
Keine Kassen
Ord.: nach Vereinbarung

Dr. Hohenlohe, Carola
Mölkerbastei 3/2/11
Tel.: 01/533 14 24
Keine Kassen
Ord.: nach Vereinbarung

Dr. Jan, Wolfgang
Mölker Bastei 3/2/11
Tel.: 01/535 81 23
Keine Kassen
Ord.: nach Vereinbarung

Dr. Kögler, Gerhard
Opernring 1/R/5
Tel.: 01/585 31 60
E-Mail: office@drkoegler.at
Keine Kassen
Ord.: nach Vereinbarung

Dr. Kopf, Anna
Mahlerstraße 3/3/13
Tel.: 01/513 40 55
Keine Kassen
Ord.: nach Vereinbarung
Zusätzlich: F.X. Mayr

Dr. Lifka, Viola
Wollzeile 36/2
Tel.: 01/512 83 21-0
Keine Kassen
Ord.: nach Vereinbarung
Zusätzlich: Homöopathie

Dr. Pötz, Herbert Johann
Nikolaigasse 1/1/3
Tel.: 01/512 34 10
Keine Kassen
Ord.: nach Vereinbarung

Dr. Sajer, Sascha
Getreidemarkt 14/25
Tel.: 01/968 27 28
Keine Kassen
Ord.: nach Vereinbarung
Zusätzlich: Manuelle Medizin

Dr. Schiner, Elisabeth
Kärntner Straße 45
Tel.: 01/512 73 25
Keine Kassen
Ord.: nach Vereinbarung
Zusätzlich: Neuraltherapie

Dr. Stolz, Norbert
Schreyvogelgasse 4/3/56 A
Kassen: GKK, BVA, VA
Ord.: nach Vereinbarung

Dr. Taborsky-Keller, Milan
Elisabethstraße 6 / Opernringhof
Tel.: 01/945 054 7 oder 01/585 72 08
Keine Kassen
Ord.: nach Vereinbarung

Frauenheilkunde und Geburtshilfe

Dr. Nemeth, Zoltan
Neuer Markt 14
Tel.: 01/512 09 24
Keine Kassen
Ord.: Mo, Do 16–19 nach Vereinbarung

Innere Medizin

Dr. Liptak, Vladislav
Zelinkagasse 12/1/3
Tel.: 01/533 58 34-0
Kassen: GKK, VA, SVA, SVB, KFA
Ord.: Mo–Do 15.30–18 nach Vereinbarung

Kinder- und Jugendheilkunde

Dr. Martins Da Cunha, Antonio Carlos
Schottengasse 9
Tel.: 01/774 69 99
Kassen: GKK, VA, KFA
Ord.: Mo, Mi 8–12.30, Di, Mi, Do 14.30–17,
Fr 8–11 nach Vereinbarung

Physikalische Medizin

Dr. Dachs, Eti
Herrengasse 6-8/2/9
Tel.: 01/535 25 64
Keine Kassen
Ord.: Mo–Do 15–18 nach Vereinbarung
Zusätzlich: Akupunktur

1020 Wien

Allgemeinmedizin

Dr. Tanzmeister, Elisabeth
Heinestraße 36
Tel.: 01/216 57 67-0
Keine Kassen
Ord.: nach Vereinbarung
Zusätzlich: Manuelle Medizin

Dr. Tanzmeister, Karl
Heinestraße 36/4
Tel.: 01/216 57 67
Keine Kassen
Ord.: nach Vereinbarung
Zusätzlich: Manuelle Medizin,
Neuraltherapie

Dr. Assadi, Mohammad
Lessinggasse 3
Tel.: 01/216 40 38
Kassen: GKK, BVA, VA, SVA, SVB, KFA
Ord.: Mo, Mi, Do u. Fr 15–18, Di 8–11

Dr. Coloini, Marietta
Untere Augartenstraße 1-3/IV/3-5
Tel.: 01/330 34 68
E-Mail: mail@chinesische-medizin.at
Web: www.chinesische-medizin.at
Keine Kassen
Ord.: Mo u. Mi 9–12 u. nach Vereinbarung
Zusätzlich: TCM

Dr. Dolna, Elfriede
Große Stadtgutgasse 22/1
Tel.: 01/216 72 85-0
Keine Kassen
Ord.: nach Vereinbarung

Dr. Hecht, Claudia
Kleine Sperlgasse 1/27
Tel.: 01/214 48 68
Keine Kassen
Ord.: nach Vereinbarung

Dr. Molnar, Wolfgang
Untere Augartenstraße 1-3/4/4
Tel.: 01/330 34 68-0
E-Mail: molnar@ping.at
Kassen: GKK, BVA, VA, SVA, KFA
Ord.: Mo 9–12, 17–19, Di 14–17, Mi 7.30–12,
Do 9–12, Fr 14–17 u. nach Vereinbarung

Dr. Ranner, Andreas
Weintraubengasse 26-28/1/3
Tel.: 01/216 36 12
Kassen: BVA, VA, SVA, KFA
Ord.: nach Vereinbarung

Dr. Roesler, Peter Walther
Zirkusgasse 5/6/3
Tel.: 01/214 51 40
E-Mail: info@drroesler.com
Kassen: GKK, BVA, VA, SVA, SVB, KFA
Ord.: Mo, Do 15–19, Di, Mi 7–10, Fr 14–16

Frauenheilkunde und Geburtshilfe

Dr. Kafka, Margit
Max Winter-Platz 10/41
Tel.: 0676/703 26 54
Keine Kassen
Ord.: nach Vereinbarung
Zusätzlich: Homöopathie

Innere Medizin

Dr. Pöller, Heinz
Untere Donaustraße 17/26
Tel.: 01/212 11 12
Keine Kassen
Ord.: nach Vereinbarung

Neurologie/Psychiatrie

Dr. Zeman, Barbara
Praterstraße 8/8
Tel.: 01/218 58 40
Keine Kassen
Ord.: nach Vereinbarung

1030 Wien

Allgemeinmedizin

Dr. Brands, Dietlinde
Rennweg 70/4/3/12
Tel.: 01/799 07 93
Keine Kassen
Ord.: nach Vereinbarung
Zusätzlich: F.X. Mayr

Dr. Kohl, Monika
Hohlweggasse 25/19
Tel.: 01/799 61 33
Keine Kassen
Ord.: nach Vereinbarung

WIEN

AKUPUNKTUR

1030 Wien

Dr. Lang, Gerhard
Rochusgasse 9/5
Tel.: 01/713 82 28
Kassen: GKK, BVA, VA, SVA, KFA
Ord.: Mo, Mi, Fr 14–18, Di, Do 8–12,

Dr. Lauw, Kim-Loey
Baumgasse 37/25/1/4
Tel.: 01/713 57 14
Kassen: GKK, BVA, VA, SVA, KFA
Ord.: Mo, Mi 8–11, Di, Do, Fr 14.30–17.30

Dr. Renhardt, Sabine
Rudolf von Alt-Platz 7/3
Tel.: 01/713 29 23
Keine Kassen
Ord.: nach Vereinbarung

Dr. Schnider, Michaela Maria
Kegelgasse 45/12 B
Tel.: 0664/263 72 20
Keine Kassen
Ord.: nach Vereinbarung

Dr. Tschulik, Andrea Gisela
Baumannstraße 4/6
Keine Kassen
Ord.: nach Vereinbarung
Zusätzlich: Homöopathie

Mag. Dr. Untner, Herbert Ludwig
Neulinggasse 12/5
Tel.: 01/712 83 28
Keine Kassen
Ord.: nach Vereinbarung

Anästhesiologie und Intensivmedizin

Dr. Kobylnicka, Urszula
Kleistgasse 18/13
Tel.: 01/796 24 76
Keine Kassen
Ord.: nach Vereinbarung

Augenheilkunde und Optometrie

Dr. Prskavec, Franz Heinrich
Jacquingasse 1/9
Tel.: 01/798 45 58
Kassen: GKK, BVA, VA, SVA, SVB, KFA
Ord.: Mo–Do 12.30–17, Fr 12.30–14

Frauenheilkunde und Geburtshilfe

Dr. Rankine, Marion
Ungargasse 9/8
Tel.: 01/712 647 7
Keine Kassen
Ord.: nach Vereinbarung

Innere Medizin

Dr. Klapper, Karin
Hintzerstraße 10/7
Tel.: 0699/114 026 47
Keine Kassen
Ord.: nach Vereinbarung

Dr. Mohelsky, Günter
Boerhaavegasse 9/1/13
Tel.: 01/713 912 1
Kassen: GKK, BVA, VA, SVA, KFA
Ord.: nach Vereinbarung

Kinder- und Jugendheilkunde

Dr. Pani, Michael
Neulinggasse 9/4
Tel.: 01/710 82 98 oder 0676/386 81 11
Keine Kassen
Ord.: nach Vereinbarung

Neurologie/Psychiatrie

Dr. Sattler, Alexander
Am Heumarkt 27/4/8
Tel.: 01/710 31 32
Kassen: GKK, BVA, VA, SVA, KFA
Ord.: nach Vereinbarung

Zahn-, Mund- und Kieferheilkunde

Dr. Cwetler, Hans-Peter
Rennweg 83
Tel.: 01/712 55 11
Kassen: GKK, BVA, VA, SVA, SVB, KFA
Ord.: nach Vereinbarung

1040 Wien

Allgemeinmedizin

Dr. Hafner, Gerhard
Große Neugasse 28/2
Keine Kassen
Ord.: nach Vereinbarung
Zusätzlich: Manuelle Medizin

Dr. Laske, Herwig
Favoritenstraße 14/1/11
Tel.: 01/505 24 34
Kassen: GKK, BVA, VA, SVA, KFA
Ord.: nach Vereinbarung

Dr. Sigel, Andrea
Kettenbrückengasse 12
Tel.: 01/586 77 77
Keine Kassen
Ord.: nach Vereinbarung

Dr. Träxler, Martina
Phorusgasse 12/5
Tel.: 01/585 39 58
Keine Kassen
Ord.: nach Vereinbarung

Anästhesiologie und Intensivmedizin

Univ.-Prof. Dr. Benzer, Herbert
Graf Starhemberg-Gasse 4/23
Tel.: 01/504 38 26
Keine Kassen
Ord.: nach Vereinbarung

Frauenheilkunde und Geburtshilfe

Univ.-Doz. Dr. Kurz, Christine
Taubstummengasse 15/3
Tel.: 01/504 94 90
Keine Kassen
Ord.: nach Vereinbarung

Lungenkrankheiten

Dr. Strauch, Thomas
Operngasse 34/5/22
Tel.: 01/581 10 69
Keine Kassen
Ord.: nach Vereinbarung

Orthopädie und orthopädische Chirurgie

Dr. Aigner, Nicolas
Große Neugasse 28/2/8
Tel.: 01/585 62 60
Keine Kassen
Ord.: nach Vereinbarung
Zusätzlich: Manuelle Medizin

Dr. Roniger, Irene
Floragasse 6/8
Tel.: 01/503 57 34
Keine Kassen
Ord.: Mo, Do 15–18, Di 17–19
nach Vereinbarung
Zusätzlich: Manuelle Medizin

Psychiatrie/Neurologie

Dr. Aust, Irene
Weyringergasse 40/15
Tel.: 01/503 55 35
Kassen: GKK, BVA, VA, SVA, KFA
Ord.: Mo u. Fr 8–14, Di u. Do 14–18

1050 Wien

Allgemeinmedizin

Dr. Brinskele, Nikolaus
Laurenzgasse 6/13
Tel.: 01/544 44 26
Kassen: GKK, BVA, VA, SVA, KFA
Ord.: Mo 10–13, Di 16–20, Mi 10–12, Do 15–18, Fr 13–16

Dr. Ecker, Barbara
Wiedner Hauptstraße 95/1/7
Tel.: 01/544 41 10
Kassen: GKK, BVA, VA, SVA, SVB, KFA
Ord.: Mo 15–18, Di, Do 8–11, Mi–Fr 14.30–17.30

Dr. Kenyeres, Sabine
Schloßgasse 18 A/3
Tel.: 01/544 38 38
Keine Kassen
Ord.: nach Vereinbarung
Zusätzlich: Homöopathie

Dr. Schunder-Tatzber, Susanne
Schönbrunner Straße 42/9
Tel.: 0664/357 00 89
Keine Kassen
Ord.: nach Vereinbarung

Dr. Weitzer, Silvia
Einsiedlerplatz 7/3
Tel.: 01/545 10 06
Kassen: GKK, BVA, VA, SVA, SVB, KFA
Ord.: Mo, Mi 15–18, Di, Do 9–12, Fr 14–17

Psychiatrie/Neurologie

Dr. Baischer, Wolfgang
Margaretenstraße 110
Tel.: 01/545 11 66
Kassen: KFA
Ord.: nach Vereinbarung

1060 Wien

Allgemeinmedizin

Dr. Biach, Antoinette
Grabnergasse 11-13/1/9
Tel.: 01/597 71 00
Kassen: GKK, BVA, VA, SVA, SVB, KFA
Ord.: Mo 12–16.30, Di, Do 8.30–11, Mi 16–19, Fr 14–16.30

Dr. Guggi-Bartal, Andrea
Hofmühlgasse 6/10
Tel.: 01/585 38 38
Keine Kassen
Ord.: Mo u. Fr 10–12, Di u. Do 16–18, Mi 9–12 u. nach Vereinbarung

Dr. Hurch, Andrea Cornelia
Meravigliagasse 8
Tel.: 01/596 65 17
Kassen: GKK, BVA, VA, SVA, KFA
Ord.: Mo 10–14, Di, Fr 14–18, Mi 8–12, Do 16–20

Dr. Meng, Gustav Chao-Ning
Mollardgasse 5/6
Tel.: 01/586 89 00
Keine Kassen
Ord.: nach Vereinbarung
Zusätzlich: Manuelle Medizin

Dr. Pötsch, Albert
Otto Bauer-Gasse 15/10
Tel.: 01/596 43 11
Kassen: GKK, BVA, VA, SVA, SVB, KFA
Ord.: Mo 15–19, Di, Do 15–18, Mi 8–11, Fr 14–16

Dr. Six, Regina
Getreidemarkt 11/1/26
Tel.: 01/587 90 28
Keine Kassen
Ord.: nach Vereinbarung

Dr. Weiss, Günter
Rahlgasse 6/2
Tel.: 01/586 18 18
Keine Kassen
Ord.: nach Vereinbarung
Zusätzlich: Homöopathie

Chirurgie

Dr. Seitel, Andreas
Stumpergasse 14/15
Tel.: 0664/420 82 06
Keine Kassen
Ord.: Mo 16–18 nach Vereinbarung

Neurologie/Psychiatrie

Dr. Lubec, Doris
Fügergasse 5/1
Tel.: 01/596 84 81
Kassen: KFA
Ord.: Mo, Di, Do, Fr 15–20 nach Vereinbarung

Dr. Preindl, Alfred
Matrosengasse 5/1/5
Tel.: 0699/116 032 90
Keine Kassen
Ord.: nach Vereinbarung

1060 Wien

Orthopädie und orthopädische Chirurgie

Dr. Goria, Ornella
Mariahilfer Straße 105/1/16
Tel.: 01/595 55 22
Keine Kassen
Ord.: nach Vereinbarung
Zusätzlich: Manuelle Medizin

Physikalische Medizin

Dr. Hamerle-Reiter, Sonja
Getreidemarkt 11/ Top 26
Tel.: 0664/143 08 00
Keine Kassen
Ord.: nach Vereinbarung
Zusätzlich: Manuelle Medizin

Dr. Stengg, Bernhard
Mariahilferstraße 105/1/16
Tel.: 01/595 55 22
Keine Kassen
Ord.: nach Vereinbarung
Zusätzlich: Manuelle Medizin, Neuraltherapie

1070 Wien

Allgemeinmedizin

Dr. Bijak, Michaela M.
Lindengasse 37/5
Tel.: 01/524 36 76
Keine Kassen
Ord.: nach Vereinbarung

Dr. Flick, Reinhard Franz
Neustiftgasse 64/36
Tel.: 01/523 62 94
Keine Kassen
Ord.: nach Vereinbarung
Zusätzlich: Homöopathie

WIEN

AKUPUNKTUR

1070 Wien

Dr. Herzner, Andreas
Kaiserstraße 10
Tel.: 01/526 89 76
Keine Kassen
Ord.: nach Vereinbarung

Dr. Kolde, Karin
Bandgasse 20/4
Tel.: 01/523 65 56
Kassen: GKK, BVA, VA, SVA, KFA
Ord.: Mo, Mi 13–17, Di, Do 8–12, Fr 12–16

Dr. Mayer, Johann
Schottenfeldgasse 75 A/5
Tel.: 01/526 47 12
Keine Kassen
Ord.: nach Vereinbarung

Dr. Mosch-Kang, You-Song
Kaiserstraße 10
Tel.: 01/526 89 76
Keine Kassen
Ord.: nach Vereinbarung

Dr. Preschitz, Elisabeth
Lindengasse 27/7
Tel.: 01/524 48 97 oder 0663/087 847
Keine Kassen
Ord.: nach Vereinbarung

Dr. Priemer, Ingrid
Seidengasse 28
Tel.: 01/512 23 66
Keine Kassen
Ord.: nach Vereinbarung

Dr. Tratnig-Frankl, Christian
Neustiftgasse 54/2/23
Tel.: 01/526 859 0
Keine Kassen
Ord.: nach Vereinbarung

Dr. Wächter, Alexander
Mariahilfer Straße 74 B
Tel.: 01/524 97 57
Keine Kassen
Ord.: nach Vereinbarung

Lungenkrankheiten

Dr. Rubi, Elisabeth
Kaiserstraße 30/12
Tel.: 01/523 14 92
Kassen: GKK, BVA, VA, SVA, KFA
Ord.: Mo, Di, Do 15–18, Fr 9–11
nach Vereinbarung

Orthopädie und orthopädische Chirurgie

Dr. Bohmann, Friedrich
Apollogasse 26
Tel.: 01/523 14 80-0
Kassen: GKK, BVA, VA, SVA, KFA
Ord.: Mo u. Do 15–18, Di u. Mi 9–12 nach Vereinbarung

Physikalische Medizin

Dr. Grass, Susanne
Siebensterngasse 56
Tel.: 01/522 38 16
Kassen: GKK, BVA, VA, SVA, KFA
Ord.: Mo u. Fr 9–11, Di u. Do 15–18
u. nach Vereinbarung

Dr. Kappl-Donaubauer, Karin
Kaiserstraße 67/2/29
Keine Kassen
Ord.: nach Vereinbarung

1080 Wien

Allgemeinmedizin

Dr. Balogh, Judit Esther
Schlösselgasse 5/11
Tel.: 01/406 77 29-2
Keine Kassen
Ord.: nach Vereinbarung

Dr. Bauer, Waltraud
Lerchenfelder Straße 106
Tel.: 01/406 99 78
Kassen: GKK, BVA, VA, SVA, KFA
Ord.: Mo 9–12, Di, Mi, Fr 13–16, Do 15–18
u. nach Vereinbarung

Dr. Birkmayer, Monika
Breitenfelder Gasse 10/1
Tel.: 01/406 66 00
Keine Kassen
Ord.: nach Vereinbarung

Dr. Böck, Eva
Tulpengasse 5/2
Tel.: 01/408 06 44
Kassen: BVA, VA, SVA, KFA
Ord.: Mo 16–19, Di, Mi 13.30–16.30,
Do 9–12 u. nach Vereinbarung
Zusätzlich: Homöopathie

Dr. Hatzoglos, Erich
Alserstraße 37/17
Tel.: 01/408 48 66
Kassen: GKK, BVA, VA, SVA, KFA
Ord.: Mo–Fr 15–18, nach Vereinbarung

Dr. Ibrahim, Said
Lerchenfelder Gürtel 66/4
Tel.: 01/405 89 36 oder 01/405 55 30
Kassen: GKK, BVA, VA, SVA, KFA
Ord.: Mo, Mi, Fr 14.30–18.30, Di, Do 8–12

Dr. Keil, Ursula
Lederergasse 16/3
Tel.: 0664/415 01 99 oder 01/409 543 44
Keine Kassen
Ord.: nach Vereinbarung
Zusätzlich: Homöopathie

Dr. Laciny-Schraufstädter, Sonja
Albertgasse 39/5
tel.: 01/817 24 45
Keine Kassen
Ord.: nach Vereinbarung

Dr. Moritz, Maria
Maria Treu-Gasse 2/2 A
Tel.: 01/408 61 76 oder 0664/415 26 79
E-Mail: maria-moritz@chello.at
Web: www.drmariamoritz.com
Keine Kassen
Ord.: nach Vereinbarung
Zusätzlich: Osteopathie

Dr. Schmid, Markus
Stolzenthalergasse 20/7
Tel.: 0664/184 87 32
E-Mail: ordination@xpoint.at
Keine Kassen
Ord.: nach Vereinbarung

Dr. Steger, Andrea
Josefstädter Straße 9/2/30
Tel.: 01/409 04 28
Keine Kassen
Ord.: nach Vereinbarung

Dr. Stockinger-Kolbitsch, Klaudia
Lange Gasse 72
Tel.: 01/406 911 2
Keine Kassen
Ord.: nach Vereinbarung

Dr. Stürzlinger, Veronika
Maria Treu-Gasse 2/2a
Tel.: 01/402 637 5
Keine Kassen
Ord.: nach Vereinbarung

Dr. Tinhof, Silvia
Bennoplatz 2/17
Tel.: 01/409 653 1
Keine Kassen
Ord.: nach Vereinbarung
Zusätzlich: F.X. Mayr, TCM

Anästhesiologie und Intensivmedizin

Dr. Dworok-Szopa, Barbara
Schönborngasse 10/1
Tel.: 01/406 00 08
Kassen: KFA
Ord.: nach Vereinbarung

Frauenheilkunde und Geburtshilfe

Ao.Univ.-Prof. Dr. Kohlberger, Petra
Skodagasse 32
Tel.: 01/401 14-5701
Keine Kassen
Ord.: nach Vereinbarung

Dr. Krumpl-Ströher, Martha
Florianigasse 41/2/22
Tel.: 01/957 73 98
Keine Kassen
Ord.: nach Vereinbarung

Kinder- und Jugendheilkunde

Dr. Wagner, Ursula Ingrid
Piaristengasse 13
Tel.: 01/405 87 21
Keine Kassen
Ord.: nach Vereinbarung

Orthopädie und orthopädische Chirurgie

Dr. Berlin, Claus
Breitenfelder Gasse 17/10
Tel.: 01/409 29 75
Kassen: BVA, SVA, KFA
Ord.: nach Vereinbarung
Zusätzlich: Manuelle Medizin

Physikalische Medizin

Dr. Winkler, Doris
Kupkagasse 6/ Top 1
Tel.: 01/402 580 5 oder 01/403 31 84
Keine Kassen
Ord.: nach Vereinbarung
Zusätzlich: Osteopathie

1090 Wien

Allgemeinmedizin

Dr. Binder, Judith
Widerhofergasse 2/7
Tel.: 01/319 45 74
Keine Kassen
Ord.: nach Vereinbarung

Dr. Grün, Karin
Schwarzspanierstraße 18/11
Tel.: 01/406 96 25
Keine Kassen
Ord.: nach Vereinbarung

Dr. Horvat-Sablatnig, Anna
Hörlgasse 8/8
Tel.: 01/319 49 00 oder 0664/413 41 40
Keine Kassen
Ord.: nach Vereinbarung
Zusätzlich: F.X. Mayr

Dr. König, Alexandra
Wilhelm Exner-Gasse 23/3
Tel.: 01/317 83 12
Keine Kassen
Ord.: nach Vereinbarung

Dr. Rauch, Rudolf Christian
Währinger Straße 60
Tel.: 01/310 897 8
Keine Kassen
Ord.: nach Vereinbarung
Zusätzlich: Manuelle Medizin

Dr. Schiller, Norbert
Sechsschimmelgasse 24/1/8
Tel.: 01/317 52 25
Kassen: GKK, BVA, VA, SVA, KFA
Ord.: Mo, Mi, Fr 13.30–16.30, Di, Do 9–12,

Dr. Schwarz, Gregor
Nußdorfer Straße 61
Tel.: 01/310 027 70
Keine Kassen
Ord.: nach Vereinbarung

Dr. Steinegger, Ludwig
Sevitengasse 5
Tel.: 01/319 12 31
Kassen: GKK, BVA, VA, SVA, KFA
Ord.: Di u. Do 8.30–11.30, Mo, Mi, Fr 15.30–18.30,

Dr. Stockenreiter, Josef
Porzellangasse 41/5 A
Tel.: 01/408 60 25
Keine Kassen
Ord.: nach Vereinbarung

Dr. Stockert, Karin
Vereinsstiege 4/9
Tel.: 01/319 38 17
Keine Kassen
Ord.: Mo 15–18, Mi 9–12
u. nach Vereinbarung
Zusätzlich: Manuelle Medizin

Dr. Stracker-Jandl, Ilse
Beethovengasse 1/1/8
Tel.: 01/407 93 33
Kassen: GKK, BVA, VA, SVA, KFA
Ord.: Mo, Mi 9–12.30, Di, Do 14.30–18, Fr 15–16 u. nach Vereinbarung
Zusätzlich: Homöopathie

WIEN

AKUPUNKTUR

1090 Wien

Dr. Weiss, Almut
Grünentorgasse 10/3
Tel.: 01/319 721 2
Kassen: GKK, BVA, VA, SVA, SVB, KFA
Ord.: Mo, Di 9–12, Mi 16–19, Do, Fr 13–16

Dr. Wolkenstein, Evemarie
Sechsschimmelgasse 22/18
Tel.: 01/319 594 4
Keine Kassen
Ord.: nach Vereinbarung
Zusätzlich: Homöopathie

Frauenheilkunde und Geburtshilfe

Dr. Bartosch, Bernhard
Julius Tandler-Platz 8/17
Tel.: 01/310 18 77
Kassen: GKK, BVA, VA, SVA, KFA
Ord.: Mo u. Do 9–16, Di u. Mi 9–18

Ao. Univ.-Prof. Dr. Zeisler, Harald
Mariannengasse 14
Tel.: 01/401 80-7010
E-Mail: harald.zeisler@akh-wien.ac.at
Keine Kassen
Ord.: nach Vereinbarung

Hals-, Nasen-, Ohrenkrankheiten

Dr. Wolken-Kamieniecki, Andreas
Servitengasse 11
Tel.: 01/317 14 56
Kassen: GKK, BVA, VA, SVA, KFA
Ord.: Mo 13–16, Di u. Do 15–19

Zahn-, Mund- und Kieferheilkunde

Dr. Vetter-Scheidl, Birgit
Liechtensteinstraße 62/3
Tel.: 01/319 56 50
Keine Kassen
Ord.: nach Vereinbarung
Zusätzlich: Homöopathie

1100 Wien

Allgemeinmedizin

Dr. Ahmad, Omar
Ada Christen-Gasse 2/f/12
Tel.: 01/688 53 52
Kassen: GKK, BVA, VA, KFA
Ord.: Mo, Mi 14–19, Di, Do 8–12, Fr 12–16

Dr. Bohn-Rieder, Melitta
Quellenplatz 6/3
Tel.: 01/606 44 35 oder 0699/106 064 43
E-Mail: bohnrieder.melitta@1012surfnet
Keine Kassen
Ord.: nach Vereinbarung

Dr. Formanek, Irene
Fernkorngasse 39/3/23
Tel.: 01/606 39 60
Keine Kassen
Ord.: nach Vereinbarung

Dr. Fuchs, Sylvia
Dampfgasse 49
Tel.: 01/604 07 21
Keine Kassen
Ord.: nach Vereinbarung

Dr. Glüxam, Christian
Humpoldtplatz 10/2
Tel.: 01/602 29 93
Kassen: GKK, BVA, VA, SVA, KFA
Ord.: Mo 16–19, Di u. Do 9–12,
Mi u. Fr 14–17

Dr. Haider, Eduard
Randhartingergasse 3/13
Tel.: 01/641 87 70
Keine Kassen
Ord.: nach Vereinbarung

Dr. Hammer, Brigitte
Otto Probst-Straße 3/13
Tel.: 01/616 12 16-0
Keine Kassen
Ord.: nach Vereinbarung
Zusätzlich: Manuelle Medizin

Mag. Dr. Hoffmann, Karl
Franzosenweg 27
Tel.: 01/688 36 16
Kassen: GKK, BVA, VA, SVA, SVB, KFA
Ord.: Mo 14–17, Di 8–11, Mi 10–13,
Do 7–9, 18–20, Fr 14–16
Zusätzlich: Neuraltherapie

Dr. Kroboth-Svoboda, Karin
Oberlaaerstraße 200/3
Tel.: 01/804 15 95
E-Mail: kroboth@teleweb.at
Keine Kassen
Ord.: nach Vereinbarung

Dr. Landkammer, Maria
Sapphogasse 14/3
Tel.: 01/688 44 44 oder 01/688 72 00
Keine Kassen
Ord.: nach Vereinbarung

Dr. Martini, Herbert
Unt. Meidlingerstraße 10/11
Tel.: 01/604 24 52
Kassen: GKK, BVA, VA, SVA, KFA
Ord.: Mo, Mi 14–18, Di, Do 8–10.30,
Fr 14–16

Dr. Niesner, Andrea
Endlichergasse 2-4/1
Tel.: 01/688 31 40
Kassen: GKK, BVA, VA, SVA, KFA
Ord.: Mo 15–19, Di 13–17, Mi 8–11, Do 8–10,
Fr 13–16 u. nach Vereinbarung
Zusätzlich: F.X. Mayr

Dr. Pirker, Firmin Peter
Ahornhof 17/6
Tel.: 01/603 40 20
Kassen: GKK, BVA, VA, SVA, KFA
Ord.: Mo u. Mi 15–18, Di u. Do 9–12, Fr 13–16 u. nach Vereinbarung

Dr. Pohl-Kaiser, Ulrike
Stockholmer Platz 14/6
Tel.: 01/689 04 60
Kassen: GKK, BVA, VA, SVA, KFA
Ord.: Mo, Mi 9–14, Di 14–18, Do, Fr 13–16
Zusätzlich: Neuraltherapie

Dr. Prosl, Aime
Erlachgasse 95/4
Tel.: 02682/684 43
Keine Kassen
Ord.: nach Vereinbarung

Dr. Scherling-Gatterbauer, Eva
Laaer Berg-Straße 172/1/1/6
Tel.: 01/688 41 46
Kassen: GKK, BVA, VA, SVA, SVB, KFA
Ord.: Mo, Mi 8–12, Di 18–20, Do 8–10,
Fr 13–16

Dr. Sock, Renate
Alfred Stix-Platz 2/19
Tel.: 01/615 02 71
Keine Kassen
Ord.: nach Vereinbarung

Dr. Weidinger, Georg
Reumannplatz 19/28
Tel.: 01/971 77 40
Keine Kassen
Ord.: nach Vereinbarung

Dr. Zamani, Gerda
Viktor Adler-Platz 1/2/7
Tel.: 01/604 44 91
Keine Kassen
Ord.: nach Vereinbarung

Hals-, Nasen-, Ohrenkrankheiten

Dr. Pinzker, Hermann Gustav
Quellenstraße 126/3
Tel.: 01/600 44 90
Kassen: GKK, BVA, VA, SVA, KFA
Ord.: Mo, Do 9–12 u. 14–17, Di 13–18, Fr 9–12

Lungenkrankheiten

Dr. Hirsch, Helmut
Sahulkastraße 3-5/35/1 A
Tel.: 01/616 53 61 oder 01/615 48 80
Kassen: GKK, BVA, VA, SVA, SVB, KFA
Ord.: Di 14–17, Mi 15–16, Do 16–19, Fr 14–17 nach Vereinbarung

Orthopädie und orthopädische Chirurgie

Dr. Mittermayer, Florian
Laxenburger Straße-1-5/ii
Kassen: GKK, BVA, VA, SVA, KFA
Ord.: nach Vereinbarung
Zusätzlich: Manuelle Medizin

Strahlentherapie-Radioonkologie

Ao. Univ.-Prof. Dr. Schlappack, Otto
Keplergasse 9/1/13
Tel.: 01/607 33 91
Keine Kassen
Ord.: nach Vereinbarung

1110 Wien

Allgemeinmedizin

Dr. Auer, Ilse Maria
Simmeringer Hauptstraße 190-192/13/5
Tel.: 01/767 13 13
Kassen: GKK, BVA, VA, SVA, KFA
Ord.: Mo 15–18, Di, Mi 8.30–12, Do 16–19,
Fr 14–16

Dr. Ehrlich, Patrick
Rohrhofergasse 2-6/Stg 14
Tel.: 01/767 33 15
E-Mail: dr.patrick.ehrlich@teleweb.at
Kassen: GKK, BVA, VA, SVA, SVB, KFA
Ord.: nach Vereinbarung

Dr. Feigl, Waltraud
Neugebäudestraße 4
Tel.: 01/767 67 78
Keine Kassen
Ord.: nach Vereinbarung

Dr. Fichtl, Beata
Josef Haas-Straße 8/5/3
Tel.: 01/768 85 00
Keine Kassen
Ord.: nach Vereinbarung

Dr. Freyschlag, Thomas
Kopalgasse 55/11/1
Tel.: 01/749 31 81
Kassen: GKK, BVA, VA, SVA, KFA
Ord.: Mo u. Do 12–15, Di, Mi, Fr 12–16,

Dr. Schmidt, Roswitha
Delsenbachgasse 7-11/7/4
Tel.: 01/749 224 1
Keine Kassen
Ord.: nach Vereinbarung

1120 Wien

Allgemeinmedizin

Dr. Bayer, Herta
Wilhelmstraße 40-44
Tel.: 01/812 25 56
Keine Kassen
Ord.: nach Vereinbarung

Dr. Bernleitner, Hans
Meidlinger Hauptstraße 80/2/2
Tel.: 01/813 34 34
Keine Kassen
Ord.: nach Vereinbarung

Dr. Eichler, Wolfgang
Eichenstraße 50-52/2/1
Tel.: 01/813 09 88
Keine Kassen
Ord.: nach Vereinbarung
Zusätzlich: Homöopathie

Dr. Hartlieb, Clarissa A.
Meidlinger Hauptstraße 77/3
Tel.: 01/815 03 16
Keine Kassen
Ord.: nach Vereinbarung
Zusätzlich: Homöopathie

Dr. Müller, Gerhard
Hetzendorferstraße 137
Tel.: 01/802 76 89
Kassen: BVA, VA, SVA, KFA
Ord.: Mo, Mi, Fr 15–18

Dr. Sakl, Irma Maria
Grünbergstraße 9
Keine Kassen
Ord.: nach Vereinbarung
Zusätzlich: Manuelle Medizin, Neuraltherapie, F.X. Mayr, Homöopathie

Dr. Stelzer, Christian
Steinbauergasse 15/11-13
Tel.: 01/815 79 10
Kassen: GKK, BVA, VA, SVA, SVB, KFA
Ord.: Mo 14–18, Di u. Do 8–12, Mi 15–19, Fr 13.30–17

Dr. Vogel, Kaspar
Wilhelmstraße 40-44
Tel.: 01/812 25 56
Keine Kassen
Ord.: nach Vereinbarung

Dr. Weiss, Christine
Arndtstraße 64/1/4
Tel.: 01/817 58 66
Keine Kassen
Ord.: nach Vereinbarung

Augenheilkunde und Optometrie

Dr. Schediwy, Karin
Breitenfurter Straße 109
Tel.: 01/804 15 89
Kassen: BVA, VA, SVA, KFA
Ord.: Mo 14–17, Di, Do, Fr 9–12
nach Vereinbarung

Frauenheilkunde und Geburtshilfe

Dr. Karasegh, Sonja
Rauchgasse 23
Tel.: 01/810 45 45
Keine Kassen
Ord.: nach Vereinbarung

Physikalische Medizin

Dr. Auer, Sylvia
Meidlinger Hauptstraße 7-9/1/3
Tel.: 01/813 72 72
Kassen: GKK, BVA, VA, SVA, KFA
Ord.: nach Vereinbarung
Zusätzlich: Manuelle Medizin

1130 Wien

Allgemeinmedizin

Dr. Aschauer, Wilhelm Rudolf
Granichstaedtengasse 35
Tel.: 01/887 41 70
Keine Kassen
Ord.: nach Vereinbarung

Dr. Dörfler, Renate Maria
Lainzer Straße 151 A/2
Tel.: 01/804 80 33
Keine Kassen
Ord.: nach Vereinbarung

Dr. Hörmann, Renate
Auhofstraße 15 A/16
Tel.: 01/876 27 37
Keine Kassen
Ord.: nach Vereinbarung

Dr. Huber, Helmuth
Wattmanngasse 66/1/4
Tel.: 01/667 26 58
Kassen: GKK, BVA, VA, SVA, KFA
Ord.: Mo, Do 15–18, Di, Mi 8–11, Fr 13–16

Dr. Kastinger-Mayr, Christa
Wattmanngasse 14
Tel.: 01/876 48 48
Keine Kassen
Ord.: nach Vereinbarung
Zusätzlich: Homöopathie

Dr. König-Zalewski, Grazyna
Hietzinger Kai 199/5
Tel.: 01/879 47 45
Keine Kassen
Ord.: nach Vereinbarung

Dr. Logar-Holzer, Marion
Altgasse 20/14
Tel.: 01/879 79 88
E-Mail: m.logar@innonet.at
Keine Kassen
Ord.: Mo 8–13, Di 11–16, Do 8–13, Fr 8–13 u. 16–18, Sa 8–11 u. nach Vereinbarung

Dr. Macke, Veit
Hietzinger Hauptstraße 34 B/2
Tel.: 01/877 16 30
Keine Kassen
Ord.: nach Vereinbarung

Dr. Maurer, Norbert
Kupelwiesergasse 16/2/3

WIEN

AKUPUNKTUR

1130 Wien

Tel.: 01/877 30 01
Keine Kassen
Ord.: Mo–Fr 8.30–11.30

Dr. Mayer, Ingrid
Speisinger Straße 113b/3
Tel.: 01/804 84 95
Keine Kassen
Ord.: nach Vereinbarung
Zusätzlich: Manuelle Medizin

Dr. Mayerhofer, Gertrude
Hetzendorfer Straße 175-187/6
Tel.: 01/804 00 77
Kassen: GKK, BVA, VA, SVA, SVB, KFA
Ord.: Mo 14–17, Di u. Do 8.30–11.30,
Mi u. Fr 13–16 u. nach Vereinbarung

Dr. Rustler, Ursula
Hietzinger Hauptstraße 61a
Tel.: 01/879 25 52-0
Keine Kassen
Ord.: nach Vereinbarung

Dr. Seitschek, Margot
Frimbergergasse 6-8
Tel.: 01/879 38 36
Keine Kassen
Ord.: nach Vereinbarung

Dr. Spona, Ingrid
Adolfstorgasse 11
Tel.: 01/876 23 95
Keine Kassen
Ord.: nach Vereinbarung
Zusätzlich: Homöopathie

Dr. Strohmaier, Gerhard
Hochheimgasse 26/1/3
Tel.: 01/804 22 66-0 oder 01/804 90 03
Kassen: GKK, BVA, VA, SVA, KFA
Ord.: nach Vereinbarung
Zusätzlich: Manuelle Medizin

Dr. Walter, Michaela
Elßlergasse 20
Tel.: 01/876 90 60
Keine Kassen
Ord.: nach Vereinbarung

Dr. Wernhart, Ingrid
Rohrbacherstraße 17-19/1/5
Tel.: 01/877 58 58
Kassen: GKK, BVA, VA, SVA, KFA
Ord.: Mo, Mi, Do 8–11, Di 17–20, Fr 15–18

Dr. Zecha, Wolf-Dieter
Schweizertalstraße 8-10/2/2
Tel.: 01/876 60 70
E-Mail: dr.zecha@eunet.at
Kassen: GKK, BVA, VA, SVA, KFA
Ord.: Mo, Mi 15–18, Di, Do 8–11, Fr 13–16
Zusätzlich: Neuraltherapie

Dr. Zenz, Bettina
Speisinger Straße 11
Tel.: 0664/452 22 11
Keine Kassen
Ord.: nach Vereinbarung

Augenheilkunde und Optometrie

Dr. Ittner, Marina
Geylinggasse 27
Tel.: 01/877 69 62
Kassen: GKK, BVA, VA, SVA, SVB, KFA
Ord.: Mo 9–12, 13.30–16, Di 9–12, 12.30–13.30, 16–18, Mi 11–12, Do 8–8.30, 15–18 u. nach Vereinbarung

Frauenheilkunde und Geburtshilfe

Dr. Macho, Christian
Hietzinger Hauptstraße 85
Tel.: 01/877 41 20-0
Kassen: GKK, BVA, VA, SVA, SVB, KFA
Ord.: Mo, Mi 15–18, Di 15–17, Fr 10–12
nach Vereinbarung

Dr. Quittan-Kristof, Gabriele
Fehlingergasse 24
Tel.: 01/804 18 60
Kassen: BVA, VA, SVA, KFA
Ord.: Mo u. Mi 14–19, Di u. Do 8–11 nach Vereinbarung

Dr. Rohrbacher, Anita Ingeborg
Neue Welt-Gasse 19
Tel.: 01/879 56 85
Kassen: KFA
Ord.: nach Vereinbarung

Hals-, Nasen-, Ohrenkrankheiten

Ao. Univ.-Prof. Dr. Grasl, Matthäus Christoph
Klitschgasse 34
Tel.: 01/802 99 43 oder 0663/911 71 29
Kassen: BVA, KFA
Ord.: Mo, Di, Do, Fr 16.30–19
nach Vereinbarung

Neurologie/Psychiatrie

Dr. Faltl, Margit
Kupelwiesergasse 15/5
Tel.: 01/877 94 44
Keine Kassen
Ord.: nach Vereinbarung

Physikalische Medizin

Dr. Schwestka, Gerhard
Neue Welt-Gasse 19/4
Tel.: 01/879 24 12
Keine Kassen
Ord.: nach Vereinbarung
Zusätzlich: Manuelle Medizin, Osteopathie

1140 Wien

Allgemeinmedizin

Dr. Aumair, Andrea Hanna
Hauptstraße 73
Tel.: 01/979 80 30
Keine Kassen
Ord.: nach Vereinbarung

Dr. Junick, Silvia
Cumberlandstraße 113/1
Tel.: 01/895 91 45
Kassen: GKK, BVA, VA, SVA, KFA
Ord.: Mo 7–11, Di u. Do 8–11, Mi 13–19, Fr 12–16

Dr. Larcher, Elisabeth Anna
Hadikgasse 14/2
Tel.: 01/894 49 05
Keine Kassen
Ord.: nach Vereinbarung

Dr. Mayer-Fally, Erich Johannes
Matznergasse 8/1
Tel.: 0699/182 318 22
Keine Kassen
Ord.: nach Vereinbarung

Dr. Obitsch, Klaus
Hadikgasse 154/3
Tel.: 01/894 12 88
Keine Kassen
Ord.: nach Vereinbarung
Zusätzlich: Manuelle Medizin

Dr. Pertiller, Maria
Lützowgasse 8/4/3
Tel.: 01/416 54 56
Keine Kassen
Ord.: nach Vereinbarung
Zusätzlich: Homöopathie

Dr. Rabl, Ulrike
Kuefsteingasse 33
Tel.: 01/985 13 94

Kassen: GKK, BVA, VA, SVA, KFA
Ord.: Mo 13–17, Di 8.30–12, Mi 8.30–12, 15–17, Do 8.30–12, Fr 12.30–16

DDr. Schoitsch, Silvia M.
Linzer Straße 285-287/2/3
Tel.: 01/914 99 62
Keine Kassen
Ord.: nach Vereinbarung
Zusätzlich: Homöopathie

Dr. Schulz, Andrea Charlott
Hernstorferstraße 22/21/5
Tel.: 01/914 14 88
E-Mail: 10653.2035@compuserve.com
Kassen: GKK, BVA, VA, SVA, KFA
Ord.: Mo 14–17, Di u. Do 9–12, Mi 14–18, Fr 14–16 u. nach Vereinbarung

Dr. Stiegler, Reinhard
Achtundvierzigerplatz 31
Tel.: 01/914 31 99
Kassen: GKK, BVA, VA, SVA, SVB, KFA
Ord.: Mo, Di, Do 15–18, Mi, Fr 10.30–13.30 nach Vereinbarung

Dr. Tomandl, Wolfgang
Hadikgasse 154/3
Tel.: 01/894 12 88
Keine Kassen
Ord.: nach Vereinbarung
Zusätzlich: Manuelle Medizin

Dr. Waldschütz, Josef M.
Linzer Straße 208-212/1/2
Tel.: 01/914 22 34
Kassen: GKK, BVA, VA, SVA, SVB, KFA
Ord.: nach Vereinbarung

Dr. Zeininger, Nikolaus
Hadikgasse 162/7
Tel.: 01/894 63 01
Keine Kassen
Ord.: nach Vereinbarung
Zusätzlich: Manuelle Medizin, TCM

Frauenheilkunde und Geburtshilfe

Dr. Romig, Sibylle
Zehetnergasse 30
Tel.: 01/914 21 49
Kassen: GKK, BVA, VA, SVA, KFA
Ord.: nach Vereinbarung

Hals-, Nasen-, Ohrenkrankheiten

Dr. Zimmermann, Anna Andrea
Hütteldorfer Straße 353
Tel.: 01/911 14 04
Kassen: GKK, BVA, VA, SVA, KFA
Ord.: Mo 8–11, Di 18–20, Do 13–16, Fr 8–11 u. nach Vereinbarung

Kinder- und Jugendheilkunde

Dr. Gröhs, Barbara
Linzerstraße 434-436/II/2
Tel.: 01/577 27 66
Kassen: KFA
Ord.: Mo 12–15, Di 10–13, Mi 16–19, Fr 11–14 u. nach Vereinbarung

Neurologie/Psychiatrie

Dr. Donner, Katalin Andrea
Diesterweggasse 13
Tel.: 01/894 61 58
Kassen: GKK, BVA, VA, SVA, KFA
Ord.: Mo, Do 8–13, Di, Mi 14–19 nach Vereinbarung

Physikalische Medizin

Dr. Wiederer, Christian
Matzingerstraße 11/3/13
Tel.: 0664/511 49 02
Keine Kassen
Ord.: nach Vereinbarung
Zusätzlich: Manuelle Medizin

Dr. Zeininger, Elisabeth
Hadikgasse 162/7
Tel.: 01/894 63 01 oder 01/892 46 04
Keine Kassen
Ord.: nach Vereinbarung
Zusätzlich: F.X. Mayr, TCM

Zahn-, Mund- und Kieferheilkunde

Dr. Treven, Reiner
Linzer Straße 48/6
Tel.: 01/786 37 00
E-Mail: karies1@a1plus.at
Kassen: GKK, BVA, VA, SVA, KFA
Ord.: nach Vereinbarung

1150 Wien

Allgemeinmedizin

Dr. Denk, Anna
Krebsengartengasse 3-5/2/2
Tel.: 01/982 62 00
Keine Kassen
Ord.: nach Vereinbarung
Zusätzlich: Homöopathie

Dr. Domej, Maximilian
Mariahilfer Straße 147/1/6
Tel.: 01/892 60 90
Kassen: GKK, BVA, VA, SVA, KFA
Ord.: Mo, Mi 8–11, Di, Do 14–19, Fr 13–16 u. nach Vereinbarung

1150 Wien

Dr. Fitzinger, Leo
Kardinal-Rauscher-Pl 4
Tel.: 01/982 35 62
Kassen: BVA
Ord.: nach Vereinbarung

Dr. Gartner-Stary, Edith
Märzstraße 99/1/18-21
Tel.: 01/982 51 01
E-Mail: e.gartner-stary@innonet.at
Kassen: GKK, BVA, VA, SVA, SVB, KFA
Ord.: nach Vereinbarung

Dr. Gusenbauer, Ursula
Grimmgasse 31
Tel.: 01/897 251 7
Keine Kassen
Ord.: nach Vereinbarung

Dr. Heinisch, Fidelia
Jadengasse 12/32
Tel.: 01/985 17 86
Keine Kassen
Ord.: nach Vereinbarung

Dr. Jungnikl, Annaluise
Possingergasse 29/3
Tel.: 01/983 48 59
Kassen: GKK, BVA, VA, SVA, SVB, KFA
Ord.: Mo u. Mi 9–12, Di u. Do 15–18, Fr 14–17

Dr. Kaynar, Ata Eyüp
Mariahilferstraße 189/12
Tel.: 01/895 96 34 oder 0676/304 32 01
Keine Kassen
Ord.: nach Vereinbarung

Dr. Malekzadeh-Berger, Gabriele
Ölweingasse 35/4-5
Tel.: 01/893 68 93
Kassen: GKK, BVA, VA, SVA, KFA
Ord.: Mo–Fr 8.30–12.30, Mo u. Mi 15–19, Fr 15–17

Dr. Moussoulides, Sakis
Anschützgasse 15/a 1/6
Tel.: 01/893 00 89
Kassen: GKK, BVA, VA, SVA, SVB, KFA

1150 Wien

Ord.: Mo, Mi, Fr 8–11, Di, Do 14–18, Fr 15–16 nach Vereinbarung

Dr. Rauschmeier, Michaela
Schweglerstraße 24
Tel.: 01/982 31 92
E-Mail: m.rauschmeier@kabsi.at
Keine Kassen
Ord.: nach Vereinbarung

Dr. Schwarz, Werner
Hütteldorfer Straße 81 A/1/3
Tel.: 01/982 23 40
Kassen: GKK, BVA, VA, SVA, KFA
Ord.: nach Vereinbarung
Zusätzlich: Manuelle Medizin

Frauenheilkunde und Geburtshilfe

Ao. Univ.-Prof. Dr. Kucera-Sliutz, Elisabeth
Johnstraße 30/6
Tel.: 01/786 62 65
Keine Kassen
Ord.: nach Vereinbarung

Innere Medizin

Dr. Ohnutek, Irene
Dadlergasse 20-22/2/1/5
Tel.: 01/893 91 91
Keine Kassen
Ord.: nach Vereinbarung
Zusätzlich: F.X. Mayr

Orthopädie und orthopädische Chirurgie

Dr. Kippes, Gerda
Talgasse 11
Tel.: 01/892 93 94
Kassen: GKK, BVA, VA, SVA, KFA
Ord.: nach Vereinbarung
Zusätzlich: Manuelle Medizin

1160 Wien

Allgemeinmedizin

Dr. Baustädter, Doris Verena
Hasnerstraße 29/7–9
Tel.: 01/495 82 80
Keine Kassen
Ord.: nach Vereinbarung

Dr. Fusillo-Henkel, Anna Teresa
Hasnerstraße 29/7–9
Tel.: 01/494 14 64
E-Mail: Fusillo-Henkel.t@chello.at
Keine Kassen
Ord.: nach Vereinbarung
Zusätzlich: TCM

Dr. Haller, Bernadette
Hasnerstrasse 29/7–9
Tel.: 01/495 82 79 oder 01/495 82 79-19
Keine Kassen
Ord.: nach Vereinbarung
Zusätzlich: Homöopathie

Dr. Hammer, Christine
Wattgasse 26/3/2
Tel.: 01/486 63 25
Kassen: GKK, BVA, VA, SVA, KFA
Ord.: Mo, Mi 8–12, Di 14–18, Do 16–20, Fr 13–17

Dr. Huber, Alice
Ottakringer Straße 138
Tel.: 01/481 56 33
Keine Kassen
Ord.: Mo, Mi, Do 16–19
u. nach Vereinbarung

Dr. Pauliny, Brigitte
Michalekgasse 2/7/3
Tel.: 01/914 33 31
Kassen: GKK, BVA, VA, SVA, KFA
Ord.: nach Vereinbarung
Zusätzlich: Homöopathie

Dr. Saadat, Mehdi
Panikengasse 12-16/2
Tel.: 01/492 41 64
Kassen: GKK, BVA, VA, SVA, KFA
Ord.: Mo 14–17, Di 13.30–16.30, Mi 9–12, Do 14.30–17.30, Fr 13–16

Dr. Sladek, Thomas
Degengasse 34-38/3/2
Tel.: 01/486 66 50
Kassen: GKK, BVA, VA, SVA, KFA
Ord.: Mo 8.30–12, Di, Mi, Do 14.30–18, Fr 13–16

Anästhesiologie und Intensivmedizin

Dr. Fliedl, Waltraud
Lindauergasse 27/1
Tel.: 01/480 26 03
Keine Kassen
Ord.: nach Vereinbarung

Physikalische Medizin

Dr. Biber, Brigitte
Degengasse 70
Tel.: 01/480 16 85 oder 0664/355 00 61
Keine Kassen
Ord.: nach Vereinbarung
Zusätzlich: Manuelle Medizin

Univ.-Doz. Dr. Petschnig, Renate
Kendlerstraße 41
Tel.: 01/786 31 38
Keine Kassen
Ord.: nach Vereinbarung

Urologie

Dr. Inaie, Walid
Erdbrustgasse 1/1
Tel.: 01/484 26 09
Keine Kassen
Ord.: nach Vereinbarung

1170 Wien

Allgemeinmedizin

Dr. Atteneder-Tischler, Verena
Neuwaldegger Straße 50/1/4
Tel.: 01/485 84 36 oder 01/485 81 28
Kassen: GKK, BVA, VA, SVA, KFA
Ord.: Mo u. Mi 14–18, Di u. Do 8–12.30, Fr 13.30–16.30 u. nach Vereinbarung

Dr. Badelt, Felix
Lascygasse 20/1/7
Tel.: 01/486 23 80
Kassen: GKK, BVA, VA, SVA, SVB, KFA
Ord.: Mo 8.30–12.30, Di 8.30–11.30, Mi, Do 15.30–18.30, Fr 15.30–17.30
Zusätzlich: Homöopathie

Dr. Lion, Kristina
Rötzergasse 37
Tel.: 01/486 22 86-0
Kassen: GKK, BVA, VA, SVA, KFA
Ord.: Mo 14–17, Di 9–12, Mi 15–18, Do 9–12, Fr 13–16 u. nach Vereinbarung

Dr. Mikulits, Christiane
Alszeile 125/1/6
Tel.: 0664/274 700 0
E-Mail: mikulits@hotmail.com
Keine Kassen
Ord.: Mo 18–20, Mi 16–18, Fr 12–14
u. nach Vereinbarung

Dr. Rumpf, Marianne
Hernalser Hauptstraße 192/1
Tel.: 01/485 59 71
Kassen: GKK, BVA, VA, SVA, KFA

Ord.: Mo u. Di 9–12, Mi 16–19,
Do u. Fr 15–18

Dr. Schweizer, Wolfgang
Ortliebgasse 35-37/2/3
Tel.: 01/485 99 73 oder 0663/910 81 62
Kassen: GKK, BVA, VA, SVA, KFA
Ord.: Mo 14–17, Di u. Do 9–12, Mi 15–18,
Fr 13–16 nach Vereinbarung

Dr. Simon, Claudia
Luchtengasse 1/2
Tel.: 01/480 45 69
Keine Kassen
Ord.: Mo u. Do 15–19 nach Vereinbarung
Zusätzlich: F.X. Mayr

Dr. Zawodsky, Stefan
Clemens Hofbauer-Platz 5/3
Tel.: 01/489 576 6 oder 01/489 57 66
E-Mail: ordination@zawodsky.com
Kassen: KFA
Ord.: nach Vereinbarung

Frauenheilkunde und Geburtshilfe

Dr. Birngruber-Böhm, Helga
Hernalser Hauptstraße 116
Tel.: 01/486 21 42
Kassen: GKK, BVA, VA, SVA, KFA
Ord.: nach Vereinbarung

Neurologie/Psychiatrie

Prof. Dr. Meng, Alexander
Frauenfelderstraße 8/1
Tel.: 01/486 12 77
E-Mail: alexander.meng@akupunktur.at
Keine Kassen
Ord.: Di, Do 15–18

Zahn-, Mund- und Kieferheilkunde

Dr. Kainz, Erich
Leopold Ernst-Gasse 21/4
Tel.: 01/405 21 20
Kassen: GKK, BVA, VA, SVA, KFA
Ord.: nach Vereinbarung

DDr. Kurtisch, Michael
Hernalser Gürtel 43
Tel.: 01/405 23 45-0
Kassen: GKK, BVA, VA, SVA, SVB, KFA
Ord.: Mo 14–17, Di–Do 9–13
u. nach Vereinbarung

Psychiatrie/Neurologie

Dr. Klier, Claudia
Hernalser Hauptstraße 15/1/6
Tel.: 0699/101 033 44
E-Mail: c.klier@netway.at
Keine Kassen
Ord.: nach Vereinbarung

1180 Wien

Allgemeinmedizin

Dr. Bartsch, Peter
Paulinengasse 9
Tel.: 01/470 39 52-0
Kassen: GKK, BVA, VA, SVA, KFA
Ord.: Mo, Mi, Fr 8–11, Di, Do 15–18
u. nach Vereinbarung

Dr. Böck, Martha
Staudgasse 7/1
Tel.: 01/406 57 15
Keine Kassen
Ord.: nach Vereinbarung
Zusätzlich: Manuelle Medizin

Dr. Glorion-Fellenz, Eva
Gentzgasse 15
Tel.: 01/470 70 73
Keine Kassen
Ord.: nach Vereinbarung

Dr. Greiner, Thomas
Abt Karl-Gasse 22/2/3
Tel.: 01/522 39 02
E-Mail: greiner.thomas@gmx.net
Keine Kassen
Ord.: nach Vereinbarung

Dr. Hoffmann-Dorninger, Renate
Anton-Frank-Gasse 8/3
Tel.: 01/479 66 63
E-Mail: r.hoffmann@magnet.at
Kassen: GKK, BVA, VA, SVA, KFA
Ord.: Mo 8.30–12, Di 15–18, Mi 9–11.30,
Do 17–20 Fr 14–17 u. nach Vereinbarung
Zusätzlich: Manuelle Medizin

Dr. Kernbauer, Wolfgang
Anton Frank-Gasse 3/19
Tel.: 01/470 22 99 oder 01/478 04 56
Keine Kassen
Ord.: nach Vereinbarung

Dr. Kubik, Brigitte M.
Herbeckstraße 75/5/3
Tel.: 01/479 44 02
Kassen: GKK, BVA, VA, SVA, KFA
Ord.: Mo u. Do 8.30–12, Di 14–17,
Mi 16–19, Fr 14–16

Dr. Natiesta, Susanne
Schulgasse 16/3
Tel.: 01/408 84 00
Keine Kassen
Ord.: nach Vereinbarung

Dr. Nolz, Suso Alexander
Herbeckstraße 94/2
Tel.: 01/478 81 08
Keine Kassen
Ord.: nach Vereinbarung
Zusätzlich: Osteopathie

Dr. Norden-Wainig, Elise
Hans Sachsgasse 29
Tel.: 01/408 78 15
Kassen: GKK, BVA, VA, SVA, KFA
Ord.: Mo 16–18.30, Di, Mi, Do 8–11.30,
Fr 15–17

Dr. Papst, Arne Georg Heim
Währinger Straße 138/13
Tel.: 01/403 141 1
Kassen: GKK, BVA, VA, SVA, KFA
Ord.: Mo 7.30–10, 15–18, Di 15–18,
Mi 8–11, Do 16–19, Fr 14–17

Dr. Peschke, Tanja Romana
Währinger Straße 145
Tel.: 0699/100 628 72
Keine Kassen
Ord.: nach Vereinbarung
Zusätzlich: F.X. Mayr

Dr. Riz-Bohdal, Eva Maria
Scheidlstraße 41
Tel.: 01/479 22 05-0
Kassen: GKK, BVA, VA, SVA, KFA
Ord.: Mo, Di 14–18, Mi, Do, Fr 8–11.30
u. Do 17.30–19

Dr. Schachinger, Lucia
Gentzgasse 6
Tel.: 0676/526 27 97
Keine Kassen
Ord.: nach Vereinbarung
Zusätzlich: Homöopathie

Dr. Schiefert, Cornelia
Thimiggasse 39
Tel.: 01/479 27 72
Keine Kassen
Ord.: nach Vereinbarung

Dr. Schleining, Günther
Weitlofgasse 20/7
Tel.: 01/478 32 87

WIEN

AKUPUNKTUR

1180 Wien

Kassen: GKK, BVA, VA, SVA, KFA
Ord.: nach Vereinbarung

Anästhesiologie und Intensivmedizin

Dr. Prohaska, Wilhelmine
Gymnasiumstraße 3
Tel.: 01/479 54 48-0
Keine Kassen
Ord.: Mo u. Do 15–18
u. nach Vereinbarung

Dr. Wimmer, Peter
Hans Sachs-Gasse 29
Tel.: 01/408 78 15
Keine Kassen
Ord.: Mi 16–18 nach Vereinbarung
Zusätzlich: Manuelle Medizin

Hals-, Nasen-, Ohrenkrankheiten

Dr. Sesztak, Wolfgang
Währinger Straße 89
Tel.: 01/409 79 88
Kassen: GKK, BVA, VA, SVA, KFA
Ord.: Mo, Do 10–13 u. 15–18, Di, Mi 15–19
nach Vereinbarung

Innere Medizin

Univ.-Doz. Dr. Hammer, Johann
Hans Sachs-Gasse 16
Tel.: 01/403 87 17
Keine Kassen
Ord.: nach Vereinbarung

Dr. Pober, Michael
Michaelerstraße 24/2
Tel.: 01/367 45 69 oder 0664/261 34 61
E-Mail:
michael.pober@1me.wil.magwien.
Kassen: KFA
Ord.: nach Vereinbarung

Dr. Supper, Volker Gerhard
Schalkgasse 2/9
Tel.: 01/478 53 06
Keine Kassen
Ord.: nach Vereinbarung

Kinder- und Jugendheilkunde

Dr. Messner-Seitz, Liselotte
Weimarer Straße 43
Tel.: 01/470 20 20-0 oder 01/470 88 45
E-Mail: tacitus@ping.at
Kassen: GKK, BVA, VA, SVA, KFA
Ord.: Mo u. Do 15–18, Mi u. Fr 9–11
nach Vereinbarung

Neurologie/Psychiatrie

Dr. Marschall, Ingrid
Semperstraße 18 A
Tel.: 01/470 11 11
Kassen: GKK, KFA
Ord.: Mo 14–18, Di 9–15, Mi 12–18,
Do 9–13 u. nach Vereinbarung

Physikalische Medizin

Dr. Wassipaul, Sylvia
Teschnergasse 35
Tel.: 01/713 71 18
Keine Kassen
Ord.: nach Vereinbarung
Zusätzlich: Manuelle Medizin

Zahn-, Mund- und Kieferheilkunde

Dr. Weicht, Elisabeth
Schulgasse 22
Tel.: 01/406 43 19
Kassen: GKK, BVA, VA, SVA, SVB, KFA
Ord.: Mo, Mi 14–17, Di, Do 9–11 nach Vereinbarung

1190 Wien

Allgemeinmedizin

Dr. Scharf-Hofner, Eva
Hartäckerstraße 38
Tel.: 0676/501 07 31
E-Mail: dr.scharf@aon.at
Keine Kassen
Ord.: nach Vereinbarung
Zusätzlich: Manuelle Medizin

Dr. Schweizer-Vak, Christiane
Friedlgasse 61/7
Tel.: 01/320 72 82
Kassen: GKK, BVA, VA, SVA, KFA
Ord.: Mo, Do 9–12, Mi 9–12, Di u. Fr 14–17

Dr. Greiner, Claudia
Sieveringer Straße 52/4
Tel.: 01/320 66 70
Keine Kassen
Ord.: nach Vereinbarung

Dr. Karimi, Morad
Döblinger Hauptstraße 79/11
Tel.: 0676/320 72 26
Keine Kassen
Ord.: nach Vereinbarung

Dr. Königswieser, Veronika
Döblinger Hauptstraße 79
Tel.: 01/367 45 70
E-Mail: vkoe@via.at
Keine Kassen
Ord.: nach Vereinbarung

Dr. Kraus, Ingrid
Felix Dahn-Straße 39
Tel.: 01/470 91 09 oder 01/211 35-26028
E-Mail: Ingrid.Kraus@gmx.at
Keine Kassen
Ord.: Mo 18–20, Do 9–11
Zusätzlich: Manuelle Medizin, TCM

Dr. Mikhail, Margarete
Döblinger Hauptstraße 87/2
Tel.: 01/368 77 43
E-Mail: info@alternativmedizin.com
Keine Kassen
Ord.: nach Vereinbarung

Dr. Pfisterer, Elisabeth
Weimarer Straße 106 A
Tel.: 01/368 616 4
Keine Kassen
Ord.: nach Vereinbarung

Dr. Pleyer, Walter
Neustiftam Walde 71/2/2
Tel.: 01/440 38 38 oder 0664/340 18 48
Kassen: GKK, BVA, VA, SVA, KFA
Ord.: Mo–Mi 16–19, Do 9–12, Fr 15–18

Dr. Ryder, Regine
Billrothstraße 50
Tel.: 0664/136 69 37
E-Mail: e-mail:
acupointryder@yahoo.com
Keine Kassen
Ord.: nach Vereinbarung

Anästhesiologie und Intensivmedizin

Dr. Pillat, Claudia
Billrothstraße 31/15
Tel.: 01/367 14 50
Keine Kassen
Ord.: nach Vereinbarung

Dr. Sulzgruber, Stefanie
Zahnradbahnstraße 8
Tel.: 01/370 44 53-12
Keine Kassen

Ord.: nach Vereinbarung
Zusätzlich: F.X. Mayr

Lungenkrankheiten

Dr. Gitsch, Gabriele
Hasenauerstraße 18
Tel.: 01/368 34 01
Keine Kassen
Ord.: nach Vereinbarung

Dr. Zehetner, Elisabeth
Döblinger Hauptstraße 1
Tel.: 01/369 68 99
Kassen: GKK, BVA, VA, SVA, KFA
Ord.: Mo–Fr 16–18 nach Vereinbarung

Orthopädie und orthopädische Chirurgie

Dr. Moser, Michael
Silbergasse 38
Tel.: 0664/401 75 76
Keine Kassen
Ord.: nach Vereinbarung

Dr. Riedl, Karl Michael
Friedlgasse 63/6
Tel.: 01/328 24 15-0
Kassen: GKK, BVA, VA, SVA, KFA
Ord.: nach Vereinbarung
Zusätzlich: Manuelle Medizin

Unfallchirurgie

Dr. Baradar, Mohammad
Barawitzkagasse 27/2/29
Tel.: 01/368 73 99
Keine Kassen
Ord.: nach Vereinbarung

1200 Wien

Allgemeinmedizin

Dr. Alimohammadi, Mehdi
Erzherzog Karl-Straße 84/1/4
Tel.: 01/202 58 88
Kassen: GKK, BVA, VA, SVA, SVB, KFA
Ord.: Mo 8–11 u. 15.30–18.30, Di u. Do 15.30–18.30, Mi 8–11, Fr 14–17

DDr. Bacowsky, Helmut
Sachsenplatz 9/30
Tel.: 01/330 85 62
Keine Kassen
Ord.: nach Vereinbarung

Dr. Grundschober, Wolfgang
Gaulhofergasse 4
Tel.: 01/330 03 03
Kassen: GKK, BVA, VA, SVA, SVB, KFA
Ord.: Mo, Mi 14–18, Di, Do 9–11.30, Fr 14–16 nach Vereinbarung

Dr. Kitzler, Gerhard
Engerthstraße 43-57/11/1
Tel.: 01/330 31 61
Kassen: GKK, BVA, VA, SVA, KFA
Ord.: Mo 10–12, 15–17, Di 9–13, Mi 15–19, Do 9–13, Fr 14–18 nach Vereinbarung

Dr. Pfau, Monika
Dresdnerstraße. 51/1/4
Tel.: 01/330 95 66
Kassen: GKK, BVA, VA, SVA, SVB, KFA
Ord.: Mo 14–18, Di 16–19, Mi, Do 9–12, Fr 14–16

Dr. Sedmik, Ewald
Kapaunplatz 7/22
Tel.: 01/332 44 16
Kassen: GKK, BVA, VA, SVA, KFA
Ord.: Mo u. Do 14–17, Di 15–19, Mi 11–14, Fr 14–16

Mag. Dr. Spira, Andrea
Forsthausgasse 16-20/8/1
Tel.: 01/333 13 10
E-Mail:
ordination.spira@telewe.at
Kassen: GKK, BVA, VA, SVA, SVB, KFA
Ord.: Mo–Mi 16–20, Do u. Fr 7–10, Fr 17–19, Fr 17–19 nach Vereinbarung

Dr. Trautinger, Ingeborg
Dietmayrgasse 1/2/4
Tel.: 01/330 70 10
Keine Kassen
Ord.: nach Vereinbarung

Dr. Urschitz, Martin
Forsthausgasse 16-20/3
Tel.: 01/330 60 90
E-Mail: urschitz.m@teleweb.at
Kassen: BVA, VA, SVA, KFA
Ord.: nach Vereinbarung

Kinder- und Jugendheilkunde

Dr. Darwish, Magdy
Allerheiligenplatz 12
Tel.: 01/330 45 84
Kassen: GKK, BVA, VA, SVA, KFA
Ord.: Mo, Mi, Fr 10–14, Di, Do 14–18 nach Vereinbarung

Neurologie/Psychiatrie

Dr. Loiskandl, Rosa
Ospelgasse 4/5
Tel.: 01/330 84 84
Kassen: GKK, BVA, VA, SVA, KFA
Ord.: nach Vereinbarung

Physikalische Medizin

Dr. Seifi, Naser
Adalbert Stifter-Straße 24/17

Tel.: 0676/525 47 52
E-Mail: drseifi@compuserve.com
Keine Kassen
Ord.: nach Vereinbarung

1210 Wien

Allgemeinmedizin

Dr. Gangl, Heide Marie
Oswald-Redlich-Straße 25/5
Keine Kassen
Ord.: nach Vereinbarung

Dr. Kainberger, Herbert
Jedlersdorfer Straße 314/3/1
Tel.: 01/290 98 55
Kassen: GKK, BVA, VA, SVA, KFA
Ord.: Mo 9–10.30 u. 17–19, Di u. Do 7–10.30, Mi 15.30–19, Fr 14–17

Dr. Malus, Martina
Donaufelder Straße 99/3/11
Tel.: 01/258 75 00
Kassen: GKK, BVA, VA, SVA, KFA
Ord.: Mo 17–20, Di u. Do 8–13, Mi 13–18, Fr 14–16

Dr. Pichlhöfer, Otto
Kainachgasse 21-37/26/3
Tel.: 01/292 89 50
Kassen: GKK, BVA, VA, SVA, KFA
Ord.: Mo 14–18.30, Di 9–12, Mi u. Fr 14–16, Do 8–11.30
Zusätzlich: Manuelle Medizin

Dr. Rötzer, Gerhard
Oswald Redlich-Straße 36/5/6
Tel.: 01/259 61 91
Kassen: GKK, BVA, VA, SVA, KFA
Ord.: Mo 9–12, Mi 10–13, Di, Do 14–17, Fr 13–16

AKUPUNKTUR

1210 Wien

Dr. Werny, Frank
Pilzgasse 13/8
Tel.: 0664/543 21 78
Keine Kassen
Ord.: nach Vereinbarung

Anästhesiologie und Intensivmedizin

Dr. Reichhalter, Robert
Brünner Straße 192/1
Tel.: 01/294 69 10
E-Mail: robert.reichhalter@utanet.at
Keine Kassen
Ord.: nach Vereinbarung

Innere Medizin

Prim. Prof. Dr. Nissel, Helmut
Schleifgasse 7/3/17
Tel.: 01/278 41 00-0
E-Mail: helmut.nissel@akupunktur.at
Kassen: BVA, VA, SVA, SVB, KFA
Ord.: Mo u. Do 16–19 nach Vereinbarung

Neurologie/Psychiatrie

Dr. Allen, Charles Alden
Immengasse 23
Tel.: 01/272 51 12
Kassen: GKK, BVA, VA, SVA, SVB, KFA
Ord.: Mo 16–20, Di, Mi, Do 14–18, Mi 8–12
Zusätzlich: Manuelle Medizin, Neuraltherapie

Physikalische Medizin

Univ.-Doz. Dr. Nicolakis, Peter
Prager Straße 93-99/5/3
Tel.: 01/270 75 19
Keine Kassen
Ord.: nach Vereinbarung
Zusätzlich: Manuelle Medizin

1220 Wien

Allgemeinmedizin

Dr. Balzer, Ulrike
Siebenbürgerstraße 48/1/1
Tel.: 01/202 89 95 oder 01/202 62 00
Keine Kassen
Ord.: nach Vereinbarung

Dr. Czerny, Wolfgang
Alfred Kubin-Platz 4/1 A/1
Tel.: 01/259 55 00
E-Mail: czerny@ettl.co.at
Kassen: GKK, BVA, VA, SVA, KFA
Ord.: Mo 14–19, Di u. Do 8–12, Mi u. Fr 14–17

Dr. Eigelsreiter, Sibylle
Theodor Kramer-Straße 10/1/1/4
Tel.: 01/258 05 37
Kassen: GKK, BVA, VA, SVA, KFA
Ord.: Mo, Fr 14–17, Di 17–20, Mi, Do 7.30–13

Dr. Hamad, Ahmad Othman
Am Kaisermühlendamm 3
Tel.: 01/269 90 30
Kassen: GKK, BVA, VA, SVA, KFA
Ord.: Mo 15–18, Di, Mi 9–12, Do 15–18, Fr 13–16

Dr. Naszay, Regina
Langobardenstraße 128/7/1
Tel.: 01/285 43 43
Keine Kassen
Ord.: nach Vereinbarung

Dr. Neuwirth, Maria Reingard
Varnhagengasse 6/6
Tel.: 01/280 71 71
Kassen: GKK, BVA, VA, SVA, KFA
Ord.: Mo, Mi 15–18, Di, Do 9–12, Fr 13–16

Dr. Pötscher, Elisabeth
Lenkgasse 33a/h 2
Tel.: 01/203 23 78
Kassen: GKK, BVA, VA, SVA, SVB, KFA
Ord.: Mo, Do 8.30–12, Di 14–17, Mi 16–19, Fr 14–16 nach Vereinbarung

Dr. Richter, Gabriela
Arnikaweg 117
Tel.: 01/734 43 43 oder 0664/335 88 08
Keine Kassen
Ord.: nach Vereinbarung

Dr. Soxberger, Michael
Lieblgasse 2/47/7
Tel.: 01/258 11 01
Kassen: GKK, BVA, VA, SVA, SVB, KFA
Ord.: Mo, Di, Do 15–18, Mo, Mi 8–9.30, Fr 13–16
Zusätzlich: Manuelle Medizin, Neuraltherapie

Dr. Ströbl, Wolfgang
Schiffmühlenstraße 73/2/2a
Tel.: 01/269 14 99
Kassen: GKK, BVA, VA, SVA, KFA
Ord.: Mo, Di 9–12, Mi, Fr 14–17, Do 15–18

Dr. Varkonyi, Thomas
Steigenteschgasse 16
Tel.: 01/203 61 72
Keine Kassen
Ord.: Di u. Fr 9–17 u. nach Vereinbarung
Zusätzlich: Homöopathie

Dr. Weiß, Franz
Hardeggasse 67/23/1
Tel.: 01/282 03 33
Kassen: GKK, BVA, VA, SVA, KFA
Ord.: Mo 8–10 u. 15–18, Di 15–18, Mi 8.30–11, Do 16–19, Fr 15–17

Augenheilkunde und Optometrie

Dr. El-Chichakli, Nassir
Meissaurgasse 2/8/1
Tel.: 01/203 73 50 oder 0664/356 57 88
Kassen: GKK, BVA, VA, SVA, SVB, KFA
Ord.: nach Vereinbarung

Frauenheilkunde und Geburtshilfe

Dr. Layr, Felix Richard
Leonard Bernstein-Straße 4-6/9
Tel.: 01/263 08 70
Keine Kassen
Ord.: nach Vereinbarung

Neurologie/Psychiatrie

Dr. Taut, Andrea
Arnikaweg 117
Tel.: 01/734 43 43-12
Kassen: KFA
Ord.: Mo 9–12, Di 9–12 u. 14–19, Mi 14–20, Do 11–17, Fr 9–15

Orthopädie und orthopädische Chirurgie

Dr. Kollar, Bruno
Eßlinger Hauptstraße 84-86
Tel.: 01/774 26 97
Kassen: GKK, BVA, VA, SVA, SVB, KFA
Ord.: Mo u. Mi 14.30–18.30, Di u. Fr 14–18, nach Vereinbarung
Zusätzlich: Manuelle Medizin

Dr. Osman, Muhamad Mazhar
Erzherzog Karl-Straße 76/b/1
Tel.: 01/204 27 28
Kassen: GKK, BVA, VA, SVA, SVB, KFA
Ord.: Mo, Mi 9–12 u. 15–18, Di, Do 15–18, Fr 9–12

Physikalische Medizin

Dr. Windschnurer, Ruth
Emichgasse 4
Tel.: 01/282 58 40
Kassen: GKK, BVA, VA, SVA, KFA
Ord.: Mo–Fr 8.30–11, Mo u. Mi 15–18
u. nach Vereinbarung
Zusätzlich: Manuelle Medizin

Zahn-, Mund- und Kieferheilkunde

Dr. Ellböck, Elisabeth
Bellegardegasse 24
Tel.: 01/269 06 16
E-Mail: e.ellboeck@magnet.at
Kassen: GKK, BVA, VA, SVA, SVB, KFA
Ord.: Mo, Di, Do 8.30–12 u. 14–16, Mi 14–19, Fr 8.30–12 u. nach Vereinbarung

1230 Wien

Allgemeinmedizin

Dr. Altmann, Herta
Purkytgasse 9/Stiege 4/2
Tel.: 01/667 10 67
Kassen: GKK, BVA, VA, SVA, KFA
Ord.: Mo, Mi, Fr, 15–18, Di, Do 8–11

Dr. Hudler, Brigitte
Rodauner Straße 47
Tel.: 01/888 32 34
Kassen: GKK, BVA, VA, SVA, KFA
Ord.: Mo u. Mi 8–11, Di, Do, Fr 15–18
nach Vereinbarung
Zusätzlich: Homöopathie

Dr. Merth, Michael
Färbermühlgasse 11/1/1/2
Tel.: 01/869 71 42
Kassen: BVA, VA, SVA, SVB, KFA
Ord.: Mo 8–9 u. 12–15, Di, Mi,
Do 8.30–10.30, Mi 17.30–19.30, Fr 14–17

Dr. Michalek, Susanna
Breitenfurter Straße 360-/2/3
Tel.: 01/869 34 18
Kassen: GKK, BVA, VA, SVA, KFA
Ord.: nach Vereinbarung
Zusätzlich: F.X. Mayr

Dr. Nowotny, Ingrid
Kanitzgasse 7/5
Tel.: 01/889 39 33
Keine Kassen
Ord.: nach Vereinbarung
Zusätzlich: Neuraltherapie, Homöopathie

Dr. Plohovich, Wolfgang
Schellenhofgasse 4
Tel.: 01/869 01 63
Kassen: GKK, BVA, VA, SVA, SVB, KFA
Ord.: nach Vereinbarung

Dr. Smutny, Reinhard
Karl-Schwed-Gasse 39
Tel.: 01/887 365 3
Kassen: GKK, BVA, VA, SVA, KFA
Ord.: nach Vereinbarung

Dr. Tanczos, Maria Anna
Karl Tornay-Gasse 37-43/66/1
Tel.: 01/699 23 11
Kassen: GKK, BVA, VA, SVA, SVB, KFA
Ord.: Mo u. Mi 8–11, Di u. Do 15.30–18.30,
Fr 14–17
Zusätzlich: Manuelle Medizin

Urologie
Dr. Gratzer, Costantino
Zangerlestraße 15
Tel.: 01/889 36 92
Keine Kassen
Ord.: nach Vereinbarung

Zahn-, Mund- und Kieferheilkunde

Dr. Habitzl, Babette
Erlaaer Straße 120/12/1
Tel.: 01/662 27 00-0
Kassen: GKK, BVA, VA, SVA, SVB, KFA
Ord.: Mo 14–18, Di, Do, Fr 9–13, Mi 15–19
nach Vereinbarung

TRAD. CHINESISCHE MEDIZIN

1020 Wien

Allgemeinmedizin

Dr. Coloini, Marietta
Untere Augartenstraße 1-3/IV/3-5
Tel.: 01/330 34 68
E-Mail: mail@chinesische-medizin.at
Web: www.chinesische-medizin.at
Keine Kassen
Ord.: Mo u. Mi 9–12 u. nach Vereinbarung
Zusätzlich: Akupunktur

1060 Wien

Allgemeinmedizin

Dr. Meditz, Gabriele
Mariahilferstrasse 45/4/35
Tel.: 01/585 78 55 oder 0676/613 50 85
E-Mail: gab.med@aon.at
Web: www.tcm-wien.at
Keine Kassen
Ord.: nach Vereinbarung
Zusätzlich: Akupunktur

1080 Wien

Allgemeinmedizin

Dr. Tinhof, Silvia
Bennoplatz 2/17
Tel.: 01/409 653 1
Keine Kassen
Ord.: nach Vereinbarung
Zusätzlich: F.X. Mayr, Akupunktur

1140 Wien

Allgemeinmedizin

Dr. Zeininger, Nikolaus
Hadikgasse 162/7
Tel.: 01/894 63 01
Keine Kassen
Ord.: nach Vereinbarung
Zusätzlich: Manuelle Medizin,
Akupunktur

Physikalische Medizin

Dr. Zeininger, Elisabeth
Hadikgasse 162/7
Tel.: 01/894 63 01 oder 01/892 46 04
Keine Kassen
Ord.: nach Vereinbarung
Zusätzlich: F.X. Mayr, Akupunktur

1160 Wien

Allgemeinmedizin

Dr. Baustädter, Verena
Hasnerstrasse 29/7+9
Tel.: 01/495 82 80
E-Mail: office@wstcm.at
Keine Kassen
Ord.: nach Vereinbarung
Zusätzlich: Akupunktur

WIEN

TRAD. CHINESISCHE MEDIZIN

1160 Wien

Dr. Fusillo-Henkel, Anna Teresa
Hasnerstraße 29/7–9
Tel.: 01/494 14 64
E-Mail: Fusillo-Henkel.t@chello.at
Keine Kassen
Ord.: nach Vereinbarung
Zusätzlich: Akupunktur

1190 Wien

Allgemeinmedizin

Dr. Kraus, Ingrid
Felix Dahn-Straße 39
Tel.: 01/470 91 09 oder 01/211 35-26028
E-Mail: Ingrid.Kraus@gmx.at
Keine Kassen
Ord.: Mo 18–20, Do 9–11
Zusätzlich: Manuelle Medizin, Akupunktur

TCM ERNÄHRUNG

Ohne medizinische Ausbildung

1020 Wien

Mag. Lammer, Verena
Praterstraße 56
Tel.: 0699/116 662 71
E-Mail: verena.lammer@utanet.at
Keine Kassen
Ord.: nach Vereinbarung

Pauswek, Veronika
Novaragasse 44
Tel.: 0676/722 40 62
E-Mail: veronpau@hotmail.com
Keine Kassen
Ord.: nach Vereinbarung

1040 Wien

Szalai, Christina
Atelier Beige, Goldegg-Gasse 17/15
Tel.: 0664/460 68 10
christina.szalai@tcm-ernaehrung.at
Web: www.tcm-ernaehrung.at
Keine Kassen
Ord.: nach Vereinbarung

1170 Wien

Peroutka, Susanne
Hernalser Hauptstraße 31
Tel.: 01/402 91 86 oder 0664/495 29 00
E-Mail: susper@utanet.at
Web: www.tcm-ernaehrung.at
Keine Kassen
Ord.: nach Vereinbarung

1120 Wien

Meixner, Petra
Mandlgasse 18/22-23
Tel.: 0699/195 270 08
E-Mail: petra.meixner@gmx.at
Keine Kassen
Ord.: nach Vereinbarung

F.X. MAYR

1010 Wien

Allgemeinmedizin

Dr. Engeljähringer, Susanne
Krugerstraße 5/4
Tel.: 01/512 62 03
Kassen: GKK, BVA, VA, SVA, KFA
Ord.: Mo, Mi 14–17, Di, Do 9–12, Fr 13–16 u. nach Vereinbarung

Dr. Kopf, Anna
Mahlerstraße 3/3/13
Tel.: 01/513 40 55
Keine Kassen
Ord.: Mo–Fr 8–11u. nach Vereinbarung
Zusätzlich: Akupunktur

1030 Wien

Allgemeinmedizin

Dr. Brands, Dietlinde
Rennweg 70/4/3/12
Tel.: 01/799 07 93
Keine Kassen
Ord.: nach Vereinbarung
Zusätzlich: Akupunktur

Dr. Ullmann, Susanne
Neulinggasse 42/1/8
Tel.: 01/715 74 19
Kassen: GKK, BVA, VA, SVA, KFA
Ord.: Mo 15.30–18.30, Di 14–17, Mi u. Do 9–12, Fr 13–16

1060 Wien

Zahn-, Mund- und Kieferheilkunde

Dr. Doggendorf, Waltraud
Mittelgasse 4/1
Tel.: 01/597 04 75
Keine Kassen
Ord.: nach Vereinbarung

1070 Wien

Allgemeinmedizin

Dr. Höpflinger, Wolfgang
Mariahilfer Straße 110/1/1
Tel.: 01/522 20 28 oder 0664/201 36 08
Keine Kassen
Ord.: nach Vereinbarung
Zusätzlich: Homöopathie

Dr. Windisch, Brigitte
Kirchberggasse 26/4
Tel.: 01/524 67 68
Keine Kassen
Ord.: nach Vereinbarung

1080 Wien

Allgemeinmedizin

Dr. Gmati, Leopoldine
Blindengasse 30/5
Tel.: 01/406 08 08
Kassen: GKK, BVA, VA, SVA, SVB, KFA
Ord.: Mo, Mi 15–18, Di, Do 9–12, Fr 13–16

Dr. Schüller, Ursula
Lederergasse 16/3
Tel.: 01/409 54 33
Keine Kassen
Ord.: nach Vereinbarung

Dr. Tinhof, Silvia
Bennoplatz 2/17
Tel.: 01/409 653 1
Keine Kassen
Ord.: nach Vereinbarung
Zusätzlich: Akupunktur, TCM

1090 Wien

Allgemeinmedizin

Dr. Frenzel, Ingrid
Höfergasse 18/8
Tel.: 01/406 92 93
Keine Kassen
Ord.: nach Vereinbarung

Dr. Horvat-Sablatnig, Anna
Hörlgasse 8/8
Tel.: 01/319 49 00 oder 0664/413 41 40
Keine Kassen
Ord.: nach Vereinbarung
Zusätzlich: Akupunktur

Innere Medizin

Dr. Kühnen, Wolfgang
Liechtensteinstraße 63
Tel.: 01/319 62 66
Keine Kassen
Ord.: nach Vereinbarung
Zusätzlich: Homöopathie

1110 Wien

Allgemeinmedizin

Dr. Niesner, Andrea
Endlichergasse 2-4/1
Tel.: 01/688 31 40
Kassen: GKK, BVA, VA, SVA, KFA
Ord.: Mo 15–19, Di 13–17, Mi 8–11, Do 8–10, Fr 13–16 u. nach Vereinbarung
Zusätzlich: Akupunktur

1120 Wien

Allgemeinmedizin

Dr. Cselley, Aurelia Maria
Schönbrunner Schloßstraße 45/10
Tel.: 01/813 79 66
Keine Kassen
Ord.: nach Vereinbarung
Zusätzlich: Homöopathie

Dr. Sakl, Irma Maria
Grünbergstraße 9
Keine Kassen
Ord.: nach Vereinbarung
Zusätzlich: Manuelle Medizin, Neuraltherapie, Akupunktur, Homöopathie

Zahn-, Mund- und Kieferheilkunde

Dr. Rieder, Lucia
Theresienbadgasse 4/3
Tel.: 01/815 94 26
Kassen: GKK, BVA, VA, SVA, SVB, KFA
Ord.: nach Vereinbarung

1130 Wien

Allgemeinmedizin

Dr. Wilfing-Eigner, Edith
Hietzinger Hauptstraße 99a
Tel.: 01/877 62 46 oder 01/879 19 23
Kassen: GKK, BVA, VA, SVA, KFA
Ord.: Mo 15–18, Di, Mi 9–12, Do 14–17, Fr 13–16 nach Vereinbarung

Dr. Winkler, Elisabeth Renate
Elßlergasse 20
Tel.: 01/876 90 60
Keine Kassen
Ord.: nach Vereinbarung

Innere Medizin

Dr. Fasching, Robert
Lainzerstraße 142
Tel.: 01/802 10 80
Keine Kassen
Ord.: nach Vereinbarung

Psychiatrie/Neurologie

Dr. Ender, Regine
Lainzer Straße 142
Tel.: 01/802 10 80
Kassen: GKK, BVA, VA, SVA, KFA
Ord.: nach Vereinbarung

1140 Wien

Allgemeinmedizin

Dr. Wais, Elisabeth
Alois Behr-Straße 22/2/2
Tel.: 01/979 10 40
Kassen: GKK, BVA, VA, SVA, SVB, KFA
Ord.: Mo, Do 9–12, Di, Fr 13–16, Mi 15–18

Dr. Wessely, Ulrike
Diesterweggasse 19/2/2
Tel.: 01/894 31 83
Keine Kassen
Ord.: nach Vereinbarung
Zusätzlich: Homöopathie

Frauenheilkunde und Geburtshilfe

Dr. Wais, Günter
Alois Behr-Straße 22/2/2
Tel.: 01/979 10 40
E-Mail: guenter.wais@kfj.magwien.gv.at
Kassen: BVA, VA, SVA, KFA
Ord.: Mo 15–18, Di 16–19, Do 14–18 nach Vereinbarung

Physikalische Medizin

Dr. Zeininger, Elisabeth
Hadikgasse 162/7
Tel.: 01/894 63 01 oder 01/892 46 04
Keine Kassen
Ord.: nach Vereinbarung
Zusätzlich: Akupunktur, TCM

1150 Wien

Innere Medizin

Dr. Ohnutek, Irene
Dadlergasse 20-22/2/1/5
Keine Kassen
Ord.: nach Vereinbarung
Zusätzlich: Akupunktur

1160 Wien

Allgemeinmedizin

Dr. Gisperg, Birgitta
Arnethgasse 79
Tel.: 0664/760 40 10
Keine Kassen
Ord.: nach Vereinbarung

1170 Wien

Allgemeinmedizin

Dr. Simon, Claudia
Luchtengasse 1/2
Tel.: 01/480 45 69
Keine Kassen
Ord.: Mo u. Do 15–19 nach Vereinbarung
Zusätzlich: Akupunktur

1180 Wien

Allgemeinmedizin

Dr. Deutschmann, Sieglinde
Bäckenbrünnlgasse 7/6
Tel.: 01/478 84 67
Keine Kassen
Ord.: nach Vereinbarung

WIEN

F.X. MAYR

1180 Wien

Dr. Milla-Neumayer, Susanne
Gentzgasse 6
Tel.: 01/479 54 93-0
Keine Kassen
Ord.: nach Vereinbarung

Dr. Peschke, Tanja Romana
Währinger Straße 145
Tel.: 0699/100 628 72
Keine Kassen
Ord.: nach Vereinbarung
Zusätzlich: Akupunktur

Dr. Schiesbühl, Andrea
Gentzgasse. 6
Tel.: 01/479 54 93-0
Keine Kassen
Ord.: nach Vereinbarung
Zusätzlich: Homöopathie

Dr. Sellner, Reinhard
Martinstraße 85/2
Tel.: 01/408 36 08
Keine Kassen

Anästhesiologie und Intensivmedizin

Ord.: nach Vereinbarung
Zusätzlich: Homöopathie

Dr. Maclejewski, Bogdan
Antonigasse 14/13
Keine Kassen
Ord.: nach Vereinbarung

Allgemeinmedizin

1190 Wien

Dr. Hruschka, Christian G.
Sieveringer Straße 36
Tel.: 01/320 010 5
Keine Kassen
Ord.: nach Vereinbarung

Dr. Kofler, Sonja
Obkirchergasse 38/4/1
Tel.: 01/320 20 00
E-Mail: sonja.kofler@nextra.at
Keine Kassen
Ord.: nach Vereinbarung

Dr. Rapatz, Ingrid
Sommergasse 3/14
Tel.: 01/369 42 22
Kassen: BVA, VA, SVA, KFA
Ord.: nach Vereinbarung

Dr. Rauch, Florian Erich
Gatterburggasse 23/2
Tel.: 01/367 62 82
Keine Kassen
Ord.: nach Vereinbarung

Dr. Russ, Daniela
Osterleitengasse 2/3
Tel.: 01/403 27 75
Keine Kassen
Ord.: nach Vereinbarung
Zusätzlich: Homöopathie

Anästhesiologie und Intensivmedizin

Dr. Sulzgruber, Stefanie
Zahnradbahnstraße 8
Tel.: 01/370 44 53-12
Keine Kassen
Ord.: nach Vereinbarung
Zusätzlich: Akupunktur

1220 Wien

Allgemeinmedizin

Dr. Ammer, Bedina Elke
Süßenbrunner Hauptstraße 22
Tel.: 01/255 91 09
Kassen: GKK, BVA, VA, SVA, KFA
Ord.: Mo 13–18, Di 17–20, Mi 8–12, Do 14–19, Fr 14–17 nach Vereinbarung
Zusätzlich: Homöopathie

1230 Wien

Allgemeinmedizin

Dr. Michalek, Susanna
Breitenfurter Straße 360-/2/3
Tel.: 01/869 34 18
Kassen: GKK, BVA, VA, SVA, KFA
Ord.: nach Vereinbarung
Zusätzlich: Akupunktur

OSTEOPATHIE

1010 Wien

Ohne medizinische Ausbildung

Kaspar, Hannes
Rotenturmstr.29
Tel.: 0676/372 26 00
Keine Kassen
Ord.: nach Vereinbarung

1020 Wien

Physikalische Medizin

Dr. Malus, Johann
Walcherstrasse 8/2
Tel.: 01/403 31 80
Keine Kassen
Ord.: nach Vereinbarung

Ohne medizinische Ausbildung

Jung, Judith
FranzensbrückenStr.8/2/2/6
Tel.: 01/212 75 33 oder 0699/121 275 33
E-Mail: j.jung@osteopathos.com
Web: www.osteopathos.com
Keine Kassen
Ord.: nach Vereinbarung

1030 Wien

Ohne medizinische Ausbildung

Kellner, Gerlinde
Baumannstr.5/5
Tel.: 01/713 05 87
Keine Kassen
Ord.: nach Vereinbarung

Sumesgutner, Agnes
Baumannstr.5/14
Tel.: 01/715 82 21
Keine Kassen
Ord.: nach Vereinbarung

1040 Wien

Allgemeinmedizin

Dr. Wagner, Gudrun
Phorusg.12/5
Tel.: 01/585 34 58
E-Mail: gudrunwagner@i-one.at
Keine Kassen
Ord.: nach Vereinbarung

1060 Wien

Hals-, Nasen-, Ohrenkrankheiten

Dr. Pötschner, Silvio
Mariahilfer Straße 1d / 13
Tel.: 01/581 48 00
Kassen: GKK, BVA, VA, SVA, SVB, KFA
Ord.: Mo, Di 15–17, Do 16–19, Fr 10–13 nach Vereinbarung

Physikalische Medizin

Dr. Stengg, Bernhard
Mariahilferstraße 105/1/16
Tel.: 01/595 55 22
Keine Kassen
Ord.: nach Vereinbarung
Zusätzlich: Manuelle Medizin, Akupunktur

1080 Wien

Hals-, Nasen-, Ohrenkrankheiten

Dr. Bernhard, Margit
Josefstädter Straße 35/1
Tel.: 01/408 27 00
Kassen: GKK, BVA, VA, SVA, KFA
Ord.: Mo, Mi 16–18, Di, Do 9–12 u. nach Vereinbarung
Zusätzlich: Homöopathie

1090 Wien

Allgemeinmedizin

Dr. Pichler, Erfried
Gilgegasse 16/8
Tel.: 01/402 63 35
Keine Kassen
Ord.: nach Vereinbarung
Zusätzlich: Manuelle Medizin, Homöopathie

1100 Wien

Allgemeinmedizin

Mag. Dr. Hoffmann, Karl
Franzosenweg 27
Tel.: 01/688 36 16
Kassen: GKK, BVA, VA, SVA, SVB, KFA
Ord.: Mo 14–17, Di 8–11, Mi 10–13, Do 7–9, 18–20, Fr 14–16
Zusätzlich: Akupunktur

Dr. Pohl-Kaiser, Ulrike
Stockholmer Platz 14/6
Tel.: 01/689 04 60
Kassen: GKK, BVA, VA, SVA, KFA
Ord.: Mo, Mi 9–14, Di 14–18, Do, Fr 13–16
Zusätzlich: Akupunktur

1110 Wien

Hals-, Nasen-, Ohrenkrankheiten

Dr. Brand, Herbert
Simmeringer Hauptstraße 147/9
Tel.: 01/749 42 40
Kassen: GKK, BVA, VA, SVA, KFA
Ord.: Mo, Di, Do 15–17.30, Mi 9–11.30 nach Vereinbarung

1120 Wien

Allgemeinmedizin

Dr. Sakl, Irma Maria
Grünbergstraße 9
Tel.: 01/485 89 88
Keine Kassen
Ord.: nach Vereinbarung
Zusätzlich: Manuelle Medizin, F.X. Mayr, Akupunktur, Homöopathie

Unfallchirurgie

Dr. Eschberger, Dieter
Bonygasse 15/7
Tel.: 01/812 34 84
E-Mail: eschi@docjazz.co.at
Keine Kassen
Ord.: nach Vereinbarung

1130 Wien

Allgemeinmedizin

Dr. Adensamer, Christian
Jagdschlossgasse 1/2/11
Tel.: 01/804 76 86
E-Mail: ch.adensamer@innonet.at
Kassen: GKK, BVA, VA, SVA, SVB, KFA
Ord.: Mo–Fr 8–10 u. nach Vereinbarung

Dr. Lechner, Alexander
Schweizertalstraße 4/4/9
Tel.: 01/957 99 99
Keine Kassen
Ord.: nach Vereinbarung
Zusätzlich: Manuelle Medizin

Dr. Zecha, Wolf-Dieter
Schweizertalstraße 8-10/2/2
Tel.: 01/876 60 70
E-Mail: dr.zecha@eunet.at
Kassen: GKK, BVA, VA, SVA, KFA
Ord.: Mo, Mi 15–18, Di, Do 8–11, Fr 13–16
Zusätzlich: Akupunktur

1050 Wien

Ohne medizinische Ausbildung

Poitschek, Beate
Gartengasse 22/9
Tel.: 01/545 59 69 oder 01/710 63 19
Keine Kassen
Ord.: nach Vereinbarung

1060 Wien

Physikalische Medizin

Dr. Walter, Bily
Gumpendorferstr. 83-85/2/4
Tel: 0664/307 87 60
E-Mail: walter.bily@phys.will.magwien.gv.at

Ärztin in Ausbildung
Dr. Kappl, Karin
Kaiserstr.67/2/29, 1070 Wien
Tel.: 0664/798 64 04
Keine Kassen
Ord.: nach Vereinbarung

1070 Wien

Physikalische Medizin

Dr. Kappl-Donaubauer, Karin
Kaiserstr.67/2/29
Tel.: 0664/7986404
Keine Kassen
Ord.: nach Vereinbarung
Zusätzlich: Akupunktur

Ohne medizinische Ausbildung

Hauer, Friederike
Lindeng.44A/4.Stock/Tür 15
Tel.: 01/990 08 46 oder 0699/107 059 72
Keine Kassen
Ord.: nach Vereinbarung

Hofer, Ulrike
Kaiserstrasse 67/2/29
Tel.: 01/522 60 16
Keine Kassen
Ord.: nach Vereinbarung

1080 Wien

Allgemeinmedizin

Dr. Moritz, Maria
Maria Treu-Gasse 2/2 A
Tel.: 01/408 61 76 oder 0664/415 26 79
E-Mail: maria-moritz@chello.at
Keine Kassen
Ord.: nach Vereinbarung
Zusätzlich: Akupunktur

Physikalische Medizin

Dr. Winkler, Doris
Kupkagasse 6/ Top 1
Tel.: 01/402 580 5 oder 01/403 31 84
Keine Kassen
Ord.: nach Vereinbarung
Zusätzlich: Akupunktur

Ohne medizinische Ausbildung

Boschner, Edith
Albertg.26/30
Tel.: 01/409 80 33
E-Mail: praxis.albertgasse@chello.at
Keine Kassen
Ord.: nach Vereinbarung

Kristen, Silvia
Kupkag.6 / Hochparterre
Tel.: 01/402 58 05
E-Mail: schlager.therapie@aon.at
Keine Kassen
Ord.: nach Vereinbarung

Rajchl, Elisabeth
Maria Treu G.2/2A
Tel.: 01/479 62 05
E-Mail: elisabeth.rajchl@aon.at
Keine Kassen
Ord.: nach Vereinbarung

Schneider, Roman
Lederergasse 16/3
Tel.: 0699/194 790 09
Keine Kassen
Ord.: nach Vereinbarung

Toth, Alexander
Tigerg.19/1
Tel.: 01/409 25 30
Keine Kassen
Ord.: nach Vereinbarung

1090 Wien

Frauenheilkunde und Geburtshilfe

Dr. Urbanek, Beatrix
Heiligenstädter Straße 12/23
Tel.: 01/310 71 70
E-Mail: trixi.-ainer@aon.at
Keine Kassen
Ord.: Mo 8.30–12, 14–17, Mi 13.30–18.30, Do 8.30–13 nach Vereinbarung
Zusätzlich: Homöopathie

WIEN

OSTEOPATHIE

1090 Wien

Physikalische Medizin

Dr. Kainz, Andreas
Mariannengasse 14
Tel.: 01/403 31 80 oder 01/401 80-7010
E-Mail: andreas.kainz1@chello.at
Keine Kassen
Ord.: nach Vereinbarung

Ohne medizinische Ausbildung

Feiel-Schmidt, Gerlinde
Liechtensteinstraße 23/4
Tel.: 01/3191165/1 oder 01/310 07 25
Keine Kassen
Ord.: nach Vereinbarung

Hansak, Sylvia
Spittelauer Lände 13/11
Tel.: 01/641 61 40
E-Mail: s.hansak@yline.com
Keine Kassen
Ord.: nach Vereinbarung

Ruspeckhofer, Maria
Spittelauer Lände 13/11
Tel.: 01/319 64 45
E-Mail: maria.rusp@surfeu.at
Keine Kassen
Ord.: nach Vereinbarung

van Haentjens, Philip
Grünentorg.6/3
Tel.: 01/403 40 16 oder 0699/174 030 17
E-Mail: y2000@ins.at
Keine Kassen
Ord.: nach Vereinbarung

Werl-Gaudernak, Nikola
Rossauerg.4/9
Tel.: 01/310 60 01
Keine Kassen
Ord.: nach Vereinbarung

WIEN

OSTEOPATHIE

1100 Wien

1100 Wien

Allgemeinmedizin

Dr. Riegler, Gerhard
Humboldtg.31/1
Tel.: 01/602 44 60
Keine Kassen
Ord.: nach Vereinbarung

Ohne medizinische Ausbildung

Mückler, Angelika
Humboldtgasse 31/1
Tel.: 01/602 44 60
E-Mail: a.mueckler@netway.at
Keine Kassen
Ord.: nach Vereinbarung

Schiener, Martha
Neusetzg.4/2
Tel.: 01/607 14 14
E-Mail: m.schiener@gmx.at
Keine Kassen
Ord.: nach Vereinbarung

Zierler, Evelyn
Reumannplatz 19/28
Tel.: 01/971 77 40 oder 0676/967 27 13
Web: www.geocities.com/evelyn_zierler
Keine Kassen
Ord.: nach Vereinbarung

1130 Wien

Physikalische Medizin

Dr. Schwestka, Gerhard
Neue Welt-Gasse 19/4
Tel.: 01/879 24 12
Keine Kassen
Ord.: nach Vereinbarung
Zusätzlich: Manuelle Medizin,
Akupunktur

Ohne medizinische Ausbildung

Engel, Raimund
Frimbergergasse 8
Tel.: 01/879 38 26-0 oder
E-Mail: raimund.engel@wso.at
Keine Kassen
Ord.: nach Vereinbarung

Gabriel, Renate
Frimbergergasse 6
Tel.: 01/879 38 36-0
E-Mail: renate.gabriel@tplus.at
Keine Kassen
Ord.: nach Vereinbarung

Géry, Eric
Jagdschloßgasse 40/2/1
Tel.: 01/879 76 11 oder
E-Mail: gery.osteopathie@chello.at
Keine Kassen
Ord.: nach Vereinbarung

Köck, Hermine
Auhofstr-213 C
Tel.: 0699/100 893 61
Keine Kassen
Ord.: nach Vereinbarung

Van Assche, Raphael
Frimbergergasse 6-8
Tel.: 01/879 38 36 oder
E-Mail:
Keine Kassen
Ord.: nach Vereinbarung

1140 Wien

Allgemeinmedizin

Dr. Mayer-Fally, Erich
Linzerstr. 77/36
Tel.: 01/923 18 22 oder 0699/182 318 22
E-Mail: mayer-fally@teleweb.at
Keine Kassen
Ord.: nach Vereinbarung
Zusätzlich: Akupunktur

Ohne medizinische Ausbildung

Kalcakosz, Tamara
Hamiltong.3/1/3
Tel.: 01/957 10 46
Keine Kassen
Ord.: nach Vereinbarung

Laun, Gertraud
Felbigergasse 29/5/8
Tel.: 01/419 95 58
Keine Kassen
Ord.: nach Vereinbarung

1150 Wien

Ohne medizinische Ausbildung

Pelzl, Renate
Dingelstedtg.15
Tel.: 01/865 69 29
Keine Kassen
Ord.: nach Vereinbarung

1160 Wien

Physikalische Medizin

Dr. Urch, Alexander
Brunnengasse 24
Tel.: 01/492 08 06 oder 01/535 64 64
E-Mail: alexander.urch@kar.magwien.gv.
Kassen: GKK, BVA, VA, SVA, KFA
Ord.: Mo–Fr 7–18.30, Mo, Do 9–13,
Di, Mi, Fr 14–18
Zusätzlich: Manuelle Medizin

Arzt in Ausbildung
Dr. Fotouri-Landl, Hansjörg
Degengasse 67/32
Tel.: 0699/194 783 58
E-Mail: hansjoerg.fotouri@gmx.at
Keine Kassen
Ord.: nach Vereinbarung

1170 Wien

Ohne medizinische Ausbildung

Gludovatz, Petra
Urbangasse 21/1/3
Tel.: 01/924 18 89
E-Mail: petra.gludovatz@chello.at
Web: www.osteopathin.at
Keine Kassen
Ord.: nach Vereinbarung

1180 Wien

Allgemeinmedizin

Dr. Nolz, Suso Alexander
Herbeckstraße 94/2
Tel.: 01/478 81 08
Keine Kassen
Ord.: nach Vereinbarung
Zusätzlich: Akupunktur

Innere Medizin

Dr. Hofmann, Elisabeth
Theresiengasse 50
Tel.: 01/409 36 82
E-Mail: praxis@dr-hofmann.at
Web: www.dr-hofmann.at

Keine Kassen
Ord.: nach Vereinbarung

Ohne medizinische Ausbildung

Bernreitner, Bärbel
Argauergasse 3/5
Tel.: 01/478 99 54 oder 0664/411 99 21
Keine Kassen
Ord.: nach Vereinbarung

Doppelhofer, Andrea
Paulineng.9/2114
Tel.: 01/879 38 36-0 oder 0699/177 870 77
Keine Kassen
Ord.: nach Vereinbarung

Haberl, Franz
Vinzenzgasse 13/10
Tel.: 0699/118 944 23
E-Mail: franz.haberl@gmx.at
Keine Kassen
Ord.: nach Vereinbarung

Sommerfeld, Peter
Teschnerg.37/III/10
Tel.: 01/402 62 87
Keine Kassen
Ord.: nach Vereinbarung

Weber, Karl-Heinz
Vinzenzgasse 13/10
Tel.: 01/478 18 32 oder
Keine Kassen
Ord.: nach Vereinbarung

1190 Wien

Allgemeinmedizin

Dr. Bartsch, Gustav
Zahnradbahnstr.8
Tel.: 01/370 44 53
E-Mail: gustav.bartsch@utanet.at
Keine Kassen
Ord.: nach Vereinbarung

Dr. Harrer, Georg
Silbergasse 32/7
Tel.: 01/944 05 94
Keine Kassen
Ord.: nach Vereinbarung

Physikalische Medizin

Dr. Hofmann, Ursula
Görgengasse 19
Tel.: 01/328 26 88-0
E-Mail: u.hofmann.pmr@EUnet.at
Kassen: GKK, BVA, VA, SVA, KFA
Ord.: Di, Do 13–17, Mo, Fr 9–12,
u. nach Vereinbarung
Zusätzlich: Manuelle Medizin

Géry, Eric
Döblinger Hauptstrasse
Tel.: 01/367 07 00 oder
E-Mail: gery.osteopathie
Keine Kassen
Ord.: nach Vereinbarung

Mullen, Marianne
Sollingerg.8/6/5
Tel.: 01/925 74 33
Keine Kassen
Ord.: nach Vereinbarung

Ohne medizinische Ausb

Dunshirn, Monika
Saileräckerg.21/37
Tel.: 0699/107 748 32

1200 Wien

Ohne medizinische Ausbi

Hörlesberger, Karl
Jägerstr. 24/22
Tel.: 01/504 43 28
Keine Kassen
Ord.: nach Vereinbarung

Mandl-Weber, Ulrike
Jägerstr.24/22
Tel.: 01/504 43 28
Keine Kassen
Ord.: nach Vereinbarung

1210 Wien

Allgemeinmedizin

Dr. Pichlhöfer, Otto
Kainachgasse 21-37/26/3
Tel.: 01/292 89 50
Kassen: GKK, BVA, VA, SVA,
Ord.: Mo 14–18.30, Di 9–12, M
Do 8–11.30
Zusätzlich: Manuelle Medizi
Akupunktur

Ohne medizinische Ausbild

Grill, Margit
Donaufelderstr.101/Stiege 3/
Tel.: 01/922 64 78
E-Mail: margit.grill@chello.a
Keine Kassen
Ord.: nach Vereinbarung

Strauss, Margit
Smaragdgasse 10
Tel.: 01/259 77 97
Keine Kassen
Ord.: nach Vereinbarung

WIEN

NEURALTHERAPIE

1020 Wien

Kassen: GKK, BVA, VA, SV
Ord.: nach Vereinbarung

Dr. Tanzmeister, Karl
Heinestraße 36/4
Tel.: 01/216 57 67
Keine Kassen
Ord.: nach Vereinbarung
Zusätzlich: Manuelle Med
Akupunktur

1030 Wien

Allgemeinmedizin

Dr. Gold-Szklarski, Kurt J
Erdbergstraße 126/1/1/2
Tel.: 01/712 23 73 oder 01/7
Kassen: GKK, BVA, VA, SV
Ord.: Mo 15–18, Di u. Do 9
Fr 14–16

1050 Wien

Allgemeinmedizin

Dr. Payer-Neundlinger, G
Schönbrunner Straße 42/
Tel.: 01/545 15 15
E-Mail: gabriela.neundlir
Keine Kassen
Ord.: nach Vereinbarung
Zusätzlich: Manuelle Me
Homöopathie

1160 Wien

Allgemeinmedizin

Dr. Kreuzahler, Horst
Lerchenfelder Gürtel 57
Tel.: 01/408 56 56
Keine Kassen
Ord.: nach Vereinbarung

Dr. Spiegel, Wolfgang
Thaliastraße 102-104/9
Tel.: 01/484 39 13
Kassen: GKK, BVA, VA, SVA, KFA
Ord.: Mo u. Mi 15–18, Di u. Do 9–12,
Fr 14–17

1170 Wien

Allgemeinmedizin

Prim. Univ.-Doz. DDr. Schön, Hans
Ranftlgasse 5/5
Tel.: 01/409 82 20
Keine Kassen
Ord.: nach Vereinbarung

1180 Wien

Allgemeinmedizin

Dr. Schröfl, Georg
Kutschkergasse 22/11
Tel.: 01/408 63 15
Keine Kassen
Ord.: nach Vereinbarung
Zusätzlich: Homöopathie

Dr. Vilim, Thomas
Edelhofgasse 36/13
Tel.: 01/478 34 86
Kassen: BVA, VA, SVA, KFA
Ord.: Mo u. Mi 13.30–16.30, Do 16–19
nach Vereinbarung
Zusätzlich: Manuelle Medizin

Zahn-, Mund- und Kieferheilkunde

Dr. Kluger, Linda Waltraud
Blaselgasse 3
Tel.: 01/479 14 71
Kassen: GKK, BVA, VA, SVA, SVB, KFA
Ord.: nach Vereinbarung

1190 Wien

Neurologie/Psychiatrie

Dr. Selim, Mustafa
Döblinger Hauptstraße 21
Tel.: 01/367 07 00
Keine Kassen
Ord.: nach Vereinbarung
Zusätzlich: Manuelle Medizin

1210 Wien

Allgemeinmedizin

Dr. Schoberwalter, Hannes
Brünner Straße 41/7
Tel.: 01/270 62 62
Keine Kassen
Ord.: nach Vereinbarung

Neurologie/Psychiatrie

Dr. Allen, Charles Alden
Immengasse 23
Tel.: 01/272 51 12
Kassen: GKK, BVA, VA, SVA, SVB, KFA
Ord.: Mo 16–20, Di, Mi, Do 14–18, Mi 8–12
Zusätzlich: Manuelle Medizin,
Akupunktur

1220 Wien

Allgemeinmedizin

Dr. Soxberger, Michael
Lieblgasse 2/47/7
Tel.: 01/258 11 01
Kassen: GKK, BVA, VA, SVA, SVB, KFA
Ord.: Mo, Di, Do 15–18, Mo, Mi 8–9.30,
Fr 13–16
Zusätzlich: Manuelle Medizin,
Akupunktur

Dr. Waclawek, Eva Maria
Gartenheimstraße 15
Tel.: 01/774 62 44
Kassen: GKK, BVA, VA, SVA, KFA
Ord.: Mo, Mi, Do 8–11, Di 17–20, Fr 13–16

Hals-, Nasen-, Ohrenkrankheiten

Prim. Univ.-Prof. Dr. Türk, Renate
Langobardenstraße 122
Tel.: 01/288 02-3900
Keine Kassen
Ord.: nach Vereinbarung
Zusätzlich: Manuelle Medizin

1230 Wien

Allgemeinmedizin

Dr. Nowotny, Ingrid
Kanitzgasse 7/5
Tel.: 01/889 39 33
Keine Kassen
Ord.: nach Vereinbarung
Zusätzlich: Akupunktur, Homöopathie

1040 Wien

Innere Medizin

Dr. Meisermann, Thomas
Tilgnerstraße 3/3 B
Tel.: 01/504 56 30
Keine Kassen
Ord.: nach Vereinbarung

1070 Wien

Innere Medizin

Dr. Siber, Harald
Apollogasse 30/7
Tel.: 01/526 43 43
E-Mail: sih@sop.magwien.gv.at
Keine Kassen
Ord.: nach Vereinbarung
Zusätzlich: Homöopathie

1130 Wien

Kinder- und Jugendheilkunde

Dr. Kellner, Christian
Speisinger Straße 186
Keine Kassen
Ord.: nach Vereinbarung

1180 Wien

Allgemeinmedizin

Dr. Stiglechner-Halla, Ruth
Wallrißstraße 8
Tel.: 01/479 34 10
Keine Kassen
Ord.: nach Vereinbarung

WIEN

ANTHROPOSOPHISCHE MEDIZIN

1230 Wien

1230 Wien

Allgemeinmedizin

Dr. Denk, Andreas
Endresstraße 94
Tel.: 01/887 45 95
Keine Kassen
Ord.: nach Vereinbarung

Dr. Hitsch, Reinald
Endresstraße 94-96/5
Tel.: 01/888 69 69
Keine Kassen
Ord.: nach Vereinbarung

Dr. Reininger, Renate
Endresstraße 94-96/5
Tel.: 01/889 16 86
Keine Kassen
Ord.: nach Vereinbarung

Frauenheilkunde und Geburtshilfe

Dr. Frank, Roland
Altmannsdorfer Straße 166/13/5
Tel.: 01/665 80 80-0
Kassen: GKK, BVA, VA, SVA, SVB, KFA
Ord.: Mo, Di, Do 9–12, Di 16–18, Fr 14–16 nach Vereinbarung

Kinder- und Jugendheilkunde

Dr. Moravansky, Johann
Anton Krieger-Gasse 166
Tel.: 01/888 74 17
Keine Kassen
Ord.: nach Vereinbarung

MANUELLE MEDIZIN

1010 Wien

Allgemeinmedizin

Dr. Breuss, Gebhard
Kärntner Ring 6/3 A
Tel.: 01/503 62 03
Keine Kassen
Ord.: nach Vereinbarung

Dr. Sajer, Sascha
Getreidemarkt 14/25
Tel.: 01/968 27 28
Keine Kassen
Ord.: nach Vereinbarung
Zusätzlich: Akupunktur

Dr. Wegeler, Christoph
Getreidemarkt 14/25
Tel.: 01/968 27 28
Keine Kassen
Ord.: nach Vereinbarung

Dr. Zauner, Manfred
Schottengasse 9
Tel.: 01/533 95 12
Keine Kassen
Ord.: nach Vereinbarung

Anästhesiologie und Intensivmedizin

Dr. Redl, Mariana
Herrengasse 6-8/2/20
Tel.: 0664/ 337 09 30
Keine Kassen
Ord.: nach Vereinbarung

Frauenheilkunde und Geburtshilfe

Dr. Nemeth, Zoltan
Neuer Markt 14
Tel.: 01/512 09 24
Keine Kassen
Ord.: Mo, Do 16–19 nach Vereinbarung
Zusätzlich: Akupunktur

Innere Medizin

Dr. Liptak, Vladislav
Zelinkagasse 12/1/3
Tel.: 01/533 58 34-0
Kassen: GKK, VA, SVA, SVB, KFA
Ord.: Mo–Do 15.30–18 nach Vereinbarung
Zusätzlich: Akupunktur

Kinder- und Jugendheilkunde

Dr. Martins Da Cunha, Antonio Carlos
Schottengasse 9
Tel.: 01/774 69 99
Kassen: GKK, VA, KFA
Ord.: Mo, Mi 8–12.30, Di, Mi, Do 14.30–17, Fr 8–11 nach Vereinbarung
Zusätzlich: Akupunktur

Orthopädie und orthopädische Chirurgie

Dr. Kriegs-Au, Gabriele
Bauernmarkt 1/1
Tel.: 01/533 92 14
Keine Kassen
Ord.: nach Vereinbarung

Physikalische Medizin

Dr. Dachs, Eti
Herrengasse 6-8/2/9
Tel.: 01/535 25 64
Keine Kassen
Ord.: Mo–Do 15–18 nach Vereinbarung
Zusätzlich: Akupunktur

Dr. Zillner, Peter
Gonzagagasse 13/1/3
Tel.: 01/533 82 33-0 oder 01/533492617
E-Mail: zillner@pain-clinic.at
Kassen: BVA, VA, KFA
Ord.: Mo–Do 9–20 u. nach Vereinbarung

1020 Wien

Allgemeinmedizin

Dr. König, Günther
Halmgasse 2/2
Tel.: 01/728 10 40
Kassen: GKK, BVA, VA, SVA, SVB, KFA
Ord.: Mo u. Do 9–12, Di, Mi u. Fr 14–17

Dr. Tanzmeister, Elisabeth
Heinestraße 36
Tel.: 01/216 57 67-0
Keine Kassen
Ord.: nach Vereinbarung
Zusätzlich: Akupunktur

Dr. Tanzmeister, Karl
Heinestraße 36/4
Tel.: 01/216 57 67
Keine Kassen
Ord.: nach Vereinbarung
Zusätzlich: Neuraltherapie, Akupunktur

Orthopädie und orthopädische Chirurgie

Dr. Petridis, Peter
Glockengasse 18/4
Tel.: 01/212 65 32
Keine Kassen
Ord.: Mi 15–19 u. nach Vereinbarung

Dr. Pichler, Peter
Obere Donaustraße 69/14
Tel.: 01/216 07 53
Kassen: GKK, BVA, VA, SVA, KFA
Ord.: Mo 13–15, Di u. Mi 14–18, Do 10–13
nach Vereinbarung

Physikalische Medizin

Prim. Dr. Gal, Günter
Grosse Mohrengasse 29
Tel.: 01/216 23 33-0 oder 01/216 23 33-4
Kassen: GKK, BVA, VA, SVA, SVB, KFA
Ord.: nach Vereinbarung

Dr. Malus, Johann
Walcherstraße 8/2
Tel.: 01/214 85 05
Kassen: GKK, BVA, VA, SVA, KFA
Ord.: Di 9–14, Mo, Mi, Do 13–18

1030 Wien

Allgemeinmedizin

Dr. Bauer, Bianca
Ungargasse 4/1/5
Tel.: 01/712 87 45
Kassen: BVA, VA, SVA, KFA
Ord.: nach Vereinbarung

Innere Medizin

DDr. Holzer, Franz
Weißgerberlände 22/4
Tel.: 01/713 19 36
Keine Kassen
Ord.: nach Vereinbarung

Dr. Rintelen, Bernhard
Metternichgasse 11/8
Tel.: 01/715 57 03 oder 0664/141 10 73
Keine Kassen
Ord.: nach Vereinbarung

Orthopädie und orthopädische Chirurgie

Dr. Cermak, Thomas
Eslarngasse 15-17/2
Tel.: 01/714 21 49
Kassen: BVA, VA, SVA, KFA
Ord.: Mo, Di, Do 14–17.30
nach Vereinbarung

Dr. Dirnberger, Thomas
Neulinggasse 13/8
Tel.: 01/718 69 73-0
E-Mail: dirn@xpoint.at
Kassen: GKK, BVA, VA, SVA, KFA
Ord.: Di, Do 14–18, Mi, Fr 14–16
nach Vereinbarung

Dr. Köstler, Paul
Hainburger Straße 56/18
Tel.: 01/713 19 40
E-Mail: ordination@drkoestler.at
Kassen: BVA, SVA, KFA

Dr. Luschnig, Johann Erich
Göllnergasse 16
Tel.: 01/714 25 50
E-Mail: luschnig@xpoint.at
Kassen: BVA, VA, SVA, KFA
Ord.: Mo, Di, Mi 14–18, Di, Mi, Do 8–12

Dr. Schneider, Wolfgang
Rennweg 98/9
Tel.: 01/798 13 45
Kassen: GKK, BVA, VA, SVA, KFA
Ord.: Mo 14.30–19.30, Di 14.30–20.30,
Do 14.30–19.30, Fr 14.30–18.30
nach Vereinbarung

Physikalische Medizin

Dr. Tarmann, Katalin
Petrusgasse 2/4
Tel.: 01/715 06 93
Keine Kassen
Ord.: nach Vereinbarung

Radiologie Unfallchirurgie

Dr. Janousek, Andreas
Landstraße Hauptstraße 67/2/28
Tel.: 01/712 25 25 oder 0664/300 68 31
Keine Kassen
Ord.: Mo, Mi u. Fr 15–17
nach Vereinbarung

Neurochirurgie

Dr. Blauensteiner, Johann
Gerlgasse 1/4
Tel.: 01/966 97 66 oder 0663/880 000
Kassen: BVA, VA, SVA, KFA
Ord.: nach Vereinbarung

1040 Wien

Allgemeinmedizin

Dr. Glatt, Arnold
Taubstummengasse 15
Tel.: 01/505 31 41
Kassen: BVA, VA, SVA, KFA
Ord.: nach Vereinbarung

Dr. Hafner, Gerhard
Große Neugasse 28/2
Keine Kassen
Ord.: nach Vereinbarung
Zusätzlich: Akupunktur

MANUELLE MEDIZIN

1040 Wien

Dr. Krautschneider, Sabine
Rienösslgasse 14/5
Tel.: 01/586 92 81
E-Mail: dr.sabine.krautschneider@xpoin
Keine Kassen
Ord.: nach Vereinbarung
Zusätzlich: Homöopathie

Dr. Tille, Norbert
Mühlgasse 9/17
Tel.: 01/587 28 89
Keine Kassen
Ord.: nach Vereinbarung
Zusätzlich: Manuelle Medizin

Lungenkrankheiten

Dr. Wildner, Christoph
Schäfergasse 19/8a
Tel.: 0664/540 64 21
Keine Kassen
Ord.: nach Vereinbarung

Orthopädie und orthopädische Chirurgie

Dr. Aigner, Nicolas
Große Neugasse 28/2/8
Tel.: 01/585 62 60
Keine Kassen
Ord.: nach Vereinbarung
Zusätzlich: Akupunktur

Dr. Enenkel, Michael
Große Neugasse 28
Tel.: 01/967 30 40 oder 0664/102 79 25
Kassen: KFA
Ord.: nach Vereinbarung

Dr. Patloch-Magistris, Susanne
Prinz Eugen-Straße 18/24
Tel.: 01/505 03 62
Kassen: GKK, BVA, VA, SVA, KFA
Ord.: Mo, Do 16–19, Di 9–12, Mi 15–18
nach Vereinbarung

WIEN

MANUELLE MEDIZIN

1040 Wien

Dr. Roniger, Irene
Floragasse 6/8
Tel.: 01/503 57 34
Keine Kassen
Ord.: Mo, Do 15–18, Di 17–19
nach Vereinbarung
Zusätzlich: Akupunktur

1050 Wien

Allgemeinmedizin

Dr. Linemayr, Jadwiga
Schönbrunner Straße 42/9
Tel.: 01/545 15 15-2
Keine Kassen
Ord.: nach Vereinbarung

Dr. Payer-Neundlinger, Gabriela
Schönbrunner Straße 42/9
Tel.: 01/545 15 15
Keine Kassen
Ord.: nach Vereinbarung
Zusätzlich: Neuraltherapie, Homöopathie

Dr. Wöss, Wolfgang
Margaretenstraße 87
Tel.: 01/544 63 53
Kassen: GKK, BVA, VA, SVA, KFA
Ord.: Mo, Fr 14–17, Mi 14–19, Di, Do 9–12

1060 Wien

Allgemeinmedizin

Dr. Meng, Gustav Chao-Ning
Mollardgasse 5/6
Tel.: 01/586 89 00
Keine Kassen
Ord.: nach Vereinbarung
Zusätzlich: Akupunktur

Neurologie/Psychiatrie

Dr. Syen, Albert
Windmühlgasse 30/2
Tel.: 01/945 49 91
Keine Kassen
Ord.: nach Vereinbarung

Orthopädie und orthopädische Chirurgie

Dr. Goria, Ornella
Mariahilfer Straße 105/1/16
Tel.: 01/595 55 22
Keine Kassen
Ord.: nach Vereinbarung
Zusätzlich: Akupunktur

Dr. Motycka, Thomas
Mariahilfer Straße 49/2/33
Tel.: 01/586 23 09
Kassen: GKK, BVA, VA, SVA, KFA
Ord.: Mo, Mi, Do 15–18, Di 15–16
nach Vereinbarung

Dr. Zifko, Arno
Hofmühlgasse 16
Tel.: 01/581 72 00
Keine Kassen
Ord.: nach Vereinbarung

Physikalische Medizin

Dr. Bily, Walter
Gumpendorfer Straße 83-85/2/4
Tel.: 0664/307 87 60
Keine Kassen
Ord.: nach Vereinbarung

Dr. Hamerle-Reiter, Sonja
Getreidemarkt 11/ Top 26
Tel.: 0664/143 08 00
Keine Kassen
Ord.: nach Vereinbarung
Zusätzlich: Akupunktur

Dr. Stengg, Bernhard
Mariahilferstraße 105/1/16
Keine Kassen
Ord.: nach Vereinbarung
Zusätzlich: Neuraltherapie, Akupunktur

1070 Wien

Allgemeinmedizin

Dr. Schall, Harald
Westbahnstraße 56-58/2/6
Tel.: 01/524 50 24
Keine Kassen
Ord.: nach Vereinbarung

Neurologie/Psychiatrie

Dr. Fleischmann, Michael
Neubaugasse 36/3/36 B
Tel.: 01/367 07 00
Kassen: KFA
Ord.: nach Vereinbarung

Orthopädie und orthopädische Chirurgie

Dr. Preschitz, Herbert
Siebensterngasse 42
Tel.: 01/523 23 79
Kassen: GKK, BVA, VA, SVA, KFA
Ord.: Mo 15–18, Di 10–13, Do 16–19 nach Vereinbarung

Dr. Pühringer, Johannes
Kaiserstraße 72/2
Tel.: 01/523 45 47
Kassen: BVA, VA, SVA, SVB, KFA
Ord.: nach Vereinbarung

Dr. Smretschnig, Peter Richard
Kandlgasse 45
Tel.: 01/523 64 54-0 oder 0664/103 80 75
E-Mail: smretschnig@orthopaede.at
Kassen: BVA, VA, SVA, KFA
Ord.: nach Vereinbarung

1080 Wien

Allgemeinmedizin

Dr. Gumhold, Erich
Feldgasse 17/25
Tel.: 01/405 46 86
Keine Kassen
Ord.: nach Vereinbarung

Dr. Nathaniel, Benjamin
Lerchenfelderstraße 44/2/1/24
Tel.: 01/408 08 05-0
Kassen: GKK, BVA, VA, SVA, KFA
Ord.: Mo, Di, Mi 8.30–11.30, Do 15.30–18.30, Fr 13–16

Orthopädie und orthopädische Chirurgie

Dr. Bader, Bernhard
Breitenfelder Gasse 17/10
Tel.: 01/409 29 75
Kassen: BVA, VA, SVA, KFA
Ord.: Mo u. Do 15–19
u. nach Vereinbarung

Dr. Berlin, Claus
Breitenfelder Gasse 17/10
Tel.: 01/409 29 75
Kassen: BVA, SVA, KFA
Ord.: nach Vereinbarung
Zusätzlich: Akupunktur

Dr. Pinsger, Martin
Haspingergasse 6
Tel.: 01/401 14
Keine Kassen
Ord.: nach Vereinbarung

Dr. Schiller, Christian
Schönborngasse 2
Tel.: 01/409 44 40-0
Kassen: GKK, BVA, VA, SVA, KFA
Ord.: Mo 8.30 –12 u.13–18, Di 8.30–10, Mi14–19, Do13–18, nach Vereinbarung

Physikalische Medizin

Dr. Grestenberger, Wolfgang
Kochgasse 34/24
Tel.: 01/408 69 69-0
Kassen: GKK, BVA, VA, SVA, KFA
Ord.: Mo, Mi 14–17.30, Di 9–11, Do 9–12 u. nach Vereinbarung

1090 Wien

Allgemeinmedizin

Dr. Pichler, Erfried
Gilgegasse 16/8
Tel.: 01/402 63 35
Keine Kassen
Ord.: nach Vereinbarung
Zusätzlich: Neuraltherapie, Homöopathie

Dr. Rauch, Rudolf Christian
Währinger Straße 60
Tel.: 01/310 897 8
Keine Kassen
Ord.: nach Vereinbarung
Zusätzlich: Akupunktur

Dr. Rauch, Stefan
Währinger Straße 60
Tel.: 01/310 89 78 oder 0664/101 04 59
Keine Kassen
Ord.: nach Vereinbarung

Dr. Schalk, Horst-Michael
Zimmermannplatz 1/1/4
Tel.: 01/408 07 44
Kassen: GKK, BVA, VA, KFA
Ord.: Mo, Mi 15–18, Di, Do 9–12, Fr 13–16 u. nach Vereinbarung

Dr. Stockert, Karin
Vereinsstiege 4/9
Tel.: 01/319 38 17
Keine Kassen
Ord.: Mo 15–18, Mi 9–12 u. nach Vereinbarung
Zusätzlich: Akupunktur

Orthopädie und orthopädische Chirurgie

Prim. Dr. Menschik, Franz
Schwarzspanierstraße 11/7
Tel.: 01/409 37 66
Kassen: BVA, VA, SVA, KFA
Ord.: Mo, Mi 8–12, Do 14–18 nach Vereinbarung

Ao. Univ.-Prof. Dr. Nehrer, Stefan
Lazarettgasse 16-18
Tel.: 01/401 11-0
Keine Kassen
Ord.: nach Vereinbarung

Dr. Niehus, Wolfgang
Porzellangasse 58/6/24
Tel.: 01/310 13 13
Keine Kassen
Ord.: nach Vereinbarung

Physikalische Medizin

Dr. Albrecht, Michaela
Mariannengasse 14
Tel.: 01/401 80-7010
Keine Kassen
Ord.: nach Vereinbarung

Prim. Dr. Pils, Katharina
Lazarettgasse 16-18
Tel.: 01/401 11-0
Keine Kassen
Ord.: nach Vereinbarung

1100 Wien

Allgemeinmedizin

Dr. Gerhards, Heinz
Himberger Straße 9
Tel.: 01/688 53 07 oder 01/689 76 30
Kassen: GKK, BVA, VA, SVA, KFA
Ord.: Mo 15–19, Di 9–12, Mi 15–17, Do 15–18, Fr 8–9 u. 15–18

Dr. Hammer, Brigitte
Otto Probst-Straße 3/13
Tel.: 01/616 12 16-0
Keine Kassen
Ord.: nach Vereinbarung
Zusätzlich: Akupunktur

Dr. Wurz, Ursula
Hasengasse 32/1
Tel.: 01/607 41-24
Keine Kassen
Ord.: Mo 12–16, Di 14–18, Mi 8–12, Do 8–12, Fr 12–16 nach Vereinbarung

Innere Medizin

Dr. Zamani, Omid
Jura Soyfer-Gasse 10/12/2
Tel.: 01/689 04 50
Keine Kassen
Ord.: nach Vereinbarung
Zusätzlich: Manuelle Medizin

Orthopädie und orthopädische Chirurgie

Dr. Käuffler, Raoul
Neusetzgasse 4
Tel.: 01/604 25 42-0
Kassen: GKK, BVA, VA, SVA, KFA
Ord.: Mo, Di, Do 14–18, Mi 9–13 nach Vereinbarung
Zusätzlich: Manuelle Medizin

Dr. Mittermayer, Florian
Laxenburger Straße-1-5/II
Tel.: 01/602 115 70
Kassen: GKK, BVA, VA, SVA, KFA
Ord.: nach Vereinbarung
Zusätzlich: Manuelle Medizin, Akupunktur

Dr. Schaller, Andreas
Hintschiggasse 3/3/1
Tel.: 01/615 54 54
Kassen: GKK, BVA, VA, SVA, KFA
Ord.: Mo, Do 14–18, Di Fr 8–11 nach Vereinbarung
Zusätzlich: Manuelle Medizin

Dr. Wachter, Johannes
Keplerplatz 12
Tel.: 01/604 81 82
Kassen: GKK, BVA, VA, SVA, KFA
Ord.: nach Vereinbarung
Zusätzlich: Manuelle Medizin

Physikalische Medizin

Dr. Hartl, Friedrich
Neilreichgasse 98
Tel.: 01/602 27 96-0
E-Mail: dr.friedrich.hartl@netway.at
Kassen: GKK, BVA, VA, SVA, KFA
Ord.: nach Vereinbarung
Zusätzlich: Manuelle Medizin

1110 Wien

Allgemeinmedizin

Dr. Rauscha, Josef
Leberweg 14/3/3
Tel.: 01/768 700-0
Kassen: GKK, BVA, VA, SVA, KFA
Ord.: Mo, Do 8–10 u. 17–19, Di, Fr 14–17, Mi 8–10

Orthopädie und orthopädische Chirurgie

Dr. Cech, Tomas
Kopalgasse 1/3/3
Tel.: 01/749 32 03
Kassen: GKK, BVA, VA, SVA, SVB, KFA
Ord.: nach Vereinbarung

Dr. Fichtl, Reinhard
Josef Haas-Straße 8/5/3
Tel.: 01/768 85 00
Kassen: GKK, BVA, VA, SVA, SVB, KFA
Ord.: nach Vereinbarung

Dr. Zimmermann, Reinhard
Simmeringer Hauptstraße 55-57
Tel.: 01/749 33 13
Kassen: GKK, BVA, VA, SVA, SVB, KFA
Ord.: nach Vereinbarung, Di, Mi, Do 14–17, Fr 9–11

1120 Wien

Allgemeinmedizin

Dr. Rasinger, Erwin
Flurschützstraße 12
Tel.: 01/815 13 15
Kassen: GKK, BVA, VA, SVA, KFA
Ord.: Mo 14–18, Di u. Do 9–12, Mi 17–19, Fr 13–16

Dr. Sakl, Irma Maria
Grünbergstraße 9
Keine Kassen
Ord.: nach Vereinbarung
Zusätzlich: Neuraltherapie, F.X. Mayr, Akupunktur, Homöopathie

Orthopädie und orthopädische Chirurgie

Dr. Kasparek, Michael
Hetzendorfer Straße 103-107/1/1/1
Tel.: 01/802 61 34
Kassen: GKK, BVA, VA, SVA, KFA
Ord.: Mo, Di, Mi 14–20, Fr 14–16 nach Vereinbarung

Dr. Mayr, Gerhard Franz
Meidlinger Hauptstraße 7-9/2/1
Tel.: 01/815 44 00
E-Mail: gmayr@aol.com
Kassen: BVA, SVA, KFA
Ord.: Mo, Di, Do 14–18, Mi 9–13

Physikalische Medizin

Dr. Auer, Sylvia
Meidlinger Hauptstraße 7-9/1/3
Tel.: 01/813 72 72
Kassen: GKK, BVA, VA, SVA, KFA
Ord.: nach Vereinbarung
Zusätzlich: Akupunktur

1130 Wien

Allgemeinmedizin

Dr. Krasselt, Wolfgang-Hanns
Versorgungsheimstraße 1
Tel.: 01/804 77 48 oder 01/802 25 72
E-Mail: w.krasselt@innonet.at
Kassen: GKK, BVA, VA, SVA, KFA
Ord.: Mo, Mi 8–11, Di, Do 15–18.30, Fr 16–18

Dr. Lechner, Alexander
Schweizertalstraße 4/4/9
Keine Kassen
Ord.: nach Vereinbarung
Zusätzlich: Neuraltherapie

Dr. Mayer, Ingrid
Speisinger Straße 113b/3
Tel.: 01/804 84 95
Keine Kassen
Ord.: nach Vereinbarung
Zusätzlich: Akupunktur

Dr. Strohmaier, Gerhard
Hochheimgasse 26/1/3
Tel.: 01/804 22 66-0 oder 01/804 90 03
Kassen: GKK, BVA, VA, SVA, KFA
Ord.: Mo 8–11, Di 15–18, Mi 7–11, Do 15–18, Fr 14–16 u. nach Vereinbarung
Zusätzlich: Akupunktur

Chirurgie

Dr. Stanek, Rudolf
Pacassistraße 29/2
Tel.: 01/804 83 01
Kassen: GKK, BVA, VA, SVA, KFA
Ord.: nach Vereinbarung

Orthopädie und orthopädische Chirurgie

Dr. Lalics, Rupert
Hietzinger Hauptstraße 7/10+10a
Tel.: 01/876 90 55
Kassen: GKK, BVA, VA, SVA, SVB, KFA
Ord.: Mo, Di, Fr 10–12, Di, Do 14–16 nach Vereinbarung

Dr. Leitner, Mathias
Speisinger Straße 104/2
Tel.: 01/803 81 10
Kassen: KFA
Ord.: Mo, Mi, Do 15–18 nach Vereinbarung

Dr. Meinhardt, Klaus
Mantlergasse 24/3
Tel.: 01/876 96 39
Keine Kassen
Ord.: Mi 17-20 nach Vereinbarung

Dr. Obenaus, Christian
Auhofstraße 173
Tel.: 01/876 640 3
Keine Kassen
Ord.: nach Vereinbarung

Dr. Rustler, Thomas P.
Auhofstrasse 129/1
Tel.: 01/879 25 52
E-Mail: thomas@rustler.at
Kassen: KFA
Ord.: Mo, Di, Do 15-18 nach Vereinbarung

Dr. Unger, Friedrich
Feldkellergasse 30a/3
Tel.: 01/804 06 51
Kassen: GKK, BVA, VA, SVA, KFA
Ord.: Mo 8-11, Di u. Do 15–18, Mi 15–16 nach Vereinbarung

Dr. Zenz, Peter
Hietzinger Hauptstraße 22
Tel.: 01/876 64 64

E-Mail: peter.zenz@pulmagwien.gv.at
Keine Kassen
Ord.: Mo u Do 15–18 u. nach Vereinbarung

Physikalische Medizin

Dr. Schwestka, Gerhard
Neue Welt-Gasse 19/4
Tel.: 01/879 24 12
Keine Kassen
Ord.: nach Vereinbarung
Zusätzlich: Akupunktur, Osteopathie

Dr. Stuchly, Ines Maria
Versorgungsheimstraße 25
Tel.: 01/804 04 35
Keine Kassen
Ord.: nach Vereinbarung
Zusätzlich: Homöopathie

1140 Wien

Allgemeinmedizin

Dr. Obitsch, Klaus
Hadikgasse 154/3
Tel.: 01/894 12 88
Keine Kassen
Ord.: nach Vereinbarung
Zusätzlich: Akupunktur

Dr. Tomandl, Wolfgang
Hadikgasse 154/3
Tel.: 01/894 12 88
Keine Kassen
Ord.: nach Vereinbarung
Zusätzlich: Akupunktur

Dr. Zeininger, Nikolaus
Hadikgasse 162/7
Tel.: 01/894 63 01
Keine Kassen
Ord.: nach Vereinbarung
Zusätzlich: Akupunktur, TCM

Orthopädie und orthopädische Chirurgie

Dr. Freilinger, Wolfgang
Hütteldorfer Straße 291/4
Tel.: 0699/171 909 00
E-Mail: w.freilinger@ortho.at
Kassen: GKK, BVA, VA, SVA, SVB, KFA
Ord.: nach Vereinbarung

Univ.-Doz. Dr. Lack, Werner
Penzinger Straße 63
Tel.: 01/894 61 46
E-Mail: werner.lack@bhs.at
Keine Kassen
Ord.: nach Vereinbarung

Dr. Manndorff, Peter
Linzer Straße 274
Tel.: 01/416 33 77
Kassen: GKK, BVA, VA, SVA, KFA
Ord.: Mo 13–19, Di 9–12, Mi 9–15, Do 12–17 nach Vereinbarung

Prim. Dr. Riegler, Manfred
Hütteldorfer Straße 98
Tel.: 01/786 19 19
Kassen: GKK, BVA, VA, SVA, KFA
Ord.: Di–Fr 14–17 nach Vereinbarung

Physikalische Medizin

Dr. Wiederer, Christian
Matzingerstraße 11/3/13
Tel.: 0664/511 49 02
Keine Kassen
Ord.: nach Vereinbarung
Zusätzlich: Akupunktur

1150 Wien

Allgemeinmedizin

Dr. Eckhard, Wolfgang
Wurmsergasse 46/4/1/4-6
Tel.: 01/982 52 53
Kassen: GKK, BVA, VA, SVA, KFA
Ord.: Mo u. Mi 14.30–18, Di u. Do 7.30–10.30, Fr 14–16

Dr. Jakl, Johannes
Akkonplatz 10/15
Tel.: 01/985 75 40
Kassen: GKK, BVA, VA, SVA, SVB, KFA
Ord.: Mo, Do, Fr 14–17, Di, Mi 8–11, Mi 7–8

Dr. Neumüller, Helmut
Storchengasse 20/1/2
Tel.: 01/893 64 18
Kassen: GKK, BVA, VA, SVA, KFA
Ord.: Mo, Mi, Do 8–10, Di 14–18, Fr 8–11 u. 14–16

Dr. Schwarz, Werner
Hütteldorfer Straße 81 A/1/3
Tel.: 01/982 23 40
Kassen: GKK, BVA, VA, SVA, KFA
Ord.: nach Vereinbarung
Zusätzlich: Akupunktur

Orthopädie und orthopädische Chirurgie

Dr. Kippes, Gerda
Talgasse 11
Tel.: 01/892 93 94
Kassen: GKK, BVA, VA, SVA, KFA
Ord.: nach Vereinbarung
Zusätzlich: Akupunktur

Dr. Pospisil, Christian
Gablenzgasse 11/2/5
Tel.: 01/983 87 00
E-Mail: cpos@EUnet.at

Kassen: BVA, VA, SVA, KFA
Ord.: Mo u. Do 15–18 nach Vereinbarung

Dr. Schellner, Christian
Hütteldorfer Straße 81 B/2 A
Tel.: 01/985 93 57
Kassen: GKK, BVA, VA, SVA, KFA
Ord.: Mo, Di u. Do 15–18 nach Vereinbarung

1160 Wien

Allgemeinmedizin

Dr. Reif, Erwin Franz
Liebhartsgasse 32/1
Tel.: 01/493 20 33
Kassen: GKK, BVA, VA, SVA, KFA
Ord.: Mo u. Do 13–17, Di 8–12, Mi 14–19, Fr 8–10 u. 15–16 nach Vereinbarung

Neurologie/Psychiatrie

Dr. Donis, Johann
Paltaufgasse 26/3
Tel.: 01/486 42 51
Kassen: BVA, VA, SVA, KFA
Ord.: Di, Do 16–20 u. Fr 15–17 nach Vereinbarung

Orthopädie und orthopädische Chirurgie

Dr. Heiml, Ralf
Roterstraße 12/29/1
Tel.: 0699/195 418 90
Keine Kassen
Ord.: nach Vereinbarung

Dr. Steinböck, Gunther
Liebhartsgasse 48/7
Tel.: 01/493 17 10
Kassen: GKK, BVA, VA, SVA, KFA
Ord.: Mo, Di, Do 15–19 nach Vereinbarung

MANUELLE MEDIZIN

1160 Wien

Dr. Timmel, Michael
Schumeierplatz 17/1/1
Tel.: 01/492 66 30
Kassen: GKK, BVA, VA, SVA, KFA
Ord.: Mo, Di, Do 15–18, Fr 15–16
nach Vereinbarung

Physikalische Medizin

Dr. Biber, Brigitte
Degengasse 70
Tel.: 01/480 16 85 oder 0664/355 00 61
Keine Kassen
Ord.: nach Vereinbarung
Zusätzlich: Akupunktur

Dr. Urch, Alexander
Brunnengasse 24
Tel.: 01/492 08 06 oder 01/535 64 64
Kassen: GKK, BVA, VA, SVA, KFA
Ord.: Mo–Fr 7–18.30, Mo, Do 9–13,
Di, Mi, Fr 14–18
Zusätzlich: Osteopathie

1170 Wien

Orthopädie und orthopädische Chirurgie

Dr. Klufa, Andreas
Wattgasse 84
Tel.: 01/485 87 50-0
Kassen: GKK, BVA, VA, SVA, KFA
Ord.: Mo, Di, Do 14.30–17.30, Mi 9–12

Dr. Neuchrist, Josef
Dornbacher Straße 5
Tel.: 01/489 67 50-0
Kassen: GKK, BVA, VA, SVA, KFA
Ord.: nach Vereinbarung

Mag. DDr. Thomas, Eva
Rosenackerstraße 57
Tel.: 01/481 254 4
Keine Kassen
Ord.: nach Vereinbarung

1180 Wien

Allgemeinmedizin

Dr. Böck, Martha
Staudgasse 7/1
Tel.: 01/406 57 15
Keine Kassen
Ord.: nach Vereinbarung
Zusätzlich: Akupunktur

Dr. Hoffmann-Dorninger, Renate
Anton-Frank-Gasse 8/3
Tel.: 01/479 66 63
E-Mail: r.hoffmann@magnet.at
Kassen: GKK, BVA, VA, SVA, KFA
Ord.: Mo 8.30–12, Di 15–18, Mi 9–11.30,
Do 17–20 Fr 14–17 u. nach Vereinbarung
Zusätzlich: Akupunktur

Dr. Schillinger, Peter
Pötzleinsdorfer Straße 72
Tel.: 01/479 13 79
Kassen: GKK, BVA, VA, SVA, KFA
Ord.: Mo, Di, Do 14.30–18, Mi 8–10,
Fr 14.30–17 u.hr

Dr. Vilim, Thomas
Edelhofgasse 36/13
Tel.: 01/478 34 86
Kassen: BVA, VA, SVA, KFA
Ord.: Mo u. Mi 13.30–16.30, Do 16–19
nach Vereinbarung
Zusätzlich: Neuraltherapie

Anästhesiologie und Intensivmedizin

Dr. Wimmer, Peter
Hans Sachs-Gasse 29
Tel.: 01/408 78 15
Keine Kassen
Ord.: Mi 16–18 nach Vereinbarung
Zusätzlich: Akupunktur

Orthopädie und orthopädische Chirurgie

Dr. Katterschafka, Thomas
Canongasse 6
Kassen: GKK, BVA, VA, SVA, KFA
Ord.: nach Vereinbarung

Physikalische Medizin

Prim. Dr. Heiller, Ingrid
Gentzgasse 69/2
Tel.: 01/478 97 78 oder 01/478 97 11
Keine Kassen
Ord.: Mo u. Di 16–19

Prim. ao. Univ.-Prof. Dr. Preisinger, Elisabeth
Teschnergasse 37/3
Tel.: 01/408 55 00
Keine Kassen
Ord.: nach Vereinbarung

Dr. Scholda-Kury, Barbara
Teschnergasse 35
Tel.: 01/405 12 79-0
Kassen: BVA, KFA
Ord.: nach Vereinbarung

Dr. Wassipaul, Sylvia
Teschnergasse 35
Tel.: 01/713 71 18
Keine Kassen
Ord.: nach Vereinbarung
Zusätzlich: Akupunktur

1190 Wien

Allgemeinmedizin

Dr. Borejko, Bohdan
Pokornygasse 21/3
Tel.: 01/369 86 58
Keine Kassen
Ord.: Mo–Fr 13–16 nach Vereinbarung

Dr. Braunisch, Andreas
Döblinger Hauptstraße 7/51
Tel.: 0664/300 54 71
Keine Kassen
Ord.: nach Vereinbarung

Dr. Kraus, Ingrid
Felix Dahn-Straße 39
Tel.: 01/470 91 09 oder 01/211 35-26028
E-Mail: Ingrid.Kraus@gmx.at
Keine Kassen
Ord.: Mo 18–20, Do 9–11
Zusätzlich: Akupunktur, TCM

Dr. Preiml, Ulrike
Krottenbachstraße 267/1/11
Tel.: 01/440 34 71
Kassen: BVA, VA, SVA, KFA
Ord.: nach Vereinbarung

Dr. Scharf-Hofner, Eva
Hartäckerstraße 38
Tel.: 0676/501 07 31
E-Mail: dr.scharf@aon.at
Keine Kassen
Ord.: nach Vereinbarung
Zusätzlich: Akupunktur

Neurologie/Psychiatrie

Dr. Rothmund, Thomas
Heiligenstädter Straße 57-63
Tel.: 01/360 66-192
Kassen: BVA, SVA, KFA
Ord.: nach Vereinbarung

Dr. Selim, Mustafa
Döblinger Hauptstraße 21
Tel.: 01/367 07 00

Keine Kassen
Ord.: nach Vereinbarung
Zusätzlich: Neuraltherapie

Orthopädie und orthopädische Chirurgie

Dr. Hanna, Markus
Grinzinger Straße 145/2/1/1
Tel.: 01/370 22 20
Kassen: GKK
Ord.: Mo, Mi, Do 15–18, Di 17–18
nach Vereinbarung

Dr. Mühlbauer, Michaela
Weinberggasse 44
Tel.: 01/328 24 86
Keine Kassen
Ord.: nach Vereinbarung

Dr. Riedl, Karl Michael
Friedlgasse 63/6
Tel.: 01/328 24 15-0
Kassen: GKK, BVA, VA, SVA, KFA
Ord.: nach Vereinbarung
Zusätzlich: Akupunktur

Physikalische Medizin

Dr. Franek-Oppolzer, Peter
Billrothstraße 37/17
Tel.: 01/367 04 74 oder 01/367 04 77
E-Mail: dr.franek@chello.at
Keine Kassen
Ord.: nach Vereinbarung

Dr. Hofmann, Ursula
Görgengasse 19
Tel.: 01/328 26 88-0
E-Mail: u.hofmann.pmr@EUnet.at
Kassen: GKK, BVA, VA, SVA, KFA
Ord.: Di, Do 13–17, Mo, Fr 9–12,
u. nach Vereinbarung
Zusätzlich: Osteopathie

Unfallchirurgie

Dr. Rizzi, Christian
Heiligenstädter Straße 57-63
Tel.: 01/360 66-196
Kassen: BVA, VA, SVA, KFA
Ord.: nach Vereinbarung

1200 Wien

Allgemeinmedizin

Dr. Hengstschläger, Birgit
Dresdner Straße 48-54/4/4
Tel.: 01/332 74 02
Kassen: GKK, BVA, VA, SVA, KFA
Ord.: Mo 14–17, Di u. Do 8–13, Mi 16–19,
Fr 13–17

Dr. Huber, Harald
Traisengasse 17/15
Tel.: 01/330 33 68
Kassen: GKK, BVA, VA, SVA, KFA
Ord.: Mo, Di, Do, Fr 14.30–17.30, Mi 8–11

Dr. Huber, Max
Rauscherstraße 2
Tel.: 01/332 72 37
Kassen: GKK, BVA, VA, SVA, KFA
Ord.: Mo, Mi, Fr 13–16, Di, Do 15.30–18.30

Orthopädie und orthopädische Chirurgie

Dr. Altmann, Dietmar
Allerheiligenplatz 4
Tel.: 01/330 42 43
Kassen: GKK, BVA, VA, SVA, KFA
Ord.: Mo, Di, Do 14–18, Fr 9–12
nach Vereinbarung

Dr. Jagenbrein, Johann
Leipziger Straße 21
Tel.: 01/334 40 41-0
Kassen: GKK, BVA, VA, SVA, KFA
Ord.: Mo 14–19, Di 15–20, Mi 11–18,
Do 14–17 nach Vereinbarung

1210 Wien

Allgemeinmedizin

Dr. Magdics, Peter
Mitterhofergasse 2/14/1
Tel.: 01/292 99 70
E-Mail: peter.magdics@posicor.at
Kassen: GKK, BVA, VA, SVA, KFA
Ord.: Mo, Mi 13–17, Di, Do 8–11, Fr 14–17 u.
nach Vereinbarung

Dr. Pichlhöfer, Otto
Kainachgasse 21-37/26/3
Tel.: 01/292 89 50
E-Mail: opich@ping.at
Kassen: GKK, BVA, VA, SVA, KFA
Ord.: Mo 14–18.30, Di 9–12, Mi u.
Fr 14–16, Do 8–11.30
Zusätzlich: Akupunktur

DDr. Unden, Thomas-Elgar
Rußbergstraße 11
Tel.: 01/292 57 57
Keine Kassen
Ord.: Mo, Di 8–11, Mi–Fr 13–16

Innere Medizin

Dr. Knechtsberger, Peter
Brünner Straße 209/8/1/6
Tel.: 01/292 08 49
Kassen: GKK, BVA, VA, SVA, SVB, KFA
Ord.: Mo 17.15–20.15, Di 8–14 u. 18.30–
20.30, Mi 8–14, Do 17.15–20
nach Vereinbarung

Neurologie/Psychiatrie

Dr. Allen, Charles Alden
Immengasse 23
Tel.: 01/272 51 12
Kassen: GKK, BVA, VA, SVA, SVB, KFA
Ord.: Mo 16–20, Di, Mi, Do 14–18, Mi 8–12
Zusätzlich: Neuraltherapie, Akupunktur

Orthopädie und orthopädische Chirurgie

Dr. Czasch, Wolfgang
Pastorstraße 2a
Tel.: 01/257 42 20
Kassen: GKK, BVA, VA, SVA, SVB, KFA
Ord.: Mo u. Do 10–12 u. 14–18,
Di u. Mi 9–14

Dr. Heckl, Fritz
Am Spitz 7/7
Tel.: 01/270 65 30
Kassen: GKK, BVA, VA, SVA, KFA
Ord.: Di, Do 14–18, Mi, Fr 10–14
nach Vereinbarung

Dr. Kramer, Rudolf
Donaufelder Straße 22/2
Tel.: 01/270 55 55
Kassen: BVA, VA, SVA, KFA
Ord.: Mo 14–19, Di 10–14, Mi 8–15,
Do 14–18

Dr. Leder, Kurt
Schleifgasse 8/5
Tel.: 01/270 85 58
Kassen: GKK, BVA, VA, SVA, KFA
Ord.: Mo 9–12 u. 14.30–17.30, Mi 16–19,
Do 9–12 nach Vereinbarung

Dr. Nicolakis, Michael
Fahrbachgasse 19/2
Tel.: 01/270 64 80
Kassen: GKK, BVA, VA, SVA, KFA
Ord.: nach Vereinbarung

WIEN

MANUELLE MEDIZIN

1210 wien

Prim. Univ.-Prof. Dr. Tilscher, Hans
Brünner Straße 9 / 1/1/1
Tel.: 01/278 31 27
Keine Kassen
Ord.: Mo, Mi, Do 14.30–17.30
nach Vereinbarung

Physikalische Medizin

Univ.-Doz. Dr. Nicolakis, Peter
Prager Straße 93-99/5/3
Tel.: 01/270 75 19
Keine Kassen
Ord.: nach Vereinbarung
Zusätzlich: Akupunktur

1220 Wien

Allgemeinmedizin

Dr. Hammer, Regina Gabriele
Quadenstraße 118/3
Tel.: 01/280 66 66
Kassen: GKK, BVA, VA, SVA, SVB, KFA
Ord.: Mo 15–18, Di, Mi, Do 9–12, Fr 13–16
nach Vereinbarung

Dr. Pokorny, Ilse
Tamariskengasse 102/12
Tel.: 01/285 54 54
Keine Kassen
Ord.: Mo, Di 14–17, Mi, Do 8–11, Fr 14–17,
Mi 17–20 u. nach Vereinbarung

Dr. Schabenböck, Martina
Hausgrundweg 17/2
Tel.: 01/282 10 91
Kassen: GKK, BVA, VA, SVA, KFA
Ord.: Mo, Mi 15–18, Di, Do 8–11, Fr 13–16

Dr. Soxberger, Michael
Lieblgasse 2/47/7
Tel.: 01/258 11 01
Kassen: GKK, BVA, VA, SVA, SVB, KFA
Ord.: Mo, Di, Do 15–18, Mo, Mi 8–9.30,
Fr 13–16
Zusätzlich: Neuraltherapie, Akupunktur

Dr. Ullmann, Gerhard
Emichgasse 1/21
Tel.: 01/282 51 21
Kassen: GKK, BVA, VA, SVA, KFA
Ord.: Mo–Fr 15–18

Hals-, Nasen-, Ohrenkrankheiten

Prim. Univ.-Prof. Dr. Türk, Renate
Langobardenstraße 122
Tel.: 01/288 02-3900
Keine Kassen
Ord.: nach Vereinbarung
Zusätzlich: Neuraltherapie

Orthopädie und orthopädische Chirurgie

Dr. Gisinger, Bernhard
Donaustadtstraße 1
Tel.: 01/204 50 60
Kassen: GKK, BVA, VA, SVA, KFA
Ord.: nach Vereinbarung

Dr. Kelaridis, Tryphon
Donaufelder Straße 252
Tel.: 01/202 79 79
Kassen: GKK, BVA, VA, SVA, KFA
Ord.: Di, Mi, Do 15–18, Fr 8–9
nach Vereinbarung

Dr. Kollar, Bruno
Eßlinger Hauptstraße 84-86
Tel.: 01/774 26 97
Kassen: GKK, BVA, VA, SVA, SVB, KFA
Ord.: Mo u. Mi 14.30–18.30, Di u. Fr 14–18,
nach Vereinbarung
Zusätzlich: Akupunktur

Physikalische Medizin

Dr. Windschnurer, Ruth
Emichgasse 4
Tel.: 01/282 58 40
Kassen: GKK, BVA, VA, SVA, KFA
Ord.: Mo–Fr 8.30–11, Mo u. Mi 15–18
u. nach Vereinbarung
Zusätzlich: Akupunktur

1230 Wien

Allgemeinmedizin

Dr. Tanczos, Maria Anna
Karl Tornay-Gasse 37-43/66/1
Tel.: 01/699 23 11
Kassen: GKK, BVA, VA, SVA, SVB, KFA
Ord.: Mo u. Mi 8–11, Di u. Do 15.30–18.30,
Fr 14–17
Zusätzlich: Akupunktur

Neurologie/Psychiatrie

Dr. Dobin, Norbert
Dr. Neumann-Gasse 1/1
Tel.: 01/869 06 41
Kassen: GKK, BVA, VA, SVA, SVB, KFA
Ord.: Mo, Do 15–18, Di, Fr 9–12

Orthopädie und orthopädische Chirurgie

Dr. Ganger, Rudolf
Endresstraße 123
Tel.: 01/888 31 22
E-Mail: rganger@compuserve.com
Kassen: GKK, BVA, VA, SVA, KFA
Ord.: Mo, Mi, Do 14.30–18, Di 14.30–15.30
u. nach Vereinbarung

Dr. Keusch, Rudolf
Kaisersteiggasse 4/5
Tel.: 01/889 79 37-0
Keine Kassen
Ord.: Mo, Di, Do 15–18 nach Vereinbarung

Dr. Reiter, Johannes
Brunner Straße 20
Tel.: 01/869 33 63
Kassen: GKK, BVA, VA, SVA, KFA
Ord.: Mo, Di, Do 14.30–18, Fr 9–1
nach Vereinbarung

Dr. Steinwenter, Alfred
Breitenfurter Straße 338/3/3
Tel.: 01/869 12 94
Kassen: GKK, BVA, VA, SVA, KFA
Ord.: Mo, Di, Fr 13–18, Do 15–20
nach Vereinbarung

Dr. Szanto, Erwin
Anton Baumgartner-Straße 44
Tel.: 01/667 56 56
E-Mail: szanto@ping.at
Kassen: GKK, BVA, VA, SVA, KFA
Ord.: Mo 9–12 u. 15–18, Di 15–18, Do 9–12
u. 15–18, Fr 9–11 nach Vereinbarung

Physikalische Medizin

Dr. Kienbacher, Thomas
Ketzergasse 61-65
Tel.: 01/699 87 65-0
E-Mail: kienbach@via.at
Kassen: BVA
Ord.: nach Vereinbarung

Dr. Mayer, Helmut
Auer Welsbach-Straße 37
Tel.: 01/803 56 24
Keine Kassen
Ord.: nach Vereinbarung

SPEZIALAPOTHEKEN

FÜR TCM UND HOMÖOPATHIE

Kärnten

Apotheke Ebental
Miegerer Straße 41,
9065 Klagenfurt - Ebental
Tel.: 0463/318 610
Öffnungszeiten: Mo–Fr 8–13 u. 14.30–18, Sa 8–12

Adler Apotheke
Hauptplatz 16, 9170 Ferlach
Tel: 04227/22 25
Öffnungszeiten: Mo–Fr 8–12.30 u. 14.30–18, Sa 8–12

Niederösterreich

Bärenapotheke
Hauptstraße 19, 2344 Maria Enzersdorf
Tel.: 02236/304 180
E-Mail: baeren@apoeller.at
Öffnungszeiten: Mo, Fr 8–19, Di–Do 8–18, Sa 8–12

Südstadt-Apotheke,
Südstadtzentrum 2,
2344 Maria Enzersdorf/Südstadt
Tel.: 02236/424 89-0
Web: www.apoeller.at/
Öffnungszeiten: Mo, Mi, Fr 8–12.30 u. 14–18, Di, Do 8–12.30 u. 14–19, Sa 8–12

Zentralapotheke
Bahnstraße 2, 2351 Wiener Neudorf
Tel.: 02236/441 21
Öffnungszeiten: Mo–Fr 8–12 u. 14–18, Sa 8–12

Oberösterreich

Apotheke zum Schutzengel
Herrenstraße 2, 4020 Linz
Tel.: 0732/778 227
Öffnungszeiten: Mo–Fr 8–18, Sa 8–12

Resch-Apotheke
Rudolfstraße 13, 4040 Linz-Urfahr
Tel.: 0732/731 121
Öffnungszeiten: Mo–Fr 8–12 u. 14–18, Sa 8–12

St.-Berthold-Apotheke
St.-Berthold-Allee 23, 4451 Garsten
Tel.: 07252/531 31
E-Mail: wimmer@berthold-apotheke.at
Öffnungszeiten: Mo–Fr 7.30–12.30 u. 14.30–18, Sa 8–12

Salzburg

Borromäus-Apotheke
Gaisbergstraße 12, 5020 Salzburg
Tel.: 0662/643 655
Web: www.galanet.at/bachleitner/
Öffnungszeiten: Mo–Fr 8–18, Sa 8–12

Engel-Apotheke
Linzer Gasse 7, 5020 Salzburg
Tel.: 0662/873 221
E-Mail: engel-apotheke@aon.at
Öffnungszeiten: Mo–Fr 8–18, Sa 8–12

Fürstenallee-Apotheke
Nonntaler Hauptstraße 63, 5020 Salzburg
Tel.: 0662/821 964
Web: www.salzburg.com/drehscheibe-gesundheit.at/
Öffnungszeiten: Mo–Fr 8–18, Sa 8–12

Steiermark

Apotheke am Eisernen Tor
Opernring 24, 8010 Graz
Tel.: 0316/829 647
Öffnungszeiten: Mo–Fr 8–18, Sa 8–12

Löwen-Apotheke
Wiener Straße 19, 8020 Graz
Tel.: 0316/714 691
Öffnungszeiten: Mo–Fr 8–18, Sa 8–12

Apotheke zur Mariahilf
Hauptplatz 6, 8820 Neumarkt
Tel.: 03584/22 84
E-Mail: aponeumarkt-st@aponet.at
Öffnungszeiten: Mo–Fr 8–12.30 u. 15–18, Sa 8–12

Tirol

Apotheke zum heiligen Konrad
Bozner Platz 7, 6020 Innsbruck
Tel.: 0512/585 817
Web: www.apo-boznerplatz.at/
Öffnungszeiten: Mo–Fr 8–18, Sa 8–12

Lindenapotheke
Amraserstraße 106a, 6020 Innsbruck
Tel.: 0512/341 491
Öffnungszeiten: Mo–Fr 8–12.30 u. 14.30–18, Sa 8–12

Kur- und Stadt-Apotheke
Oberer Stadtplatz 5, 6060 Hall
Tel.: 05223/572 16
Öffnungszeiten: Mo–Fr 8–19, Sa 8–12.30

SPEZIALAPOTHEKEN

FÜR TCM UND HOMÖOPATHIE

Wien

1010 Wien

Apotheke zu unserer lieben Frau bei den Schotten
Freyung 7
Tel.: 01/533 24 57
Öffnungszeiten: Mo–Fr 8–18, Sa 8–12

Apotheke zum Schwan
Schottenring 14
Tel.: 01/533 35 41
E-Mail: info@doskar.at
Öffnungszeiten: Mo–Fr 8–18, Sa 8–12

1070 Wien

Apotheke zur Kaiserkrone
Mariahilfer Straße 110
Tel.: 01/526 26 46
E-Mail: apo@kaiserkrone.co.at
Web: www.kaiserkrone.co.at
Öffnungszeiten: Mo–Fr 8–18, Sa 8–12

Maria-Treu-Apotheke
Josefstädter Straße 68
Tel.: 01/405 26 80
Öffnungszeiten: Mo–Fr 8–18, Sa 8–12

1090 Wien

Vindobona-Apotheke,
Bauernfeldplatz 4
Tel.: 01/317 51 91
Öffnungszeiten: Mo–Fr 8–12 u. 14–18, Sa 8–12

1120 Wien

Schubert-Apotheke
Arndtstrasse 88
Tel.: 01/813 72 32
E-Mail: schubert-apotheke@aon.at
Öffnungszeiten: Mo–Fr 8–18, Sa 8–12

SPEZIALAPOTHEKEN

FÜR TCM UND HOMÖOPATHIE

Wien

1140 Wien

St. Anna Apotheke
Linzerstraße 250
Tel.: 01/914 31 15-0
E-Mail: info@anna-apo.at
Öffnungszeiten: Mo–Fr 8–18, Sa 8–12

1160 Wien

Adler Apotheke
Kirchstetterngasse 36
Tel.: 01/493 18 89
E-Mail: mag.fiala@adler-apotheke.at
Öffnungszeiten: Mo–Fr 8–18, Sa 8–12

Sandleitenapotheke
Mateottiplatz 1
Tel.: 01/486 21 43
Öffnungszeiten: Mo–Fr 8–12 u. 14–18,
Sa 8–12

1180 Wien

Apotheke zur Mutter Gottes
Sternwartestraße 6
Tel.: 01/478 34 64
Öffnungszeiten: Mo–Fr 8–18, Sa 8–12

1190 Wien

Apotheke Hackenberg
Heiligenstädter Straße 140
Tel.: 01/367 45 04
Web: www.aponet.at/hackenberg/
Öffnungszeiten: Mo–Fr 8–18, Sa 8–12

1210 Wien

Donau Apotheke
Donaufelderstraße 99
Tel.: 01/256 97 97
Öffnungszeiten: Mo–Fr 8–18, Sa 8–12

Register

Autoren

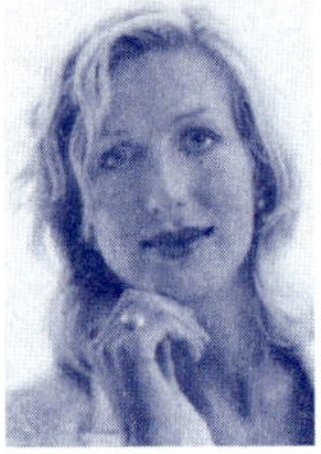

Mag. Britta Blumencron
studierte Publizistik und Politikwissenschaft an der Universität Wien. Sie ist Journalistin beim größten österreichischen Nachrichtenmagazin „News" und befasst sich in ihrer journalistischen Tätigkeit seit Jahren mit der österreichischen Gesundheitspolitik.

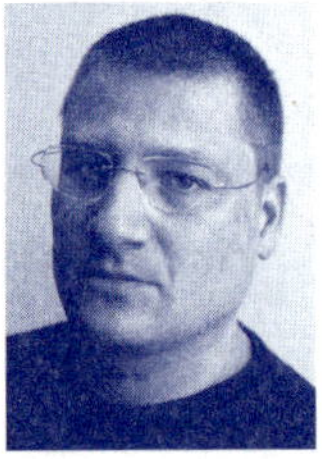

Klaus Zellhofer
ist Journalist und Fachbuchautor. Als Redakteur des Ressorts Gesellschaftspolitik beim österreichischen Nachrichtenmagazin „Format" befasst er sich unter anderem mit aktuellen Trends am Gesundheitssektor.

Wissenschaftliche Beratung

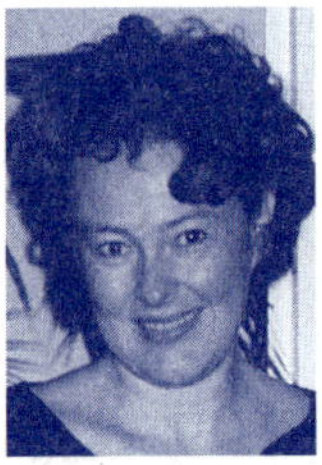

Dr. Micha Bitschnau
studierte Medizin in Wien, Rom (Gemelli-Klinik) und New York (Columbia University). Ihre Homöopathie-Ausbildung absolvierte sie in Österreich, England und Deutschland. Sie ist am Wiener AKH tätig und beschäftigt sich vor allem mit dem Forschungsschwerpunkt „Homöopathie und pränatale Ultraschalldiagnostik".